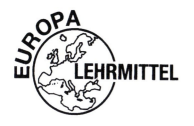

In Sachen
ERNÄHRUNG

Ernährungslehre

Hilka de Groot
Jutta Farhadi

7. Auflage

VERLAG EUROPA-LEHRMITTEL · Nourney, Vollmer GmbH & Co. KG
Düsselberger Straße 23 · 42781 Haan-Gruiten

Europa-Nr. **60312**

Impressum

Verfasserinnen:
Hilka de Groot, 26835 Hesel
Jutta Farhadi, 74172 Neckarsulm

Verlagslektorat:
Anke Horst

7. Auflage 2015

Druck 5 4 3 2 1

Alle Drucke derselben Auflage sind parallel einsetzbar, da sie bis auf die Behebung von Druckfehlern untereinander unverändert sind.

ISBN 978-3-8085-6042-6
Alle Rechte vorbehalten. Das Werk ist urheberrechtlich geschützt. Jede Verwertung außerhalb der gesetzlich geregelten Fälle muss vom Verlag schriftlich genehmigt werrden.

© 2015 by Verlag EUROPA-LEHRMITTEL, Nourney, Vollmer GmbH & Co. KG, 42781 Haan-Gruiten
http://www.europa-lehrmittel.de
Umschlaggestaltung: braunwerbeagentur, 42477 Radevormwald
Satz ab 6. Auflage: PER Medien+Marketing GmbH, Braunschweig
Druck: Triltsch Print und digitale Medien GmbH, 97199 Ochsenfurt-Hohestadt

Geleitwort

Die Bedeutung einer bedarfsgerechten Ernährung für Gesundheit, Leistungsfähigkeit und Wohlbefinden steht nach heutigen Erkenntnissen außer Frage. Gleichermaßen ist bewiesen, dass eine ungünstige Ernährungsweise für die Entstehung weit verbreiteter chronischer Erkrankungen mitverantwortlich ist. Durch Schulunterricht, Fernsehen und Zeitschriften werden die neuen ernährungswissenschaftlichen Erkenntnisse an die breite Bevölkerung kommuniziert. Auf diese Weise soll ein besseres Verständnis der Zusammenhänge und damit wirksame Präventionsmöglichkeiten geschaffen werden. Gelegentlich dienen diese neuen Erkenntnisse auch zur Widerlegung von bisher für richtig erachteten Hypothesen.

Im krassen Gegensatz zur intensiven Aufklärung über eine vollwertige und gesunde Ernährungsweise stehen Beobachtungen, dass die Kenntnisse unserer Bevölkerung über wirksame Präventionsmaßnahmen eher als gering einzustufen sind. Des Weiteren nimmt das Wissen über die Zusammensetzung und die Zubereitung von Nahrungsmitteln ab. Leider wird oft wird übersehen, dass vielfältige Kompetenzen auf dem Gebiet der Ernährung den Rang einer Kulturtechnik haben und dass auch dies ein unverzichtbares Bildungsgut ist.

Die Entscheidung, was und wie viel gegessen wird, hängt vor allem ab vom Angebot an Nahrungsmitteln, den familiären Gewohnheiten, den kulturellen Bedingungen und dem vorhandenen Ernährungswissen. Da alle Menschen die Fähigkeit haben, Fettzellen zu bilden und diese gut mit Fett zu füllen, sind Übergewicht und damit einhergehende Folgeerkrankungen in Zeiten mit Nahrungsüberfluss und Bewegungsmangel die natürlichen Folgen, wenn nicht bewusst gegengesteuert wird. Gene können aber nicht kurzfristig geändert werden.

Hinzu kommt noch, dass sich das Ernährungsverhalten in der Regel bereits im Kindesalter manifestiert und einmal erworbene Muster und Gewohnheiten häufig ein Leben lang beibehalten werden. Daher wird eine frühzeitige und nachhaltige Vermittlung von Wissen über Ernährungsphysiologie, über die Lebensmittelzusammensetzung und die Zusammenhänge zwischen Ernährung und Gesundheit immer wichtiger.

Der traditionelle ernährungsbezogene Schulunterricht war in der Vergangenheit eher naturwissenschaftlich-technisch und an der Vermittlung von Normen orientiert. Handlungsleitende und alltagsgestaltende Kompetenzen wurden dabei nur unzureichend vermittelt. Eine moderne Ernährungsbildung muss aber von den lebensweltlichen Erfahrungen der Schülerinnen und Schüler ausgehen und an deren Alltagsvorstellungen anknüpfen. Der Erwerb von Handlungskompetenz und Stärkung der Eigenverantwortlichkeit ist von zentraler Bedeutung, braucht aber neue Ansätze.

Das vorliegende Schulbuch „In Sachen Ernährung" berücksichtigt den aktuellen Wissensstand, greift neue fachdidaktische Aspekte auf und stellt eine zeitgemäße Weiterentwicklung der vorhergehenden Auflage dar. Die intensive Verknüpfung von Theorie und Praxis wirkt sehr motivierend, unterstützt den Lernerfolg und kann in besonderer Weise zur Stärkung einer gesundheitsfördernden Ernährung beitragen.

Prof. Dr. Helmut Heseker
Fachgruppe Ernährung & Verbraucherbildung
Universität Paderborn

Vorwort

Der Titel „In Sachen Ernährung" richtet sich an Auszubildende zur Hauswirtschafterin, sowie an Schüler von Berufsgrundbildungsjahr, Berufsfachschulen und Berufskollegs.

Neues in der 7. Auflage ...
Die aktuelle Auflage von „In Sachen Ernährung" vermittelt auf anschauliche und lebendige Weise sowohl Grundlagen als auch neue Erkenntnisse aus der Ernährungslehre. Besonderes Augenmerk gilt dem zeitgemäßen Lebensstil, bei dem ausgewogene Ernährung, Fitness und Gesundheit die tragenden Säulen bilden.

Eine Fülle aktueller Daten und neuer wissenschaftlicher Erkenntnisse der Ernährungswissenschaft wurde eingearbeitet.

Informatives ...
Für alle, die über den Lernstoff hinaus weiter lesen möchten, wurde die Rubrik „Info Plus" eingeführt. Hier finden sich vertiefende Informationen oder ganz aktuelle Beiträge, die nicht oder noch nicht Bestand der Lehrpläne sind.

Bewährtes ...
Weiterhin gültig ist die schon in den vorherigen Auflagen praktizierte Methode, im lebensmittelkundlichen Teil zunächst ein Lebensmittel vorzustellen. Im Anschluss daran wird der für dieses Lebensmittel typische Nährstoff besprochen. Schülerinnen und Schüler haben so die Möglichkeit, die neuen, oft als schwierig und abstrakt empfundenen Informationen zu Nährstoffen mit bekannten Inhalten zu verknüpfen und sie so leichter zu lernen.

Dafür, dass der Bezug zur Praxis nicht zu kurz kommt, sorgen darüber hinaus auch in dieser Auflage Tipps für die Verarbeitung in der Küche und jeweils ein passendes Rezept.

Der Lernfeldkompass gewährleistet, dass die Inhalte des Buches auch für das Unterrichten bzw. das Lernen nach Lernfeldern leicht zugänglich sind.

Motivierendes ...
Neue Unterrichtsformen begünstigen ein hohes Maß an Schüleraktivität, Lebendigkeit des Unterrichts und Motivation der Schüler. Um diesem Ziel gerecht zu werden, haben wir eine Fülle von Vorschlägen für Gruppenarbeiten, Projekte und Lernspiele wie Memories oder Rätsel erarbeitet. Zu jedem Kapitel gibt es überdies Aufgaben, die von Schülerinnen und Schülern mithilfe des Buches selbstständig gelöst werden können.

Konstruktives ...
Wir wünschen den Lesern viel Freude und Erfolg bei der Erarbeitung der berufsspezifischen Kenntnisse.

Kritische Hinweise und Vorschläge, die der Weiterentwicklung des Buches dienen, nehmen wir dankbar entgegen:
per E-Mail unter lektorat@europa-lehrmittel.de

Im Herbst 2015 Autoren und Verlag

Lernfeldkompass

Lernfeld 3 – Waren lagern
Lernfeld 4 – Speisen und Getränke herstellen und servieren
Lernfeld 5 – Personengruppen verpflegen

LERNFELDER*	TEIL		KAPITEL	
3 – WAREN LAGERN				
Lagerbedingungen, -geräte und -räume	Teil 2	Kohlenhydrate und ihre Lebensmittel	1	Brot - ein Stück Gesundheit
	Teil 4	Eiweiß - Baustein Nr. 1	5.4	Haltbarkeit und Lagerung
			8.2	Lagerung von Wurstwaren
	Teil 9	Haltbarmachen von Nahrungsmitteln	1	Wie Nahrungsmittel sich beim Lagern verändern
			3	Vorratshaltung
Bestimmungen einschlägiger Gesetze und Verordnungen	Teil 10	Zusatzstoffe in Nahrungsmitteln	1	Allgemeinwissen zu Zusatzstoffen
	Teil 12	Pro Verbraucher: Qualität und Sicherheit	1	Lebensmittelqualität
			2	Schutz des Verbrauchers – das Lebensmittelrecht
Schutz vor Lebensmittelvergiftungen und -infektionen	Teil 3	Fett - viel Energie auf wenig Raum	2.3	Fettverderb
	Teil 4	Eiweiß - Baustein Nr. 1	7.4	Fleisch in der Küche
	Teil 11	Schadstoffe in Nahrungsmitteln	7	Natürliche Gifte in Nahrungsmitteln
Ausgewählte Methoden der Frischhaltung und Haltbarmachung von Lebensmitteln	Teil 4	Eiweiß - Baustein Nr. 1	1	Milch
	Teil 9	Haltbarmachen von Nahrungsmitteln	2	Verfahren zur Konservierung
	Teil 10	Zusatzstoffe in Lebensmitteln	1	Allgemeinwissen zu Zusatzstoffen
			2	Konservierungsstoffe
			3	Antioxidantien
Maßnahmen zur Qualitätskontrolle	Teil 2	Kohlenhydrate und ihre Lebensmittel	7.2	Kochtypen, Sorten, Handelsklassen
	Teil 3	Fett - viel Energie auf wenig Raum	1.1	Handelsklassen von Butter
	Teil 4	Eiweiß - Baustein Nr. 1	6.1	Die Frage nach der Qualität
			7.3	Qualitätssicherung
	Teil 5	Vitamine und Mineralstoffe - die Unentbehrlichen	1.2	Handelsklassen
			5.2	Handelsklassen
	Teil 9	Haltbarmachen von Nahrungsmitteln	1	Wie Nahrungsmittel sich beim Lagern verändern
	Teil 12	Pro Verbraucher: Qualität und Sicherheit	1	Lebensmittelqualität
4 – SPEISEN UND GETRÄNKE HERSTELLEN UND SERVIEREN				
Hygienemaßnahmen	Teil 4	Eiweiß - Baustein Nr. 1	6	Eier
	Teil 12	Pro Verbraucher: Qualität und Sicherheit	2.4	Lebensmittelüberwachung

* Lernfelder des KMK-Rahmenlehrplans Hauswirtschafter/Hauswirtschafterin

Lernfeldkompass

LERNFELDER*	TEIL		KAPITEL
Anwendung von Vorbereitungs- und Gartechniken	Teil 2	Kohlenhydrate und ihre Lebensmittel	Rührteig - das Grundrezept (Seite 67) Nudeln aus eigener Herstellung (Seite 76) Kartoffelgratin (Seite 85)
	Teil 3	Fett - viel Energie auf wenig Raum	4 Verwendung von Fett
	Teil 4	Eiweiß - Baustein Nr. 1	Quarkauflauf (Seite 143) Gemüse-Eier-Pfanne (Seite 151) „Falscher Hase" (Hackbraten) (Seite 166) Poularde auf dem Gemüsebett (Seite 171)
	Teil 5	Vitamine und Mineralstoffe - die Unentbehrlichen	Erdnussdip (Seite 220)
	Teil 15	Vollwertig essen und trinken	Rezepte für Babybreie (Seite 381) Rezepte für die Vollwertküche (Seite 402) Beispiele für gut zusammengestellte Menüs (Seite 408)
Kenntnisse über die Inhaltsstoffe von Lebensmitteln und ihre küchentechnischen Eigenschaften	Teil 2	Kohlenhydrate und ihre Lebensmittel	alle Kapitel des Teils 2
	Teil 3	Fett - viel Energie auf wenig Raum	alle Kapitel des Teils 3
	Teil 4	Eiweiß - Baustein Nr. 1	alle Kapitel des Teils 4
	Teil 5	Vitamine und Nährstoffe - die Unentbehrlichen	alle Kapitel des Teils 5
	Teil 6	Genussmittel	alle Kapitel des Teils 6
	Teil 7	Wasser und Getränke: die flüssige Nahrung	alle Kapitel des Teils 7
	Teil 8	Würzmittel	alle Kapitel des Teils 8
Genuss-, Gesundheits- und Eignungswert sowie ökologischer Wert von Lebensmitteln	Teil 5	Vitamine und Mineralstoffe - die Unentbehrlichen	4 Bioaktive Stoffe
	Teil 11	Schadstoffe in Nahrungsmitteln	1 Wann ist ein Stoff ein Schadstoff? 2 Pflanzenschutzmittel 3 Düngemittel 4 Schwermetalle 5 Medikamente im Tierstall 6 Schadstoffe, die beim Zubereiten von Nahrungsmitteln entstehen 7 Natürliche Gifte in Lebensmitteln 8 Lebensmittel aus ökologischem Anbau: Sind sie schadstoffärmer?
	Teil 13	„Schöne neue Welt der Nahrungsmittel"	1 Neuartige Lebensmittel im Überblick 2 Gentechnik im Einkaufskorb 3 Funktionelle Lebensmittel - Essen als Medizin
	Teil 16	Nahrung: Lebensspender oder Krankmacher?	7 Welternährung - Hunger auf breiter Front
Lebensmittelauswahl nach saisonalen und regionalen Gesichtspunkten	Teil 5	Vitamine und Mineralstoffe - die Unentbehrlichen	1.2 Handelsklassen
	Teil 15	Vollwertig essen und trinken	2 Gesunde Kost für Teenies und Erwachsene
Convenience-Produkte	Teil 2	Kohlenhydrate und ihre Lebensmittel	7 Kartoffeln
	Teil 15	Vollwertig essen und trinken	9 Außer-Haus-Verpflegung

* Lernfelder des KMK-Rahmenlehrplans Hauswirtschafter/Hauswirtschafterin

Lernfeldkompass

LERNFELDER*	TEIL		KAPITEL
5 – PERSONENGRUPPEN VERPFLEGEN			
Vollwertige Ernährung	Teil 1	Nahrung erhält und sichert Leben	4 Lebensmittel als Quelle für Nährstoffe
	Teil 15	Vollwertig essen und trinken	1 Der Schlüssel zu Fitness und Gesundheit 2 Gesunde Kost für Teenies und Erwachsene 3 Schwanger - essen für zwei, aber richtig 4 Säuglinge - gesunde Kost von Anfang an 5 Gesunde Kost für Kinder 6 Senioren - gut ernährt bis ins hohe Alter 7 Fit beim Sport
	Teil 14	Aufnahme und Verwertung der Nahrung im Organismus	1 Gehirn und Rückenmark: die Unternehmensleitung 2 Nerven und Hormone: Informanten und Kontrolleure 3 Enzyme: unentbehrliche Werkzeuge 4 Arbeitsort: Verdauungskanal 5 Arbeitsort: Dünndarmwand 6 Arbeitsorte: Dickdarm und Mastdarm 7 Arbeitsort: Nahezu jede Körperzelle
Unterschiedliche Kostformen	Teil 15	Vollwertig essen und trinken	8 Kostformen, über die man spricht
	Teil 16	Nahrung: Lebensspender oder Krankmacher?	4 Krank durch falsche Kost 5 Wenn Essen zum Feind wird 6 Krebs und Ernährung
Ausgewählte Diätformen	Teil 15	Vollwertig essen und trinken	1 Der Schlüssel zu Fitness und Gesundheit
	Teil 16	Nahrung: Lebensspender der Krankmacher?	2 Übergewicht - Wurzel vieler Übel
Herstellen von Mahlzeiten für unterschiedliche Personengruppen	Teil 15	Vollwertig essen und trinken	1 Der Schlüssel zu Fitness und Gesundheit 2 Gesunde Kost für Teenies und Erwachsene 3 Schwanger - essen für zwei, aber richtig 4 Säuglinge - gesunde Kost von Anfang an 5 Gesunde Kost für Kinder 6 Senioren - gut ernährt bis ins hohe Alter 7 Fit beim Sport
	Teil 16	Nahrung: Lebensspender oder Krankmacher?	1 Fehlernährung vermeiden 3 Mangel im Überfluss 4 Krank durch falsche Kost 5 Wenn Essen zum Feind wird 6 Krebs und Ernährung
Berechnungen zur Energie- und Nährstoffbedarfsdeckung	Teil 1	Nahrung erhält und sichert das Leben	2 Energie macht fit 3 Nährstoffe liefern nicht nur Energie 4 Lebensmittel als Quelle für Nährstoffe 5 Referenzwerte für die Nährstoffzufuhr
Qualitätsbeurteilungen	Teil 12	Pro Verbraucher: Qualität und Sicherheit	1 Lebensmittelqualität
Kenntnisse über Ausgabesysteme	Teil 15	Vollwertig essen und trinken	9 Außer-Haus-Verpflegung

* Lernfelder des KMK-Rahmenlehrplans Hauswirtschafter/Hauswirtschafterin

Inhalt

Teil 1: Nahrung erhält und sichert Leben

1	**Essen und Trinken heute**	**19**
1.1	Ernährungssünden auf der Spur	19
1.2	Die Situation in Deutschland	20
2	**Energie macht fit**	**21**
2.1	Grundumsatz: Unentbehrliche Energieration	22
2.1.1	Höhe des Grundumsatzes	23
2.1.2	Bestimmung des Grundumsatzes	24
2.2	Leistungsumsatz, PAL-Wert	25
2.3	Erhöhter Energiebedarf	27
3	**Nährstoffe liefern nicht nur Energie**	**28**
3.1	Baustoffe	28
3.2	Reglerstoffe	28
3.3	Schutzstoffe	28
4	**Lebensmittel als Quelle für Nährstoffe**	**29**
4.1	Nahrungsbestandteile im Überblick	30
4.2	Welche Lebensmittel liefern was?	31
5	**Referenzwerte für die Nährstoffzufuhr**	**33**
5.1	Baustoffe und Energieträger	33
5.2	Reglerstoffe	34
5.3	Schutzstoffe	34
5.4	Besonders wichtig: Wasser!	34

Teil 2: Kohlenhydrate und ihre Lebensmittel

1	**Brot – ein Stück Gesundheit**	**37**
1.1	Brotgetreide	38
1.1.1	Verarbeitung von Getreide	39
1.1.2	Der Ausmahlungsgrad	40
1.1.3	Lagerung von Getreideerzeugnissen	41
1.2	Getreidesorten	42
1.3	Vom Mehl zum Brot	43
1.3.1	Das Anteigen	43
1.3.2	Die Teiglockerung	43
1.3.3	Das Backen	44
1.4	Brot in Form gebracht	45
1.5	Brotsorten	46
1.6	Nährwert von Brot	49
2	**Kohlenhydrate – Energie der ersten Stunde**	**52**
2.1	Was Sonne und Brot miteinander zu tun haben	53
2.2	Wie Kohlenhydrate noch genannt werden	54
2.3	Einteilung der Kohlenhydrate	54

2.3.1	Einfachzucker oder Monosaccharide	54
2.3.2	Doppelzucker oder Disaccharide	55
2.3.3	Vielfachzucker oder Polysaccharide	57
2.4	Verwertung von Kohlenhydraten	61
2.4.1	Die Kohlenhydratverdauung	61
2.4.2	Der Kohlenhydratstoffwechsel	62
3	**Feingebäck**	**66**
4	**Zucker**	**68**
4.1	Gewinnung von Zucker	68
4.2	Die wichtigsten Zuckersorten	69
4.3	Zucker in der Diskussion	71
4.4	Küchentechnische Bedeutung von Zucker	72
4.5	Honig	73
4.5.1	Gewinnung	73
4.5.2	Nährwert von Honig	74
4.6	Küchentechnische Bedeutung von Honig	74
5	**Teigwaren**	**75**
5.1	Herstellung von Teigwaren	75
5.2	Nudelsorten	76
5.3	Nährwert von Nudeln	77
6	**Reis**	**78**
6.1	Anbau und Bearbeitung von Reis	78
6.2	Küchentechnische Bedeutung von Reis	79
6.3	Nährwert von Reis	79
7	**Kartoffeln**	**80**
7.1	Anbau und Reifezeit	80
7.2	Kochtypen, Sorten, Handelsklassen	80
7.3	Nährwert von Kartoffeln	82
7.4	Zubereiten von Kartoffeln	83
7.5	Vorgefertigte Kartoffelerzeugnisse	84

Teil 3: Fett – viel Energie auf wenig Raum

1	**Butter**	**87**
1.1	Handelsklassen von Butter	88
1.2	Eigenschaften von Butter	89
2	**Nahrungsfette – Qualität ist Trumpf**	**90**
2.1	Welche Fettsäuren gibt es in Nahrungsfetten?	91
2.2	Eigenschaften von Fetten	92
2.3	Fettverderb	93
2.4	Bedeutung der Fette für die menschliche Ernährung	94
2.5	Fettbegleitstoffe (Lipoide)	96
2.5.1	Lecitin	96
2.5.2	Cholesterin	97
2.6	Aufnahme und Verwertung von Fetten im Organismus	99
3	**Pflanzliche Fette**	**104**
3.1	Speiseöle	104

3.2	Feste Pflanzenfette	107
3.3	Margarine	109
4	**Verwendung von Fett**	**112**
4.1	Die Qualität von Fetten	112
4.2	Fett beim Zubereiten von Speisen	113

Teil 4: Eiweiß – Baustein Nr. 1

1	**Milch**	**117**
1.1	Vom Erzeuger zum Verbraucher	117
1.2	Milchsorten	119
1.3	Milch – ein Fitmacher?	120
2	**Eiweiß – Der Stoff, aus dem die Zellen sind**	**122**
2.1	Aminosäuren: Bausteine unbegrenzter Möglichkeiten	122
2.2	Die vier „Ordnungen" von Eiweiß	124
2.3	Die Proteine im Überblick	125
2.4	Zusammengesetzte Eiweißstoffe	126
2.5	Biologische Wertigkeit: Qualitätsmerkmal von Eiweiß	127
2.6	Die Verwertung von Eiweißen im Organismus	129
3	**Sauermilcherzeugnisse**	**132**
3.1	Eigenschaften	132
3.2	Die Produkt-Palette	133
4	**Erzeugnisse aus Sahne**	**134**
5	**Käse**	**136**
5.1	Wie aus Milch Käse wird	136
5.2	Die Käsesorten	137
5.2.1	Frischkäse	138
5.2.2	Gereifte Käse	138
5.3	Nährwert von Käse	141
5.4	Haltbarkeit und Lagerung	142
6	**Eier**	**145**
6.1	Die Frage nach der Qualität	145
6.2	Nährwert von Eiern	146
6.3	Einkauf von Eiern	146
6.4	Eier in der Küche	150
7	**Fleisch**	**152**
7.1	Aufbau und Zusammensetzung von Muskelfleisch	153
7.2	Fleischarten	154
7.3	Qualitätssicherung	160
7.4	Fleisch in der Küche	163
8	**Wurstwaren**	**167**
8.1	Wurstarten	167
8.2	Lagerung von Wurstwaren	169
9	**Geflügel**	**170**
10	**Fisch**	**172**
10.1	Süßwasserfische	172

10.2	Seefische	173
10.3	Nährwert von Fisch	174
11	**Hülsenfrüchte**	**177**
11.1	Hülsenfruchtarten	177
11.2	Hülsenfrüchte in der Küche	179

Teil 5: Vitamine und Mineralstoffe – die Unentbehrlichen

1	**Obst – gesunde Vielfalt**	**181**
1.1	Obstarten	181
1.1.1	Kernobst	182
1.1.2	Steinobst	183
1.1.3	Beerenobst	184
1.1.4	Zitrusfrüchte	185
1.1.5	Tropische Früchte	186
1.1.6	Schalenfrüchte	187
1.2	Handelsklassen	188
1.3	Nährwert von Obst	189
2	**Vitamine – die Unentbehrlichen**	**190**
2.1	Ernährungsphysiologische Bedeutung	191
2.2	Fettlösliche Vitamine	192
2.3	Wasserlösliche Vitamine	194
3	**Mineralstoffe – gesunde Salze**	**199**
3.1	Mengenelemente	200
3.2	Spurenelemente	205
4	**Bioaktive Stoffe**	**211**
5	**Gemüse**	**214**
5.1	Gemüsearten	214
5.1.1	Fruchtgemüse	214
5.1.2	Wurzelgemüse	216
5.1.3	Blattgemüse	216
5.1.4	Kohlgemüse	217
5.1.5	Zwiebelgemüse	218
5.1.6	Stängelgemüse	218
5.2	Handelsklassen	218
5.3	Gemüse in der Küche	219

Teil 6: Genussmittel

1	**Kaffee**	**223**
1.1	Kaffee hat viel zu bieten	223
1.2	Vom Baum in die Tasse	223
1.3	Sorten und Aromen	224
1.4	Kaffee, ein empfindliches Gut: wie man mit ihm umgeht	225

1.5	Kaffee für Leute, die Kaffee nicht vertragen	225
1.6	Was beim Kaffeekochen wichtig ist	225
1.7	Kaffee ohne Kaffeefilter: löslicher Kaffee	225
1.8	Kaffeespezialitäten – international	226
2	**Tee**	**227**
2.1	Was ist drin im Tee?	228
2.2	Aus Blättern wird ein Getränk	228
2.3	Tee-Vielfalt	230
2.4	Keine Lust auf Tee?	231
2.5	Tee-Besonderheiten	231
3	**Kakao**	**234**
3.1	„xocoatl" heute	234
3.2	Schokoladenbesonderheiten	235
4	**Alkoholische Getränke**	**236**
4.1	Bier	236
4.2	Wein	240
4.3	Spirituosen	242
4.4	Alkohol – ein Genuss wird zur Gewohnheit	243
5	**Tabak**	**246**

Teil 7: Wasser und Getränke: die flüssige Nahrung

1	**Wasser als wichtiger Bestandteil unseres Körpers**	**250**
1.1	Die Wasserverteilung im Organismus	250
2	**Wasser als Lebensmittel**	**253**
2.1	Wasser in der Küche	253
3	**Getränke**	**254**

Teil 8: Würzmittel

1	**Kräuter**	**263**
2	**Gewürze**	**266**
3	**Andere Würzmittel**	**268**
3.1	Essig	268
3.2	Speisesalz (Kochsalz)	269
3.3	Senf	269
3.4	Tabascosauce	269
3.5	Sojasauce	270
3.6	Worcestershire-Sauce	270
3.7	Fleischextrakt	270
3.8	Ketchups	270

Teil 9: Haltbarmachen von Nahrungsmitteln

1	**Wie Nahrungsmittel sich beim Lagern verändern**	**272**
1.1	Physikalische Vorgänge	272
1.2	Chemische Vorgänge	272
1.3	Mikrobiologische Vorgänge	273
2	**Verfahren zur Konservierung**	**274**
2.1	Physikalische Verfahren	274
2.1.1	Konservieren durch Kälte	274
2.1.2	Konservieren durch Hitze	277
2.1.3	Konservieren durch Trocknen	279
2.1.4	Haltbarmachen durch Bestrahlen	281
2.1.5	Vakuumverpacken	281
2.2	Chemische Methoden	281
2.2.1	Salzen und Pökeln	281
2.2.2	Räuchern	282
2.2.3	Zuckern	283
2.2.4	Säuern	283
2.2.5	Einlegen in Alkohol	284
3	**Vorratshaltung**	**285**

Teil 10: Zusatzstoffe in Nahrungsmitteln

1	**Allgemeinwissen zu Zusatzstoffen**	**287**
1.1	Was sind eigentlich Zusatzstoffe?	287
1.2	Wie sicher ist es, dass die Zusatzstoffe wirklich unschädlich sind?	287
1.3	Wie die Unschädlichkeit eines Stoffes ermittelt wird	287
2	**Konservierungsstoffe**	**288**
2.1	Schweflige Säure	289
2.2	Sorbinsäure	290
2.3	Benzoesäure	290
2.4	Ortho-Phenylphenol	290
3	**Antioxidantien**	**291**
3.1	Natürliche Antioxidantien	291
3.1.1	Vitamin E (Tocopherole)	291
3.1.2	Vitamin C (Ascorbinsäure)	292
3.2	Synthetische Antioxidantien	292
4	**Farbstoffe**	**292**
4.1	Natürliche Farbstoffe	293
4.2	Synthetische Farbstoffe	293
5	**Geschmacksstoffe**	**295**
5.1	Zuckerersatzstoffe	295
5.1.1	Zuckeraustauschstoffe	295
5.1.2	Süßstoffe	296
5.2	Kochsalz-Ersatzstoffe	297
5.3	Geschmacksverstärker (Glutamat)	297

Teil 11: Schadstoffe in Nahrungsmitteln

1	**Wann ist ein Stoff ein Schadstoff?**	**300**
2	**Pflanzenschutzmittel**	**300**
3	**Düngemittel**	**302**
3.1	Nitrat	302
3.1.1	Reduktion zu Nitrit	302
3.1.2	Bildung von Nitrosaminen	303
3.1.3	Wie der Nitratgehalt in der Nahrung reduziert werden kann	304
4	**Schwermetalle**	**304**
5	**Medikamente im Tierstall**	**305**
5.1	Antibiotika	305
5.2	Beruhigungsmittel	306
6	**Schadstoffe, die beim Zubereiten von Nahrungsmitteln entstehen**	**307**
6.1	Polycyclische Kohlenwasserstoffe	307
6.2	Acrolein	308
6.3	Acrylamid	308
7	**Natürliche Gifte in Nahrungsmitteln**	**310**
7.1	Gifte, die in Nahrungsmitteln natürlicherweise vorhanden sind	310
7.2	Giftstoffe, die auf Nahrungsmitteln „wachsen" können	311
8	**Sind Lebensmittel aus ökologischem Anbau schadstoffärmer?**	**313**

Teil 12: Pro Verbraucher: Qualität und Sicherheit

1	**Lebensmittelqualität**	**316**
1.1	Was ist Qualität?	316
1.1.1	Produktqualität	316
1.1.2	Prozessqualität	316
1.2	Woran lässt sich Qualität erkennen?	317
1.2.1	Angaben, die gesetzlich vorgeschrieben sind	317
1.2.2	Freiwillige Angaben	318
1.3	Qualitätsveränderungen	320
2	**Schutz des Verbrauchers – das Lebensmittelrecht**	**322**
2.1	Aufbau des Lebensmittelrechtes	323
2.2	Wichtige Bestimmungen des LFGB	323
2.3	Allgemeine Lebensmittelverordnungen	324
2.3.1	Lebensmittelinformationsverordnung (LMIV)	324
2.3.2	Die Lebensmittelhygieneverordnung – das HACCP-Konzept	327
2.4	Lebensmittelüberwachung	327

Teil 13: „Schöne neue Welt der Nahrungsmittel"

1	**Neuartige Lebensmittel im Überblick**	**331**
2	**Gentechnik im Einkaufskorb**	**333**
2.1	Mikroorganismen – GVO der ersten Stunde	334

2.2	Zusatzstoffe – für mehr Geschmack und Aroma	335
2.3	Ackerfrüchte nach Maß	336
2.4	Transgene Tiere	337
2.5	Gentechnik im Kreuzfeuer der Diskussion	339
3	**Funktionelle Lebensmittel – Essen als Medizin**	**340**
3.1	Grundidee und Produkte	340
3.2	Wettlauf um gesundes Essen	343

Teil 14: Aufnahme und Verwertung der Nahrung im Organismus

1	**Gehirn und Rückenmark: die Unternehmensleitung**	**347**
2	**Nerven und Hormone: Informanten und Kontrolleure**	**347**
2.1	Nervenleitungen	347
2.2	Hormone	347
3	**Enzyme: unentbehrliche Werkzeuge**	**348**
4	**Arbeitsort: Verdauungskanal**	**349**
4.1	Verdauung durch Enzyme (enzymatische Verdauung)	349
4.2	Mechanische Verdauung	349
4.3	Prinzip Oberflächenvergrößerung	350
5	**Arbeitsort: Dünndarmwand**	**351**
6	**Arbeitsorte: Dickdarm und Mastdarm**	**352**
7	**Arbeitsort: nahezu jede Körperzelle**	**352**
7.1	Energie: Kapital des Organismus	353
7.2	Energie für den laufenden Bedarf	354
7.3	Energie auf dem Sparkonto	355
7.4	Energie aus Eiweiß: möglich, aber …	356
7.5	Baumaterial Aminosäuren	356

Teil 15: Vollwertig essen und trinken

1	**Der Schlüssel zu Fitness und Gesundheit**	**359**
2	Gesunde Kost für Teenies und Erwachsene	360
2.1	Vollwertig essen und trinken nach den 10 Regeln der DGE	362
2.2	Der tägliche Speiseplan	367
3	**Schwanger – essen für zwei, aber richtig**	**373**
3.1	Schwangerschaft – Nährstoffe im Blickpunkt	374
3.2	Ernährung während der Stillzeit	376
4	**Säuglinge – gesunde Kost von Anfang an**	**378**
5	**Gesunde Kost für Kinder**	**383**
6	**Senioren – gut ernährt bis ins hohe Alter**	**387**
7	**Fit beim Sport**	**391**
8	**Kostformen, über die man spricht**	**395**
8.1	Vegetarische Ernährung	395
8.2	Vollwert-Ernährung	399
8.3	Makrobiotik	403

9	**Außer-Haus-Verpflegung**	**406**
9.1	Betriebsverpflegung	407
9.2	Convenience-Produkte	410
9.3	Fast Food	412

Teil 16: Nahrung: Lebensspender oder Krankmacher?

1	**Fehlernährung vermeiden**	**415**
2	**Übergewicht – Wurzel vieler Übel**	**417**
2.1	Warum die Pfunde wachsen	417
2.2	Die Folgen für Körper und Seele	420
2.3	Abnehmen – aber wie?	422
3	**Mangel im Überfluss**	**428**
3.1	Magersucht – Anorexia nervosa	428
3.2	Die Ess-Brechsucht – Bulimia nervosa	429
4	**Krank durch falsche Kost**	**431**
4.1	Diabetes mellitus	431
4.2	Fettstoffwechselstörungen	438
4.3	Gicht – Hyperurikämie	442
4.4	Osteoporose	445
5	**Wenn Essen zum Feind wird**	**448**
5.1	Lebensmittelallergien	448
5.2	Lebensmittelintoleranzen	451
5.2.1	Pseudoallergien	451
5.2.2	Laktoseintoleranz (Milchzuckerunverträglichkeit)	451
5.2.3	Zöliakie/Sprue	452
6	**Krebs und Ernährung**	**454**
6.1	Wie ein bösartiger Tumor entsteht	454
6.2	Die aktuelle Situation	455
6.3	Ernährungsfaktoren in der Diskussion	455
6.4	Mit Ernährung dem Krebs vorbeugen	458
7	**Welternährung – Hunger auf breiter Front**	**459**
7.1	Politische Aspekte	459
7.2	Gesellschaftliche Aspekte	461
7.2.1	Epidemien wie Aids oder Ebola	461
7.2.2	Ernährungsverhalten – Umdenken lohnt	461
7.3	Ökologische Aspekte	462
7.3.1	Ackerland	462
7.3.2	Wasser – kostbar und rar	463
7.4	Die weiteren Aussichten	463

Nährwerttabelle **464**

Bildnachweis **480**

Sachwortverzeichnis **482**

1 Essen und Trinken heute

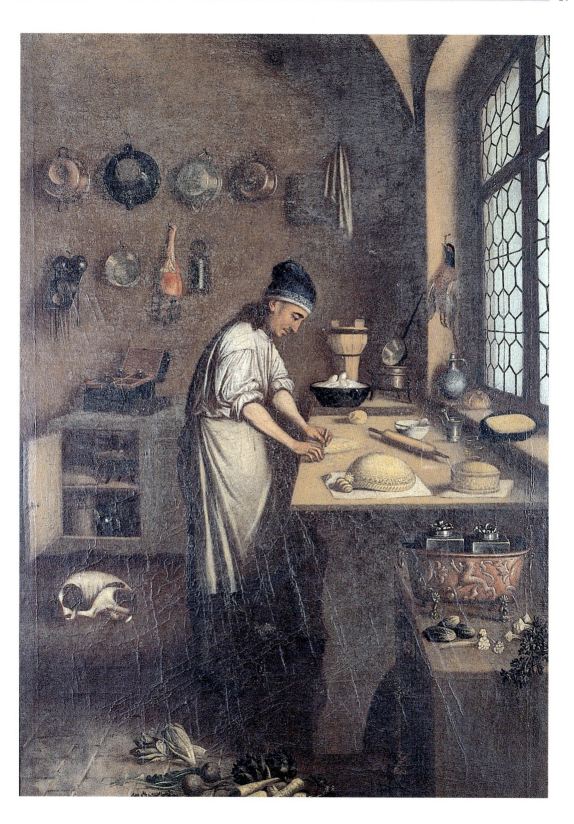

Teil 1: Nahrung erhält und sichert Leben

Das Bemühen um eine ausreichende Versorgung mit Nahrung ist so alt wie die Menschheit selbst. Es steht nach wie vor im Mittelpunkt des täglichen Lebens. Geändert haben sich im Laufe der Jahrtausende lediglich die Formen der Beschaffung. Nicht immer war das so einfach, sicher und bequem wie heute. Der Supermarkt um die Ecke mit allem, was man braucht – für unsere Vorfahren ein unvorstellbarer Traum.

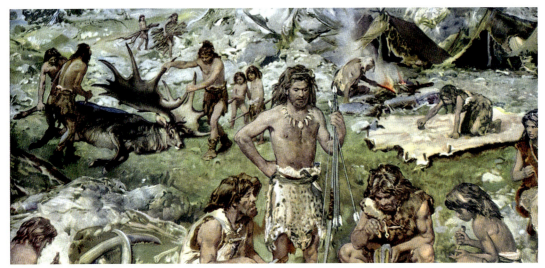

Bild 1: Nahrungsbeschaffung in der Steinzeit

Die Jäger und Sammler der vorgeschichtlichen Zeit waren noch stundenlang unterwegs, bis sie alles Nötige für die täglichen Mahlzeiten beisammen hatten. Oft genug machten sie sich auch vergebens auf den Weg. Dann hielten Hunger und Not Einzug in die Wohnhöhlen der Frühzeit. Die Menschen mussten von ihren körperlichen Reserven zehren. Wer noch zu klein, zu alt oder durch Krankheiten geschwächt war, den kosteten solche mageren Zeiten oftmals das Leben. Entsprechend niedrig war damals die Lebenserwartung der Menschen. Ein hohes Alter erreichte kaum jemand. Viele starben schon in der Kindheit.

Völlig ausgerottet sind Mangel und Hunger allerdings noch immer nicht. Die Länder der dritten Welt befinden sich bis heute in einer schweren Ernährungskrise. Deren Ende ist überhaupt nicht abzusehen. Im Gegenteil! Sie wird sich noch dramatisch verstärken. Die Bevölkerungszahlen sind in den letzten Jahrzehnten enorm angestiegen – eine Entwicklung, die sich weiter fortsetzt. Eine Lösung der Ernährungsprobleme ist dort nicht in Sicht.

Die hoch industrialisierten Länder bieten da ein total anderes Bild. Es wird alles angeboten, was der Appetit begehrt. Hunger ist schon seit Jahrzehnten kein Thema mehr. Wir haben bei uns nicht das Problem, dass wir zu wenig Essen haben, sondern wir kommen mit dem Überfluss an Nahrung nicht klar.

Auch das beste Angebot an Lebensmitteln bietet keine Garantie für gesunde Kost auf allen Tellern. Wer daraus einfach nur das auswählt, was ihm schmeckt, versorgt seinen Körper oftmals am Bedarf vorbei. Übergewicht, Mangelerscheinungen und ernährungsabhängige Krankheiten sind die Folge. Ungesunde Lebensgewohnheiten, wie wenig körperliche Bewegung, übermäßiger Genuss von Alkohol und Tabak, tun dann das ihre, um solche Entwicklungen zu beschleunigen.

1 Essen und Trinken heute

Die bei unseren Vorfahren übliche Kost enthielt im Vergleich zu heute mehr pflanzliche Lebensmittel. Dies war aus ernährungsphysiologischer Sicht günstiger, vor allem wegen des geringeren Fettgehaltes und der höheren Aufnahme an Stärke und Ballaststoffen. Während der letzten 200 Jahre haben sich die Ernährungsgewohnheiten im Zuge der zunehmenden Industrialisierung jedoch stark verändert.

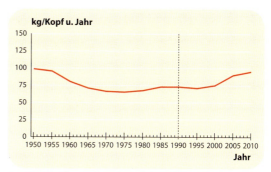

Bild 1: Verbrauch an Getreideerzeugnissen seit 1950 (Statistisches Bundesamt; BMELV-Statistik)

Info

▶ **LEBENSMITTEL UND NÄHRSTOFFE, DEREN VERBRAUCH ZURÜCKGING**

- Getreide um 70 %
- Hochausgemahlene Mehle um 80 %
- Ballaststoffe um 75 %
- Kohlenhydrate von 80 auf knapp 45 % der Zufuhr an Energie

▶ **LEBENSMITTEL UND NÄHRSTOFFE, DEREN VERBRAUCH ANSTIEG**

- Niedrig ausgemahlene Mehle um 80 %
- Zucker von wenigen Gramm auf etwa 110 g pro Person und Tag
- Ballaststoffarme Lebensmittel auf das Fünffache
- Fett von unter 10 % auf etwa 36 % der Zufuhr an Energie

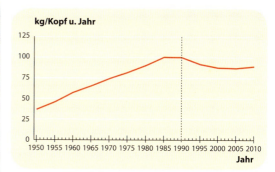

Bild 2: Verbrauch an Fleisch seit 1950 (Statistisches Bundesamt; BMELV-Statistik)

1.1 Ernährungssünden auf der Spur

Hunderte von wissenschaftlichen Studien belegen: Ungesunde Kost macht auf Dauer krank. Sie begünstigt das Entstehen einer ganzen Reihe von Krankheiten wie Arteriosklerose, Diabetes mellitus oder Krebs. Umgekehrt kann eine ausgewogene Kost gegen solche Leiden schützen.

Doch die meisten Menschen schenken diesen Zusammenhängen noch viel zu wenig Beachtung. Das zeigen die Ergebnisse der Nationalen Verzehrsstudie (NVS). Diese groß angelegte Untersuchung ging in Deutschland hauptsächlich folgenden Fragen nach:
- Was essen die Deutschen?
- Wie viel essen sie?
- Sind sie ausreichend mit Vitaminen und Mineralstoffen versorgt?
- Wo liegen die entscheidenden Ernährungsfehler?

Die veränderten Ernährungsgewohnheiten hatten natürlich Auswirkungen auf die durchschnittliche Nährstoffaufnahme. Während der Verbrauch von Fett – nur unterbrochen von den Kriegsjahren – ständig anstieg, zeigte sich bei den Kohlenhydraten ein deutlicher Abwärtstrend. Gleichzeitig wurde der Genuss von Alkohol bei den Bundesbürgern immer beliebter.

1.2 Die Situation in Deutschland

Zwar legen immer mehr Bundesbürger Wert auf sichere und einwandfreie Lebensmittel, doch bei der gesunden Mischung unserer Kost hapert es.

Wir essen zu viel!
Bei den Mahlzeiten genehmigen sich viele von uns Portionen, die weit über die Empfehlungen zu einer gesunden Ernährung hinausgehen. Das bedeutet gleichzeitig ein Übermaß an Energie. Bei Frauen liegt die tägliche Aufnahme im Durchschnitt um 1400 kJ über dem Soll – bei Männern 1000 kJ darüber.

Wir essen zu fett!
Fleisch, Wurst und auch fetter Käse kommen viel zu oft auf den Tisch und füllen unser Fettkonto ganz erheblich auf. Die tägliche Fettaufnahme liegt bei Frauen um 26 g und bei Männern um 22 g über den zur Zeit gültigen Empfehlungen.

Wir essen zu eiweißreich!
Die Zufuhr an Protein übersteigt in allen Altersgruppen und bei beiden Geschlechtern seit vielen Jahren die empfohlenen Werte. Ursache dafür ist vor allem der viel zu hohe Konsum tierischer Lebensmittel.

Wir essen zu wenig stärke- und ballaststoffreiche Lebensmittel!
Zu wünschen übrig lässt vor allem der Verzehr von Obst, Gemüse, Brot, Nudeln und Reis. Junge Leute – insbesondere die 15- bis 18-jährigen Teenager – fallen durch ihren hohen Zuckerkonsum auf. Der ist in erster Linie auf eine Vorliebe für Süßigkeiten, Cola und Limonaden zurückzuführen.

Wir sind nicht genügend versorgt mit Mineralstoffen und Vitaminen!

Calcium: Wird dringend benötigt für den Aufbau der Knochen. Der Bedarf ist im Durchschnitt nur zu 79 Prozent gedeckt.

Jod: Ist unentbehrlich für die Funktion der Schilddrüse. Der Bedarf ist im Durchschnitt nur zu 45 Prozent gedeckt.

Fluor: Ist wichtig für gesunde Zähne. Der Bedarf ist im Durchschnitt nur zu 21 Prozent gedeckt.

Folsäure: Ist ein Schutzvitamin gegen Arteriosklerose. Ein Mangel bei der Mutter erhöht zudem das Risiko schwerer Missbildungen beim Neugeborenen. Der Bedarf ist im Durchschnitt nur zu 55 Prozent gedeckt.

Vitamin D: Wird ebenfalls für den Aufbau des Knochens benötigt. Ein Mangel tritt vor allem bei den Senioren auf. Der Bedarf ist bei ihnen im Durchschnitt nur zu 50 bis 60 Prozent gedeckt.

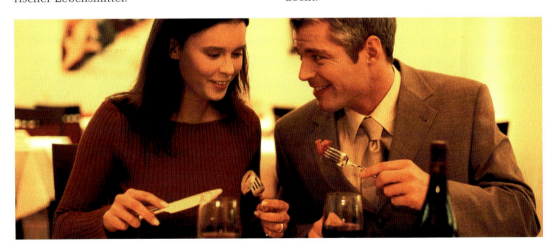

2 Energie macht fit

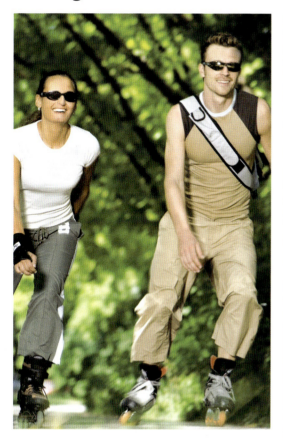

> **Info**
>
> ▶ **KLEINE ENERGIEKUNDE**
>
> Es gibt verschiedene Formen von Energie, die ineinander umgewandelt werden können:
> - Chemische Energie
> - Wärmeenergie
> - Mechanische Energie
> - Elektrische Energie.
>
> Die physikalische Einheit für Energie ist das Joule (J).
>
> 1000 Joule (J) = 1 Kilojoule (kJ)
> 1000 Kilojoule (kJ) = 1 Megajoule (MJ)
>
> Als Einheit veraltet ist die Kalorie (cal).
> 1000 Kalorien (cal) = 1 Kilokalorie (kcal)
>
> Der Ernährung des Menschen dient nur chemisch gespeicherte Energie. Grundsätzlich enthält zwar jede chemische Verbindung Energie. Für den Körper kommen aber nur solche Stoffe in Betracht, die er in den „Labors" seiner Zellen verwerten kann.
>
> ▶ **ENERGIELIEFERANTEN IN DER NAHRUNG**
>
> - Fett enthält 37 kJ pro g.
> - Kohlenhydrate enthalten 17,2 kJ pro g.
> - Eiweiß enthält 17,2 kJ pro g.
> - Alkohol enthält 30 kJ pro g.

Inline-Skates sind ein großer Hit, nicht nur bei den Kids. Sogar Senioren wagen sich mehr und mehr auf die schnellen Gleiter. Was so spielerisch aussieht und einen Riesenspaß macht, ist für den Körper Arbeit. Eine Anstrengung, für die er Energie benötigt und zwar nicht zu knapp.

Arbeit braucht „Treibstoff"
Wann immer Arbeit verrichtet wird, egal ob von Maschinen oder lebenden Organismen, ist dazu Energie nötig. Ein Auto ist nur dann startklar, wenn sein Tank genügend Sprit enthält. Der Motor verbrennt Benzin oder Diesel, gewinnt auf diese Weise Energie und die Fahrt kann losgehen. „Treibstoff" des Menschen ist die Nahrung mit den darin enthaltenen Energieträgern – vor allem Kohlenhydrate und Fett.

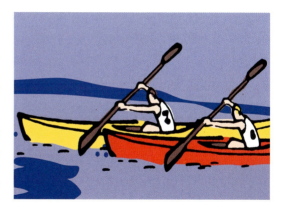

Energie geht viele Wege
Der Organismus benötigt Energie für verschiedenste Aufgaben. Der Gesamtbedarf wird nach den einzelnen Verwendungsbereichen unterteilt.

> **Info**
>
> ▶ **WIE SICH DER ENERGIEBEDARF ZUSAMMENSETZT:**
>
> - Grundumsatz zum Aufrechterhalten von Körperfunktionen wie Atmung und Verbrennung,
> - Arbeitsumsatz für die Muskelarbeit,
> - Energie für Verdauung, Resorption, den Transport von Nährstoffen und die damit verbundene erhöhte Produktion von Wärme (Thermogenese),
> - Bedarf für Wachstum, Schwangerschaft und Stillzeit.

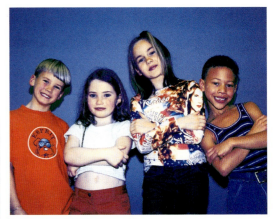

Bild 1: Kinder und Jugendliche sind mitten im Wachstum und brauchen eine Portion Energie extra

2.1 Grundumsatz: Unentbehrliche Energieration

Von der aufgenommenen Nahrungsenergie zweigt der Körper einen Teil ab, um damit seine alltäglichen „Routineaufgaben" zu erledigen.

Dazu gehören:
- Erhalten von Atmung und Herztätigkeit,
- Abwickeln von Stoffwechselvorgängen,
- Sichern einer konstanten Körpertemperatur.

Diesen unverzichtbaren Bedarf an Energie nennt man Grundumsatz. Bei üblicher körperlicher Belastung stellt er den größten Teil des Energieverbrauchs dar.

Der Grundumsatz ist nicht bei allen Menschen gleich. Seine Höhe wird vor allem vom Anteil der fettfreien Körpermasse bestimmt. Das sind hauptsächlich Muskeln, Organe, Bindegewebe und Knochen.

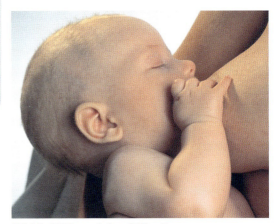

Bild 2: Während der Stillzeit ist der Energiebedarf der Mutter höher

> **Info**
>
> ▶ **DEFINITION DES GRUNDUMSATZES**
>
> Man versteht darunter die Energiemenge, die ein Körper unter folgenden Bedingungen benötigt:
>
> - 12 bis 14 Stunden nach der letzten Mahlzeit,
> - kurz nach dem Aufwachen,
> - bei völliger körperlicher Ruhe,
> - leicht bekleidet,
> - bei einer Temperatur von 27 bis 31 °C in unmittelbarer Umgebung des Körpers.

2.1.1 Höhe des Grundumsatzes

Der Grundumsatz wird von folgenden Faktoren beeinflusst:

Körperzusammensetzung

Der menschliche Körper besteht aus den verschiedensten Organen und Gewebearten. Je nachdem, wieviel Energie sie im einzelnen verbrauchen, haben sie einen mehr oder weniger hohen Anteil am Grundumsatz.

TAB. 1: ANTEIL DER ORGANE AM GRUNDUMSATZ

ORGAN	ANTEIL AM KÖRPERGEWICHT (in %)	ANTEIL AM GRUNDUMSATZ (in %)
Leber	2,1	26,4
Gehirn	2,0	18,3
Herz	0,4	9,2
Nieren	0,4	7,2

Gleiches gilt für die verschiedenen Gewebearten. So verbraucht Fettgewebe nur sehr wenig Kalorien – da es vor allem als „Lager" für Nährstoffreserven dient. Muskelgewebe dagegen hat einen intensiven Stoffwechsel und daher enormen „Energiehunger". Bei einem Menschen mit gut entwickelten Muskeln und nur wenig Speck auf den Rippen ist der Grundumsatz entsprechend hoch. Wenig Muskeln gepaart mit reichlich Fettpolstern führen dagegen zu einem niedrigen Grundumsatz.

Gewicht und Größe

Der Grundumsatz nimmt mit Körpergröße und -gewicht zu. Ein großer, schwerer Mensch hat ganz einfach mehr Masse und damit insgesamt mehr aktives Gewebe. Auch nimmt mit Größe und Gewicht die Körperoberfläche zu. Also wird mehr Energie zur Regulierung der Körpertemperatur benötigt: Wegen der größeren Oberfläche kühlt der Körper leichter aus.

Geschlecht

Männer haben mehr Muskeln und einen niedrigeren Anteil von Fettgewebe als Frauen. Ihr Grundumsatz liegt daher um etwa zehn Prozent höher.

FETTGEWEBE:	Männer 13 %	Frauen 25 %
MUSKELN:	Männer 55 %	Frauen 47 %

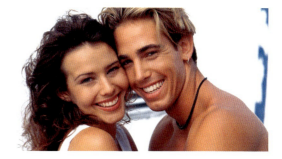

Alter

Mit zunehmendem Alter wird der Stoffwechsel „langsamer". Das hat Auswirkungen auf den Grundumsatz – er nimmt ab.

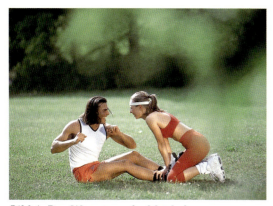

Bild 1: Der Weg zu mehr Muskeln kann Spaß machen

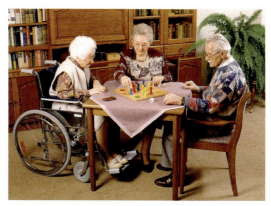

Bild 2: Im Alter sinkt der Grundumsatz

2.1.2 Bestimmung des Grundumsatzes

Der Grundumsatz kann entweder berechnet oder durch Messungen ermittelt werden. Seine Bestimmung hat inzwischen eine große Bedeutung gewonnen. Der Grund: International ist es heute üblich, ihn als die entscheidende Bezugsgröße für den gesamten Energiebedarf zu verwenden.

Berechnung des Grundumsatzes

Grundlage der Berechnung des Grundumsatzes sind im allgemeinen Körpergewicht, Körpergröße sowie Alter und Geschlecht.

Für diese vier Größen wurden Referenzwerte festgelegt. Sie richten sich nach den Durchschnittsdaten der Bevölkerung. Für Personen, die in ihren Maßen deutlich darüber oder darunter liegen, müssen sie individuell nachkorrigiert werden.

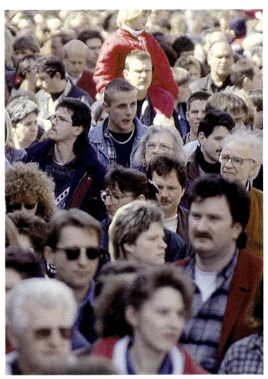

Bild 1: Jeder dieser Menschen hat einen individuellen Grundumsatz

TAB. 1: REFERENZMASSE VON KÖRPERGEWICHT UND KÖRPERGRÖSSE FÜR DIE BERECHNUNG DES GRUNDUMSATZES (DGE 2008)

ALTER	KÖRPERGRÖSSE (cm)		KÖRPERGEWICHT (kg)	
	MÄNNLICH	WEIBLICH	MÄNNLICH	WEIBLICH
SÄUGLINGE				
0 bis 4 Monate	57,9	56,5	5,1	4,7
4 bis 12 Monate	70,8	68,9	8,7	8,1
KINDER				
1 bis 4 Jahre	90,9	90,5	13,5	13,0
4 bis 7 Jahre	113,0	111,5	19,7	18,6
7 bis 10 Jahre	139,6	129,3	26,7	26,7
10 bis 13 Jahre	146,5	148,2	37,5	39,2
13 bis 15 Jahre	163,1	160,4	50,8	50,3
JUGENDLICHE UND ERWACHSENE				
15 bis 19 Jahre	174,0	166,0	67,0	58,0
19 bis 25 Jahre	176,0	165,0	74,0	60,0
25 bis 51 Jahre	176,0	164,0	74,0	59,0
51 bis 65 Jahre	173,0	161,0	72,0	57,0
65 Jahre u. älter	169,0	158,0	68,0	55,0

Von Referenzwerten zum Grundumsatz

Unter Berücksichtigung des durchschnittlichen Körpergewichts und der durchschnittlichen Körpergröße lässt sich dann für die verschiedenen Altersgruppen und getrennt nach Geschlechtern der jeweilige Grundumsatz berechnen. Bei Erwachsenen mit leichter körperlicher Arbeits- und Freizeitbelastung macht der Grundumsatz bereits 50 bis 60 Prozent des gesamten täglichen Energieumsatzes aus.

TAB. 1: GRUNDUMSATZ FÜR JUGENDLICHE UND ERWACHSENE – BERECHNET NACH DEN REFERENZWERTEN (DGE 2008)

ALTER	GRUNDUMSATZ	(MJ/TAG)
	m	w
15 bis 19 Jahre	7,6	6,1
19 bis 25 Jahre	7,6	5,8
25 bis 51 Jahre	7,3	5,6
51 bis 65 Jahre	6,6	5,3
65 Jahre und älter	5,9	4,9

Messung

Es ist auch möglich, den Grundumsatz mithilfe medizinischer Geräte zu bestimmen. Man misst dabei den Verbrauch an Sauerstoff, die Menge an ausgeatmetem Kohlendioxid und stellt außerdem fest, wieviel Stickstoff ausgeschieden wird. Aus diesen Messdaten kann der Arzt den Grundumsatz ermitteln.

2.2 Leistungsumsatz, PAL-Wert

Ein ganz erheblicher Teil der über die Nahrung aufgenommenen Energie wird für die körperliche Bewegung verwendet. Dieser Bedarf entsteht durch Tätigkeiten bei beruflicher Arbeit und Aktivitäten in der Freizeit.

Früher hat man den Leistungsumsatz einfach durch die Addition von Arbeits- und Freizeitumsatz ermittelt. Der Gesamtbedarf an Energie pro Tag ergab sich dann aus der Summe von Grund-, Arbeits- und Freizeitumsatz.

Nach den Richtlinien der Deutschen Gesellschaft für Ernährung (DGE) wird der Gesamtbedarf an Energie heute anders bestimmt. Wie inzwischen weltweit üblich, hat man den so genannten PAL-Wert eingeführt. Er ist eine neue Messgröße für die gesamte körperliche Aktivität (PAL = Physical Activity Level).

Je nach Art der Berufs- und Freizeitaktivität ist er unterschiedlich hoch. Den niedrigsten PAL-Wert mit 1,2 ordnet man alten gebrechlichen Menschen ohne nennenswerte körperliche Bewegung zu. Mit 2,0 bis 2,4 am höchsten liegen körperlich anstrengende Berufe und Extrem-Sportler. Um den täglichen Gesamtbedarf an Energie zu berechnen, wird der Grundumsatz mit dem jeweils passenden PAL-Wert multipliziert. In der Praxis liefert dieses vereinfachte Verfahren recht genaue Werte und hat sich sehr gut bewährt.

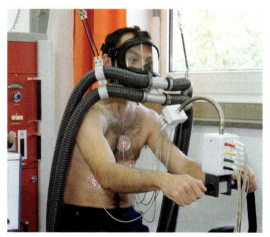

Bild 1: Messung des Grundumsatzes

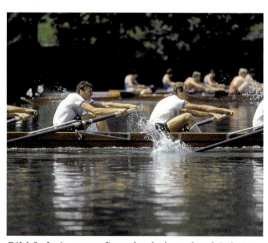

Bild 2: Leistungs-Sportler haben den höchsten PAL-Wert

TAB. 1: PAL-WERTE VERSCHIEDENER BERUFS- UND FREIZEITAKTIVITÄTEN VON JUGENDLICHEN UND ERWACHSENEN

ARBEITSSCHWERE UND FREIZEITVERHALTEN	PAL	BEISPIELE
Ausschließlich sitzende oder liegende Lebensweise	1,2	Alte, Gebrechliche
Ausschließlich sitzende Tätigkeit mit wenig oder keiner anstrengenden Freizeitaktivität	1,4 bis 1,5	Büroangestellte, Feinmechaniker
Sitzende Tätigkeit, zeitweilig auch zusätzlicher Energieaufwand für gehende und stehende Tätigkeiten	1,6 bis 1,7	Laboranten, Kraftfahrer, Studierende, Fließbandarbeiter
Überwiegend gehende und stehende Tätigkeiten	1,8 bis 1,9	Hausfrauen, Verkäufer, Kellner, Handwerker
Körperlich anstrengende berufliche Arbeit	2,0 bis 2,4	Bauarbeiter, Landwirte, Hochleistungs-Sportler

TAB. 2: RICHTWERTE DER DURCHSCHNITTLICHEN ENERGIEZUFUHR FÜR MÄDCHEN UND FRAUEN (DGE 2008)

ALTER (JAHRE)	GRUNDUMSATZ (MJ/TAG)	ENERGIEZUFUHR (MJ/TAG)			
		PAL 1,4	PAL 1,6	PAL 1,8	PAL 2,0
15 bis < 19	6,1	8,5	9,8	11,0	12,2
19 bis < 25	5,8	8,1	9,3	10,4	11,6
25 bis < 51	5,6	7,8	9,0	10,1	11,2
51 bis < 65	5,3	7,4	8,5	9,5	10,6
> 65	4,9	6,9	7,5	8,8	9,8

TAB. 3: RICHTWERTE DER DURCHSCHNITTLICHEN ENERGIEZUFUHR FÜR JUNGEN UND MÄNNER (DGE 2008)

ALTER (JAHRE)	GRUNDUMSATZ (MJ/TAG)	ENERGIEZUFUHR (MJ/TAG)			
		PAL 1,4	PAL 1,6	PAL 1,8	PAL 2,0
15 bis < 19	7,6	10,6	12,2	13,7	15,2
19 bis < 25	7,6	10,6	12,2	13,7	15,2
25 bis < 51	7,3	10,2	11,7	13,1	14,6
51 bis < 65	6,6	9,2	10,6	11,9	13,2
> 65	5,9	8,3	9,4	10,6	11,8

2.3 Erhöhter Energiebedarf

Während mancher Lebensphasen muss der Körper Hochleistung erbringen und benötigt daher eine Extra-Ration Energie.

Kinder – Wachstum braucht Energie
Im Wachstumsalter berücksichtigt man den Bedarf für den Aufbau neuer Körpersubstanz.

TAB. 1: RICHTWERTE DES DURCHSCHNITTLICHEN ENERGIEBEDARFS FÜR SÄUGLINGE UND KINDER

ALTER	ENERGIEZUFUHR	(MJ/Tag)
	m	w
0 bis 4 Monate	2,0	1,9
4 bis 12 Monate	3,0	2,9
1 bis 4 Jahre	4,7	4,4
4 bis 7 Jahre	6,4	5,8
7 bis 10 Jahre	7,9	7,1
10 bis 13 Jahre	9,4	8,5
13 bis 15 Jahre	11,2	9,4

Energiebedarf während Schwangerschaft und Stillzeit
Die Zulage während Schwangerschaft und Stillzeit ist unabhängig vom PAL-Wert.

Schwangere
Sie erhalten über die gesamte Schwangerschaft eine Zulage von 1,1 MJ pro Tag.

Stillende
Das Mehr an Energie ist nach Stilldauer gestaffelt:

- 2,7 MJ pro Tag bis einschließlich zum vierten Monat der Stillzeit,
- 2,2 MJ pro Tag nach dem vierten Monat bei vollem Stillen,
- 1,2 MJ pro Tag nach dem vierten Monat bei teilweisem Stillen.

Beispiel
Berechnung des gesamten täglichen Bedarfs an Energie für eine 20-jährige Frau, Büroangestellte, 60 kg Körpergewicht, 1,65 m Körpergröße, einmal pro Woche 30 Min. Joggen:

Grundumsatz..5,8 MJ
PAL-Wert...1,5
Energiebedarf...................1,5 x 5,8 MJ = **8,7 MJ**

Bei intensiver körperlicher Betätigung – vier bis fünf mal wöchentlich 30 bis 60 Minuten lang Sport oder andere Aktivitäten – könnte der PAL-Wert pro Tag um 0,3 heraufgesetzt werden.

Und jetzt Sie!!!

1. Immer mehr Menschen in unserer Gesellschaft sind übergewichtig.
Nennen Sie zwei „Ernährungssünden", die dafür verantwortlich sind. Suchen Sie fünf Lebensmittel aus verschiedenen Lebensmittelgruppen, die diese Entwicklung begünstigen.

2. Trotz Schlaraffenland, auch Unterversorgung ist ein Thema.
Finden sie mithilfe der Nährwerttabelle jeweils drei Lebensmittel, die geeignet sind, den Bedarf zu decken an: Calcium, Jod und Folsäure.

3. Nennen Sie vier Personengruppen, die einen höheren Energiebedarf haben, als es dem Durchschnitt entspricht.

4. Errechnen Sie den Gesamtenergiebedarf
a) einer 17-jährigen Schülerin,
b) eines 25-jährigen Leistungssportlers.
Anm: Auf beide Personen können die vorgegebenen Standardwerte hinsichtlich Größe und Gewicht übernommen werden.

3 Nährstoffe liefern nicht nur Energie

Man darf die Zufuhr von Nahrung nicht nur unter dem Aspekt der Energie, also der „Treibstoffversorgung", betrachten.

3.1 Baustoffe

Ein Nahrungsangebot kann energiemäßig dem Bedarf des Körpers entsprechen und dennoch nicht ausreichend sein. Warum? Die Frage beantwortet sich eigentlich ganz von selbst, wenn man Folgendes bedenkt:
- Jede der vielen Millionen Zellen bekommt früher oder später „Bauschäden". Sie müssen dann ausgebessert oder ersetzt werden.
- Das Knochengerüst behält seine Stabilität nur durch regelmäßiges Nachbessern.
- Körperflüssigkeiten verbrauchen sich im Laufe der Zeit, wenn sie nicht regelmäßig nachproduziert werden.

Für diese Aufgaben reicht eine bedarfsgerechte Energieversorgung allein nicht aus, da muss ausreichend Baumaterial her, um „Reparaturarbeiten" möglich zu machen.

Die Konsequenz für ein ausgewogenes Nahrungsangebot heißt daher: Neben Energielieferanten benötigt der Körper Baustoffe. Nur sie gewährleisten, dass er verbrauchte Körpersubstanz ersetzen und während des Wachstums zusätzlich aufbauen kann.

Baustoffe des Körpers sind:
- Eiweißstoffe (Proteine)
- Mineralstoffe
- Wasser.

Für wenige spezielle Aufgaben, zum Beispiel den Aufbau der Zellwände außerdem noch:
- Kohlenhydrate
- Fette.

3.2 Reglerstoffe

Die Energiegewinnung aus der Nahrung und das Verarbeiten der darin enthaltenen Baustoffe sind hochkomplizierte Vorgänge. Im Rahmen vielstufiger biochemischer Prozesse werden Nahrungsbestandteile ab- bzw. umgebaut. Jeder lebende Organismus – das gilt nicht nur für den Menschen, sondern auch für Pflanzen und Tiere – ist eine sich ständig in Aktion befindliche chemische Fabrik.

Ein derart vielschichtiges Geschehen kann in seinem Ablauf nun nicht einfach dem Zufall überlassen werden – es bedarf der Steuerung und Kontrolle. Der Körper setzt zu diesem Zweck Reglerstoffe ein; sie sorgen dafür, dass Energie- und Stoffumsatz in geregelten Bahnen ablaufen und nicht in ein großes Chaos ausarten. Einen Teil dieser Stoffe, die Hormone und Enzyme, produziert er selbst. Andere, die Vitamine und Mineralstoffe, muss er mit der Nahrung aufnehmen.

Als Reglerstoffe wirken im Körper:
- Vitamine
- Mineralstoffe
- Enzyme
- Hormone.

3.3 Schutzstoffe

Die Nahrung enthält neben Energielieferanten sowie Bau- und Reglerstoffen noch Substanzen, die zwar zum Erhalt von Energie- und Stoffumsatz nicht benötigt werden, aber dennoch in viele Bereiche des biologischen Geschehens eingreifen. Für den Körper sind sie Schutzstoffe, die ihm bei der Abwehr von Krankheiten helfen. Ihre vorbeugende Wirkung zum Beispiel gegen Herz-Kreislauf-Leiden oder sogar Krebs ist bereits durch viele Forschungsergebnisse belegt.

Als Schutzstoffe für den Körper wirken:
- Ballaststoffe
- Sekundäre Pflanzenstoffe
- Milchsauer vergorene Lebensmittel.

4 Lebensmittel als Quelle für Nährstoffe

Auch wenn es heute schon Astronautenkost per Pille gibt – normalerweise besteht unser Essen aus Nahrungsmitteln wie Fleisch, Gemüse, Obst, Milch oder Brot. Sie werden fast nur aus Pflanzen und Tieren gewonnen. Das Nahrungsangebot ist groß. So reichhaltig die Natur auch den Tisch gedeckt hat – in Lebensmitteln finden sich immer wieder die gleichen lebensnotwendigen Stoffgruppen.

Unterschiede zwischen den einzelnen Nahrungsmitteln bestehen eigentlich nur in der mengenmäßigen Zusammensetzung. Die meisten haben einen für sie besonders typischen Bestandteil. So liefern Getreideprodukte, Back- und Teigwaren oder Reis hauptsächlich Kohlenhydrate. Fleisch, Milch und Eier versorgen uns vor allem mit Eiweiß. Obst und Gemüse wiederum sind sehr gute Quellen für Vitamine, Mineralstoffe sowie Ballaststoffe und enthalten außerdem eine Vielzahl sekundärer Pflanzenstoffe.

Der Bedarf des Menschen kann daher durch sehr unterschiedliche Nahrungsmittel und Kostformen gedeckt werden. Entscheidend für die Qualität eines Nahrungsmittels sind Art und Menge der Inhaltsstoffe.

> **Info**
>
> ▶ **BEGRIFFE UND DEFINITIONEN**
>
> Lebensmittel im Sinne des Lebensmittelgesetzes sind Stoffe, die dazu bestimmt sind, in unverändertem, zubereitetem oder verarbeitetem Zustand vom Menschen verzehrt zu werden.
> Dabei unterscheiden Ernährungswissenschaftler zwischen Nahrungs- und Genussmitteln.
>
> • Nahrungsmittel sind aus dem Tier- oder Pflanzenreich stammende Stoffe, deren Verzehr Wachstum, Erhalt und Funktionstüchtigkeit des menschlichen Organismus sicherstellen. Sie werden roh oder zubereitet gegessen.
>
> • Genussmittel sind meist pflanzlicher Herkunft. Sie üben direkt oder in Form ihres Rauches eine anregende Wirkung aus und haben keinen oder nur unwesentlichen Nährwert. Zu ihnen zählen Kaffee, Tee, Cola, Tabak, Mate und alkoholische Getränke.

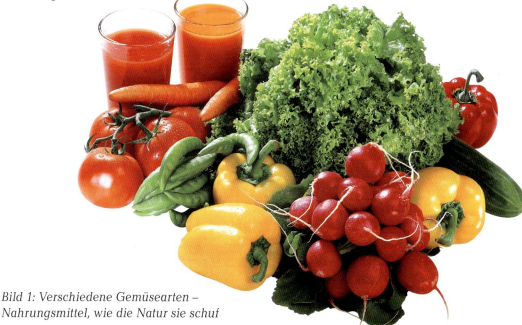

Bild 1: Verschiedene Gemüsearten – Nahrungsmittel, wie die Natur sie schuf

4.1 Nahrungsbestandteile im Überblick

Eiweißstoffe, Mineralstoffe, Wasser
Ihre Aufgabe ist der Aufbau und Erhalt von Körpersubstanz. Das bedeutet:
- Aufbau neuer Körperzellen,
- Ersetzen geschädigter Körperzellen.

Kohlenhydrate und Fette
Sie dienen dem Körper vor allem als Brennstoff, liefern ihm also Energie. Die wird für folgende Aufgaben benötigt:
- Erhalten von Körperfunktionen wie Stoffwechsel und Herztätigkeit,
- Sichern einer gleichmäßigen Körpertemperatur,
- Verrichten körperlicher Arbeit.

Ballaststoffe
Sie sind als unverdauliche Nahrungsbestandteile überwiegend in pflanzlichen Nahrungsmitteln enthalten. Ballaststoffe regen die Darmtätigkeit an und wirken daher verdauungsfördernd. Außerdem binden sie im Darm schädliche Stoffe und verhindern deren Resorption.

Vitamine und Mineralstoffe
Sie sind verantwortlich für die Steuerung lebensnotwendiger biologischer Vorgänge. Das sind vor allem:
- Ab- und Umbau von Nährstoffen,
- Energiegewinnung aus Nährstoffen,
- Auf- und Abbau von Körpersubstanz,
- Schutz vor schädlichen Einflüssen, zum Beispiel freien Radikalen – Substanzen, die zum Entstehen chronischer Erkrankungen beitragen.

Bioaktive Stoffe
Zu ihnen gehören vor allem die sekundären Pflanzenstoffe. Sie sind keine Nährstoffe im eigentlichen Sinn, liefern also weder Energie, noch werden sie zum Aufbau von Körpersubstanz benötigt – greifen aber auf vielfache Weise in das biologische Geschehen ein. Sie schützen vor vielen chronischen Erkrankungen wie Arteriosklerose, Herz-Kreislauf-Leiden oder sogar Krebs.

Farb-, Aroma- und Geschmacksstoffe
Sie regen den Appetit an und sorgen mit dafür, dass Essen auch Spaß macht.

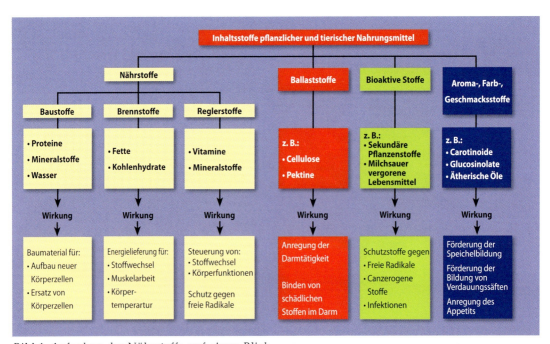

Bild 1: Aufgaben der Nährstoffe auf einen Blick

4.2 Welche Lebensmittel liefern was?

Die DGE hat die Nahrungsmittel in Gruppen unterteilt. Die Einteilung richtet sich nach den hauptsächlich enthaltenen Nähstoffen und ihrer Bedeutung. Daraus ergibt sich, in welchen Mengen sie verzehrt werden sollten.

TAB. 1 EINTEILUNG DER NÄHRSTOFFE NACH DEN TÄGLICH BENÖTIGTEN MENGEN

MAKRONÄHRSTOFFE	MIKRONÄHRSTOFFE
Kohlenhydrate	Vitamine
Eiweißstoffe	Mineralstoffe
Fette	

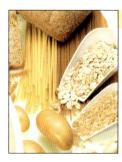

GETREIDE, GETREIDEPRODUKTE, KARTOFFELN

Gute Quellen für:
- Kohlenhydrate
- Ballaststoffe
- Vitamine
- Mineralstoffe
- Sek. Pflanzenstoffe

Empfohlene Verzehrsmengen täglich:
- 4-6 Scheiben Brot (200-300 g) oder
  3–5 Scheiben Brot (150-250 g) und
  50-60 g Getreideflocken

Außerdem:
- 1 Portion Kartoffeln (200-300 g) oder
- 1 Portion Nudeln (gegart 200-250 g) oder
- 1 Portion Reis (gegart 150-180 g)

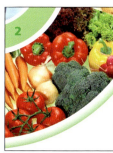

GEMÜSE UND HÜLSENFRÜCHTE

Gute Quellen für:
- Kohlenhydrate
- Eiweiß
- Ballaststoffe
- Vitamine
- Mineralstoffe
- Sek. Pflanzenstoffe

Empfohlene Verzehrsmengen täglich:
- Gemüse oder Hülsenfrüchte (gegart 300g); plus Rohkost/Salat (100g) oder
- Gemüse oder Hülsenfrüchte (gegart 200); plus Rohkost/Salat (200)

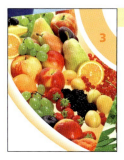

OBST

Gute Quellen für:
- Vitamine
- Mineralstoffe
- Ballaststoffe
- Kohlenhydrate
- Sekundäre Pflanzenstoffe

Empfohlene Verzehrsmengen täglich:
- 2-3 Portionen (200 – 250 g) und mehr

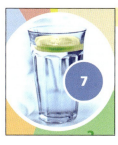

GETRÄNKE

Gute Quellen für:
- Wasser
- Mineralstoffe (Säfte)
- Vitamine (Säfte)

Empfohlene Verzehrsmengen täglich:
- 1,5 Liter Flüssigkeit
  (Mineralwasser, Obst- und Gemüsesäfte,
  ungesüßter Früchtetee, in Maßen schwarzer
  Tee oder Kaffee)

Nahrung erhält und sichert Leben

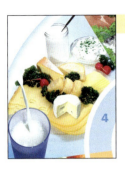

MILCH UND MILCHPRODUKTE

Gute Quellen für:
- Eiweiß
- Mineralstoffe (Calcium)
- Vitamine

Empfohlene Verzehrsmengen täglich:
- Milch, Joghurt (200-250 g)
- Käse (50-60 g)

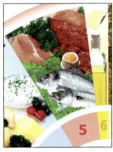

FISCH, FLEISCH, WURST, EIER

Gute Quellen für:
- Eiweiß
- Vitamine (B-Vitamine)
- Mineralstoffe (Eisen, Zink)

Empfohlene Verzehrsmengen wöchentlich:
- Fleisch und Wurst (300-600 g)
  (Fettarme Produkte bevorzugen)
- Seefisch fettarm (80-150 g),
  Seefisch fettreich (70 g)
- max. 3 Eier

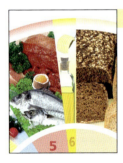

FETTE (BUTTER, MARGARINE, PFLANZENÖLE)

Gute Quellen für:
- Vitamine (E und A)
- lebensnptwendige Fettsäuren

Empfohlene Verzehrsmengen täglich:
- Butter, Magarine (15-30 g)
  Öl (10-15 g) z.B. Raps-, Soja-, Walnussöl

Und jetzt Sie!!!

1. Stellen Sie in einer Übersicht (Mindmap) den Zusammenhang zwischen Lebensmitteln, Nahrungsmitteln und Genussmitteln dar. Finden Sie jeweils drei Beispiele für diese Überbegriffe.

2. Nennen Sie die wichtigsten Inhaltsstoffe von
a) Getreideprodukten
b) Milchprodukten
c) Pflanzenölen

3. Welche Nahrungsmittelgruppen eignen sich besonders zur Deckung des Bedarfs an:
a) Eiweiß
b) Vitaminen
c) Hochwertigen Fetten
d) Ballaststoffen?

4. Stellen Sie (ohne Berechnung) einen Tageskostplan für eine erwachsene Person zusammen, der etwa den Empfehlungen der DGE entspricht.

5 Referenzwerte für die Nährstoffzufuhr

Preisfrage: „Worin besteht das Geheimnis einer gesunden Ernährung?"
Im Prinzip ist deren Grundregel ganz einfach: Der Körper muss regelmäßig alle lebensnotwendigen Nährstoffe in der benötigten Menge erhalten. Nur dann kann er seine vielen Aufgaben erfüllen. Wie hoch der Bedarf an den einzelnen Stoffen ist, dazu gibt die Deutsche Gesellschaft für Ernährung (DGE) mit ihren „Referenzwerten für die Nährstoffzufuhr" Empfehlungen und Hinweise.

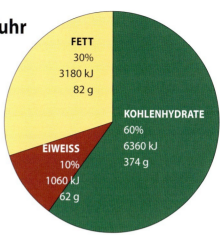

Bild 1: Die ideale Zusammensetzung der Nährstoffe für einen 17-Jährigen

5.1 Baustoffe und Energieträger

Beim Berechnen der wünschenswerten Zufuhr an Kohlenhydraten, Eiweiß und Fetten legt man die täglich insgesamt aufgenommene Menge an Energie zugrunde. Dazu sollen die Nährstoffe mit unterschiedlich hohen Anteilen beitragen.

TAB.1: NÄHRWERTRELATIONEN

GESAMTE ENERGIE	100 %
Anteil Kohlenhydrate	55–60 %
Anteil Eiweiß	10–15 %
Anteil Fett	30 %

Beispiel
Bedarf eines 17-jährigen Jungen

Sein täglicher Energiebedarf bei einem PAL-Wert von 1,4 beträgt ca. 10.600 kJ.

Ermitteln des Bedarfs an Grundnährstoffen:
1. Berechnen des prozentualen Energieanteils der einzelnen Nährstoffe in kJ.
2. Dividieren der Energieanteile bei Kohlenhydraten und Eiweiß durch 17 kJ und beim Fett durch 37 kJ. Als Ergebnis erhält man die Nährstoffmengen in Gramm.

Proteine und Calcium

- Calcium und Phosphor werden als Baustoffe für Knochen und Zähne benötigt. Der Bedarf wird unabhängig von der Energiezufuhr ermittelt. Der Tagesbedarf für einen 17-Jährigen an Calcium beträgt 1200 und der an Phosphor 1250 Milligramm.
- Bei Proteinen kann man den Bedarf auch über das Körpergewicht berechnen. Für einen 17-Jährigen sind das pro kg Körpergewicht und Tag 0,9 g Eiweiß. Bei einem Referenzgewicht von 67 kg benötigt er somit 61 g.

InfoPlus

▶ **REFERENZWERTE FÜR DIE NÄHRSTOFFZUFUHR**

Die „Referenzwerte für die Nährstoffzufuhr" wurden von der DGE gemeinsam mit den Ernährungsgesellschaften Österreichs (ÖGE) und der Schweiz (SGE/SVE) erarbeitet (= D-A-CH-Referenzwerte). In anderen Ländern gibt es ähnliche Werte.

- „Dietary Reference Intakes" in den USA und Kanada,
- Energy and protein requirements, herausgegeben von der Weltgesundheitsorganisation (WHO)

Referenzwerte beziehen sich auf die Nährstoffmengen, die zum Zeitpunkt des Verzehrs noch im Lebensmittel enthalten sind.

5.2 Reglerstoffe

Vitamine und Mineralstoffe werden im Vergleich zu den Grundnährstoffen bis auf wenige Ausnahmen nur in geringen Mengen benötigt. Das bedeutet aber nicht, dass sie weniger wichtig sind. Im Gegenteil! Nur mit einer kompletten und leistungsfähigen Führungsmannschaft kann der Organismus seine vielfältigen und komplizierten biologischen Vorgänge stets unter Kontrolle behalten. Schon eine einzige Schwachstelle kann schwere gesundheitliche Störungen zur Folge haben. Wie die Zahlen des Ernährungsberichtes aus dem Jahr 2008 zeigen, lässt die Versorgungslage bei Mineralstoffen und Vitaminen allerdings noch sehr zu wünschen übrig.

TAB. 1: TÄGLICHE ZUFUHR VERSCHIEDENER MINERALSTOFFE BEI 17-JÄHRIGEN MÄDCHEN – WUNSCH UND WIRKLICHKEIT (DGE 2008)

NÄHRSTOFF	SOLL	IST	BILANZ
Natrium	550 mg	2600 mg	+ 373 %
Kalium	2000 mg	3200 mg	+ 60 %
Calcium	1200 mg	1234 mg	+ 2 %
Eisen	15 mg	14,3 mg	– 5 %
Jod	200 µg	92 µg	– 54 %
Magnesium	350 µg	433 µg	+ 23 %

TAB. 2: TÄGLICHE ZUFUHR VERSCHIEDENER VITAMINE BEI 17-JÄHRIGEN MÄDCHEN – WUNSCH UND WIRKLICHKEIT (DGE 2008)

NÄHRSTOFF	SOLL	IST	BILANZ
Vitamin A	0,9 mg	1,3 mg	+ 44 %
Vitamin D	5 µg	1,6 µg	+ 68 %
Vitamin E	12 mg	13,6 mg	+ 13 %
Vitamin B_1	1 mg	1,4 mg	+ 40 %
Folsäure	400 µg	276 µg	+ 31 %
Vitamin C	100 mg	175 mg	+ 75 %
Vitamin B_6	1,2 mg	1,9 mg	+ 58 %

5.3 Schutzstoffe

Für die Ballaststoffe gibt es schon seit längerem Empfehlungen für eine wünschenswerte Zufuhr. Als Richtwert wurde eine Aufnahme von mindestens 30 g pro Tag festgelegt. Die tatsächliche Aufnahme beträgt bei uns jedoch im Durchschnitt nur etwa 20 g, das sind gerade mal 67 Prozent der empfohlenen Menge.

Bei den bioaktiven Stoffen existieren keine Referenzwerte für einzelne Substanzen. Die sind in vergleichbarer Form wie bei den klassischen Nährstoffen wohl auch kaum möglich, denn die Zahl der in diesem Zusammenhang besonders wichtigen sekundären Pflanzenstoffe (SPS) geht in die Tausende – und noch längst nicht alle sind bekannt. Allein in Weißkohl hat man bereits 50 verschiedene SPS entdeckt.

Daher die Empfehlung: Täglich fünf Portionen Obst und Gemüse – ein Teil davon möglichst als Rohkost. Die liefern nicht nur Mineralstoffe, Vitamine und Ballaststoffe, sondern sorgen darüber hinaus für eine große Portion sekundäre Pflanzenstoffe.

5.4 Besonders wichtig: Wasser!

Der menschliche Körper besteht zu mehr als der Hälfte aus Wasser. Es stützt und stabilisierte Zellen und Gewebe. Biochemische Reaktionen laufen hauptsächlich in wässrigen Lösungen ab. Entsprechend hoch ist der Bedarf an Flüssigkeit.

TAB. 3: TAGESBEDARF VON 17-JÄHRIGEN JUGENDLICHEN

ART DER ZUFUHR	MENGE
Über Getränke	1530 ml
Über feste Nahrung	920 ml
Summe	**2450 ml**

Und jetzt Sie!!!

1. Bei einer Ernährungserhebung macht eine 30-jährige Computerfachfrau folgende Angaben zu einem für sie typischen Tageskostplan:

Frühstück:
1 Tasse Kaffee
mit zwei Stückchen (je 5 g) Zucker
1 weißes Brötchen (50 g)
mit Butter und Marmelade

Mittagessen:
1 Currywurst (150 g) mit Brötchen
1 Glas Cola (0,2 l)

Nachmittags:
1 Tasse Kaffee
1 Schokoriegel (50 g)

Abends:
1 Scheibe Mischbrot (40 g)
1 Erdbeerjoghurt, 3,5 % Fett (150 g)

Zwischendurch:
2 Gläser (je 0,2 l) Apfelsaftschorle

Überprüfen Sie ohne genaue Berechnung, inwieweit dieser Tagesplan den Vorgaben der DGE entspricht hinsichtlich der Versorgung mit
• Ballaststoffen
• Vitaminen
• Eiweiß
• Fett
• Mineralstoff Calcium

Anmerkung: Benutzen Sie gegebenenfalls die Nährwerttabelle, s. S. 464 ff.

2. Ein neunzehnjähriger Schüler möchte sich gesund ernähren.

2.1 Berechnen Sie mithilfe der Tabellen auf S. 24–26 seinen Tagesenergiebedarf.

2.2 Wie viele Kohlenhydrate, Fett und Eiweiß sollte er aufnehmen? Angabe in kJ und in Gramm.

2.3 Überprüfen Sie, ob folgender Tagesplan den Bedarf des Schülers hinsichtlich Mengen und Nährwertrelation abdeckt.

MAHLZEIT/ LEBENSMITTEL	ENERGIE (kJ)	KH (g)	EIWEISS (g)	FETT (g)
FRÜHSTÜCK				
Toastbrot	640	29	4	2
Käse	446	–	8	8
Butter	467	–	–	12
Marmelade	294	17	–	–
Milchkaffee	25	1	–	–
ZWISCHENMAHLZEIT				
Brötchen	488	23	3	1
Salami	454	–	6	9
Butter	467	–	–	12
Mineralwasser	–	–	–	–
MITTAG				
Pommes	2250	41	6	39
Schnitzel	682	–	33	3
Ketchup	92	5	–	–
Cola	840	36	11	–
NACHMITTAG				
Kuchen	2393	81	9	22
Milchkaffee	25	1	–	–
ABEND				
Brot	640	27	5	2
Butter	467	–	–	12
Teewurst	472	–	4	10
Mineralwasser	–	–	–	–
Gesamt	11142	261	89	132

Teil 2: Kohlenhydrate und ihre Lebensmittel

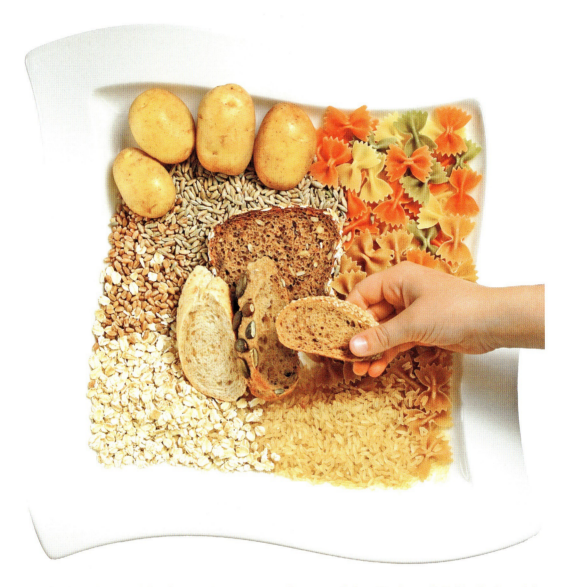

Brot als Fitmacher! Nudeln als Energiereserve vor dem sportlichen Wettkampf! Kohlenhydratreiche Lebensmittel haben Konjunktur. Zu Recht – wie Erkenntnisse der modernen Ernährungswissenschaft gezeigt haben. Sie liefern Energie und gleichzeitig meist eine Reihe von Vitaminen und Mineralstoffen. Manche von ihnen – zum Beispiel Kartoffeln – enthalten aber auch nennenswerte Mengen an Eiweiß. Grundsätzlich gilt, dass unsere Ernährung einen hohen Anteil kohlenhydratreicher Nahrungsmittel haben sollte. Mehr als 50, am besten 60 Prozent der gesamten Energiezufuhr, sollte aus Kohlenhydraten bestehen.

1 Brot – ein Stück Gesundheit

Es ist eine wahre Fundgrube für wertvolle Nährstoffe. So decken schon vier Scheiben Vollkornbrot mehr als ein Viertel der empfohlenen Zufuhr an Panthothensäure und fast 40 Prozent des täglichen Niacinbedarfs.

Wie gesund Brot ist, haben die Menschen wohl schon sehr früh gewusst. Seine Geschichte begann mit dem Getreideanbau. Das ist ca. 6000 Jahre her. Da Getreide auf vergleichsweise kleiner Fläche hohe Erträge bringt und in fast allen Klimazonen gedeiht, entwickelte es sich bald zu einer wichtigen Nahrungsgrundlage.

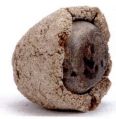

Bild 1: Nachbildung eines über einem erhitzten Stein getrockneten Fladenbrotes aus der jüngeren Steinzeit

Brot im heutigen Sinne kannte man damals noch nicht. Die Körner wurden zu Schrot zerkleinert, mit Wasser, Milch und Fett ein Brei angerührt und auf erhitzten Steinen oder in heißer Asche zu kleinen Fladen gebacken. Nach dem Erkalten war das Fladenbrot zwar steinhart, hielt sich wegen des geringen Wassergehaltes jedoch monatelang.

Vor ca. 2000 Jahren entdeckten die Ägypter dann den Sauerteig als Triebmittel und stellten damit das erste gelockerte Brot her. Lange Zeit war dieses „feine Brot" eine Delikatesse der Wohlhabenden. Das einfache Volk knabberte weiter die harten Fladen. Auch hierzulande galt gelockertes Brot bis ins 15. Jahrhundert hinein als „Herrenessen".

Info

▶ **BROT ALS GESCHENK DER GÖTTER**
Die alten Ägypter betrachteten erstmals in der Geschichte der Menschheit die für den Menschen unentbehrliche Nahrung als Geschenk überirdischer Mächte – ihrer Götter. So waren Osiris und seine Gemahlin Isis die Beschützer des Getreides und Spender des Brotes. Nach der Ernte opferte man dem Osiris, neben anderen Nahrungsmitteln, vor allem Brot.

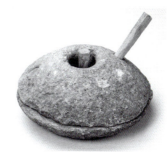

Bild 3: Steinerne Handmühle

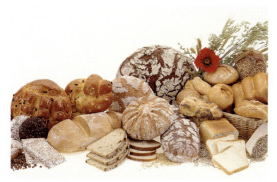

Bild 2: Eine Brotauswahl, wie wir sie heute haben, gab es damals noch nicht

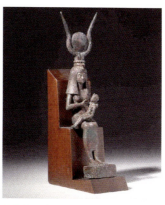

Bild 4: Isis

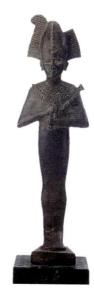

Bild 5: Osiris

Kohlenhydrate und ihre Lebensmittel

Info

▶ **BROT IN BRAUCHTUM UND SPRACHE**

Unsere Sprache kennt viele Wendungen, die sich auf Brot beziehen:

„Sich sein Brot verdienen"
„Den Brotkorb höher hängen"

Vielerorts ist es üblich, „frisch gebackenen" Hausbesitzern Brot und Salz zu reichen, als Symbol dafür, dass sie niemals Not leiden mögen.

Heutzutage ist der Brotkorb bei uns für jedermann da und außerdem so reichhaltig gefüllt, wie in keinem anderen Land. Mehr als 300 verschiedene Brötchen- und Brotsorten verlassen täglich die bundesdeutschen Backstuben. Aus der modernen Ernährung, die sich nach neuesten wissenschaftlichen Erkenntnissen richtet, ist Brot nicht mehr wegzudenken.

1.1 Brotgetreide

Zum Brotbacken dienen vor allem Weizen und Roggen. Für spezielle Brotsorten werden auch Mehle anderer Getreidearten zugesetzt: zum Beispiel Hafer oder Hirse.

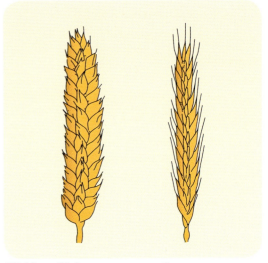

Bild 2:   Weizen   Roggen

Das Getreidekorn – Nährstoffe in Hülle und Fülle
Der Aufbau des Korns ist bei Weizen und Roggen nahezu gleich.

Frucht- und Samenschale
Ist aus mehreren Schichten zusammengesetzt und umschließt das gesamte Korn.
Bestandteile: Ballaststoffe, Mineralstoffe, Vitamine – vor allem der B-Gruppe.

Aleuronschicht
Folgt auf die Fruchtschale.
Bestandteile: hochwertiges Eiweiß, Vitamine – vor allem der B-Gruppe.

Mehlkörper
Füllt das Innere aus und ist die Vorratskammer des Keimlings.
Bestandteile: Stärke, Eiweiß.

Keimling
Schmiegt sich an den Mehlkörper an. Er ist mit einem Erstvorrat an allen lebensnotwendigen Stoffen versorgt, denn aus ihm soll eigentlich eine neue Getreidepflanze entstehen. Das darin vorkommende Fett wird allerdings leicht ranzig; man entfernt den Keim daher normalerweise. Nur in Vollkornmehlen muss er erhalten bleiben. Sie sind daher leicht verderblich.

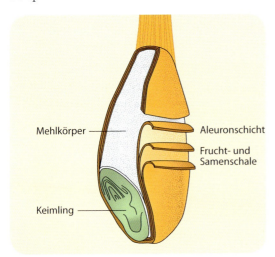

Bild 1: Aufbau des Getreidekorns

1.1.1 Verarbeitung von Getreide

Erster Schritt auf dem Weg vom Korn zum Brot ist das Vermahlen. Dabei unterscheidet man drei Arbeitsschritte:

Reinigen
Die Getreidekörner werden von groben Verunreinigungen befreit. Auch die Fruchtschale wird gelockert und entfernt.

Vermahlen
Mithilfe von Walzenstühlen werden die Körner zerkleinert und von Schalenanteilen befreit. Zwischen grob geriffelten Walzen wird das Korn erst zu Schrot gebrochen. Zwischen feiner geriffelten und glatten Walzen kann der Schrot zu Mehl weiter verarbeitet werden.

Sichten
Die Mahlprodukte werden über unterschiedlich feine Rüttelsiebe voneinander getrennt.

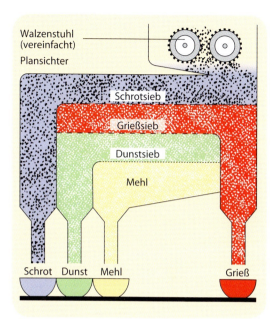

Bild 1: Verarbeitung von Getreide

Mahlerzeugnisse und Feinheitsgrade

- *Schrot*
Dies ist die gröbste Mahlstufe. Aus Schrot gebackene Brote haben einen kernigen Biss und schmecken nach „Korn".

- *Grieß*
So heißt das körnig gemahlene Produkt aus dem Mehlkörper. Grieß ist sehr quellfähig und wird für Zubereitungen von Suppen, Soßen und Flammeri verwendet.

- *Dunst*
Dieses Produkt ist dem Grieß sehr ähnlich, nur feinkörniger. Man verwendet Dunst für feine Hefegebäcke.

- *Griffiges Mehl*
Dieses Mehl steht im Feinheitsgrad zwischen Dunst und Feinmehl. Man verarbeitet es vor allem zu Teigwaren und Klößen.

- *Feinmehl*
Dies ist die feinste Mahlstufe. Es wird zu feinen Gebäcken verarbeitet.

Info

▶ **WAS SIND SPEZIALMEHLE?**

Diese Produkte enthalten zusätzliche Beimischungen oder wurden besonderen Behandlungen unterzogen.

Instantmehle
Sie werden nach dem Mahlen in feuchte Luft eingeblasen. Dabei entstehen winzige Zusammenlagerungen von Mehlteilchen. Das Mehl „agglomeriert", wie es in der Fachsprache heißt. Es erhält dadurch ein leicht körniges Aussehen. Instantmehl lässt sich mit Wasser ohne Klumpenbildung schnell und problemlos anrühren. Es ist daher besonders gut zum Binden geeignet.

Backfertige Mehle
Sie enthalten einen Teil oder alle Zutaten für ein bestimmtes Gebäck, z. B. Ei- und Milchpulver, Triebmittel und Gewürze. Die Zubereitung beschränkt sich daher auf nur wenige, schnell zu erledigende Arbeiten wie das Anteigen mit Wasser, das Formen und Abbacken.

1.1.2 Der Ausmahlungsgrad

Im Zusammenhang mit Mahlprodukten spricht man von Ausmahlungsgrad. Er gibt an, wie viel Gewichtsprozent des Korns im Mehl enthalten sind.

Beispiel
Bei der Herstellung von Weißmehl wird vor dem Vermahlen der Kleieanteil (s. S. 41) entfernt. Aus 1 kg Korn erhält man deshalb nur noch höchstens 410 g Weißmehl. Der Ausmahlungsgrad beträgt 41 %.

Hoher Ausmahlungsgrad
Ein Mehl mit einem hohen Ausmahlungsgrad enthält noch reichlich äußere Schichten, also auch Vitamine, Mineralstoffe und Cellulose.

Niedriger Ausmahlungsgrad
Ein Mehl mit niedrigem Ausmahlungsgrad enthält keinen oder nur noch einen geringen Anteil an Randschichten. Deshalb ist hier auch der Gehalt an Vitaminen, Mineralstoffen und Cellulose gering.

TAB. 1: MEHLTYPEN DES HANDELS: WEIZENMEHL

TYPE	MINERALSTOFFGEHALT (mg/100 g TROCKENMASSE)
405	bis 500
550	510 – 630
812	640 – 900
1050	910 – 1200
1600	1210 – 1800
Weizenbackschrot 1700	bis 2100

TAB. 2: MEHLTYPEN DES HANDELS: ROGGENMEHL

TYPE	MINERALSTOFFGEHALT (mg/100 g TROCKENMASSE)
815	bis 900
997	910 – 1100
1150	1110 – 1300
1370	1310 – 1600
1740	1610 – 1800
Roggenbackschrot 1800	bis 2200

Man kennzeichnet den Ausmahlungsgrad mit dem Begriff Mehltype, dem ein Zahlenwert zugeordnet ist. Dieser gibt den mittleren Mineralstoffgehalt in Milligramm pro 100 g Mehl an. So hat Weizenmehl Type 405 einen mittleren Mineralstoffgehalt von 405 mg in 100 g Mehl. Allgemein gilt: Je höher der Ausmahlungsgrad, desto höher sein Nährstoffgehalt.

Info
▶ **WIE WIRD DIE TYPE BESTIMMT?**

Eine abgewogene Menge Mehl wird auf ca. 900 °C erhitzt. Dabei verbrennen alle organischen Bestandteile. Nur die Mineralstoffe bleiben als Asche zurück. Das Gewicht der Asche in mg gibt die Type an.

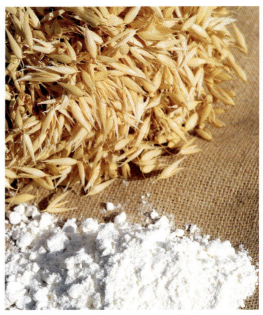

Bild 1: Verarbeitung von Getreide

Sonstige Getreideerzeugnisse

• *Flocken*
Sie entstehen aus den ganzen oder geschroteten Körnern, die mit Wasserdampf behandelt und dann zu Flocken gepresst werden. Man verwendet sie für Müsli und Milchsuppen.

• *Stärkemehl*
Es wird aus dem stärkereichen Mehlkörper gewonnen. Das Eiweiß wird dabei entfernt. Auch andere Pflanzen, hauptsächlich Kartoffeln und Reis, eignen sich für die Gewinnung von Stärkemehl. Küchentechnisch wird es vor allem zum Binden von Suppen und Soßen und zum Zubereiten von Flammeris und Cremes verwendet.

• *Kleie*
Sie besteht aus den Randschichten und dem Keim des Korns und ist reich an Mineralstoffen und Cellulose. Wegen der hohen Celluloseanteile wirkt sie besonders verdauungsfördernd und wird daher vielfach hellen Broten zugemischt oder zu Diätzwecken eingesetzt.

1.1.3 Lagerung von Getreideerzeugnissen

Getreideprodukte ziehen leicht Feuchtigkeit an und werden dann muffig. Man lagert sie am besten in der handelsüblichen Verpackung in kühlen, gut gelüfteten und trockenen Vorratsschränken. Die Lagerzeit richtet sich vor allem nach dem Feinheitsgrad der Erzeugnisse:

Grobe Erzeugnisse wie zum Beispiel Flocken, Graupen, Schrot und Grieß halten sich ca. 6 Monate. Ausnahme: Vollkornschrot – er enthält den fettreichen Keim. Das enthaltene Fett ist anfällig gegen Verderb. Deshalb ist Vollkornschrot nicht länger als 6 Wochen haltbar.

Mehl hält sich mindestens 2 Monate ohne Qualitätsverluste. Ausnahme: Vollkornmehl – es enthält ebenfalls Keimanteile und sollte nach spätestens 8 Wochen verbraucht sein.

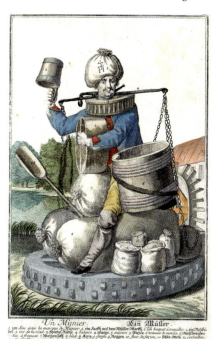

Bild 1: Müller (Stich, 18. Jahrhundert)

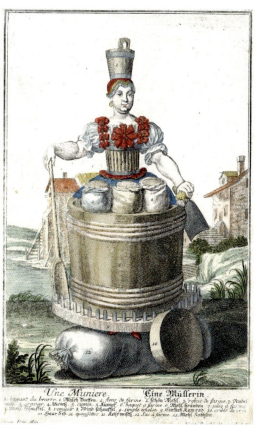

Bild 2: Müllerin (Stich, 18. Jahrhundert)

1.2 Getreidesorten

Weizen
Er ist das wichtigste Brotgetreide – nicht nur bei uns, sondern weltweit. Es gibt den besonders eiweißreichen Hartweizen und Weichweizen, bei dem der Stärkeanteil höher ist.

Verwendung:
Weichweizen für Backwaren
Hartweizen für Grieß und Teigwaren

Roggen
Bis in die Mitte des 19. Jahrhunderts hinein war er das wichtigste Brotgetreide. Etwa zwei Drittel der Ernte an Brotgetreide bestand aus Roggen. Inzwischen hat sich der Anbau zugunsten des Weizens verschoben.

Verwendung: Backwaren

Gerste
Gerstenkörner sind – anders als Weizen und Roggen – von einer mit den Randschichten fest verwachsenen Spelze umgeben. Um diese ungenießbare Hülle zu entfernen, werden die Körner in Mühlen geschält und anschließend geschliffen. Sie sind danach glatt und rundlich. In der Zusammensetzung ihrer Nährstoffe ähnelt die Gerste dem Weizen.
- Graupen sind geschälte und polierte Gerstenkörner.
- Rollgerste sind besonders grobe Graupen, die vor der Zubereitung in Wasser eingeweicht werden müssen.

Verwendung: Suppen, Breie

Dinkel
Dinkel ist die wilde Urform des Weizens. Seine Körner sind wie bei Gerste von einer Spelze umgeben. Sie werden auf die gleiche Weise geschält, geschliffen und anschließend zu Graupen, Grütze oder Mehl verarbeitet. Dinkel liefert ein wertvolles, eiweißreiches Mehl mit hohem Klebergehalt.

Verwendung: Suppen, Teig- und Backwaren

Grünkern
Grünkern ist unreif geernteter Dinkel - über Holzfeuer geröstet. Er entwickelt dabei einen würzigen Geschmack. Im Handel gibt es ihn als ganzes Korn angeboten, aber auch als Grünkernschrot, -grieß oder -mehl.

Verwendung: Suppeneinlagen, Aufläufe, Getreidebratlinge

Buchweizen
Er ist kein Getreide, sondern ein Knöterichgewächs. Den Namen verdankt er dem Aussehen seiner Früchte. Sie ähneln Bucheckern und sind reich an Eiweiß.

Verwendung: Suppen, Breie, Pfannkuchen (Blinis, Crêpes), Aufläufe

Hafer
Charakteristisch für Hafer ist sein hoher Fett- und Eiweißgehalt. Durch Entfernen der Spelze erhält man den „geschälten" Hafer. Beim groben Schroten entsteht Hafergrütze, beim Zerquetschen zwischen Walzen Haferflocken.

Verwendung: Breie (Porridge), Müsli, Haferschleim

Hirse
Sie ist die wichtigste Brotfrucht Afrikas, denn als anspruchslose Pflanze gedeiht sie auch auf kargen Böden und bei großer Dürre. Sie hat einen milden Geschmack und eignet sich für süße und salzige Gerichte.

Verwendung: Breie, Suppen, Brot (im Gemisch mit anderen Getreidesorten).

Mais
Er ist in Südamerika das Hauptnahrungsmittel. Sein Eiweiß ist nicht sehr hochwertig. Einseitige Ernährung mit Mais kann daher zu Mangelerscheinungen führen. Bei uns wird er vor allem zu Maisstärke oder -grieß verarbeitet. Unreifer Zuckermais kann als Gemüse verzehrt werden. Getrocknete Maiskörner sind als Popcorn beliebt.

Verwendung: Breie (Polenta), Fladenbrot

1.3 Vom Mehl zum Brot

Vier Dinge sind unverzichtbar, um Brot backen zu können:
- Mehl ist die Grundsubstanz des Brotes.
- Wasser ist nötig, um das Mehl quellen zu lassen.
- Triebmittel sorgen für die Lockerung.
- Salz rundet den Geschmack ab und festigt die Krume.

Mit weiteren Zutaten wie Gewürzen, Nüssen oder Rosinen lassen sich dann Brote unterschiedlicher Geschmacksrichtungen herstellen.

1.3.1 Das Anteigen

Beim Anteigen wird Sauerteig oder Hefe mit Mehl, etwas Salz und dem erwärmten Wasser vermischt und geknetet. Nach einer gewissen „Reifezeit", auch Gare oder Teigruhe genannt, wird der Teig gewogen, geformt und bis zur endgültigen Ofenreife noch einmal einer Gare überlassen.

Beim Kneten und während der Teigruhe lagert das Klebereiweiß Wasser an. Der Teig wird deshalb trockener.

Hefe und/oder Sauerteig produzieren Alkohol und das gasförmige Kohlendioxid. Es bewirkt die Lockerung des Teiges.

1.3.2 Die Teiglockerung

Keine Frage – Brot, dessen Teig bei der Herstellung durch Zusatz von Hefe oder Sauerteig gelockert wurde, ist schmackhafter als Fladenbrot. Das wussten schon die alten Ägypter. Die Lockerung hat aber noch andere Vorteile.

Das Gebäck wird beim Kauen besonders gut mit Speichel durchmischt. Die im Speichel enthaltenen, Stärke abbauenden Enzyme können daher besser einwirken. Der gleiche Effekt ist im Verdauungstrakt zu beobachten.

Mechanische Teiglockerung

Bereits das Kneten und Rühren beim Herstellen des Teiges ist ein erster Beitrag zur Teiglockerung. Dabei wird viel Luft eingearbeitet. Sie dehnt sich durch die starke Erwärmung beim Backen aus und lockert so den Teig.

Chemische Teiglockerung

Wirksamer als die mechanische ist jedoch die chemische Teiglockerung. Zur Lockerung von Brotteig sind Sauerteig und Hefe am besten geeignet.

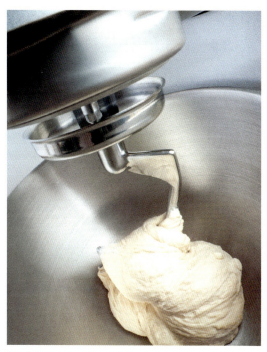

Bild 1: Teigknetmaschine

Info

▶ **WAS IST HEFE?**

Bei Backhefe handelt es sich um Pilzkulturen lebender Mikroorganismen. Die Hefepilze spalten Zucker in Alkohol und Kohlendioxid auf. Dieser Vorgang wird als alkoholische Gärung bezeichnet.

Beide Spaltprodukte dehnen sich in der Backhitze aus und wirken teiglockernd. Hefepilze benötigen allerdings eine gewisse „Anlaufzeit", bis sie so richtig in Schwung kommen. Mit Hefe bereitete Teige müssen daher vor dem Backen erst „gehen". Backhefe ist als Frischhefe im Handel. Sie hält sich im Kühlschrank ca. 2 bis 3 Wochen. Außerdem gibt es Trockenhefe, die bis zu zwei Jahren lagerfähig ist.

Kohlenhydrate und ihre Lebensmittel

Info

▶ **WAS IST SAUERTEIG?**

Sauerteig ist die älteste Form der Teiglockerung. Er ist eine Mischkultur aus Hefepilzen und Milchsäurebakterien, die auf einem Teig aus Mehl und Wasser wächst. Gemeinsam schaffen es Pilze und Bakterien, sogar einen schweren Roggenteig „anzutreiben". Die Hefepilze bilden Kohlendioxid und Alkohol, die Milchsäurebakterien schaffen einen für den Backvorgang günstigen pH-Wert. Sauerteig selbst herzustellen, ist schwierig. Es gibt ihn fertig in Bäckereien oder Reformhäusern.

1.3.3 Das Backen

Während des Backprozesses kommt es zu einer Reihe chemischer und physikalischer Veränderungen.

- Bis die eiweißhaltige Hefe bei ca. 60 °C gerinnt, bildet sie weiter Alkohol und Kohlendioxid. Mit steigender Temperatur dehnt sich CO_2 aus und entweicht, der Alkohol verdampft. Dadurch bilden sich die gebäcktypischen Poren.

- Das im Teig enthaltene Eiweiß gerinnt. Das Klebereiweiß gibt das bei der Teigbereitung angelagerte Wasser wieder ab. Dadurch entsteht ein stabiles, doch lockeres Gerüst.

- Stärke nimmt freiwerdendes Wasser auf und verkleistert.

- Das im Teig enthaltene Wasser verdunstet. Der Wasserdampf verteilt sich und lockert das Gebäck ebenfalls.

- An der Oberfläche des Gebäcks bilden sich wohlriechende und -schmeckende Röststoffe.

Kleber: wichtig beim Backen

Für das Gelingen von Gebäcken ist eine bestimmte Eiweißart, das Klebereiweiß, von besonderer Bedeutung. Es verfestigt sich während des Backprozesses bei rund 70 °C und sorgt dadurch für ein stabiles Gerüst. Das Weizenkorn besitzt im Vergleich zu anderen Getreidesorten den höchsten Klebergehalt. Roggen ist dagegen relativ kleberarm.

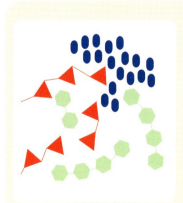 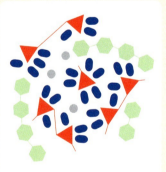 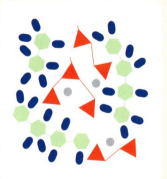

Die „Zutaten"
▲ Klebereiweiß
● Stärke
● Wasser
   Lockerungsmittel:
● CO_2 aus Hefe

Beim Kneten und bei der Gare:
Klebereiweiß lagert Wasser an.
CO_2 entsteht aus Hefe.

Beim Backen:
CO_2 und Wasserdampf dehnen sich aus, Klebereiweiß gerinnt und gibt Wasser ab.
Stärke verkleistert.

Bild 1: Schema des Backvorganges

1.4 Brot in Form gebracht

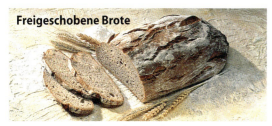

Bild 1: Beispiel: Land- und Bauernbrote

Sie werden einzeln zu runden oder länglichen Laiben geformt und freiliegend, ohne einander zu berühren, gebacken. So kann sich rundherum eine geschlossene Kruste bilden.

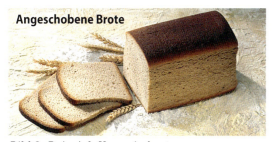

Bild 2: Beispiel: Kommissbrot

Sie werden nebeneinander „auf Tuchfühlung" in den Ofen geschoben. So bleiben die Seiten weich und hell.

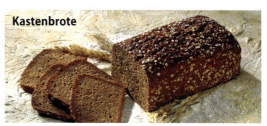

Bild 3: Beispiel: Toast- und Grahambrot

Sie werden in einer Kastenform gebacken. Dabei bilden Weizenbrote auch seitlich eine feste Kruste, während die anderen Sorten dort weich bleiben.

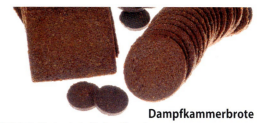

Bild 4: Beispiel: Schrotbrote

Sie werden in speziellen, dicht verschließbaren Backkammern gestapelt und mit erhitztem Dampf bei maximal 100 °C gegart. Die Backzeit beträgt oft Stunden. Die Brote haben zwar keine Kruste, enthalten aber noch sehr viele der hitzeempfindlichen Vitamine.

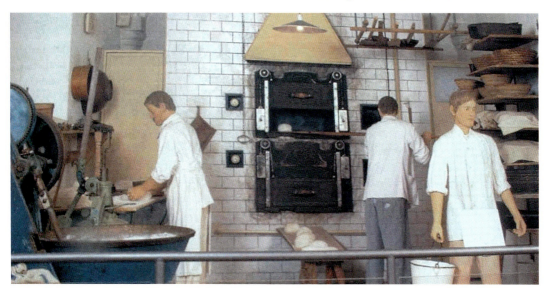

Bild 5: Backstube von 1920 – Modell aus dem Deutschen Brotmuseum

1.5 Brotsorten

Die Vielfalt des Brotsortiments kann man in vier „Grundsorten" unterteilen.

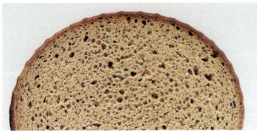

Bild 1: Roggenbrot
(mindestens 90 % Roggenanteil)

Roggenbrot
Es wird aus Roggenmehl gebacken. Das großporige Brot hat einen leicht säuerlichen Geschmack und hält sich lange frisch.
Wegen des meist hohen Ausmahlungsgrades der verwendeten Roggenmehle ist der Vitamin- und Mineralstoffgehalt hoch.

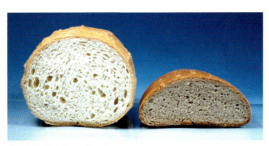

Bild 2: Weizenbrote
(mindestens 90 % Weizenanteil)

Weizenbrote
Diese Brotsorten werden aus reinem Weizenmehl, teilweise unter Zusatz von Milch, Salz und Zucker, gebacken. Sie haben einen milden, neutralen Geschmack und passen sich daher allen anderen Geschmacksrichtungen, von herzhaft bis süß, gut an. Weizenbrot eignet sich nicht zur längeren Lagerung, weil es leicht altbacken wird. Wegen des meist geringen Ausmahlungsgrades ist der Vitamin- und Mineralstoffgehalt bei hellen Weizenbroten weniger hoch.

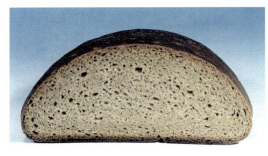

Roggenmischbrote
Sie werden aus einer Mischung von Roggen- und Weizenmehl gebacken, die mindestens 51 % Roggenmehl enthalten muss. Sie lassen sich gut lagern.

Je dunkler das Brot, desto höher ist der Ausmahlungsgrad und damit der Vitamin- und Mineralstoffgehalt.

Bild 3: Roggenmischbrot
(51-89 % Roggenanteil)

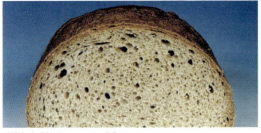

Weizenmischbrote
Bei dieser Mischbrotvariante überwiegt der Anteil des Weizenmehls. Je höher er ist, desto milder und neutraler schmeckt das Brot.

Der Vitamin- und Mineralstoffgehalt ist geringer als bei Roggenmischbrot.

Bild 4: Weizenmischbrote
(51-89 % Weizenanteil)

Brotspezialitäten

Neben den Standardbroten gibt es noch einige Spezialitäten, die durch besondere Zutaten oder Backverfahren ihren typischen Geschmack und ein unverwechselbares Aussehen erhalten.

Grahambrot
Es ist benannt nach dem amerikanischen Arzt und überzeugten Vegetarier Dr. Graham (1794-1851), der das Brot in eine Diät einführte. Gebacken wird es aus Weizenschrot ohne Zusatz von Salz und Hefe. Sein Geschmack ist neutral bis nussartig. Der Eiweißgehalt ist im Vergleich zu anderen Brotsorten hoch.

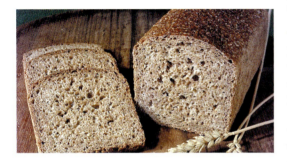

Gewürzbrote
Diese Brote sind als deftige Spezialitäten sehr beliebt. Sie werden unter Beigabe würziger Zutaten wie z. B. Sesam, Kümmel, Leinsamen oder Zwiebeln gebacken. Dabei muss die Würze deutlich zu schmecken sein.

Steinmetzbrot
Es wird aus dem vollen Korn von Weizen oder Roggen oder aus Mischungen gebacken. Lediglich die strohige Außenhülse wurde zuvor in einem aufwendigen Nassschälverfahren entfernt. Der Teig wird in Formen bei gleichmäßiger Hitze und längerer Backzeit als sonst üblich gebacken. So bildet sich ein kräftiger, würziger Geschmack.

Schlüterbrot
So nennt man ein Roggenvollkornbrot, das als Zutat Schlütermehl enthält. Dieses Mehl wird aus Kleie gewonnen, die man so aufbereitet, dass die Stärke teilweise zu Zucker abgebaut wird. Der Zucker bräunt beim Backen und gibt dem Brot einen, bei seinen Liebhabern geschätzten, süßlich-aromatischen Geschmack.

Sechskornbrot
Dieses Brot wird aus sechs verschiedenen Kornarten gebacken. Das können z. B. sein: Roggen, Hafer, Gerste, Hirse, Leinsamen und Sesam (obwohl Leinsamen und Sesam häufig verwendet werden, sind es keine „Körner" im üblichen Sinne, sondern, wie auch Sonnenblumenkerne, Ölsaaten). Es gibt daneben auch Drei-, Vier- oder Fünfkornbrote.

Toastbrot
Diese Brotart wird aus Weizenmehl hergestellt und erhält ihren besonderen Charakter durch den Zusatz von Fett zum Teig. Es hat eine sehr lockere, feinporige Krume und einen milden Geschmack. Seinen vollen Geschmack entfaltet es allerdings erst beim Toasten. Toastbrot wird auch angeboten als Buttertoast mit Butter gebacken, als Dreikorntoast aus Weizen-, Hafer- und Roggenmehl und als Vollkorntoast.

Rosinenbrot
Je nach Region heißt dieses Brot auch Klaben, Klöben oder Stuten. Es ist ein Hefebrot, das vorwiegend aus Weizenmehl unter Zusatz von Rosinen, Sultaninen oder Korinthen gebacken wird. Der Anteil an Trockenfrüchten muss mindestens 15 Prozent betragen.

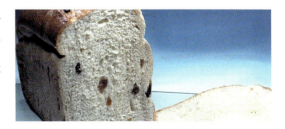

Knäckebrot
Es ist ein Flachbrot, das bei hohen Temperaturen schnell gebacken und anschließend getrocknet wird. Je nach Getreideart und Bräunungsgrad schmeckt es neutral bis würzig. Wegen des geringen Wassergehaltes ist es lange lagerfähig.

Kohlenhydrate und ihre Lebensmittel

Info

▶ **WAS SIND VOLLKORNBROTE?**

Sie sind Produkte aus ungeschälten Getreidekörnern einschließlich des Keimlings. Es gibt Roggen- und Weizenvollkornbrote. Sie haben von allen Sorten den höchsten Anteil wertvoller Inhaltsstoffe. Der Verbraucher verbindet mit dem Begriff „Vollkornbrot" oft die Vorstellung, es sei aus unzerkleinerten Körnern gebacken. Es muss jedoch lediglich alle Bestandteile des Korns enthalten, egal, ob Mehl, Schrot oder das ganze Korn verbacken wurde.

Tipps

LAGERUNG

Brot kann seine Frische entweder durch Austrocknen oder durch Schimmelbefall verlieren. Vor beidem kann man es durch eine luftige, nicht zu trockene Lagerung schützen.

Für die Lagerung von Schnittbrot gilt:
- Brot in der Verpackung aufbewahren,
- Verpackung nach jedem Gebrauch sorgfältig schließen.

Für unverpacktes Brot gut geeignet sind:
- Brotkästen oder -fächer mit Lüftungsschlitzen,
- ein Steinguttopf, in den das Brot mit der Schnittfläche nach unten gelegt wird.

Wichtig für den Einkauf!
Nicht immer handelt es sich bei dunklen Broten um wertvolles Vollkornbrot. Das Herstellen von Broten aus hochausgemahlenen Mehlen ist backtechnisch aufwendiger als das von hellem Weizenfeinbrot.
Findige Bäcker haben sich daher einige Tricks ausgedacht, um helles Brot dunkler zu färben und „gesünder" aussehen zu lassen. Sie verlängern die Backzeit oder setzen Backmalz zu. Die Farbe allein ist also kein verlässliches Qualitätsmerkmal.

Welches Brot hält wie lange?

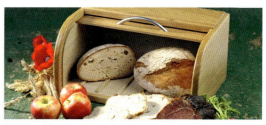

Bild 2: Brotkasten

Alte Brotreste oder Krümel in den Behältern begünstigen die Schimmelbildung. Sie sollten daher regelmäßig entfernt und der Brotbehälter mit Essigwasser gereinigt werden.
In den Kühlschrank gehört Brot normalerweise nicht. Bei den dort herrschenden Temperaturen wird es besonders schnell altbacken. Bei feuchtwarmer Sommerwitterung allerdings kann eine kurzfristige Lagerung dort zweckmäßig sein. Gut lagern kann man Brot dagegen in Gefriergeräten - am besten die noch ofenfrische Ware einfrieren.

Weizenbrote	bis 3 Tage
Weizenmischbrote	3 bis 5 Tage
Mischbrote	4 bis 6 Tage
Roggenmischbrote	5 bis 7 Tage
Roggenbrote	6 bis 10 Tage
Roggenschrot-/vollkornbrote	8 bis 12 Tage

Bild 1: Haltbarkeit von Brot

Info

▶ **ACHTUNG! ANGESCHIMMELTES BROT UNBEDINGT WEGWERFEN!**

Die auf dem Brot wachsenden Schimmelpilze sondern hochgiftige Substanzen, die sog. Aflatoxine, ab. Sie sind wasserlöslich und durchziehen daher das gesamte Brot. Durch Ausschneiden entfernt man zwar die Schimmelkulturen, nicht aber deren Gift.

Brot kann man auch selber backen

Rezept

1 GRUNDREZEPT	WEIZENMISCHBROT
70 g Sauerteig	in eine Schüssel geben,
300 g Weizenmehl (Type 1050)	rechts und links je eine Vertiefung
350 g Roggenmehl (Type 1370)	eindrücken
20 g Salz	in eine Vertiefung das Salz,
40 g Hefe	in die andere die zerbröckelte Hefe geben
200 ml Wasser	Lauwarm erwärmen, langsam über die Hefe gießen und den Teig mit dem Knethaken des Handrührers gut vermischen ca. 1/2 Stunde gehen lassen

Weiterverarbeiten des Teiges
- Teig auf einer bemehlten Platte mit den Händen durchkneten,
- Einen Teller mit Mehl in Reichweite stellen und die Hände bei der weiteren Verarbeitung öfters mit Mehl einreiben, weil der Teig am Anfang leicht klebt,
- Mit Geschirrtuch abdecken und 1 Stunde gehen lassen,
- Zwei längliche Brote formen und auf der Oberseite leicht einschneiden,
- Brote dünn mit Mehl bestreuen, im vorgeheizten Backofen bei 220°C ca. 50 Minuten backen.

1.6 Nährwert von Brot

Brot ist ein Grundnahrungsmittel und das sicher zu Recht, enthält es doch eine Reihe wertvoller Nährstoffe.

Den Hauptbestandteil bilden Kohlenhydrate. Dabei handelt es sich praktisch ausschließlich um Stärke (s. S. 57), die dem Mehlkörper des Getreidekorns entstammt.
Daneben enthält es Eiweiß und sehr geringe Mengen Fett. Besonders hervorzuheben ist sein Vitamin- und Mineralstoffgehalt. Er ist vor allem dann bedeutend, wenn hoch ausgemahlene Mehle verwendet wurden.

Nach den Empfehlungen der DGE sollten täglich 250 bis 350 Gramm Brot verzehrt werden. Eine solche Menge kann einen erheblichen Beitrag zur Versorgung mit wertvollen Nährstoffen leisten. Das gilt für Kohlenhydrate, Ballaststoffe, Eiweiß, Magnesium, Eisen und Vitamine der B-Gruppe.

Der Verzehr von Brot hat sich in Deutschland seit Ende der 80er Jahre auf etwa 80 Kilogramm pro Kopf und Jahr eingependelt. Das sind ungefähr 220 Gramm Brot und Brötchen am Tag. Die Deutschen sind also ungefähr zwei Scheiben Brot täglich von den Empfehlungen der Ernährungswissenschaftler entfernt.

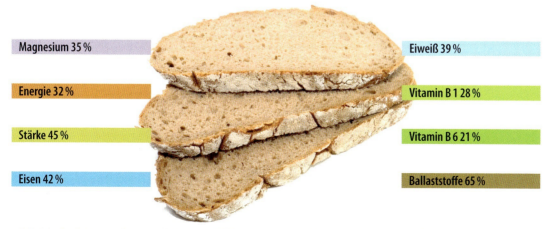

Bild 1: Anteile an der empfohlenen Nährstoffzufuhr, die von 300 Gramm Brot gedeckt werden

Kohlenhydrate und ihre Lebensmittel

TAB. 1: NÄHRSTOFF- UND ENERGIEGEHALT VON JEWEILS ZWEI SCHEIBEN VERSCHIEDENER BROTSORTEN

BROTSORTE	EIWEISS g	FETT g	KOHLENHYDRATE g	BALLASTSTOFFE g	ENERGIE kJ	MINERALSTOFFE MAGNESIUM mg	EISEN mg	VITAMINE B$_1$ mg	B$_2$ mg
100 g Roggenvollkornbrot	7	1	46	7	1000	35	3,3	0,20	0,15
80 g Roggenbrot	5	1	41	4	850	35	1,5	0,12	0,08
80 g Weizenvollkornbrot	6	1	38	6	810	90	1,6	0,20	0,12
40 g Weißbrot	4	1	26	1	495	10	0,9	0,07	0,02

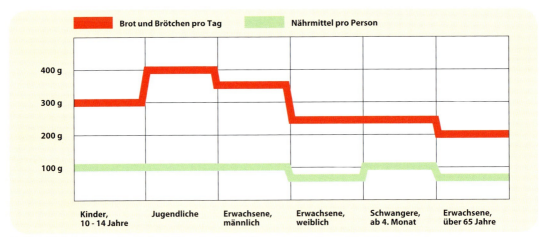

Bild 1: Empfohlene Portionsgrößen bei Brot für verschiedene Altersgruppen

In Brot stecken Reserven der Natur

Brot besteht hauptsächlich aus Kohlenhydraten. Diese Nährstoffart ist charakteristisch für alle Getreidearten. Was ursprünglich als Nährstoffvorrat für die junge Pflanze dienen sollte, steht nun uns als Nährstoffquelle zur Verfügung.

Wenn wir Brot essen, nutzen wir die von der Natur angelegten Reserven für unsere Ernährung aus.

In diesem Zusammenhang wird sich vielleicht doch mancher die Frage stellen: Wie eigentlich kommen diese immer wieder nachwachsenden, für uns so selbstverständlichen Vorräte zustande? Diese Frage zu beantworten, ist eine längere, aber spannende Geschichte.

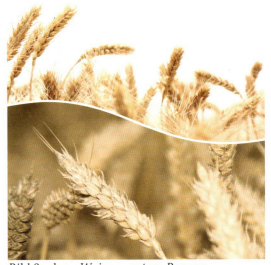

Bild 2: oben: Weizen, unten: Roggen

1 Brot – ein Stück Gesundheit

Und jetzt Sie!!!

1. Warum wird Brot ein Grundnahrungsmittel genannt? Nennen Sie Gründe, weswegen Brot als Lebensmittel so beliebt ist.

2. Warum ist der Getreidekeimling so besonders wertvoll? Nennen Sie Nahrungsmittel, die den Keimling enthalten.

3. Unterscheiden Sie:
freigeschobene Brote,
Roggenmischbrote,
Knäckebrot.
Kann ein Roggenmischbrot gleichzeitig auch ein freigeschobenes Brot sein? Begründung.

4. Erläutern Sie jeweils Zusammenhänge zwischen:
Farbe eines Mehles - Mineralstoffgehalt
Typenzahl – Ausmahlungsgrad
Backfähigkeit eines Mehles - Gehalt an Klebereiweiß
Fettgehalt eines Mehles – Haltbarkeit
Ballaststoffgehalt eines Mehles - Vitamingehalt
Eignung für Ernährung bei Magen-Darm-Erkrankungen - Sättigungswert.

5. Vergleichen Sie 500 g Weißbrot und 500 g Roggenvollkornbrot hinsichtlich ihres Volumens und der Beschaffenheit der Krume. Begründen Sie die Unterschiede.

6. Fertigen Sie ein Spiel an.
Thema: Brot und Getreide.
Sie brauchen dazu: 40 oder nach Belieben mehr kleine Karteikarten (DIN A 7 oder kleiner), Stifte. So wird's gemacht: Schreiben Sie auf jede Karte einen der folgenden Begriffe zum Thema Brot und Getreide und die in Klammern vermerkte Zahl als Punktzahl. Sie können, wenn Sie möchten, auch Karten mit eigenen Begriffen schreiben.
Weizen (1), Roggen (1), Hirse (3), Mais (2), Reis (2), Weizenbrot (1), Roggenbrot (1), Vollkornbrot (1), Sauerteig (2), Hefe (2), Brotkorb (2), Samenschale (2), Aleuronschicht (2), Mehlkörper (1), B-Vitamine (1), Weißbrot (1), hochwertiges Eiweiß (2), Klebereiweiß (1), Fett (2), Kleie (2), Haferflocken (2), Stärkemehl (1), Popcorn (2), Ballaststoffe (2), Spezialbrot (2), Haltbarkeit (2); Weizenkeimöl (2), Kneten (2), Teigruhe (2), Alkohol (3), Kohlenstoffdioxid (3), Kastenbrot (3), Toastbrot (2), Knäckebrot (2), Spezialbrot (2), Volumen (2), Säure (3), Schrot (2), Feinmehl (1), Ausmahlungsgrad (1), Mehltype (1), Brotschimmel (3), Verdaulichkeit (2).

So wird gespielt: Die Karten werden gemischt und verdeckt abgelegt. Jeder Mitspieler zieht zunächst fünf Karten. Der Erste legt nun zwei Karten offen nebeneinander, von denen er meint, sie passen zusammen, und erklärt den anderen, warum diese beiden Karten zusammengehören. Er darf sich die höchste der Punktzahlen der beiden Karten gutschreiben. Beispiel: Die Karte „Vollkornreis (1)" passt zu der Karte „Mineralstoffe (2)", weil Vollkornreis in den äußeren Schalen viele Mineralstoffe enthält.

Der Nächste findet nun aus den eigenen Karten einen Begriff, der zu einem schon offen liegenden Begriff passt, legt die eigene Karte daran an und erklärt, warum sie hier passt. Der Spieler/die Spielerin erhält nun die Punktzahl für die angelegte Karte, hier drei Punkte.

| Vollkornreis (1) | Mineralstoffe (2) |

| Vollwertige Kost (3) |

Für jede offen gelegte Karte dürfen sich die Spieler eine Karte aus der Reserve, dem verdeckt liegenden Kartenstapel, holen. Wer keine passende Karte findet, muss leider aussetzen.

Es gewinnt, wer zum Schluss die meisten Punkte hat. Viel Spaß!

2 Kohlenhydrate – Energie der ersten Stunde

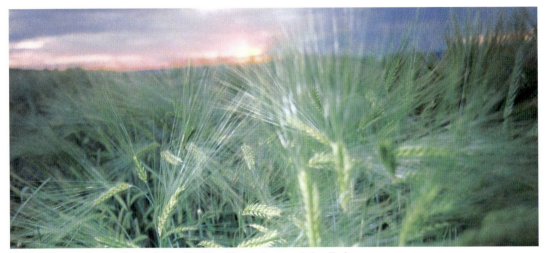

Bild 1: Sonne ist die Energiequelle für alles Leben auf der Erde

So unterschiedlich alle Lebewesen auf dieser Erde auch sind, eins haben alle gemeinsam: Jedes Einzelne von ihnen kann sich nur dann entwickeln und am Leben bleiben, wenn es regelmäßig mit Energie versorgt wird.

Um all diese hungrigen Mäuler stopfen zu können, muss die Natur seit vielen Millionen Jahren unaufhörlich gewaltige Energiemengen heranschaffen. Als fast unerschöpfliche Energiequelle dient zu diesem Zweck die Sonne.

Aber, die Sonne ist Tausende von Kilometern weit weg. Wie gelangt die Energie von dort auf unseren Planeten, dann weiter zu den einzelnen Lebewesen, und auf welche Art nutzen wir sie?

Die Sonne selbst ist ein riesiger Feuerball. Ständig kommt es dort zu heftigen chemischen Reaktionen von schier unvorstellbaren Ausmaßen. Ein Hochofen mit seinen vielen Tonnen glühenden Inhaltes ist verglichen damit ein harmloses kleines Lagerfeuer.

Es entwickeln sich auf der Sonne laufend große Mengen Wärme und Licht, die auch die Erde erreichen. Wir spüren die angenehme Wärme auf der Haut und können das Licht mit den Augen wahrnehmen.

Aber die Sonne macht es bei uns nicht nur warm und hell. Gleichzeitig mit dem sichtbaren macht sich noch „verborgenes" Licht auf den Weg zu uns. Diese Lichtanteile heißen Ultraviolette oder kurz: UV-Strahlen und sind besonders energiereich. Von grundlegender Bedeutung für die Energieversorgung aller lebenden Organismen ist eine Reaktion, die sich unter dem Einfluss von UV-Strahlen in den grünen Pflanzen abspielt.

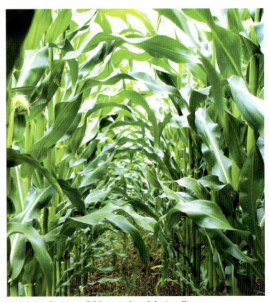

Bild 2: Grüne Blätter der Maispflanze

2 Kohlenhydrate – Energie der ersten Stunde

Das Geheimnis des Blattgrüns

Pflanzen enthalten in den Randschichten ihrer Blätter den grünen Farbstoff Chlorophyll. Dieser Farbstoff bindet die energiereichen UV-Strahlen des Sonnenlichtes. Mit Hilfe dieser Energie kann die Pflanze eine chemische Reaktion ablaufen lassen, die für das gesamte Leben auf der Erde von existenzieller Bedeutung ist.

Sie verbindet Kohlendioxid (CO_2) und Wasser (H_2O) zu Traubenzucker (Glucose). Diesen Vorgang, der nur in Pflanzen ablaufen kann, nennt man Fotosynthese oder Assimilation. Das benötigte Kohlendioxid wird aus der Luft durch die Spaltöffnungen aufgenommen. Das Wasser gelangt aus dem Boden über die Wurzeln in das Innere des pflanzlichen Organismus.

$$6CO_2 + 6H_2O + 2827 \text{ kJ} \xrightarrow{\text{Energie}} C_6H_{12}O_6 + 6O_2$$

Kohlendioxid, Wasser → Traubenzucker, Sauerstoff

Aufbau von Kohlenhydraten in der Pflanze

2.1 Was Sonne und Brot miteinander zu tun haben

Traubenzucker ist eigentlich nichts anderes als gespeicherte Sonnenenergie. Die Pflanzen zapfen die Sonne als Energiequelle an. Mithilfe des UV-Lichtes entsteht in den Pflanzenzellen Glucose. Die wird entweder direkt als Energiespender genutzt oder zu anderen Nährstoffen wie Fett und Eiweiß umgebaut. Wegen dieser Fähigkeit, Sonnenenergie in Form von Traubenzucker zu binden und in andere Nährstoffe weiter zu verwandeln, sind Pflanzen in Sachen Energie absolute Selbstversorger. Sie benötigen als „Nahrung" lediglich Kohlendioxid und Wasser, abgesehen von Mineralstoffen. Auf diese Weise entstehen zum Beispiel in Getreide Nährstoffe, aus denen wir unser Grundnahrungsmittel „Brot" herstellen können.

Nicht so die Tiere und der Mensch. Sie sind darauf angewiesen, Nährstoffe fix und fertig vorfabriziert aufzunehmen: Die Lebensmittel liefern ihnen Nährstoffe. Sie atmen Sauerstoff ein und bauen mit seiner Hilfe die Nährstoffe ab. Endprodukte dieses Abbaus sind Kohlendioxid und Wasser. Diese Stoffe werden wieder abgegeben - der Kreis schließt sich.

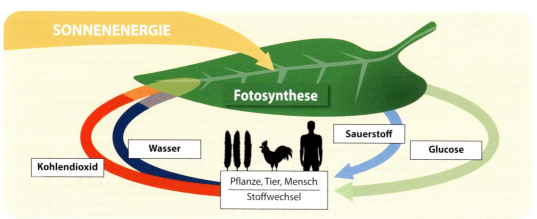

Bild 1: Assimilation und Dissimilation – Kreislauf des Lebens

Assimilation: Aus den einfachen Grundsubstanzen Kohlendioxid und Wasser entstehen in den Pflanzen Traubenzucker (Glucose) und Sauerstoff.

Dissimilation: Aus Traubenzucker oder anderen Nährstoffen entstehen mithilfe des Sauerstoffs wieder die Ausgangsstoffe Kohlendioxid und Wasser.

2.2 Wie Kohlenhydrate noch genannt werden

Kohlenhydrate werden auch als Saccharide oder als Glykane bezeichnet. Für die einfachen Glieder ist auch die Bezeichnung „Zucker" üblich. In ihrem Namen tragen sie alle die Endung „-ose", z. B.:

- Glucose
- Saccharose
- Cellulose

Info

▶ **WARUM IST GLUCOSE EIN KOHLENHYDRAT?**

Die chemische Formel von Glucose ist $C_6H_{12}O_6$, sie enthält also die Elemente:

**Kohlenstoff (C),
Wasserstoff (H) und
Sauerstoff (O).**

Dabei entspricht das Verhältnis Wasserstoff zu Sauerstoff genau der Zusammensetzung des Wassers (H_2O).

Formal betrachtet kann man die Zusammensetzung deshalb auch so formulieren:

6 Kohlenstoff (C) : 6 Wasser (H_2O)

Da Wasser im Griechischen „hydor" heißt, ist der Begriff „Kohlenhydrate" entstanden.

2.3 Einteilung der Kohlenhydrate

Man teilt die Kohlenhydrate nach der Größe ihrer Moleküle in verschiedene Gruppen ein.
- Monosaccharide – ein Zuckerbaustein,
- Disaccharide – zwei Zuckerbausteine,
- Oligosaccharide – bis 100 Zuckerbausteine,
- Polysaccharide – > 100 Zuckerbausteine.

2.3.1 Einfachzucker oder Monosaccharide
Ihre chemischen Formeln werden vereinfacht als 5- oder 6-Ring dargestellt.

Traubenzucker oder Glucose
Sie kommt in Obst und Honig vor und schmeckt schwach süß. Sie ist die wichtigste Energiequelle und sorgt als „Blutzucker" für eine ausreichende Versorgung der Organe. Gehirn, Nervenzellen und rote Blutkörperchen gewinnen Energie nur aus Glucose.

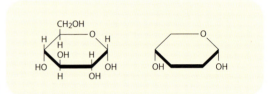

*Bild 1: Glucose:
Chemische Struktur und Schema*

Fruchtzucker oder Fructose
Sie kommt ebenfalls in Obst und Honig vor. Wichtig ist sie als einer der Bausteine des Rohr- oder Rübenzuckers. Sie schmeckt stark süß.

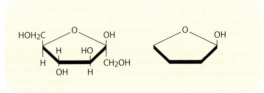

*Bild 2: Fructose:
Chemische Struktur und Schema*

Schleimzucker oder Galactose
Sie ist am Aufbau von Milchzucker beteiligt. Ihr Geschmack ist nur schwach süß.

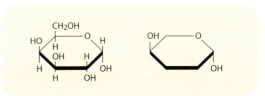

*Bild 3: Galactose:
Chemische Struktur und Schema*

Eigenschaften der Monosaccharide

Die chemische Summenformel aller Monosaccharide ist $C_6H_{12}O_6$. Das bedeutet: Art und Anzahl der Atome sind gleich. Nur die Anordnung der Atome unterscheidet sich: Sie sind Isomere (d.h.: gleiche Summen-, aber eine andere Strukturformel).

Auch die physikalischen und chemischen Eigenschaften weisen die Monosaccharide als enge Verwandte aus:
- Sie sind wasserlöslich.
- Sie sind wasseranziehend (hygroskopisch).
- Sie schmecken süß.
- Sie werden von Hefe zu Alkohol vergoren. Von dieser Fähigkeit profitieren wir bei der Herstellung von Lebensmitteln, zum Beispiel:
  – dem Bereiten von Teig (s. S. 43)
  – beim Herstellen von Wein (s. S. 240)

2.3.2 Doppelzucker oder Disaccharide

Sie entstehen durch Zusammenschluss von zwei einfachen Zuckern zu einem Doppelzucker. Bei dieser Reaktion wird Wasser abgespalten.

Eigenschaften der Disaccharide

Auch für alle Disaccharide gibt es eine gemeinsame Summenformel. Sie lautet: $C_{12}H_{22}O_{11}$. Disaccharide sind also ebenfalls Isomere mit gleicher Summen – aber unterschiedlicher Strukturformel.

In ihren Eigenschaften ähneln sie den Monosacchariden. Sie sind ebenfalls wasserlöslich, wasseranziehend, lassen sich zu Alkohol vergären und schmecken süß. Auch bei ihnen ist der süße Geschmack unterschiedlich stark ausgeprägt.

> **Info**
> ▶ **NACHWEIS DER MONOSACCHARIDE**
>
> Zum chemischen Nachweis dient die so genannte Fehling'sche Probe. Eine blaue Kupferlösung färbt sich beim Erhitzen mit Monosacchariden rotbraun.

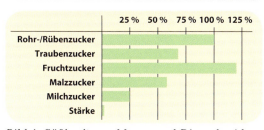

Bild 1: Süßkraft von Mono- und Disacchariden

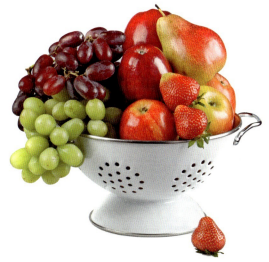

Bild 2: Obst enthält reichlich Mono- und Disaccharide

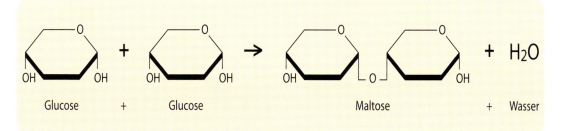

Bild 3: Bildung eines Disaccharids, hier der Maltose

Malzzucker oder Maltose

Grundbausteine: zwei Glucosemoleküle
Neben dem Einsatz als Geschmacksstoff in einigen Lebensmitteln wie Malzbonbons oder Malzbier ist Maltose vor allem als Abbauprodukt von Stärke bedeutsam:

- Sie entsteht bei der Stärkeverdauung im Dünndarm.
- Bei der Bierherstellung wird Maltose durch Spaltung von Gersten- bzw. Weizenstärke gewonnen und zu Alkohol vergoren.

Milchzucker oder Lactose

Bausteine: je ein Glucose- und ein Galactosemolekül.

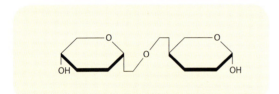

Bild 1: Lactose: chemische Struktur

Lactose ist das erste und für längere Zeit das einzige Nahrungskohlenhydrat des Menschen. Säuglinge benötigen dieses Kohlenhydrat für den Aufbau einer intakten Darmflora. Außerdem fördert Lactose die Verwertung von Calcium und schützt gleichzeitig vor dem Einnisten schädlicher Mikroorganismen im Darm.

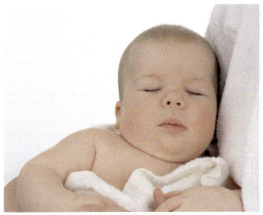

Bild 2: Babys nehmen Lactose mit der Muttermilch auf

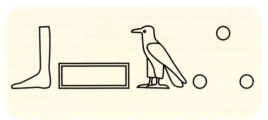

Bild 3: Schon die alten Ägypter vergoren Getreide zu Bier – hier die Hieroglyphenzeichen für Gerstenmalz

Saccharose, Rohr- oder Rübenzucker

Bausteine: je ein Glucose- und ein Fructosemolekül.

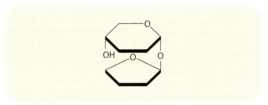

Bild 4: Saccharose: chemische Struktur

Dies ist der so genannte Haushaltszucker und damit der einzige Zucker, der in reiner Form auch als Lebensmittel größerer Bedeutung hat. Wir werden diesem „Zucker" später noch begegnen (ab S. 68).

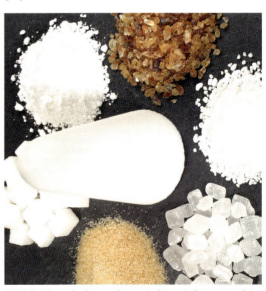

Bild 5: Haushaltszucker wird in vielen verschiedenen Sorten angeboten

2.3.3 Vielfachzucker oder Polysaccharide

Sie entstehen, wenn sich sehr viele Monosaccharide zu „Riesenmolekülen" zusammenschließen. Zu dieser Stoffgruppe gehören auch Stärke und Cellulose – die für Getreide und Brot typischen Kohlenhydrate. Polysaccharide haben die Summenformel $(C_6H_{10}O_5)_n$.

Eigenschaften der Polysaccharide

Bei dem Zusammenschluss von Mono- zu Polysacchariden entstehen völlig neue chemische Strukturen. Polysaccharide unterscheiden sich daher in ihren Eigenschaften ganz erheblich von den Ausgangsstoffen.
- Sie lösen sich nur schwer oder gar nicht in Wasser,
- sie haben keinen süßen Geschmack,
- sie lassen sich nicht von Hefe vergären.

Stärke

Stärke ist das Speicher-Kohlenhydrat der Pflanzen. Sie befindet sich in den Vorratskammern des pflanzlichen Gewebes – den Stärkekörnern. Je nach Art der Pflanze haben sie eine typische Form.

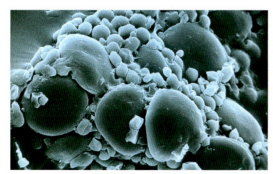

Bild 1: Stärkekörner von Weizen

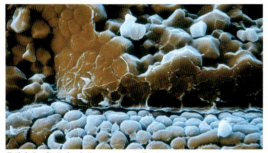

Bild 2: Stärkekörner von Reis

Die zwei Formen

Stärke bildet zwei unterschiedliche Arten von Supermolekülen: die Amylose und das Amylopektin. Beide sind aus Glucosebausteinen zusammengesetzt. Der Gehalt von Amylose in den Stärkekörnern beträgt 20 bis 30 %, der von Amylopektin 70 bis 80 %.

Amylose

Das Innere des Stärkekorns besteht aus Amylose. Bis zu Tausend Glucosebausteine reihen sich in einem Molekül Amylose aneinander. Das Molekül wickelt sich dabei schraubenförmig auf:
- Amylose ist in heißem Wasser löslich,
- Amylose färbt sich mit Jodlösung blau,
- Amylose ist verdaulich.

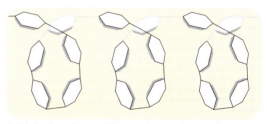

Bild 3: Amylose: Glucosebausteine reihen sich schraubenförmig aneinander

Amylopektin

Die äußeren Anteile des Stärkekorns werden von Amylopektin gebildet. Das Amylopektinmolekül ist viel größer als das Amylosemolekül: Bis zu eine Million Glucosebausteine verbinden sich. Dabei findet sich etwa an jedem 25. Baustein eine Verzweigung.
- Amylopektin löst sich nicht in Wasser, sondern quillt nur auf,
- Amylopektin färbt sich mit Jodlösung violett,
- Amylopektin ist verdaulich.

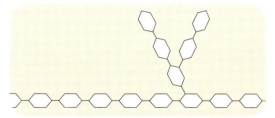

Bild 4: Amylopektin: verzweigte Ketten

Stärke als Helfer in der Küche

Wegen ihrer Eigenschaft, mit Wasser zu quellen, verwendet man Stärke zum Binden von Süßspeisen, Suppen und Soßen.

Beim Erhitzen mit Wasser platzen die Stärkekörner. Amylose löst sich in heißem Wasser, Amylopektin lagert Wasser an. So entsteht eine gelartige Masse – der Stärkekleister.

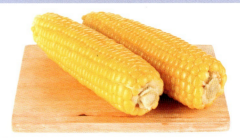

Bild 4: Mais – ein typischer Stärkelieferant

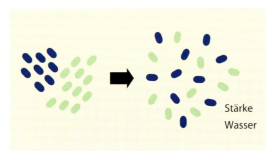

Bild 1: Verkleistern von Stärke

Stärke wirkt als Schutzkolloid. Verquirlt man eiweißhaltige Speisen vor dem Erhitzen mit etwas Stärke, so gerinnt das Eiweiß feinflockiger.

Tipps

- Stärkehaltige Bindemittel vor dem Binden in kaltem Wasser anrühren. Keine warme oder gar heiße Flüssigkeit verwenden. Die Stärke verkleistert sonst an der Oberfläche, bleibt innen jedoch unverändert: Es gibt Klümpchen.
- Bei Zubereiten von Teigwaren ist der Effekt des „Verklumpens" erwünscht: Durch rasches Verkleistern der äußeren Schichten behalten Nudeln ihre Form und kleben weniger zusammen. Deshalb: Teigwaren immer in kochendes Wasser geben.
- Bei längerem Erhitzen wird Stärke abgebaut. Das Bindevermögen nimmt dadurch ab oder geht ganz verloren. Deshalb die Speisen erst kurz vor Ende der Garzeit binden und nur einmal aufkochen lassen.
- Stärke wird auch durch Säuren abgebaut. Stärkehaltige Speisen nach Zugabe von Zitronensaft oder Essig nicht mehr längere Zeit kochen.

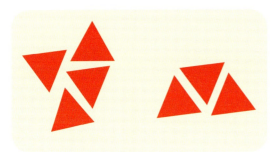

Bild 2: In der Hitze flockt Eiweiß aus

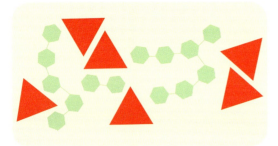

Bild 3: Stärke schiebt sich zwischen die Eiweißmoleküle – es entstehen feine Flocken

Gewinnen von Stärke

Gewonnen wird Stärke aus Knollen, Samen oder Wurzeln. Nach Vermahlen der stärkehaltigen Pflanzenteile wird die Stärke ausgewaschen, gereinigt und getrocknet.

TAB. 1: STÄRKEGEHALTE EINIGER ROHSTOFFE

ROHSTOFF	STÄRKEGEHALT
Kartoffel	17 – 24 %
Roggen, Gerste, Hafer	50 – 60 %
Weizen	60 – 70 %
Mais	65 – 75 %
Reis	70 – 80 %
Batate, Maniok, Yams	15 – 21 %

2 Kohlenhydrate – Energie der ersten Stunde

Und noch mehr Polysaccharide
Außer Stärke hält die Natur noch weitere dieser hochmolekularen Stoffe bereit:

Dextrine
So nennt man Spaltprodukte von Stärke. Die unterschiedlich langen Bruchstücke entstehen durch Erhitzen auf Temperaturen über 150 °C sowie durch Einwirkung von Enzymen (s. S. 348) oder Säuren. Sie enthalten noch 20 bis 30 Glucosebausteine.
Dextrine sind auch im Brot enthalten. Beim Backen zerreißen die Stärkemoleküle an der Oberfläche des Teiges. Es bilden sich Dextrine, die für den typischen Röstgeschmack der Kruste sorgen.

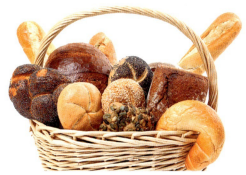

Bild 1: Die Brotkruste soll würzig schmecken

Dextrine aus nur wenigen Glucosebausteinen sind gut wasserlöslich und schmecken auch noch etwas süß. Ausdauersportlern dienen maltodextrinhaltige Präparate als schnelle Energiespender.

Glykogen
Es ist das Speicher-Kohlenhydrat von Mensch und Tier – daher wird es auch „tierische" Stärke genannt. Im Aufbau ähnelt Glykogen dem Amylopektin der Stärke, besitzt jedoch mehr Verzweigungen.
Es wird vor allem in der Leber und in den Muskeln abgelagert. Glykogen ist für das kurzfristige Bereitstellen von Energie gedacht. Bei Bedarf kann der Organismus daraus sehr schnell Glucose freisetzen. Allerdings sind die Glykogen-Reserven im Körper relativ schnell erschöpft. Der Körper ist dann auf Energie-Nachschub über die Nahrung angewiesen.

Energie aus Kohlenhydraten – wer ist Sieger?
Alle verwertbaren Kohlenhydrate liefern dem Körper gleich viel Energie - 17,2 kJ pro Gramm. Ihr Weg ins Blut und in die Zellen ist aber unterschiedlich schnell.
Mono- und Disaccharide gelangen rasch in Blut und Zellen und liefern „schnelle Energie" für den sofortigen Bedarf.
Stärke und längerkettige Dextrine müssen vorher verdaut, d. h. zu Glucose abgebaut werden. Sie gelangen erst nach und nach in Blut und Zellen. Stärke garantiert also eine gleichmäßige Versorgung mit Energie und „hält länger vor".

InfoPlus

▶ **TRAUBENZUCKER ALS „ENERGIESPRITZE" IST HEUTE IM SPORT VERPÖNT**

Der früher als „Energiespritze" so beliebte Traubenzucker ist heute im Sport verpönt.
Der Grund: Glucose geht zwar schnell ins Blut - verschwindet daraus aber meist auch genauso schnell wieder. Auf das plötzliche Ansteigen des Blutzuckers reagiert der Stoffwechsel nämlich prompt mit verstärkter Bildung von Insulin. Dieses Hormon transportiert den Zucker weiter in die Gewebe. So schnell, dass es in extremen Fällen zu einer Unterzuckerung des Blutes oder sogar des Gehirns kommen kann. Schwindel, Schweißausbrüche und Schwächeanfälle sind die Folge.

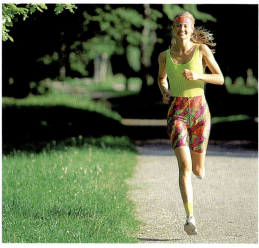

*Bild 2: Joggen :
regelmäßiger Energienachschub ist wichtig*

Cellulose

Cellulose ist die Gerüstsubstanz von Pflanzen. Sie kommt daher auch ausschließlich in pflanzlichen Nahrungsmitteln vor, nämlich in den harten Außenschichten von Getreide und den faserigen Anteilen von Obst und Gemüse.

Cellulose besteht aus bis zu 14 000 Glucosebausteinen. Sie bilden lange Ketten, die sehr fest miteinander verknüpft sind – viel fester als bei Stärke. Das erklärt ihre Eigenschaften:

- Sie ist nicht wasserlöslich, aber quellfähig.
- Sie wird wegen der festen Verknüpfung von Verdauungsenzymen nicht gespalten.

Cellulose als Schutzstoff
Obwohl Cellulose nicht verdaut werden kann, hat sie dennoch als Ballaststoff für unsere Ernährung eine große Bedeutung:

- Die langen Fasern erfordern kräftige Kauarbeit. Das sorgt für eine gute Zerkleinerung und Verwertung der Nahrung.
- Cellulosereiche Nahrungsmittel bewirken eine schnelle und anhaltende Sättigung. Das schützt vor Übergewicht.
- Cellulose bindet im Darm Stoffe wie Cholesterin oder Gallensäuren und verhindert ihre Resorption. Das beugt chronischen Erkrankungen wie Arteriosklerose oder sogar Darmkrebs vor.
- Cellulose dient den Mikroorganismen im Darm als Nahrung. Das fördert die Bildung einer gesunden Darmflora.

Pektine

Sie sind streng genommen keine Kohlenhydrate, haben chemisch aber große Ähnlichkeit mit ihnen. Wie Cellulose zählt man sie zu den Ballaststoffen. Pektine können in noch viel größerem Maß als Cellulose reichlich Wasser einlagern. Sie vergrößern daher das Volumen von Magen- und Darminhalt – eine Eigenschaft, die für den Organismus von Nutzen ist.

- Sie wirken sättigend.
- Sie regen die Darmbewegungen an. Dadurch werden schädliche Stoffe schneller ausgeschieden.

Info

▶ **NOCH IMMER VIEL ZU WENIG!**

Als Richtwert für die Zufuhr von Ballaststoffen gilt bei Erwachsenen eine Menge von 30 g pro Tag. Im Durchschnitt liegt die Aufnahme nur bei täglich rund 20 g. Das bedeutet freie Bahn für eine Reihe von Zivilisationskrankheiten. (s. S. 414)

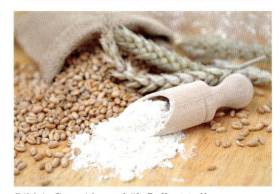

Bild 1: Getreide enthält Ballaststoffe

TAB. 1: BALLASTSTOFFREICHTUM VON LEBENSMITTELN

WENIG BALLASTSTOFFE	VIELE BALLASTSTOFFE
Weißbrot, Brötchen, weißes Toastbrot	Vollkornbrot, Leinsamenbrot, Knäckebrot
Teigwaren, Reis	Kleie-Toastbrot, Fünfkornbrot, Grahambrot
Kopfsalat, Tomaten, Gurken	Zuckermais, Erbsen, Bohnen, Linsen, Broccoli
Pudding, Cremespeisen	Rosenkohl, Weißkohl, Sprossen, Keime
Biskuit, Baiser, Waffeln	Kartoffeln, Naturreis, Vollkornnudeln, Vollkorngetreide
Kekse, Kuchen, Torten	frisches Obst, Backobst, Kompott, Vollkornkekse und –kuchen, Früchtebrot

2.4 Verwertung von Kohlenhydraten

Die Verwertung von Kohlenhydraten im Organismus verläuft in zwei Abschnitten:
Bei der Verdauung werden große Moleküle soweit zerlegt, dass sie die Darmwand durchdringen können.

Im Rahmen des Stoffwechsels gewinnt der Körper aus diesen Nährstoffen Energie oder nutzt sie auch als Baustoffe, zum Beispiel zur Bildung von Stützgewebe oder Schleimstoffen.

2.4.1 Die Kohlenhydratverdauung

Wie sehr ausgiebiges Kauen die Arbeit der Verdauungsenzyme erleichtert, kann man selbst schnell und einfach ausprobieren: Kaut man einen Bissen Brot etwas länger als sonst, spürt man schon nach kurzer Zeit einen süßlichen Geschmack im Mund.

Der Grund: Ein im Speichel vorhandenes Enzym, die Speichelamylase, hat die Stärke des Brotes teilweise zu Di- und Monosacchariden abgebaut.

Grundsätzlich gilt: Je länger stärkehaltige Nahrungsmittel gekaut werden - desto intensiver die Stärkeverdauung im Mund.

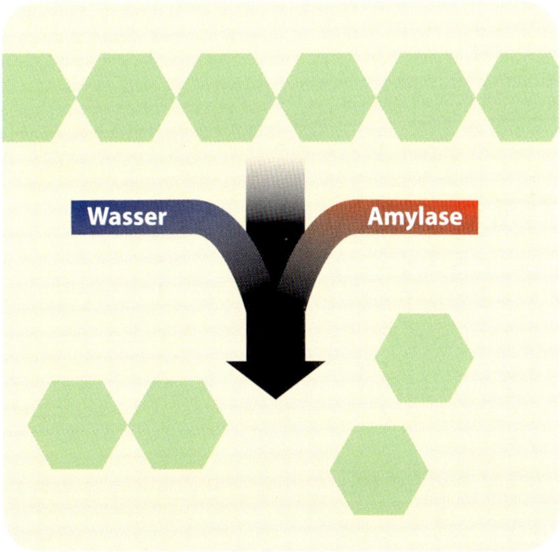

Im Magen ist es so sauer, dass die Speichelamylase nicht mehr arbeiten kann. Beim Durchmischen des Speisebreis mit dem sauren Magensaft verliert sie ihre Wirksamkeit.

Erst im oberen Teil des Dünndarms - dem Zwölffingerdarm - werden die noch vorhandenen Poly- und Disaccharide bis zu den entsprechenden Monosacchariden gespalten.

Dazu liefert die Bauchspeicheldrüse ein weiteres Enzym, die Pankreasamylase. Sie spaltet, zusammen mit einer von der Dünndarmwand abgegebenen Amylase, die restliche Stärke in Doppelzucker. Disaccharidasen aus der Dünndarmwand spalten danach alle Disaccharide zu Monosacchariden. Diese gelangen dann über die Darmwand ins Blut. Dieser Vorgang heißt Resorption.

Endprodukte der Kohlenhydratverdauung sind Monosaccharide:

- Glucose,
- Fructose,
- Galactose.

Bild 1: Die Kohlenhydratverdauung: Spaltung zu Monosacchariden

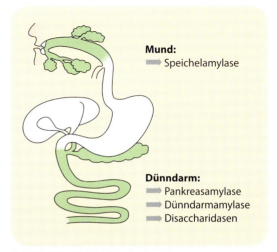

Bild 2: Die Kohlenhydratverdauung: beteiligte Organe und Enzyme

2.4.2 Der Kohlenhydratstoffwechsel

Monosaccharide werden in den Zellen zunächst zu dem kleinen Baustein „aktive Essigsäure" abgebaut.

Daraus kann:
- im Citratcyclus (s. S. 355) Energie gewonnen werden. Als Nebenprodukte entstehen dann CO_2 und Wasser.
- bei zu großem Angebot Fett aufgebaut und danach in Fettzellen gespeichert werden.

Außerdem kann aus Monosacchariden Glykogen aufgebaut und in Leber und Muskeln gespeichert werden.

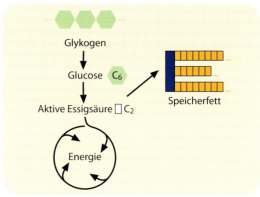

Bild 1:
Die Wege des Kohlenhydratstoffwechsels

👁 Auf einen Blick

Kohlenhydrate entstehen bei der Fotosynthese, sind also eigentlich in Nahrung umgewandelte Sonnenenergie. Aus ihnen werden andere Nährstoffe gebildet.

TAB. 1: KOHLENHYDRATE AUF EINEN BLICK

	MONOSACCHARIDE	DISACCHARIDE	POLYSACCHARIDE
AUFBAU	Einfache Bausteine	Aus zwei Monosacchariden unter Wasserabspaltung gebildet	Aus Tausenden Monosacchariden unter Wasserabspaltung gebildet
VERTRETER	Glucose Fructose Galactose	Maltose (2 x Glucose) Lactose (Glucose + Galactose) Saccharose (Glucose + Fructose)	Stärke Dextrine Glykogen Cellulose
EIGENSCHAFTEN	Wasserlöslich, leicht bis stark süß schmeckend	Wasserlöslich, leicht bis stärker süß schmeckend	Meist wasserunlöslich, nicht süß schmeckend
AUFGABEN	Hauptsächlich Energiespender	Hauptsächlich Energiespender	Stärke, Dextrine und Glykogen: hauptsächlich Energiespender, Cellulose: Ballaststoff

2 Kohlenhydrate – Energie der ersten Stunde

Und jetzt Sie!!!

1. Suchen Sie mithilfe der Nährwerttabelle (ab Seite 464) aus verschiedenen Lebensmittelgruppen zehn Lebensmittel mit hohem Kohlenhydratgehalt heraus. Überlegen Sie, welche Kohlenhydrate wohl jeweils darin enthalten sind.

2. Nehmen Sie Stellung zu folgender Behauptung: „Glucose ist für uns nutzbar gemachte Sonnenenergie".

3. Was versteht man unter dem so genannten „Kreislauf des Lebens"? Fertigen Sie eine erklärende Zeichnung dazu und geben Sie eine Reaktionsgleichung dazu an.

4. Bilden Sie Saccharose aus den entsprechenden Monosaccharidbausteinen. Verwenden Sie dazu die angegebenen schematischen Symbole und erstellen Sie damit die entsprechende Gleichung.

5. Die Bildung von Maltose aus Getreide ist sowohl im Organismus, als auch in der Lebensmittelherstellung, ein wichtiger Prozess. Belegen Sie diese Aussage anhand von zwei Beispielen.

6. Lactose wird bei der Verdauung in Monosaccharide gespalten. Zeigen Sie diesen Vorgang mithilfe einer Gleichung und benennen Sie das zuständige Enzym.

7. Polysaccharide bestehen aus Glucose. Worin liegt der Unterschied im chemischen Aufbau von Amylose, Glykogen und Cellulose? Fertigen Sie zu jedem dieser Polysaccharide eine Schemazeichnung an.

8. „Gut gekaut ist halb verdaut". Erläutern Sie diese Volksweisheit am Beispiel der Kohlenhydratverdauung.

9. Zu viel Süßes macht dick! Erläutern Sie diese Tatsache am Stoffwechselschema auf der vorigen Seite.

10. Für Rätselfreunde: Setzen Sie die richtigen Buchstaben in der angegebenen Reihenfolge aneinander.

Gesucht werden:
Malocher, die Druck machen und bremsen können, an denen man sich festbeißen und mit denen man satt werden kann.
Kurz: Allrounder, von denen wir viel mehr gebrauchen könnten – dabei haben sie nicht einmal einen schönen Namen abbekommen.

a) Grundnahrungsmittel, das es ohne Stärke nicht einmal gäbe. 1. von 4 Buchstaben.

b) Buchstabe, durch das sich das Enzym von dem Stoff unterscheidet, den es spaltet.

c) Erstes Kohlenhydrat beim Menschen. Auch in Joghurt und Käse zu finden. 1. von 7 Buchstaben.

d) Macht es nicht nur warm bei uns, sondern sorgt auch dafür, dass wir nicht verhungern. 1. von 5 Buchstaben.

e) Der größere der Stärkebausteine. 9. von 11 Buchstaben.

f) Alle Kohlenhydrate „enden" damit. 1. von 3 Buchstaben.

g) Macht Obst süß – und heißt deshalb auch so. 1. von 12 Buchstaben.

h) Was alle Lebewesen ständig brauchen, um zu überleben. 1. von 7 Buchstaben

Richtige Reihenfolge der Buchstaben:
a, b, c, c, b, d, e, d, e, f, g, g, h.

InfoPlus

Warum sind Mono- und Disaccharide wasserlöslich, Polysaccharide aber nicht?

Alle Kohlenhydrate haben die Hydroxylgruppe (-OH) in ihrem Molekül. Sauerstoff (O) zieht dabei das gemeinsame Elektronenpaar stärker zu sich her als Wasserstoff (H).
Da Elektronen negative Teilchen sind, wird der Sauerstoff „negativer". Dem Wasserstoff fehlen diese negativen Teilchen - er wird „positiver". Man symbolisiert diese ungleiche Verteilung der Ladungen mit:

$$O^{\delta-} \blacktriangleright H^{\delta+}$$

Es gibt zwei verschiedene Pole. Das bedeutet:

Eine Hydroxylgruppe ist polar.
Auch das Wassermolekül ist wegen der ungleichen Verteilung der Elektronen zwischen Sauerstoff und Wasserstoff polar.

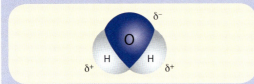

Bild 1: Wassermolekül

Da negative und positive Teilchen einander anziehen, lagert sich Wasser an die Hydroxylgruppen der Kohlenhydrate an – das Molekül ist wasserlöslich.

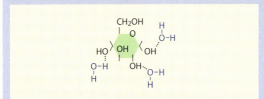

Bild 2: Glucose ist wasserlöslich

Bei der Verknüpfung von Monosacchariden zu Polysacchariden entsteht aus zwei polaren Hydroxylgruppen eine - unpolare - Sauerstoffbrücke. Das Wasser kann sich dort nicht mehr anlagern. Polysaccharide sind daher nicht mehr wasserlöslich.

Wie weist man Stärke nach?

Stärke bildet schraubenförmig aufgerollte Moleküle. Jod passt von seinen Löslichkeitseigenschaften und von seiner Größe her genau in den Innenraum dieser Schraube hinein. Diese Einlagerung ist als Blaufärbung zu beobachten.

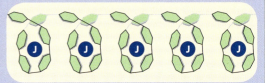

Bild 3: Jod lagert sich ins Stärkemolekül ein

Bei Amylose liegen die einzelnen Windungen der Spirale am dichtesten beieinander. Mit Jod entsteht daher eine dunkelblaue Färbung. Amylopektin färbt sich mit Jod blauviolett. Bei Glykogen liegen die Windungen wegen der vielen Verzweigungen am weitesten auseinander. Es färbt sich mit Jod nur braun. Kurzkettige Kohlenhydrate und die Cellulose bilden keine Schraubenform. Mit Jod reagieren sie deshalb nicht.

Warum wirkt Lactose als (mildes) Abführmittel?

Wegen ihrer vielen Hydroxylgruppen sind Mono- und Disaccharide nicht nur wasserlöslich, sondern ziehen Wasser regelrecht an sich. Man sagt, sie sind hygroskopisch.

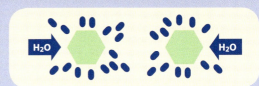

Bild 4: Lactose wirkt hygroskopisch

Lactose wird langsamer resorbiert als andere Zucker, bleibt also länger im Darm. Dort lagert sie Wasser an. Eine größere Menge Lactose kann nun nicht mehr resorbiert werden, bevor sie durch die Darmbewegung weitertransportiert wird. Sie wird daher über den Darm ausgeschieden und nimmt das angelagerte Wasser mit. Für Erwachsene wird maximal ein Esslöffel pro Tag empfohlen.

2 Kohlenhydrate – Energie der ersten Stunde

InfoPlus

Warum färben sich einige Kohlenhydrate mit Fehling'scher Lösung rotbraun, andere aber nicht?

Die Fehling'sche Reaktion ist eigentlich ein Nachweis für die Aldehydgruppe:

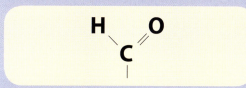

Bild 1: Aldehydgruppe

Die ringförmige Struktur der Glucose kann sich in wässriger Lösung öffnen. Dabei entsteht eine Kette mit einer Aldehydgruppe.

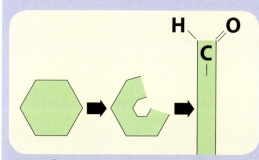

Bild 2: Öffnung der Ringstruktur in wässriger Lösung

Das Fehling'sche Reagenz besteht aus einem Kupfersalz in alkalischer Lösung. Es reagiert mit der Aldehydgruppe unter Bildung von rotbraunem Kupferoxid.

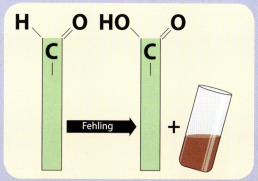

Bild 3: Glucose → Gluconsäure + Kupferoxid

Alle Kohlenhydrate, deren Ringform sich zu einem Aldehyd öffnen lassen, reagieren mit Fehling'scher Lösung. Das sind:
- Alle Monosaccharide
- Maltose und Lactose.

Bei der Bildung von Saccharose reagieren Glucose und Fructose genau an den Stellen miteinander, an denen sich sonst die Ringform öffnen könnte.

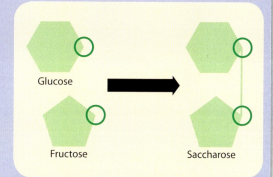

Bild 4: Bildung von Saccharose

Saccharose reagiert deshalb nicht mit Fehling'scher Lösung.
Bei der Bildung von Polysacchariden aus Glucose erfolgt die Verknüpfung ebenfalls an den Stellen, an denen normalerweise die Ringöffnung erfolgen könnte.

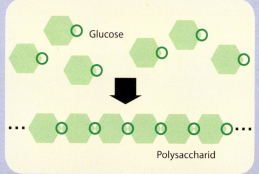

Bild 5: Bildung eines Polysaccharids

Polysaccharide reagieren also auch nicht mit Fehling'scher Lösung.

3 Feingebäck

Kuchen, Kekse, Torten - sie sind die vornehmen Verwandten von Brot mit einem feineren Geschmack und mürberer Struktur. Damit diese Art Gebäck nach Wunsch gelingt, sind neben den Grundbestandteilen Mehl und Wasser noch weitere Zutaten erforderlich.

- Fett macht das Gebäck mürbe und verfeinert die Krume.

- Eier haben wegen des im Dotter enthaltenen Lecithins eine emulgierende und mürbe machende Wirkung.

- Zucker fördert bei Hefegebäck die Gärung und begünstigt die Aromabildung.

Was ist gleich – was ist anders?
Im Prinzip läuft die Herstellung von Feingebäck nach dem gleichen Muster wie die vom Brot. Unterschiede bestehen dagegen in der Art der Teiglockerung.

Von den uns bislang bekannten Mitteln verwendet man für Feingebäck nur die Hefe. Sauerteig ist zu kräftig im Geschmack und würde das feine Aroma dieser Backwaren stören.

Teiglockerung bei Feingebäck
Außer Hefe gibt es noch eine Reihe verschiedener Triebmittel:

Backpulver
Die Verwendung von Backpulver ist wohl die bequemste Art, einen Teig zu lockern. Es ist ein Gemisch aus Natriumbicarbonat (Natron) und einem sauer reagierenden Bestandteil, z. B. Weinsäure. Während des Backens spaltet das Carbonat unter Einwirkung der Säure Kohlendioxid ab. Das in winzigen Gasbläschen entstehende CO_2 dehnt sich durch die Wärmeeinwirkung aus, treibt den Teig hoch und sorgt für die lockere Beschaffenheit des fertigen Gebäcks.

Natron + Säure = Kohlendioxid + Natriumtartrat

Backpulver ist – anders als biologische Triebmittel - sehr gut haltbar. Es ist sehr beliebt, weil seine Dosierung einfach und die Teigbereitung innerhalb kurzer Zeit möglich ist. Ein „Gehen lassen" wie bei der Hefe ist nicht nötig.
Backpulver ist relativ geschmacksneutral. Eine besondere Geschmacksnote wie bei Hefegebäck lässt sich daher mit ihm nicht erzielen.

Tipps

CO_2 entwickelt sich bereits durch Zugabe von Flüssigkeit. Das Backpulver daher erst zum Schluss zugeben, damit CO_2 nicht zu früh entsteht und unwirksam „verpufft".

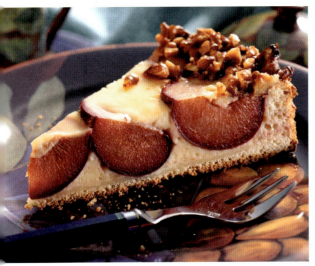

Bild 1: Pflaumenkuchen

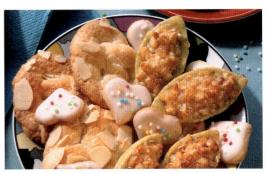

Bild 2: Weihnachtsgebäck

3 Feingebäck

Hirschhornsalz
Es ist ein Gemisch aus Ammoniumcarbonat und Ammoniumcarbamat. Das weiße Pulver riecht stark nach Ammoniak und hat einen laugenartigen Geschmack. Man verwendet es daher nur für stark gewürztes Gebäck. Beim Erhitzen werden aus dem Substanzgemisch Kohlendioxid, Ammoniak und Wasser freigesetzt.

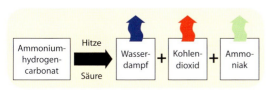

Bild 1: Wirkung von Hirschhornsalz

Pottasche
Für sehr schwere Teige (Lebkuchen, Honigkuchen) verwendet man manchmal auch heute noch Pottasche (Kaliumcarbonat, K_2CO_3). Beim Ruhen des Teiges bildet sich darin Milchsäure. Die Reaktion der Säure mit dem Kaliumcarbonat lässt Kohlendioxid entstehen.

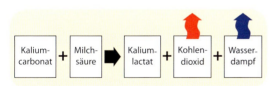

Bild 2: Wirkung von Pottasche

Rührteig – ein klassischer Kuchenteig
Beim Herstellen ist das sorgfältige Verrühren aller Zutaten wichtig für das Gelingen. So gelangt viel Luft unter die Masse, und das Gebackene wird locker und leicht. Zu Urgroßmutters Zeiten wurde bis zu einer Stunde gerührt. Küchenmaschine oder Handrührgerät erledigen diese Arbeit heute in etwa fünf Minuten.

Wann wird Backpulver benötigt?
Nicht jedem Rührteig wird Backpulver beigemischt. Bei einem hohen Fettanteil, wenn Butter- und Mehlmenge etwa gleich groß sind, hat der Teig genügend Eigenlockerung. Sind Butter- und Zuckeranteil zusammen der beigefügten Mehlmenge entsprechend, muss Backpulver zugesetzt werden.

Rezept

RÜHRTEIG – DAS GRUNDREZEPT

Alle Zutaten sollten Raumtemperatur haben. Es kann sonst zum Ausflocken des Fettes kommen.

200 g Butter, 200 g Zucker, 1 Päckchen Vanillinzucker, 3 Eier, 1/8 l Milch, 250 g Mehl, 250 g Stärkemehl, 1 Päckchen Backpulver.

1. Das weiche Fett schaumig rühren, dabei nach und nach Zucker und Vanillinzucker einrieseln lassen.
2. Die Eier aufschlagen, einzeln zugeben und jeweils gut unterrühren.
3. Gesiebtes, mit Backpulver vermischtes Mehl abwechselnd mit der Flüssigkeit hinzufügen. Der fertige Teig soll schwerreißend vom Löffel fallen.
4. Sofort danach in einer gefetteten Kuchenform oder auf dem gefetteten Backblech abbacken. In den ersten 15-20 Minuten den Backofen nicht öffnen, um das Hochgehen des Teiges nicht zu stören.

Garprobe
Mit einem Holzstäbchen dort tief einstechen, wo der Teig am dicksten ist. Haftet kein Teig am Stäbchen, ist der Kuchen gar.

Und jetzt Sie!!!

1. Nennen Sie drei Zutaten, die Feingebäck von Brot unterscheiden. In welcher Weise beeinflussen sie die Qualität der Backwaren?

2.1. Nennen Sie einen Vorteil und einen Nachteil von Backpulver im Vergleich zu Hefe.

2.2. Welche chemische Verbindung entsteht bei beiden Lockerungsmitteln? Erläutern Sie ihre Wirkungsweise.

3. Diskutieren Sie die Eignung von Lockerungsmitteln wie Hefe, Sauerteig und Backpulver für folgende Gebäcke: Kirschkuchen, Marmorkuchen und Roggenbrötchen und begründen Sie Ihre Meinung jeweils.

4 Zucker

Im Unterschied zu anderen Lebensmitteln ist die Verwendung von Zucker in der Küche noch verhältnismäßig jung. Zwar kam bereits zurzeit der Indienfeldzüge Alexanders des Großen (300 v. Chr.) Kunde vom süßen Zuckerrohr nach Europa, bis etwa zum 18. Jahrhundert aber stand in unserem Kulturkreis ausschließlich Honig als süßes Lebensmittel zur Verfügung. Allerdings auch nicht jedem, denn Honig war früher sehr teuer und nur den Wohlhabenden vorbehalten. Erst nachdem man vor ca. 200 Jahren den Zuckergehalt der Runkelrübe entdeckt hatte, hielt der Zucker allgemein Einzug in die Küche.

Stationen der Verarbeitung
1. Waschen der Rüben und Zerkleinern in Schnitzelmaschinen.
2. Auslaugen der Schnitzel mit Wasser, zuckerhaltiger Rohsaft entsteht.
3. Abtrennen von Nichtzucker-Anteilen (Eiweiß, organische Säuren, Phosphorsäure), Zucker bleibt als Dünnsaft (12-14 %-ig) in Lösung.
4. Eindampfen zum Dicksaft (60-70 %-ig).
5. Abtrennen des Sirups durch Zentrifugieren. Zurück bleibt bräunlicher Rohzucker.
6. Reinigen des Rohzuckers von anhaftenden Siupresten durch Behandeln mit Wasserdampf. Weißzucker entsteht.

Die während der Verarbeitung verwendeten Hilfsmittel wie Kalk und Kohlendioxid sind im fertigen Produkt nicht mehr enthalten.

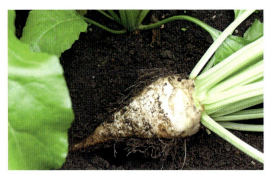

Bild 1: Zuckerrüben – kurz vor der Ernte

Info

▶ **REINHEITSGRADE VON ZUCKER**

Weißzucker
Zucker einfacher Qualität,
mit weißer bis gelbstichiger Farbe.
Raffinade
Zucker bester Qualität,
gewonnen aus Weißzucker
durch nochmaliges Reinigen (Raffination).

4.1 Gewinnung von Zucker

Rohstoff für die industrielle Gewinnung von Zucker ist bei uns die Zuckerrübe, eine Veredelung der Runkelrübe. In Deutschland werden pro Jahr knapp 4 Mio. Tonnen Zucker erzeugt.

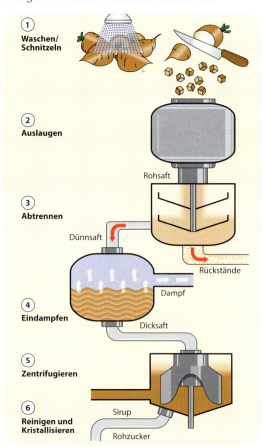

Bild 2: Schema der Zuckergewinnung

4.2 Die wichtigsten Zuckersorten

TAB. 1: ZUCKERSORTEN

HAUSHALTSZUCKER (KRISTALLZUCKER)	Der klassische „Küchenzucker": lose, deutlich ausgebildeten Kristalle; in verschieden großen Körnungen zu haben. Verwendung: Zubereiten von Speisen und Gebäck, Süßen von Getränken.
WÜRFELZUCKER	Feucht gepresster Kristallzucker Verwendung: Süßen von Getränken – vor allem Kaffee.
HAGELZUCKER	Hagelkornähnlich aussehender Zucker, hergestellt durch Granulieren (Körnen) von Haushaltsraffinade. Verwendung: Als Dekor zum Bestreuen von Gebäck und Süßspeisen.
PUDERZUCKER	Feinst vermahlener Kristallzucker Verwendung: Für Backwaren und Mehlspeisen, zum Bestreuen, für Glasuren.
KANDIS	Raffinadezucker in großen Kristallen, entsteht durch langsame Kristallisation aus hoch konzentrierten Zuckerlösungen. Es gibt weißen und braunen Kandis. Verwendung: Süßen von Getränken - vor allem Tee.
EINMACHZUCKER	Grobkristalline Raffinade Verwendung: Zum Einmachen, die großen Kristalle lösen sich beim Erhitzen des Einmachgutes nur langsam auf; ein Schäumen tritt daher nicht auf.
GELIERZUCKER	Gemisch aus Kristallzucker mit Geliermitteln und Obstsäure – z. B. Zitronensäure. Geliert sehr schnell; Aroma, Farbe und Vitamine der Früchte bleiben gut erhalten. Verwendung: Herstellen von Konfitüren, Marmeladen und Gelees.

Weitere Zuckerspezialitäten

Braunzucker: Kristallzucker mit anhaftenden Sirupresten von Rohzucker.
Verwendung: Süßspeisen, Backwaren, Getränke, Müsli

Invertzucker: Gemisch aus gleichen Teilen Trauben- und Fruchtzucker. Durch Kochen von Stärke mit Säuren gewonnen.
Verwendung: Kunsthonig, Marmeladen.

Stärkesirup: Aus stärkehaltigen Rohstoffen (Mais, Kartoffeln) durch Einwirken von Säuren oder Enzymen hergestellt. Man unterscheidet Maltose- und Glucosesirup.
Verwendung: Getränke, Süßwaren, Kunsthonig, Marzipan, Konfitüren, Likör.

Vanillinzucker: Gemisch aus fein vermahlenem Kristallzucker mit Vanillin.
Verwendung: Süßspeisen, Back- und Konditoreiwaren.

Tipps

LAGERUNG
Zucker wird leicht feucht; er zieht die Feuchtigkeit an und wird dadurch klumpig. Außerdem nimmt er leicht Fremdgerüche an.
Am besten in der handelsüblichen Verpackung in luftigen, trockenen Vorratsschränken und fern von stark riechenden Lebensmitteln lagern. So ist Zucker nahezu unbegrenzt haltbar.

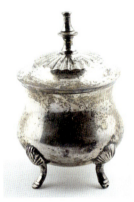

Bild 1: Früher bewahrte man den „Luxusartikel" Zucker in verschließbaren Gold- und Silberdosen auf

Zuckerverbrauch

Früher nur den Reichen vorbehalten ist der Verzehr von Zucker und zuckerhaltigen Lebensmitteln heute für jedermann selbstverständlich – zu selbstverständlich nach Meinung von Ernährungswissenschaftlern. Mit gut 35 Kilogramm pro Kopf und Jahr liegt der Zuckerkonsum in der Bundesrepublik Deutschland nämlich reichlich hoch.

TAB. 1: ZUCKERVERBRAUCH IN EINIGEN LÄNDERN (2013/14)

LAND	VERBRAUCH (kg PRO KOPF)
Brasilien	64,0
Australien	59,8
Schweiz	46,5
Russland	41,2
EU	38,0
USA	34,0
Indien	21,1
China	12,0

Quelle: Wirtschaftliche Vereinigung Zucker

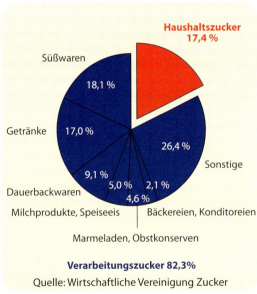

Bild 2: Verwendung der heimischen Zuckerproduktion bei der Herstellung von Lebensmitteln und im Haushalt

4.3 Zucker in der Diskussion

Zucker und sein Einfluss auf die Gesundheit ist ein Thema, das immer wieder diskutiert wird.

Preisfrage: Sollte eine gesunde Ernährung auf Zucker verzichten?

In dieser Frage gehen die Meinungen weit auseinander.
- Die einen, z. B. die Befürworter der Vollwertkost, möchten Zucker am liebsten total aus der Küche verbannen. Sie verteufeln ihn als „leeren Kalorienträger", als hochraffiniertes und damit „totes" Nahrungsmittel. Ihre Empfehlung: statt Zucker nur noch mit Honig süßen.
- Für andere gehört Zucker ganz selbstverständlich als nicht zu ersetzender Geschmacksstoff mit zu den Grundzutaten beim Bereiten von Süßspeisen, Gebäck, Konfitüren und Gelees.

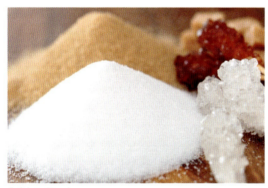

Bild 1: Zuckersorten

An welcher Auffassung soll man sich nun orientieren?

Zunächst einmal haben die Zuckerkritiker insoweit recht, dass Zucker in der Tat nichts weiter als Energie enthält - in Form von Saccharose. Andere Nähr- oder Wirkstoffe sind nicht enthalten, auch nicht in Spuren.
Der von Vollwertköstlern empfohlene Honig weist dagegen messbare Mengen an Vitaminen und Mineralstoffen auf. Wir könnten in unserer Ernährung also auf Zucker total verzichten, ohne gesundheitlichen Schaden zu nehmen. Mit dieser Behauptung tut man dem Zucker ganz sicher nicht unrecht.

Warum also nicht einfach auf Zucker verzichten?
Der Grund dafür, dass die meisten Menschen das nicht tun: Sie wollen sich nicht nur gesund ernähren, sondern auch schmackhafte Speisen genießen – und als süßer Geschmacksstoff ist Zucker nur sehr begrenzt zu ersetzen. Ein mit Honig gebackener Kuchen schmeckt anders als herkömmlich zubereitetes Gebäck und ist nicht jedermanns Geschmack.

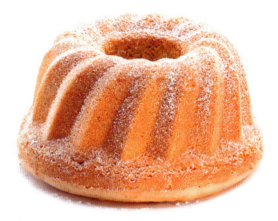

Bild 2: Gugelhupf

Und die Empfehlung?
Um den Gesichtspunkt „gesunde Ernährung" und den Wunsch nach schmackhafter Zubereitung miteinander in Einklang zu bringen, empfiehlt sich: Kein Totalverzicht, aber Zuckerkonsum in Maßen, wenn es aus geschmacklichen Gründen nötig ist.
Oder in Zahlen ausgedrückt: Zur Zeit liegt der Verzehr von Zucker - in reiner Form und als Bestandteil von Lebensmitteln - bei insgesamt rund 94 Gramm pro Tag. Er sollte auf täglich 50 bis 60 Gramm gesenkt werden.

TAB. 1: ZUCKERGEHALT VON LEBENSMITTELN

PRODUKT	GEHALT (%)
Hartkaramellen	95
Lakritz	78
Konfitüren	60
Tomatenketchup	30
Fertigmüsli	20 – 30
Milchspeiseeis	15
Limonaden, Colagetränke	12

4.4 Küchentechnische Bedeutung von Zucker

Je nach Art der Speise und nach Zubereitungsverfahren wählt man unterschiedliche Zuckersorten aus:
- Bei geringem Wassergehalt der Nahrungsmittel und nur kurzer Zubereitungszeit, zum Beispiel beim Herstellen von Marzipan oder Bereiten von Glasuren, ist Puderzucker am besten geeignet.
- Normalerweise liegen die Wassergehalte aber hinreichend hoch, sodass mit Haushaltszucker gesüßt werden kann, zum Beispiel beim Bereiten von Süßspeisen, Gebäck oder beim Süßen von Getränken.
- Bei langer Zubereitungszeit und hohem Wassergehalt verwendet man meist groben Kristallzucker, der sich nur langsam auflöst, zum Beispiel beim „Marmeladekochen" oder Einmachen.

Haltbarmachen von Obst
Mithilfe von Zucker kann man Obst haltbar machen, z. B. in Form von Konfitüren, Marmeladen oder Gelees.
Eine Hauptursache für den Verderb von Lebensmitteln ist das Wachstum von Mikroorganismen. Dieses Wachstum ist jedoch nur bei einem Mindestgehalt an frei verfügbarer Flüssigkeit möglich. Der Zucker nun bindet die im Obst enthaltene Flüssigkeit so stark, dass sich Mikroorganismen kaum entwickeln können.

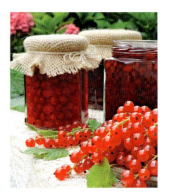

Bild 2:
Marmelade und Konfitüre

Karamell als Geschmacksstoff
Beim trockenen Erhitzen schmilzt Zucker. Erhitzt man die Schmelze weiter, so färbt sie sich nach und nach braun und entwickelt dabei fein duftende Aromastoffe. Gleichzeitig verringert sich die Süßkraft des Zuckers. Man bezeichnet diesen Vorgang als Karamellisierung. Karamell dient beim Bereiten von Süßspeisen und dem Herstellen von Krokant als Geschmacksstoff.

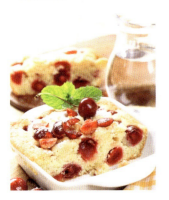

Bild 1:
Süße Aufläufe sind vor allem bei Kindern beliebt

Info
▶ **BRAUNER ZUCKER**

Viele Verbraucher bevorzugen braunen Zucker. Sie halten ihn für gesünder und bekömmlicher als weißen. Das ist ein Irrglaube! Brauner Zucker ist weniger gründlich gereinigt als weißer. Seine braune Farbe kommt durch Rückstände von Melasse zustande. Außerdem kann er Schadstoffe enthalten. Der Gehalt an Mineralstoffen und Vitaminen ist entgegen der landläufigen Meinung nicht höher als bei weißem Zucker.

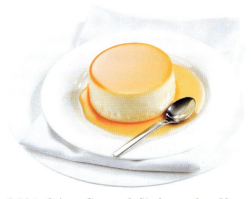

Bild 3: Crème Caramel: Sie kann ohne Verwendung von Zucker nicht zubereitet werden

4.5 Honig

Honig ist ein Naturprodukt, das diese Bezeichnung auch verdient. Im Bienenstock entsteht er ohne künstlichen Eingriff, allein durch den sprichwörtlichen Fleiß seiner Bewohner.
Bienen sammeln Blütennektar und speichern ihn in ihrem Honigmagen. Im Stock nimmt eine andere Biene den Mageninhalt auf, speichert ihn ihrerseits und verteilt ihn weiter. Etwa 30 bis 40 Honigmägen werden auf diese Weise durchlaufen. Dabei wirken ständig körpereigene Enzyme der Bienen ein – bis Bienenhonig entsteht. Er wird als Vorrat in den Waben gespeichert.
Erst wenn er ganz ausgereift ist, wird der Honig aus den Waben entfernt und von winzigen Pflanzengewebeteilchen und Wachspartikeln befreit. Mehr darf nicht mit ihm geschehen. Ihm dürfen weder fremde Stoffe zugesetzt noch natürliche Bestandteile entzogen werden.

4.5.1 Gewinnung
Je nach Art der Gewinnung unterscheidet man unterschiedliche Honigsorten:

Scheiben- oder Wabenhonig
Er befindet sich noch in den von den Bienen gebauten und verdeckelten Waben. Die Waben werden geschnitten und portionsweise in den Handel gebracht. Scheiben- oder Wabenhonig gilt als besonders teure Honig-Spezialität.

Schleuderhonig
Er wird mittels Zentrifuge aus den Waben ausgeschleudert. Nach dieser Methode wird Honig heute hauptsächlich gewonnen.

Presshonig
Er wird aus den Waben durch Pressen gewonnen. Diese Sorte ist am geringwertigsten.

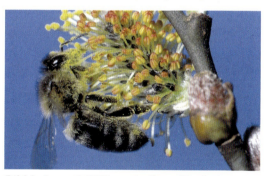

Bild 2: Je nach Blütenart gibt es Honig in unterschiedlichen Geschmacksrichtungen

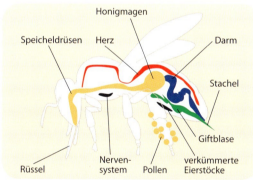

Bild 1: Bienenarbeiterin: Ihr Organismus ist auf das Sammeln und Speichern von Nektar ausgerichtet

Info
▶ **DAS BESONDERE AN HONIG**
Schon seit dem Altertum gilt Honig als Heilmittel, und so manche Großmutter schwört noch heute bei Erkältungen auf eine „Tasse warme Milch mit Honig".
Nicht ganz zu Unrecht, denn mit den Bienensekreten gelangen geringe Mengen Immunstoffe in den Honig, die ihm eine gewisse antibakterielle Wirkung verleihen.

Tipps
LAGERUNG VON HONIG

Honig muss vor Licht- und Wärmeeinwirkung geschützt werden. Nur so ist sichergestellt, dass die empfindlichen Aromastoffe keinen Schaden nehmen. Die beste Lagertemperatur für cremigen Honig ist 10 – 12 °C und 18 – 20 °C für flüssigen Honig. Unter solchen Bedingungen ist Honig ohne nennenswerte Qualitätseinbußen nahezu unbegrenzt lagerfähig.

4.5.2 Nährwert von Honig

Honig enthält im Unterschied zu Zucker neben Kohlenhydraten noch andere Inhaltsstoffe.
Er hat wegen des hohen Kohlenhydratgehaltes von etwa 80 % einen beträchtlichen Nährwert. Den Hauptbestandteil stellt dabei der Invertzucker dar - ein Gemisch aus gleichen Teilen der beiden Monosaccharide Glucose und Fructose. Er entsteht durch das von den Bienen abgesonderte Enzym Invertase. Es spaltet Saccharose in die beiden Einfachzucker.

Chemisch gesehen ist der Unterschied zur Saccharose des Haushaltszuckers also gar nicht so groß. Im Honig liegen die beiden Monosaccharide frei nebeneinander vor, in der Saccharose sind sie miteinander verknüpft.

Außerdem enthält Honig noch Mineralstoffe und – zwar geringe – aber messbare Mengen an Vitaminen.

Der Genusswert von Honig wird durch seine charakteristischen Aromastoffe ganz wesentlich mitbestimmt. Bislang hat man 120 Einzelstoffe des Honigaromas isoliert.

Info

▶ **WAS IST KUNSTHONIG?**

Man versteht darunter ein dem Honig ähnliches, aber künstlich hergestelltes Produkt, das als „Invertzucker-Creme" im Handel ist. Man gewinnt ihn aus Rohrzucker, der auf chemischem Wege in Glucose und Fructose aufgespalten wird. Das Mischen von Invertzucker-Creme mit Honig ist gesetzlich erlaubt. Der Prozentgehalt an Bienenhonig muss auf der Packung vermerkt sein.

4.6 Küchentechnische Bedeutung von Honig

In der traditionellen Küche wird Honig hauptsächlich als Brotaufstrich oder zum Bereiten bestimmter Gebäcke wie z. B. Lebkuchen verwendet.
Die Vollwertkost setzt Honig ganz allgemein als süßen Geschmacksstoff ein. Rezepte aus der Vollwertküche empfehlen ihn allerdings nur in verdünnter Form.

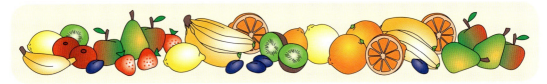

Und jetzt Sie!!!

1. **Errechnen Sie den durchschnittlichen täglichen Zuckerverbrauch des Bundesbürgers.** Wie viel Energie wird dem Organismus damit zugeführt?

2. **Wie viel Prozent ihres täglichen Energiebedarfs (8000 kJ) würde demnach eine Schülerin mit Zucker decken?** Beurteilen Sie diese Essgewohnheit vom ernährungsphysiologischen Standpunkt her.

3. **Erklären Sie jeweils die einzelnen Verarbeitungsschritte bei der Zuckergewinnung.**

4. **Unterscheiden Sie: Haushaltszucker, Gelierzucker, Brauner Zucker.**

5. **Nennen Sie Gemeinsamkeiten und Unterschiede von Glucose und Fructose.** Orientieren Sie sich dabei an den Stichworten: chemischer Aufbau, Eigenschaften, Vorkommen, Verwendung.

6. **Bei alternativen Kostformen wird häufig empfohlen, statt mit Zucker, mit Honig zu süßen.** Diskutieren Sie diese Empfehlung. Finden Sie Argumente für und gegen den Honig als Zuckerersatz.

5 Teigwaren

Angeblich soll die Nudel aus China zu uns gekommen sein. Es geht die Legende, Marco Polo, der Weltreisende, habe sie von dort mitgebracht. Wie dem auch sei, heute ist ganz sicher Italien das Nudelland. Wohl kaum einer beherrscht die „weiße Kunst" der Herstellung von Teigwaren so perfekt wie unsere südlichen Nachbarn. Es ist schon beeindruckend, welche Vielfalt sie zu bieten haben, und das aus so einfachen Zutaten wie Mehl, Wasser und eventuell noch Eiern.

Unterschied zwischen Teig- und Backwaren
Teigwaren unterscheiden sich von Backwaren in zwei Punkten:
- sie werden nicht gelockert,
- sie werden nicht gebacken.

Info
▶ **DEFINITION NACH DEM LEBENSMITTELGESETZ:**

„Teigwaren sind kochfertige Erzeugnisse, die
- aus Weizengrieß oder Weizenmehl (Ausmahlungsgrad höchstens 70 %),
- mit oder ohne Verwendung von Ei,
- durch Einteigen,
- ohne Anwendung eines Gärungs- oder Backverfahrens,
- nur durch Formen und Trocknen
- bei gewöhnlicher Temperatur oder mäßiger Wärme hergestellt werden."

5.1 Herstellung von Teigwaren

Als Rohstoff für die Herstellung von Teigwaren eignen sich ganz besonders Weizenmahlprodukte (Grieße, Dunste, Mehle) von Hartweizensorten (Durumweizen). Diese Sorten sind sehr kleberreich und binden daher Flüssigkeit besonders gut. Etwa 90 % aller deutschen Teigwaren werden daraus hergestellt.

Industrielle Bereitung von Teigwaren
1. Vermischen von Grieß, Dunst oder Mehl mit Wasser und Salz - bei Eierteigwaren zusätzlich noch mit Eiern.

2. In riesigen Trögen Verkneten aller Zutaten zu einem glatten Teig.

3. Wie es jetzt weitergeht, hängt davon ab, welche Art Nudel hergestellt werden soll:

- Für Walzwaren (z. B. Bandnudeln) wird der Teig hauchdünn ausgewalzt und danach in Bänder geschnitten.

- Für Presswaren (z. B. Spaghetti, Hörnchen) wird der Teig durch Formen gepresst.

4. Trocknen der Teigwaren. Wichtig dabei: Die Oberfläche darf nicht vor dem Inneren trocknen und erhärten; es käme sonst zu Spannungen im Teiggefüge und die Nudeln würden beim Kochen platzen. Trocknungszeit: Je nach Sorte bei 6 bis 10 Stunden.

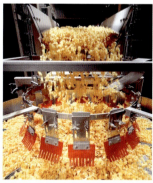

Bild 1: Nudelproduktion

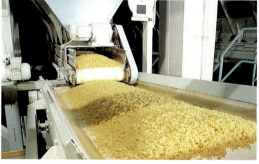

Bild 2: Nudeln auf dem Weg zur Verpackung

Nudeln aus eigener Herstellung $\qquad$ **Rezept**

Grundrezept	Nudelteig		
4 Eier 4-6 EL Wasser 1 TL Salz	in eine Schüssel geben alles miteinander verrühren	**Abwandlungen:** • ca. 5 EL pürierten Spinat unter den Teig mischen	
500 g Mehl	Auf ein Brett sieben, in der Mitte des Mehlberges eine Vertiefung eindrücken, die verrührten Eier hineingeben, das Mehl mit der Gabel nach und nach unterrühren, mit bemehlten Händen alles schnell durcharbeiten und verkneten, bis der Teig glatt ist. Er darf beim Durchschneiden keine Löcher mehr zeigen,	oder • ca. 4 EL Tomatenmark mit den Eiern verrühren. Teigverarbeitung: Teig in 6 Teile teilen, jeden Teil einzeln auf der bemehlten Arbeitsplatte ausrollen. Teigfladen zum Trocknen auf Küchentüchern ausbreiten. Sobald er nicht mehr klebt, kann der Teig geschnitten werden.	

5.2 Nudelsorten

Für Teigwaren sind genaue Qualitätsstufen festgelegt.

Grießnudeln
Sie werden aus normalem Weizengrieß oder -dunst ohne Eier hergestellt und sind als Teigwaren einfacher Qualität anzusehen.

Hartweizengrießnudeln
Bei ihrer Herstellung darf ausschließlich Hartweizengrieß verwendet werden. Sie haben daher beste Kocheigenschaften. Man erkennt sie an ihrer intensiven, bräunlich-gelben Farbe.

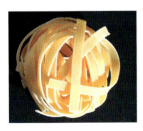

Bild 1: Bandnudeln

Eiernudeln
In Deutschland schätzt man die Eiernudel. Der Zusatz von Eiern macht die Nudeln besonders zart und locker.
Eiernudeln werden mit verschieden hohen Eigehalten in den Handel gebracht:
• Einfache Eiernudeln enthalten pro kg Grieß 2 ¼ Hühnereier.
• Eiernudeln mit hohem Eiergehalt enthalten pro kg Grieß 4 Hühnereier.
• Eiernudeln mit sehr hohem Eiergehalt enthalten pro kg Grieß 6 Hühnereier.

Info

▶ **WAS SIND FRISCHEINUDELN?**

Von der Rezeptur her sind sie ganz normale Eiernudeln, die es in den drei Qualitätsstufen mit normalem, hohem und sehr hohem Eiergehalt gibt. Einziger Unterschied: Es dürfen nur im Produktionsbetrieb frisch aufgeschlagene Eier verwendet werden.

Welche Nudeln für welchen Zweck?

Für die Verwendung in der Küche ist nicht nur die Qualität, sondern genauso die Form wichtig. Das leuchtet ein, wenn man sich nur einmal Fadennudeln als Beilage oder die langen Makkaroni im Eintopf vorstellt. Entsprechend ihrer Verwendung unterscheidet man drei Gruppen:

Gemüsenudeln
Zu ihnen gehören Bandnudeln und kurze, krause Nudeln wie z. B. Hörnchen. Sie dienen als Beilage, aber auch für Aufläufe und Eintöpfe.

Suppennudeln
Zu ihnen gehören z. B. Fadennudeln, Sternchen, und mit ihnen alle kleinen zarten Nudelformen. Man verwendet sie als Suppeneinlage.

Langware
Unter dieser Bezeichnung fasst man die stift- oder röhrenförmigen Teigwaren wie Spaghetti oder Makkaroni zusammen. Aber auch die plattenförmigen Lasagne-Nudeln gehören dazu. Sie werden mit Soßen als Hauptgericht verzehrt oder für Aufläufe verwendet.

InfoPlus

▶ **ITALIENISCHES NUDEL-ABC**

- **Bugatini:** fast spaghettidünne, hohle Langnudeln aus Vollkornweizen.
- **Cannelloni:** zu deutsch „dicke Röhren", aus Hartweizengrieß. Werden mit Fleisch oder Gemüsehack gefüllt und mit Käse überbacken.
- **Fettucine:** breite Bandnudeln aus Hartweizengrieß. Werden mit Soßen oder Fleisch verzehrt.
- **Penne:** kurze, hohle, schräg angeschnittene Nudeln aus Hartweizengrieß.
- **Tagliatelle:** schmale Bandnudeln aus Hartweizengrieß.
- **Tortellini:** knopfgroße gefüllte Teigtaschen, die ein italienischer Koch dem Nabel der Venus nachempfunden haben soll.

5.3 Nährwert von Nudeln

Nudeln sind nicht die Energiebomben, als die sie vielfach noch gelten. Sie enthalten zwar reichlich Kohlenhydrate, aber nur sehr wenig Fett. Der Energiegehalt von 100 g ungekochten Eiernudeln liegt daher auch nur bei 1573 kJ. Gemeinsam mit Brot, Kartoffeln und Reis sollen sie daher die Basis unserer Ernährung bilden und regelmäßig auf den Tisch kommen – in Portionen von 220 bis 270 Gramm (gekocht).
Es gibt Nudeln auch als Vollkornprodukte. Sie sind besonders reich an Mikronährstoffen.

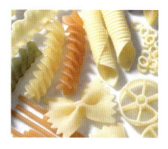

Bild 1: Nudelsorten

Noch einige Vorzüge von Nudeln:
- Sie sind vielseitig verwendbar, sowohl für pikante als auch für süße Gerichte.
- Wegen ihres geringen Wassergehaltes können sie lange gelagert werden.

Tipps für die Lagerung:
- Trocken und luftig, damit keine Feuchtigkeit aufgenommen werden kann.
- Fern von stark riechenden Lebensmitteln; sie nehmen leicht Fremdgerüche an.

Und jetzt Sie!!!

1. **Unterscheiden Sie: Frischei-Nudeln - Eiernudeln - Suppennudeln.** Können Suppennudeln auch Frischei-Nudeln sein? Erläutern Sie.

2. **Jeder Haushalt sollte einen Nahrungsmittelvorrat für Notsituationen haben.** Wie gut eignen sich für die Vorratshaltung: Roggenmischbrot, Knäckebrot, Frischei-Nudeln? Begründen Sie jeweils.

6 Reis

Mehr als die Hälfte der Erdbevölkerung ernährt sich von Reis. Für den Großteil dieser Menschen stellt Reis das „tägliche Brot" dar. Insbesondere die Asiaten sind große Reisesser. Sie verzehren jährlich pro Person ca. 90 kg und haben die Kochkunst rund um den Reis bis zur Meisterschaft entwickelt.

6.1 Anbau und Bearbeitung von Reis

Reis gedeiht nur in heißem Klima und auf natürlichem oder künstlich überflutetem Sumpfboden. Er wird daher in den tropischen und subtropischen Regionen Asiens und Amerikas kultiviert. Bei der Ernte werden die ein bis zwei Meter langen Halme geschnitten, gebündelt und anschließend gedroschen.

Aufbau des Reiskorns
Ein ausgereiftes Reiskorn ist außen von der harten Spelze (Hülse) umgeben. Frucht- und Samenschale sind zusammengewachsen und bilden gemeinsam mit der Aleuronschicht das sog. Silberhäutchen. Es umschließt den Stärkekörper und enthält als Inhaltsstoffe Proteine, Vitamine und Mineralstoffe.

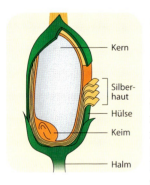
Bild 1: Schema des Reiskorns

Die 4 bis 8 mm langen Reiskörner sind nach der Ernte zunächst noch von der Spelze umgeben. Diese Rohfrucht bezeichnet man als Paddy-Reis. Der Paddy-Reis wird meist noch in den Erzeugerländern entspelzt und anschließend als Cargo-Reis in die Einfuhrländer transportiert, wo man ihn weiterverarbeitet. Je nach Art der Weiterverarbeitung unterscheidet man zwischen vier verschiedenen Reisprodukten.

Vollreis
Beim Gewinnen von Vollreis wird das Reiskorn nur enthülst. Es enthält noch Silberhäutchen und Keim mit seinen wertvollen Nähr- und Wirkstoffen. Wegen des hohen Fettgehaltes im Keimling ist Vollreis nur begrenzt lagerfähig.

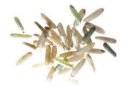
Bild 2: Vollreis

Weißreis
Bei der Verarbeitung zu Weißreis wird das Korn geschliffen und poliert. Silberhäutchen und Keim werden dabei entfernt. Trocken gelagert ist diese Art Reis jahrelang haltbar.

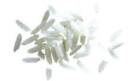
Bild 3: Weißreis

Parboiled-Reis
Dieser Reis wird noch in der Spelze unter Druck mit Dampf behandelt. Dabei wandern die wasserlöslichen Vitamine und Mineralstoffe aus dem Silberhäutchen ins Innere des Korns. Erst nach dieser Behandlung wird der Reis geschält und geschliffen. Parboiled-Reis ist daher nährstoffreicher als gewöhnlicher Weißreis.

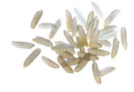
Bild 4: Parboiled-Reis

Schnellkochender Reis
So bezeichnet man Weißreis, der industriell vorgegart und danach wieder getrocknet wurde. Nach einer sehr kurzen Garzeit von 5 bis 10 Minuten ist dieser Reis bereits servierfertig.

Bild 5: Schnellkochender Reis

6.2 Küchentechnische Bedeutung von Reis

Die Kocheigenschaften einer Reissorte werden vor allem von ihrem Klebergehalt bestimmt. Kleberarme Sorten kochen weich, kleberreicher Reis wird beim Kochen körnig-trocken.

Langkorn- oder Patnareis
Diese Sorte hat lange, schlanke Körner und wird wegen des hohen Klebergehaltes beim Kochen weiß, trocken und körnig. Er eignet sich als Beilage zu Fleisch-, Fisch- oder Gemüsegerichten, als Suppeneinlage und als Hauptgericht, dann vermischt mit verschiedenen Zutaten.

Rundkorn- oder Milchreis
Diese Sorte hat dicke, runde Körner und wird wegen des geringen Klebergehaltes beim Kochen ziemlich weich. Rundkornreis findet bevorzugt für Breie, Pudding, süße Aufläufe und Reisklößchen Verwendung. Der Verzehr von Rundkornreis ist in der letzten Zeit ständig zurückgegangen. Er spielt im Vergleich zu Langkornreis keine große Rolle mehr.

Info

▶ **QUALITÄTSSTUFEN VON REIS**
Wichtig für die Qualität ist der Anteil an gebrochenen Körnern. Je mehr Bruch, desto mehr Stärke tritt beim Kochen aus und der Reis klebt.
- Spitzenreis enthält bis zu 5 % Bruch.
- Standardreis enthält bis zu 15 % Bruch.
- Haushaltsreis enthält bis zu 25 % Bruch.
- Bruchreis enthält bis zu 40 % Bruch.

Wie man Reis am besten lagert
Reis muss besonders trocken gelagert werden, denn er zieht Feuchtigkeit stark an. Totaler Luftabschluss bekommt ihm allerdings auch nicht, er wird dann leicht muffig. Am besten in den üblichen Verpackungen des Handels in luftigen Schränken oder Schüben lagern. Auf keinen Fall in Dosen oder Gläser umfüllen.

Zubereitung
Reis wird entweder in die kochende Flüssigkeit eingestreut oder erst in Fett angedünstet und dann nach Zugießen von Flüssigkeit gegart.

Tipps

ZUBEREITUNG VON REIS:

- **in einem Sieb unter fließendem Wasser waschen,**
- **während des Garens zum Auflockern gelegentlich umrühren,**
- **Vollreis benötigt eine längere Garzeit.**

6.3 Nährwert von Reis

Der Reiskonsum von uns Europäern liegt bei bescheidenen 1,7 kg pro Jahr. Dabei ist Reis nicht nur als Beilage, sondern auch in Form von Aufläufen, Salaten und Eintopfgerichten eine echte Alternative zu Kartoffeln und Nudeln – vor allem dann, wenn seine Vitamine und Mineralstoffe noch weitgehend erhalten sind.

TAB. 1 VERGLEICH – LANGKORN UND RUNDKORNREIS

	LANGKORNREIS (BRÜHREIS, PATNA)	RUNDKORNREIS (MILCHREIS)
Zusammensetzung	Kleberanteil höher	Stärkeanteil höher
Kocheigenschaften	Kocht körnig	Kocht breiig weich
Flüssigkeitsmenge	2 Tassen Flüssigkeit – 1 Tasse Reis	4 Tassen Flüssigkeit – 1 Tasse Reis
Garzeit Vollreis	30 – 35 Minuten	40 – 45 Minuten
Garzeit Weißreis	20 – 25 Minuten	30 – 35 Minuten

7 Kartoffeln

Kartoffeln sind ein Grundnahrungsmittel, das vom deutschen Küchenzettel nicht wegzudenken ist. Laut Statistik verzehrt jeder von uns rund 61 kg Kartoffeln pro Jahr.
Ursprünglich kommt die Kartoffel aus den südamerikanischen Andenhochländern. Die Spanier entdeckten dort auf ihren Eroberungszügen die großen Kartoffelkulturen der Inkas und brachten die nährstoffreiche Knolle mit nach Europa, wo zunächst keiner so recht etwas mit ihr anzufangen wusste. Man hegte sie zunächst als exotische Schönheit in fürstlichen Gärten. Ihrer sonderbaren Knollen wegen, die den begehrten Trüffelpilzen sehr ähnlich waren, nannte man sie kurzerhand „Taratufo", das ist die italienische Bezeichnung für Trüffel. Daraus entsteht dann später unser Wort „Kartoffel".

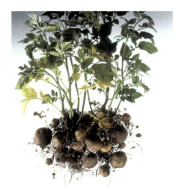

Bild 2: Kartoffelpflanze

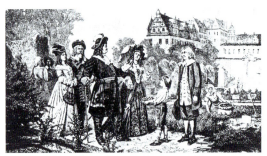

Bild 1: Erste Kartoffelernte im Schlossgarten des Kurfürsten Friedrich-Wilhelm in Berlin

7.1 Anbau und Reifezeit

Die Kartoffelpflanze gehört zu den Nachtschattengewächsen. Ihre Früchte sind ungenießbar. Sie enthalten das giftige Solanin. Essbar sind die unterirdisch austreibenden Knollen.

Der Erntezeitpunkt zählt
Je nach Reifezeit unterscheidet man drei Gruppen von Speisekartoffeln.

Speisefrühkartoffeln
Geerntet werden sie ab Anfang Juni bis Mitte August. Nach dem 10. August geerntete Kartoffeln dürfen nicht mehr unter dieser Bezeichnung vermarktet werden.
Sie sind wegen ihrer zarten Schale und ihres feinen Geschmacks besonders geschätzt. Zur Vorratshaltung sind Frühkartoffeln nicht geeignet. Sie enthalten relativ viel Wasser und sind daher leicht verderblich.

Mittelfrühe Kartoffeln
Sie werden ab Mitte August geerntet. Das Angebot ist zu dieser Zeit besonders vielfältig.

Mittelspäte bis sehr späte Sorten
Sie werden ab Mitte September geerntet und sind für die Vorratshaltung besonders geeignet.

7.2 Kochtypen, Sorten, Handelsklassen

Wer „kartoffelbewusst" ist, hat nicht nur eine Kartoffelsorte in seinem Vorrat, sondern für jeden Verwendungszweck die richtige.

Mehlig kochend
Diese Kartoffeln haben einen besonders hohen Stärkegehalt und sind nach dem Kochen relativ weich.

Fest kochend
Diese Kartoffeln besitzen ein festes Fleisch, das seine Festigkeit auch beim Kochen behält.

Vorwiegend fest kochend
Diese Kartoffeln sind zwar nach dem Kochen noch fest, lassen sich aber mit der Gabel ganz leicht zerteilen.

Auf einen Blick

TAB. 1: KARTOFFELN

SORTEN	KOCHTYP	VERWENDUNG	LAGERUNG
Frühe: Berber, Christa, Rita	vorwiegend fest kochend	Salzkartoffeln Pellkartoffeln	Eignen sich nur zur kurzfristigen Lagerung
Mittelfrühe und späte: Sieglinde, Nicola, Selma	fest kochend	Salzkartoffeln Bratkartoffeln Kartoffelsalat	Lagerung über einen längeren Zeitraum möglich, kühl und dunkel bei 4-8 °C
Agira, Desiree, Quarta, Secura, Solara	vorwiegend fest kochend	Salzkartoffeln Pellkartoffeln Bratkartoffeln	
Aula	mehlig kochend	Püree, Eintopf	

Handelsklassen
Speisekartoffeln dürfen nur nach den beiden gesetzlich festgelegten Handelsklassen verkauft werden. Für beide Klassen ist eine Mindestgröße von 30 Millimetern vorgeschrieben.

Klasse Extra
Die Kartoffeln müssen besonders sauber gewaschen, schalenfest und gleichmäßig sortiert sein. Höchstens 5 % eines Packungsinhaltes dürfen von dieser Norm abweichen. Fremde Bestandteile dürfen bis zu einem Prozent enthalten sein.

Klasse I
Kartoffeln dieser Qualität sind weniger gleichmäßig sortiert. Der Anteil abweichender Ware darf bis zu acht Prozent, der Anteil fremder Bestandteile wie Stängel oder Blätter darf bis zu zwei Prozent betragen.

Drillinge
Dies ist keine Handelsklasse. So werden besonders kleine Kartoffeln bezeichnet, mit einer Größe unter 30 Millimeter.

> **Info**
>
> ▶ **WAS AUF DER KARTOFFELPACKUNG STEHT:**
>
> - Handelsklasse
> - Name der Sorte, Kochtyp
> - Erzeugeranschrift
> - Bezeichnung „Speisekartoffeln" oder „Speisefrühkartoffeln"

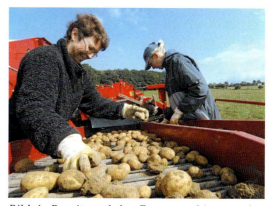

Bild 1: Bereits auf der Erntemaschine werden die Kartoffeln nach der Größe sortiert

Nährstoffschonende Lagerung

Aus Kartoffeln können sich neue Kartoffelpflanzen entwickeln – vorausgesetzt, die Wachstumsbedingungen sind günstig. In jeder einzelnen Knolle steckt also noch Leben; sie atmet wie jeder andere lebende Organismus auch. Kartoffeln sind daher in punkto Lagerbedingungen recht anspruchsvoll.

Grundsätzlich sollte man nur saubere und unbeschädigte Kartoffeln lagern und dabei auf Folgendes achten:

- Luft muss Zutritt haben. Größere Mengen daher am besten in Horden oder auf Lattenrosten lagern.
- Die zweckmäßige Lagertemperatur liegt zwischen +3 und +6 °C. Bei Temperaturen darüber beginnen die Kartoffeln zu keimen. Bei Temperaturen darunter bekommen sie einen süßen Geschmack.
- Möglichst dunkel lagern, denn Licht begünstigt das Auskeimen der Kartoffeln und schädigt außerdem lichtempfindliche Inhaltsstoffe wie z. B. Vitamin C.
- Trocken lagern, denn Feuchtigkeit begünstigt das Wachstum von Mikroorganismen; die Kartoffeln faulen.

Unter den beschriebenen Bedingungen bleiben Kartoffeln ca. 6 bis 8 Monate genießbar. Auch sachgemäße Lagerung kann allerdings gewisse Nährstoffverluste nicht verhindern.

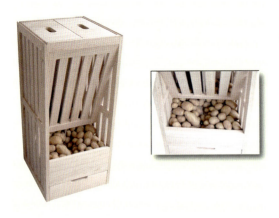

Bild 1: Zweckmäßige Kartoffelkiste

InfoPlus

▶ **WARUM KARTOFFELN BEI NIEDRIGEN TEMPERATUREN SÜSS WERDEN**

Bei Temperaturen unter +3 °C werden bestimmte Enzyme (Amylasen) aktiv und wirken sich auf den Geschmack aus. Amylasen sind Stoffe, die ständig kleine Mengen der Stärke in Zucker überführen. Normalerweise wird der Zucker sofort „veratmet" und reichert sich daher nicht in den Zellen an. Bei Temperaturen unter 5 °C geht die Atmungsaktivität zurück, der Zucker wird nicht mehr so schnell abgebaut und die Kartoffeln schmecken süß.

7.3 Nährwert von Kartoffeln

Die oft als „Dickmacher" angeprangerte Kartoffel ist ein hochwertiges Nahrungsmittel.

> **ZITRONE DES NORDENS**
>
> Das hat die Kartoffel zu bieten:
> Energieliefernde Stärke.
> **B-Vitamine und sogar Vitamin C.**
>
> Die meisten Vitamine sitzen unter der Schale. Kartoffeln also erst nach dem Garen schälen! Neue Kartoffeln können auch mit Schale gegessen werden.
>
> **Wertvolles Eiweiß.** Das bringt seinen Nährwert am besten mit Milch oder Ei zur vollen Entfaltung.
>
> **Mineralstoffe**, wie Kalium.
> Das ist wichtig für unseren Wasserhaushalt!

Bild 2: Wenig Energie – reichlich Nährstoffe

Ihrer Zusammensetzung nach steht die Kartoffel zwischen den Gemüsen und den Getreiden. Sie ist wie Getreide Stärketräger, enthält aber wesentlich mehr Wasser (75 %). In Art und Höhe ihres Vitamin- und Mineralstoffgehaltes ähnelt sie den Gemüsen.

Das Eiweiß der Kartoffel ist sehr hochwertig und enthält reichlich essenzielle Aminosäuren (s. S. 127). Ideal ist die Kombination von Kartoffeln mit Ei oder Milch in einer Mahlzeit. Das Eiweiß dieser beiden Nahrungsmittel ergänzt sich mit dem Kartoffeleiweiß in idealer Weise. Gemeinsam liefern sie ein Eiweißgemisch mit besonders hoher biologischer Wertigkeit (s. S. 127).

7.4 Zubereiten von Kartoffeln

Man isst Kartoffeln gedünstet, gebraten, gebacken, heiß oder kalt und auf verschiedene Weise angemacht, mit Kräutern oder Sahne, mit Quark, Schinken, Zwiebeln oder gar als Karamellkartoffeln.

Grundregeln für die Zubereitung

Beim Zubereiten können Verluste an lebensnotwendigen Vitaminen und Mineralstoffen auftreten. Wasserlösliche Nährstoffe gehen bei unsachgemäßem Waschen verloren - andere durch Einwirkung von Sauerstoff und Hitze.

> **Info**
> ▶ **PELLKARTOFFELN SIND TOP**
> Am besten werden die Nährstoffe beim Garen in der Schale geschont. Pellkartoffeln gelten daher zu Recht als der ultimative Kartoffel-Hit.
> Bei anderen Arten der Zubereitung lassen sich die Verluste an Nährstoffen gering halten, wenn man einige Regeln beachtet.

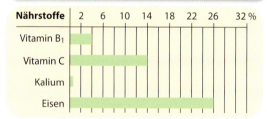

Bild 1: Verluste beim Kochen von Pellkartoffeln

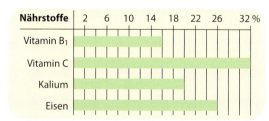

Bild 2: Verluste beim Kochen geschälter Kartoffeln

Schälen
- Kartoffeln mit einem Sparschäler möglichst dünn schälen. Kartoffeln erst kurz vor dem Garen schälen.
- Grüne Stellen wegschneiden – sie enthalten das giftige Solanin.

Waschen
- Geschälte Kartoffeln nur kurz und unzerschnitten waschen.
- Geschälte Kartoffeln nicht längere Zeit im Wasser liegen lassen.

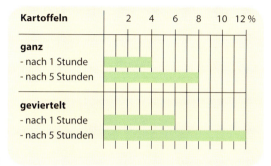

Bild 3: Vitamin-C-Verluste geschälter Kartoffeln beim Wässern

Garen
- Salz- und Pellkartoffeln mit nur wenig Wasser mehr dünsten als kochen; die Kartoffeln laugen so weniger aus.
- Kartoffeln möglichst sofort nach Beendigung der Garzeit verzehren und nicht längere Zeit warm halten; die hitzeempfindlichen Vitamine werden so weniger geschädigt.

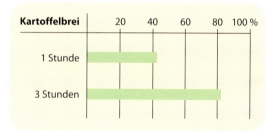

Bild 4: Vitamin-C-Verluste beim Warmhalten

Bild 5: Garen in Folie – eine Alternative zur Pellkartoffel

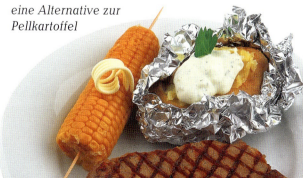

Bloß nicht zuviel Fett!

Bei allzu großzügiger Verwendung von Fett für die Zubereitung wird aus der extrem fettarmen Kartoffel leicht eine Energiebombe.

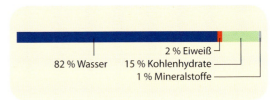

Bild 2: Nährstoffgehalt frischer Kartoffeln

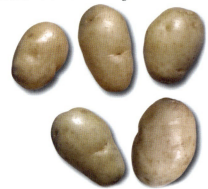

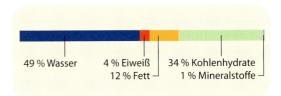

Bild 1: Frische Kartoffeln

Bild 3: Nährstoffgehalt von Pommes frites

TAB. 1: NÄHRSTOFFGEHALT VON KARTOFFELPRODUKTEN

NÄHRSTOFFGEHALT	PÜREE (PRO 100 g)	GEKOCHTE KLÖSSE (PRO 100 g)	KROKETTEN (PRO 100 g)
Eiweiß	1,15 g	1,53 g	2,05 g
Fett	0,05 g	0,36 g	0,24 g
Kohlenhydrate	10,90 g	23,60 g	20,20 g
Energie	206 kJ	440 kJ	389 kJ

7.5 Vorgefertigte Kartoffelerzeugnisse

In der letzten Zeit ist der Verbrauch frischer Kartoffeln ständig gesunken. Stark durchgesetzt haben sich vorgefertigte Kartoffelerzeugnisse. Ihr Verbrauch stieg von jährlich 0,8 kg pro Person im Jahr 1955 auf heute 36,0 kg pro Person. Mit selbst zubereiteten Kartoffelgerichten können sie geschmacklich meist nicht mithalten. Einen Vorteil haben sie allerdings: Sie sind in Rekordzeit zubereitet.

Salzkartoffeln

Es gibt sie geschält und bereits vorgegart in Gläsern und Dosen.

Pommes frites

Man kann sie tiefgefroren kaufen. Sie sind fertig geschnitten, bereits vorfrittiert und können direkt ins heiße Fett gegeben oder auch im Backofen gegart werden.

Kloßmehl für Kartoffelklöße

Kloßmehl entsteht durch Trocknen gekochter Kartoffeln. Man lässt das Mehl in kaltem Wasser ausquellen und gibt Gewürze hinzu. Die Masse wird dann ganz normal weiterverarbeitet.
Es gibt auch schon fertige Klöße und Knödel im Kochbeutel.

Kartoffelpüree-Pulver

Es wird ebenfalls durch Trocknen von gekochten Kartoffeln hergestellt. Durch Zugabe von Wasser, Milch, Butter und Gewürzen ist Kartoffelpüree in wenigen Minuten fertig.

Die Angebotspalette enthält außerdem:
- Reibekuchen – tiefgefroren und als Trockenprodukt,
- Kartoffelkroketten – tiefgefroren und als Trockenprodukt,
- Rösti – tiefgefroren und als Trockenprodukt,
- Kartoffelsuppenpulver.

7 Kartoffeln

Ein „Kartoffel-Rezept"

KARTOFFELGRATIN — Rezept

Zutaten	Zubereitung
Menge für 4 Personen 400 g Frühlingszwiebeln 400 g Kartoffeln	putzen, waschen, dann kurz blanchieren und kalt abschrecken schälen und in dünne Scheiben schneiden, in eine gefettete Auflaufform legen und Frühlingsscheiben darüber geben
30 g Butter	Erhitzen
40 g feines Weizenvollkornschrot 3/8 l kalte Gemüsebrühe	in der Butter anschwitzen, zugeben, mit dem Schneebesen kräftig durchrühren und bei mäßiger Hitze etwa 10 Minuten unter ständigem Rühren kochen lassen den Backofen auf 180 °C vorheizen
150 g Crème fraîche Salz, weißer Pfeffer Frisch geriebene Muskatnuss Saft von 1/2 Zitrone	zusammen unter die Soße heben
1 Ei	unter die Soße heben Die Soße über das Gratin gießen und etwa 40 Minuten backen
100 g geriebener Emmentaler	nach 30 Minuten Backzeit drüberstreuen

Und jetzt Sie!!!

1. Sie möchten Reisbrei zubereiten. Zur Auswahl stehen Ihnen:

- Langkorn-Spitzenreis
- Langkorn-Bruchreis
- Rundkorn-Haushaltsreis parboiled.

Für welchen Reis entscheiden Sie sich? Begründen Sie und erläutern Sie auch, weswegen Sie sich gegen die beiden anderen Reissorten entschieden haben.

2. Ist die Kartoffel ein Dickmacher oder eignet sie sich sogar für eine Abnehmkur?
Begründen Sie Ihre Meinung. Wie ist die Kartoffel zu ihrem Ruf als „Kalorienbombe" gekommen?

3. „Kartoffeln gehören in den Keller aber nicht auf den Teller." Hat die Kartoffel diese Geringschätzung verdient?
Wie viel Prozent des Tagesbedarfs an
a) Vitamin B_1
b) Vitamin C
c) Kalium
d) Eisen
werden durch 200 g Kartoffeln (2 mittelgroße Kartoffeln) gedeckt?

4. Beurteilen Sie vergleichend den Vitamin- und Mineralstoffgehalt bei der Zubereitung von Kartoffeln als
a) Pellkartoffeln,
b) Salzkartoffeln.

Teil 3: Fett – viel Energie auf wenig Raum

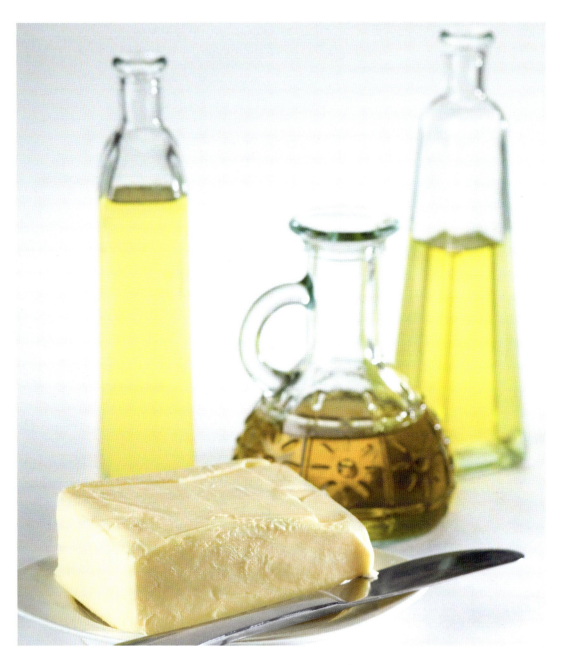

Fetthaltige Nahrungsmittel sind vielfach als „Dickmacher" gefürchtet. Dabei bedeutet Fettverzehr nicht automatisch, dass ungeliebte Speckpolster auf Taille und Hüfte entstehen. Maßvoll und gezielt genossen sind fetthaltige Nahrungsmittel ein wichtiger Bestandteil unserer Ernährung, denn sie haben im Organismus wichtige Aufgaben zu erfüllen.

1 Butter

Butter ist ein Nahrungsfett mit Tradition. Seit Beginn bäuerlicher Viehwirtschaft vor vielen Jahrhunderten gewinnt man sie aus Kuhmilch. Früher war Buttern noch Handarbeit. Man füllte Milch in große Schalen, wartete, bis sich der Rahm abgesetzt hatte, und schöpfte ihn dann ab. Im Butterfass wurde er dann kräftig geschlagen, bis sich Milchfett und Flüssigkeit voneinander trennten, eine anstrengende Arbeit.

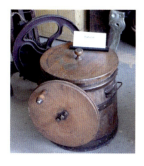

Bild 1:
Altes Butterfässchen

Moderner Nachfolger des Butterfässchens ist die Zentrifuge. Der leichte Rahm sammelt sich um die Drehachse der rotierenden Zentrifuge. Schwerere Bestandteile werden nach außen geschleudert und durch Öffnungen in der Zentrifugenwand abgeleitet.
Der Rahm wird so lange geschlagen, bis sich die winzigen Fettkügelchen zu Butterkörnern zusammenballen. Die noch enthaltene Flüssigkeit trennt sich als Buttermilch ab. Jetzt enthält das Milchfett noch etwa 30 % Wasser. Um den Gehalt weiter zu senken, werden die Butterkörnchen geknetet, bis eine geschmeidige, homogene, fast wasserfreie Masse entsteht. Die fertige Butter muss mindestens 82 % Fett und darf höchstens 16 % Wasser enthalten.

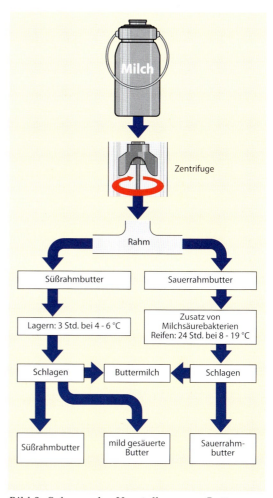

Bild 3: Schema der Herstellung von Butter

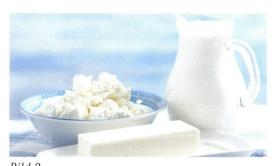

Bild 2:
Milch – Rohstoff für die Herstellung von Butter

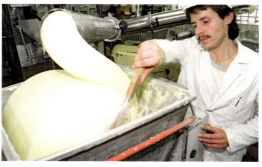

Bild 4: Kneten der Butter

SÜSSRAHMBUTTER	SAUERRAHMBUTTER	MILDGESÄUERTE BUTTER
Wird aus ungesäuertem Rahm gewonnen und schmeckt sehr mild - ein bisschen wie Schlagsahne. Sie flockt beim Erhitzen nicht aus und eignet sich deshalb besonders gut für das Bereiten von Saucen.	Wird aus gesäuertem Rahm hergestellt. Hierzu versetzt man den Rahm mit Milchsäurebakterien, die während ihres Wachstums bestimmte Aromastoffe absondern. Die Butter erhält so einen frischen, nussartigen Geschmack und Geruch.	Sie wird aus Süßrahmbutter hergestellt. Für diese Sorte darf Süßrahmbutter nachträglich leicht gesäuert werden. Statt Milchsäurebakterien darf auch Milchsäure eingeknetet werden.

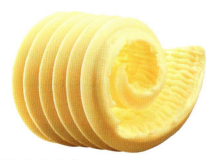

Bild 1: Butterlocke

1.1 Handelsklassen von Butter

Butter wird auf festgelegte Qualitätsnormen hin untersucht und bewertet:

- sensorische Eigenschaften wie Aussehen, Geruch, Geschmack und Textur
- Verteilung des Wassers
- Streichfähigkeit
- pH-Wert.

In einer amtlichen Qualitätsprüfung lassen Molkereien ihre Butter bewerten. Jede Eigenschaft kann mit maximal fünf Punkten bewertet werden. Anhand der Prüfungsergebnisse wird die Butter dann je nach erreichter Punktzahl in zwei Handelsklassen unterteilt.

Deutsche Markenbutter
So darf die Butter heißen, wenn sie aus Sahne hergestellt wurde, der angegebenen Buttersorte entspricht und in der Prüfung für jede Eigenschaft mindestens vier Punkte erzielen konnte.

Deutsche Molkereibutter
Sie kann aus Milch, Sahne oder Molkensahne hergestellt werden und muss je Eigenschaft mindestens drei Punkte erhalten haben.

Zwischen Marken- und Molkereibutter besteht kaum ein Qualitätsunterschied – im Preis gibt es jedoch meist deutliche Differenzen.

Butter niedrigerer Qualität kommt nicht in den Handel; sie wird zu Butterschmalz verarbeitet.

Info

▶ **BUTTERBESONDERHEITEN**

Gesalzene Butter
Enthält Kochsalzzusätze. Liegen diese über 0,1 %, muss die Butter mit dem Vermerk „gesalzen" in den Handel gebracht werden.

Butterschmalz
Ist das vom restlichen Wasser und Eiweiß befreite Milchfett. Zu diesem Zweck wird die Butter eingeschmolzen. Butterschmalz eignet sich gut zum Braten und Backen, weil es wesentlich höher erhitzt werden kann als Butter. Auch die Haltbarkeit ist besser.

Milchstreichfett
So bezeichnet man fettarme Buttersorten: Dreiviertelbutter mit 60 bis 62 % Fett und Halbfettbutter mit 40 bis 42 % Fett.
Halbfettbutter darf als „fettreduziert" bezeichnet werden. Zusätzlich muß die Verpackung den Vermerk „zum Braten nicht geeignet" tragen.

1 Butter

Was auf der Butterpackung steht:
- Verkehrsbezeichnung (Handelsklasse)
- Buttersorte
- Gewicht
- Gütezeichen
- Hinweis auf die amtliche Qualitätskontrolle des Landes und die Überwachungsstelle
- Name und Anschrift der Molkerei oder des Verkäufers
- Mindesthaltbarkeitsdatum nach Tag, Monat und Jahr.

Bild 1: Butterpackung

1.2 Eigenschaften von Butter

- Der Schmelzbereich von Butter liegt mit 28 bis 38 °C verhältnismäßig niedrig. Sie ist deshalb und wegen der vergleichsweise kurzen Fettsäureketten leicht verdaulich und wird gern für diätetische Zwecke verwendet.
- Im Vergleich zu einigen anderen Fetten kann Butter weniger hoch erhitzt werden. Bereits bei 150 °C tritt Zersetzung ein.
- Butter ist wegen des hohen Wassergehaltes sehr verderbsanfällig. Hefen und Schimmelpilze können sich ansiedeln und das Fettmolekül kann gespalten werden. Die Ansiedlung dieser Mikroorganismen erkennt man an grün-schwarzen oder rötlichen Flecken und am ranzigen Geruch.
- Da Butter auch ungesättigte Fettsäuren enthält, ist sie darüber hinaus oxidationsgefährdet. Feuchtigkeit, Wärme und UV-Strahlen beschleunigen den Verderb.

InfoPlus

▶ **DIE ZUSAMMENSETZUNG DES FETTES**

Das Fett der Butter besteht zu etwa 13 Prozent aus kurz- und mittelkettigen Fettsäuren. Weitere 30 Prozent entfallen auf die einfach ungesättigte Ölsäure. Zu etwa vier Prozent sind mehrfach ungesättigte Fettsäuren enthalten – hauptsächlich Linolsäure. Den Rest bilden die langkettigen gesättigten Fettsäuren. Daneben enthält Butter geringe Mengen fettlösliche Vitamine.

TAB. 1 FETTSÄUREGEHALTE DER BUTTER

FETTSÄUREN	g/100 g BUTTER
Kurz- und mittelkettige	10,8
Langkettige, gesättigte	43,1
Einfach ungesättigte	24,8
Mehrfach ungesättigte	3,3
Gesamt	82

Tipps

LAGERUNG VON BUTTER

- Dunkel, kühl und trocken lagern.
- Für die längerfristige Lagerung empfiehlt sich das Gefriergerät.
- Butter ist empfindlich gegen Fremdgerüche und darf daher nicht mit stark riechenden Nahrungsmitteln zusammen gelagert werden oder in Berührung kommen.

Und jetzt Sie!!!

1. Unterscheiden Sie:
   a) Süßrahmbutter,
   b) Sauerrahmbutter,
   c) mildgesäuerte Butter.

2. Begründen Sie, dass Butter leicht verderblich ist. (3 Argumente).

3. Nennen und begründen Sie drei Empfehlungen zur Aufbewahrung von Butter.

2 Nahrungsfette – Qualität ist Trumpf

Energiespeicher wie Stärke und Glykogen haben wir bereits kennen gelernt. Eine noch „platz-sparendere" Art der Energiereserve ist das Anlegen von Fettdepots. Auf weniger Raum lässt sich so mehr Energie unterbringen, denn im Vergleich zu Kohlenhydraten und Eiweiß ist der Energiegehalt von Fett gut doppelt so hoch. Für menschliche und tierische Organismen ist dies die einzige Möglichkeit, Energie in größeren Mengen auf „die hohe Kante" zu legen. Aber auch Pflanzen kennen diese Variante der Vorratshaltung.

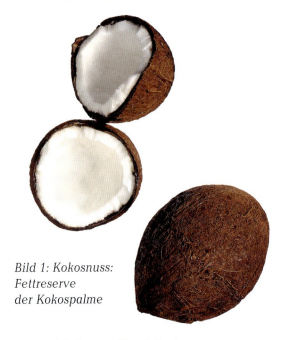

Bild 1: Kokosnuss: Fettreserve der Kokospalme

Bausteine der Fette

Fette werden auch Lipide genannt. Sie bestehen aus zwei Arten von Bausteinen.

$$\begin{array}{l} CH_2-OH \\ | \\ CH-OH \\ | \\ CH_2-OH \end{array}$$

Baustein Nr. 1: Glycerin

Glycerin ist ein Alkohol und trägt in seinem Molekül die für Alkohole typische OH-Gruppe. Da es drei OH-Gruppen besitzt, spricht man von einem dreiwertigen Alkohol.

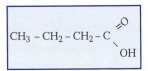

Baustein Nr. 2: Fettsäuren

Fettsäuren gehören in die Gruppe der Carbonsäuren. Diese organischen Verbindungen sind aus einem Kohlenwasserstoffrest und einer daran gebundenen Carboxylgruppe zusammengesetzt. Die links abgebildete Säure ist die Buttersäure. Sie kommt in Butter vor. Das Molekül der Buttersäure ist verhältnismäßig kurz. Manche Säuren haben sehr viel längeren Ketten, z. B. Stearinsäure mit 18 Kohlenstoffatomen.

Alkohole und Säuren können unter Abspaltung von Wasser miteinander reagieren. Dieser Vorgang heißt Veresterung. Die Reaktionsprodukte nennt man Ester. Die aus Glycerin und Fettsäuren gebildeten Ester heißen Triglyceride.

$$\begin{array}{l} CH_2-OH + HOOC-CH_2-CH_2-CH_3 \\ | \\ CH\ \ -OH + HOOC-CH_2-CH_2-CH_3 \\ | \\ CH_2-OH + HOOC-CH_2-CH_2-CH_3 \end{array} \rightarrow \begin{array}{l} CH_2-O-CO-CH_2-CH_2-CH_3 \\ | \\ CH\ \ -O-CO-CH_2-CH_2-CH_3 + 3H_2O \\ | \\ CH_2-O-CO-CH_2-CH_2-CH_3 \end{array}$$

Bild 2: Ein Fettmolekül entsteht

Mithilfe der drei OH-Gruppen hat das Glycerin drei Fettsäuremoleküle gebunden. Jede OH-Gruppe hat mit einer COOH-Gruppe reagiert. Als Reaktionsprodukt ist ein Fettmolekül entstanden.

2.1 Welche Fettsäuren gibt es in Nahrungsfetten?

In natürlichen Fetten kommen Fettsäuren unterschiedlicher Kettenlänge vor, zum Teil sogar in ein und demselben Fettmolekül.

TAB. 1: UNTERTEILUNG NACH DER KETTENLÄNGE

4 bis 6 C-Atome	Kurzkettig
8 bis 12 C-Atome	Mittelkettig
14 bis 20 C-Atome	Langkettig

TAB. 2: FETTSÄUREZUSAMMENSETZUNG WICHTIGER SPEISEFETTE

NAME/SUMMENFORMEL	DURCHSCHNITTLICHER GEHALT AN FETTSÄUREN IN PROZENT					
	Butterfett	Schweineschmalz	Kokosfett	Rapsöl	Olivenöl	Sojaöl
Buttersäure C_3H_7COOH	4	-	-	-	-	-
Capronsäure $C_5H_{11}COOH$	2	-	-	-	-	-
Caprylsäure $C_7H_{15}COOH$	2	-	9	-	-	-
Caprinsäure $C_9H_{19}COOH$	3	-	8	-	-	-
Laurinsäure $C_{11}H_{23}COOH$	4	-	47	-	-	-
Myristinsäure $C_{13}H_{27}COOH$	11	2	16	-	1	-
Palmitinsäure $C_{15}H_{31}COOH$	30	30	9	4	11	11
Stearinsäure $C_{17}H_{35}COOH$	10	12	3	2	2	4
Ölsäure $C_{17}H_{33}COOH$	30	47	6	58	77	24
Linolsäure $C_{17}H_{31}COOH$	2	11	2	26	8	54
Linolensäure $C_{17}H_{29}COOH$	2	1	-	10	1	7

Die drei letzten Fettsäuren in dieser Aufstellung unterscheiden sich von den übrigen. Schreibt man ihre Strukturformeln, so fällt auf, dass nicht genügend Wasserstoffatome vorhanden sind, um jedes Kohlenstoffatom mit vier Bindungen „abzusättigen".

Des Rätsels Lösung: An Stelle von jeweils zwei fehlenden Wasserstoffatomen entsteht zwischen zwei Kohlenstoffatomen eine Doppelbindung.

$$\diagdown C = C \diagup$$

Dieser Besonderheit wegen nennt man Ölsäure, Linolsäure und Linolensäure ungesättigt. Je nachdem, wie viele Doppelbindungen im Molekül vorkommen, unterscheidet man zwei Gruppen von ungesättigten Fettsäuren.

> **Info**
>
> ▶ **EINFACH UNGESÄTTIGTE FETTSÄUREN**
>
> Sie tragen eine Doppelbindung.
>
> Beispiel: Ölsäure
>
> ▶ **MEHRFACH UNGESÄTTIGTE FETTSÄUREN**
>
> Sie tragen mehrere Doppelbindungen.
>
> Beispiele:
> Linolsäure – zweifach ungesättigt
> Linolensäure – dreifach ungesättigt

2.2 Eigenschaften von Fetten

Die Eigenschaften eines Fettes werden in erster Linie von dem aus der Fettsäure stammenden Kohlenwasserstoffrest bestimmt.

Konsistenz
Ob ein Fett mehr oder weniger fest ist, hängt von der Länge des Kohlenwasserstoffrestes und dem Vorhandensein von Doppelbindungen ab:

- Je länger der Kohlenwasserstoffrest und je weniger Doppelbindungen, desto fester ist das Fett.

- Je kürzer der Kohlenwasserstoffrest und je mehr Doppelbindungen, desto flüssiger ist das Fett.

Dichte
Fett hat eine geringere Dichte als Wasser und schwimmt daher in Suppen und Saucen immer an der Oberfläche. Das ist auch zu beobachten, wenn eine Fett-in-Wasser-Emulsion wie Milch längere Zeit steht und sich entmischt: Sie rahmt auf.

Löslichkeit
Kohlenwasserstoffreste sind wasserfeindlich (hydrophob). Da der Kohlenwasserstoffrest weitgehend die Eigenschaften von Fett bestimmt, löst es sich nicht in Wasser. Löslich sind Fette in organischen Lösungsmitteln wie Alkohol oder Benzin.

Emulgierbarkeit
Durch Zusatz von Emulgatoren lassen sich Fett und Wasser in feinsten Tröpfchen miteinander vermischen. Diese Stoffe wirken als Vermittler zwischen Fett- und Wasserphase. Die entstandene Mischung nennt man eine Emulsion.

> **Info**
>
> ▶ **FETT-IN-WASSER-EMULSIONEN:**
> wenig Fett ist in einer Wasserphase verteilt (Milch).
>
> ▶ **WASSER-IN-FETT-EMULSIONEN:**
> wenig Wasser ist in einer Fettphase verteilt (Butter oder Mayonnaise).

Erhitzbarkeit
Fette können relativ hoch erhitzt werden - höher als Wasser, das bei 100 °C siedet. Sie sind daher für das Garen vieler Lebensmittel besser geeignet, insbesondere dann, wenn die Bildung von Röststoffen gewünscht ist. Diese entstehen erst oberhalb 120 °C.

Beliebig hoch erhitzbar ist Fett jedoch nicht. Jedes hat seine Zersetzungstemperatur. Ist sie erreicht, wird das Fettmolekül zerstört, das Fett ist verdorben und sollte nicht mehr verzehrt werden.

Je häufiger und je höher ein Fett erhitzt wird, desto schneller verdirbt es. Frittierfett sollte spätestens nach zehn Stunden Frittierdauer durch frisches Fett ersetzt werden.

TAB. 1: SCHMELZBEREICHE UND ZERSETZUNGSTEMPERATUR VON FETTEN

FETTART	SCHMELZBEREICH	ZERSETZUNGSTEMPERATUR
Schweineschmalz	28–40 °C	ca. 160 °C
Kokosfett	20–28 °C	185–205 °C
Butter	28–38 °C	ca. 150 °C
Margarine	28–38 °C	ca. 150 °C
Olivenöl	unter 5 °C	ca. 220 °C
Erdnussöl	unter 5 °C	ca. 200 °C
Weizenkeimöl	unter 5 °C	ca. 135 °C

2.3 Fettverderb

Fette können selbst bei sachgemäßer Lagerung und Behandlung verderben. Die dabei gebildeten Produkte sind oftmals von außerordentlich unangenehmem Geschmack und Geruch. Auch geringste Konzentrationen können ein Fett völlig genussuntauglich machen; es ist ranzig geworden.

Hydrolytische Spaltung

Dieser Vorgang ist in seinem chemischen Ablauf leicht zu verstehen. Das Fettmolekül wird dabei in seine Bausteine, also in Glycerin und drei Fettsäuren, aufgespalten.

Von hydrolytischer Spaltung oder Hydrolyse wird gesprochen, weil Wasser verbraucht wird (griech.: hydor = Wasser, lysis = auflösen, spalten).

> **Info**
>
> Hydrolytischer Fettverderb kann auf verschiedene Ursachen zurückzuführen sein:
>
> - Fettspaltende, im Fett bereits enthaltene Enzyme, lösen die Esterbindung.
> - Mikroorganismen siedeln sich auf dem Fett an und spalten mit ihren arteigenen Wirkstoffen die Esterbindung auf.
> - Wärme, Licht (Energie) und Feuchtigkeit begünstigen die zerstörerische Arbeit von Enzymen und Mikroorganismen.
> - Wasserhaltige Fette wie Butter und Margarine sind daher besonders von Verderb durch hydrolytische Spaltung gefährdet. Sie müssen kühl und dunkel gelagert werden.

$$
\begin{aligned}
CH_2 - O - CO - CH_2 - CH_2 - CH_3 + H_2O \quad & \quad CH_2 - OH + HOOC - CH_2 - CH_2 - CH_3 \\
| \quad\quad\quad\quad\quad\quad\quad\quad\quad\quad\quad\quad\quad\quad\quad\quad & \quad | \\
CH \; - O - CO - CH_2 - CH_2 - CH_3 + H_2O \; \rightarrow & \; CH \; - OH + HOOC - CH_2 - CH_2 - CH_3 \\
| \quad\quad\quad\quad\quad\quad\quad\quad\quad\quad\quad\quad\quad\quad\quad\quad & \quad | \\
CH_2 - O - CO - CH_2 - CH_2 - CH_3 + H_2O \quad & \quad CH_2 - OH + HOOC - CH_2 - CH_2 - CH_3
\end{aligned}
$$

Bild 1: Die hydrolytische Spaltung von Fett

Bei genauer Betrachtung der Reaktionsgleichung der Hydrolyse zeigt sich, dass sie eigentlich nichts anderes darstellt als die Umkehrung der Veresterung.

Beim hydrolytischen Verderb werden Fette in ihre Bausteine Glycerin und Fettsäuren aufgespalten.

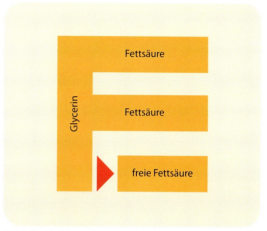

Bild 2: Hydrolyse

Oxidation

Fette sind empfindlich gegen Sauerstoff. Sie können durch ihn oxidiert werden. Es entstehen so genannte Peroxide, die gesundheitlich bedenklich sind und im Verdacht stehen, krebserregend zu sein. Die Oxidation erfolgt an den Doppelbindungen.

> **Info**
> Je mehr Doppelbindungen die Fettmoleküle enthalten, desto anfälliger sind sie für eine Oxidation.

Besonders viele Doppelbindungen sind in kaltgepressten pflanzlichen Ölen, z. B. Olivenöl, und hochwertiger Margarine, enthalten. Wärme und Licht (Energie) begünstigen den oxidativen Angriff.

Tipps
Fette mit hohem Gehalt an ungesättigten Fettsäuren gut verschlossen, dunkel und kühl aufbewahren und schnell verbrauchen.

Die Oxidation von Fetten läßt sich durch das Zusetzen sogenannter Antioxidantien bremsen. Diese Stoffe bieten sich dem Sauerstoff anstelle der Fette zur Oxidation an; sie „opfern" sich, um das Fettmolekül zu schonen. Natürliche Antioxidantien in Fetten sind z. B. Vitamin A und Vitamin E.

2.4 Bedeutung der Fette für die menschliche Ernährung

Fette dienen dem menschlichen Körper in erster Linie als Energielieferant. Ihr Energiegehalt ist mehr als doppelt so hoch wie der von Kohlenhydraten oder Eiweißstoffen. Eine fettreiche Ernährung führt daher besonders schnell zu Übergewicht.

> **Info**
> 1 Gramm Nahrungsfett liefert im Durchschnitt ca. 39 kJ

Aufgaben, die Fette im Körper sonst noch erfüllen:
- Fettreserven im Unterhautgewebe werden auch Depotfett genannt. Sie werden vom Körper als langfristige Energiespeicher genutzt. Der durchschnittliche Anteil an Depotfett beträgt bei Frauen 25 % und bei Männern 15 % der Körpermasse.
- Organfett dient als Wärmeisolierung und schützt empfindliche Organe gegen mechanische Einwirkungen wie Druck und Stoß (Beispiel: Nierenfett, Fett im Augapfel).
- Nahrungsfette enthalten die fettlöslichen Vitamine A, D, E K und Betacarotin, eine Vorstufe von Vitamin A. Fett ist notwendig, damit diese lebensnotwendigen Nährstoffe vom Organismus aufgenommen und in den Stoffwechsel aufgenommen werden können.
- Nahrungsfette sind auch Träger lebensnotwendiger (essenzieller) Fettsäuren.

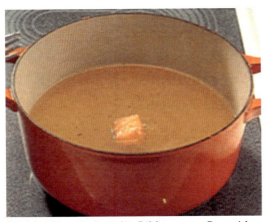
Bild 1: Hitze fördert die Bildung von Peroxiden

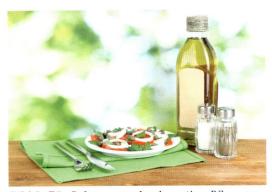
Bild 2: Für Salatsaucen hochwertige Pflanzenöle verwenden. Sie sind reich an essenziellen Fettsäuren

Was es mit den essenziellen Fettsäuren auf sich hat

Es handelt sich bei ihnen allen um mehrfach ungesättigte Fettsäuren. Im Körper haben sie verschiedene Aufgaben zu erfüllen.
- Sie sind am Aufbau der Zellmembranen beteiligt.
- Sie dienen als Bausteine bei der Bildung von Hormonen.
- Sie beeinflussen die Funktion der Muskeln und der Immunabwehr.
- Sie können einen erhöhten Blutfettspiegel senken.

Solche Funktionen haben andere Stoffe zwar auch. Das Besondere bei den mehrfach ungesättigten Fettsäuren ist aber, dass sie der Körper nicht selber bilden kann. Sie müssen ihm komplett vorgefertigt angeboten werden.

Essenzielle Fettsäuren können vom menschlichen Organismus nicht gebildet werden. Tierische Organismen sind den menschlichen ähnlich. Fleisch und Wurst enthalten daher im Allgemeinen kaum essenzielle Fettsäuren. Sie sind vor allem in pflanzlichen Fetten zu finden. Besonders reich an essentiellen Fettsäuren sind Pflanzenöle. Eine weitere wichtige Quelle für diese lebensnotwendigen Substanzen ist als einziges tierisches Lebensmittel auch Seefisch.

Info

Stoffe, die lebensnotwendig sind und vom Körper selber nicht gebildet werden können, nennt man essenziell.

Die essenziellen Fettsäuren sind:
- Linolsäure mit 18 C-Atomen und 2 Doppelbindungen (ω-6-Säure)
- Linolensäure mit 18 C-Atomen und 3 Doppelbindungen (ω-3-Säure)
- Arachidonsäure mit 20 C-Atomen und 4 Doppelbindungen (ω-6-Säure)
- Eicosapentaensäure mit 20 C-Atomen und 5 Doppelbindungen (ω-3-Säure)
- Docosahexaensäure mit 22 C-Atomen und 6 Doppelbindungen (ω-3-Säure)

InfoPlus

Neben der Anzahl spielt auch die Lage der Doppelbindungen im Fettsäuremolekül eine Rolle, wenn es um die Funktion dieser Substanzen im Körper geht. Von besonderer Bedeutung sind dabei die sogenannten ω-3-Fettsäuren (ω ist gleich Omega). Die Zahl 3 drückt aus, dass sich die erste Doppelbindung am C-Atom 3 befindet - gerechnet vom unpolaren Ende der Säure. ω-3-Fettsäuren spielen eine bedeutende Rolle bei der Entwicklung des Gehirns.
Eine regelmäßige Zufuhr ist daher besonders bei Säuglingen und Kleinkindern wichtig. Industriell hergestellte Säuglingsmilch enthält daher Zusätze an ω-3-Fettsäuren.

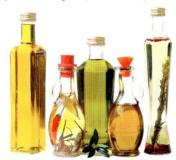

Bild 1: Pflanzenöle

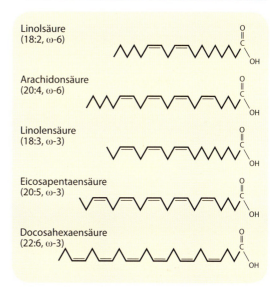

Bild 2: Schema der Säuremoleküle

2.5 Fettbegleitstoffe (Lipoide)

In fetthaltigen Nahrungsmitteln kommen gemeinsam mit den Fetten die so genannten Fettbegleitstoffe vor. Chemisch gesehen handelt es sich um Verbindungen, die sich z. B. hinsichtlich ihrer Polarität so verhalten wie Fett.

2.5.1 Lecithin

Wie Fett enthält Lecithin als Baustein Glycerin und Fettsäuren. Es sind aber nur zwei alkoholische OH-Gruppen einer Fettsäure verestert. An der dritten sind Phosphorsäure und eine Base (Cholin) gebunden. Man bezeichnet Lecithin daher als Phospholipid.

Wegen dieser Zusammensetzung hat das Molekül des Lecithins zwei Molekülbereiche, die sich in ihrer Löslichkeit unterscheiden:

- Das Ende, wo Glycerin mit den beiden Fettsäuren verestert ist, löst sich gut in Fett.
- Das Ende, wo Glycerin mit Phosphorsäure und der Base verestert ist, löst sich gut in Wasser.

Lecithin als Emulgator

Vereinfacht ausgedrückt kann man sagen, Lecithin steht in puncto Löslichkeit zwischen Wasser und Fett. Ein Teil seines Moleküls löst sich gut in Fett, der andere in Wasser.

Diese Eigenschaft macht Lecithin zu einem „Lösungsvermittler" zwischen Fett und Wasser. Der fettlösliche Teil „greift" sich Fett, der wasserlösliche Teil lagert sich an Wasser an. Somit werden beide Medien verbunden. Stoffe mit dieser Wirkung heißen Emulgatoren.

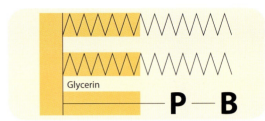

Bild 1: Struktur von Lecithin (P = Phosphor, B = Base)

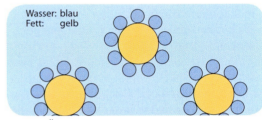

Bild 2: Öl-in-Wasser-Emulsion

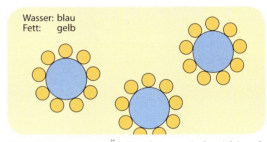

Bild 3: Wasser-in-Öl-Emulsion mit Lecithin als Emulgator

Wozu braucht der Körper Lecithin?

Lecithin ist ein wichtiger Baustein beim Aufbau von Zellmembranen.
Es kommt häufig in Nerven- und Gehirnzellen vor. Auch der Herzmuskel ist reich an Lecithin.
Lecithin wird in ausreichender Menge im Körper selbst gebildet und muss nicht mit der Nahrung zugeführt werden.

Info

▶ **DAS GEHEIMNIS DER MAYONNAISE**

Eigelb hat einen hohen Gehalt an Lecithin. Mit seiner Hilfe lassen sich daher Fett und Wasser sehr fein miteinander vermischen. Das nutzt man in der Küche zum Herstellen von Mayonnaise.

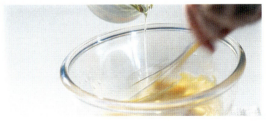

Bild 4: Damit Mayonnaise gelingt, müssen alle Zutaten die gleiche Temperatur haben

2.5.2 Cholesterin

Cholesterin hat eine völlig andere chemische Struktur als Fette und Lecithin. Chemisch gesehen gehört es in die Gruppe der Sterine – kompliziert aufgebaute, aus mehreren Ringen bestehende Verbindungen.

Es besitzt – genau wie Fette und Lecithin - eine gute Fettlöslichkeit. Dieser Eigenschaft wegen ist es in fetthaltigen Lebensmitteln anzutreffen. Allerdings nur in tierischen, da es ein typisches Stoffwechselprodukt menschlicher und tierischer Organismen ist.

Bild 1: Struktur von Cholesterin

Der Organismus benötigt Cholesterin für eine Reihe verschiedener Aufgaben:

- Es ist am Aufbau der Zellwände beteiligt.

- Es ist Baustein von Hormonen.

- Es ist Ausgangssubstanz für die Produktion von Vitamin D im Körper.

- Es ist Baustein für Gallensäuren, die beim Fettabbau eine große Rolle spielen.

Cholesterin ist also keine im Organismus „überflüssige" Substanz. Es gibt jedoch ein großes „ABER". Der Körper kann nämlich seinen gesamten Bedarf an Cholesterin aus den Inhaltsstoffen der Nahrung eigenständig aufbauen. Selbst wenn Cholesterin im Nährstoffangebot völlig fehlen würde, käme es nicht zu Mangelerscheinungen.

Das bedeutet: Nicht Cholesterin im Körper, aber Cholesterin in der Nahrung ist überflüssig. Mehr noch, eine zu hohe Cholesterinzufuhr hat oft einen hohen Cholesterinspiegel im Blut zur Folge. Das wiederum ist ein Risikofaktor für Herz- und Kreislauferkrankungen. Begünstigt wird ein hoher Cholesterinspiegel zusätzlich noch durch zu hohen Fettkonsum.

Pro Tag sollten nicht mehr als 330 Milligramm Cholesterin aufgenommen werden.

Info

Mehrfach ungesättigte Fettsäuren und auch Ballaststoffe senken den Cholesterinspiegel im Blut. Der sollte 250 Milligramm pro Deziliter möglichst nicht überschreiten.

TAB. 1 CHOLESTERINGEHALTE VON LEBENSMITTELN

NAHRUNGSMITTEL	GEHALT IN 100 g
Wurst	85 mg
Rindfleisch (fett)	Bis zu 90 mg
Schweinfleisch (fett)	Bis zu 125 mg
Butter	244 mg
Kalbsleber	360 mg
Eigelb	1400 mg

TAB. 2: FAZIT FÜR ERNÄHRUNG UND SPEISEPLAN

FAZIT FÜR UNSERE ERNÄHRUNG	FAZIT FÜR UNSEREN SPEISEPLAN
• Wenig cholesterinhaltige Nahrungsmittel	• Wenig Fleisch und Wurst
• Nicht mehr als 30 % der Nahrungsenergie als Fett	• Nicht mehr als 2-3 Eier pro Woche
• Reichlich einfach und mehrfach ungesättigte Fettsäuren	• Nur hochwertige Fette, vor allem Pflanzenöle wie Raps-, Oliven-, Maiskeim- oder Distelöl
• Viele Ballaststoffe und reichlich komplexe Kohlenhydrate	• Täglich reichlich Obst, Gemüse, Salate, und regelmäßig Vollkornprodukte

Fett – viel Energie auf wenig Raum

InfoPlus

FETT ZUM NULLTARIF?

Die Idee ist nicht neu. Seit vielen Jahren schon basteln Lebensmitteltechnologen an Substanzen, die Fett ersetzen können. Inzwischen gibt es eine ganze Reihe von Stoffen, die für diesen Zweck in Frage kommen. Zum Teil werden sie auch schon eingesetzt.

▶ FETTERSATZSTOFFE

Sie gleichen in ihren physikalischen Eigenschaften – Schmelzpunkt, Löslichkeit – den Fetten. Auch sensorisch bestehen kaum Unterschiede. Sie werden wie natürliche Fette eingesetzt.

Saccharosepolyester (SPE)

Als Ausgangssubstanz für SPE dienen normale Zucker (Saccharose) und Fettsäuregemische, die man aus Soja-, Mais- oder Baumwollsaatöl gewinnt. Sie werden im Darm von den fettspaltenden Enzymen nicht gespalten - sind also unverdaulich. Das bekannteste Produkt dieser Art ist „Olestra". In den USA ist es für einige Lebensmittel wie Kartoffelchips oder andere Knabbereien bereits zugelassen. In den Ländern der EU gibt es noch keine Zulassung.

Kritik am kalorienarmen Knabbern
- In größeren Mengen aufgenommen beeinträchtigen sie die Resorption fettlöslicher Vitamine im Darm.
- Es kann zu Durchfällen kommen, weil sich das Milieu im Darm verändert.
- Es ist ungeklärt, wie sich ein Verzehr über längere Zeit gesundheitlich auswirkt.

Restrukturierte Fette

Chemisch gesehen handelt es sich bei ihnen um leicht veränderte Fettmoleküle. Ein Teil der darin ursprünglich gebundenen Fettsäuren wird gegen solche ausgetauscht, die üblicherweise nicht in Fetten enthalten sind. Auf diese Weise läßt sich der Brennwert senken.

▶ FETTAUSTAUSCHSTOFFE

Sie ähneln dem Fett nur in einigen speziellen Eigenschaften – etwa dem Geschmack. Ihre Einsatzmöglichkeiten sind daher nur auf bestimmte Bereiche beschränkt.

Mikropartikuläre Eiweißstoffe

Sie werden aus Hühnereiweiß, Magermilch oder Molkenproteinen gewonnen – mithilfe eines Verfahrens, das dem Homogenisieren der Milch ähnelt. Danach sind die einzelnen Eiweißpartikel nur noch winzig klein und kugelförmig.
Das wirkt sich auf die sensorischen Eigenschaften aus. Die Zunge empfindet sie als zart und cremig. Das Eiweiß schmeckt nun wie Fett. Mikropartikuläre Eiweißstoffe eignen sich für das Bereiten von Desserts und Dressings. Simplesse ist das bekannteste Produkt dieser Art.

Polydextrose

Sie wird aus einer Mischung von Traubenzucker (Glucose), Sorbit und etwas Zitronensäure hergestellt. Polydextrose ist neutral im Geschmack und eignet sich als Füllstoff – insbesondere für Backwaren, Desserts und Süßwaren.

Modifizierte Stärken

Man gewinnt sie durch Einwirkung von Enzymen oder Säure auf Stärke. Sie wird dabei teilweise abgebaut und in ihrer Struktur verändert. Mit den so entstandenen Maltodextrinen kann der Fettgehalt von Dressings, Dips, Eiscreme oder Backwaren vermindert werden.
Pro Gramm ersetztem Fett verringert sich der Energiegehalt um rund 330 Kilojoule. Im Organismus werden Maltodextrine wie jedes verdauliche Kohlenhydrat abgebaut. Es bestehen daher auch keinerlei Bedenken gegen ihren Einsatz.

2.6 Aufnahme und Verwertung von Fetten im Organismus

Die Fettverdauung

Es gibt zwar in Magen und Dünndarm fettspaltende Enzyme; ihre Bedeutung für die Fettverdauung ist jedoch gering. Die Hauptarbeit leistet die Bauchspeicheldrüse, die ihr Enzym Pankreaslipase in den Zwölffingerdarm ausschüttet. Dort spaltet es dann die Nahrungsfette in Fettsäuren und Glycerin. Werden nur zwei oder eine Fettsäure abgespalten, entstehen Mono- bzw. Diglyceride, das sind einfach und zweifach veresterte Glycerinmoleküle.

Gallensäuren als Emulgatoren

Gallensaft wird von der Leber gebildet, in der Gallenblase gespeichert und bei Bedarf in den Zwölffingerdarm abgegeben. Die darin enthaltenen Gallensäuren bestehen aus einem wasserlöslichen und einem fettlöslichen Anteil und sind daher ideale Emulgatoren. Sie emulgieren das Fett und bringen es damit in eine Form, die von den Verdauungsenzymen leicht angegriffen werden kann. Nur wenige Nahrungsfette, wie zum Beispiel Milchfett, sind bereits emulgiert.

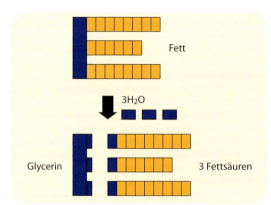

Bild 1: Fettverdauung – Spaltung in Glycerin und Fettsäuren

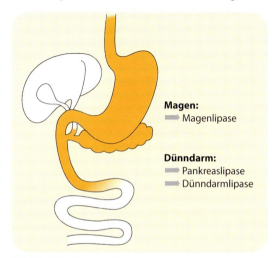

Bild 2: Die Fettverdauung – beteiligte Organe

⊙ Auf einen Blick

TAB. 1 ZUSAMMENFASSUNG – VERDAUUNG

ORGAN	VERDAUUNGSSAFT	WIRKSTOFFE	WAS MIT DEM FETT GESCHIEHT
Mund	Speichel	Keine	Mechanische Zerkleinerung
Magen	Magensaft	Lipase	Beginnende Fettspaltung – vor allem von bereits emulgierten Nahrungsfetten (Milchfett, Margarine, Butter)
Zwölffingerdarm	Gallensaft	Gallensäuren	Emulgieren der Fette und damit bessere Angriffsmöglichkeit für Verdauungsenzyme
	Bauchspeichel	Pankreaslipase	Spaltung der Fette zu Glycerin und Fettsäuren; außerdem entstehen noch Mono- und Diglyceride
Dünndarm	Dünndarmsaft	Keine	Fortsetzung der Fettspaltung durch die Pankreaslipase

Die Fettresorption

Glycerin sowie kurz- und mittelkettige Fettsäuren gelangen problemlos über die Darmwand ins Blut.

Die wasserunlöslichen langen Fettsäuren, die Mono- und Diglyceride aus der Fettverdauung sowie die fettähnlichen Stoffe haben es schwer, resorbiert zu werden. Äußere und innere Seiten der Darmwand sind nämlich polar, nehmen also bevorzugt wasserlösliche Substanzen auf. Unpolare Stoffe, wie sie bei der Fettverdauung entstehen, werden zunächst nicht durchgelassen.

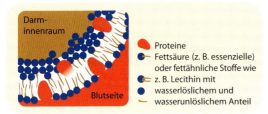

Bild 1: Aufbau einer Membran

Um die Darmwand passieren zu können, müssen sie in eine wasserlösliche Form gebracht werden.

Gallensäuren als Fett-Transporter

Gallensäuren spielen nicht nur eine wichtige Rolle bei der enzymatischen Fettspaltung, sondern werden auch für den Transport der Fette durch die Darmwand benötigt. Sie lagern sich mit den Fettbruchstücken zusammen und bilden so genannte Micellen. Dabei zeigen die wasserlöslichen Anteile der Moleküle - also zum Beispiel die OH-Gruppe von Mono- und Diglyceriden oder die Säuregruppe der freien Fettsäuren - nach außen. Die fettlöslichen Anteile sind nach innen angeordnet.

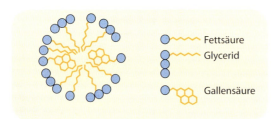

Bild 2: Schema einer Micelle

In diesem trickreichen Verbund können die zuvor unlöslichen Substanzen die wasserliebende Außenschicht der Membran durchdringen und in die Zellen der Darmwand eintreten. Dort werden Fettsäuren und Glycerin wieder zu Triglyceriden zusammengefügt.

Aber auch auf der Gegenseite der Membran ist noch eine wasserliebende Schicht zu durchqueren. Wiederum bedarf es einer wasserlöslichen Transportform. Diesmal wirken spezielle Proteine als Transporthelfer. Sie lagern sich mit den Triglyceriden, aber auch mit Lecithin und Cholesterin, zusammen. Die so entstandenen Lipoproteine – sie heißen Chylomikronen – gelangen in die Lymphbahn und von dort weiter ins Blut.

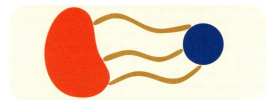

Bild 3: Chylomikronen sind Lipoproteine

Fette im Stoffwechsel

Sowohl Glycerin als auch Fettsäuren werden zu dem zentralen Stoffwechselprodukt „Aktive Essigsäure" abgebaut. Diese gelangt in den Citratzyklus und wird zu Energie abgebaut.

Bei zu viel Fett in der Nahrung entsteht so viel „Aktive Essigsäure", dass nicht die gesamte Menge in den Citratzyklus eingeschleust werden kann und stattdessen als ungeliebtes Fettpolster auf Po und Hüften landet.

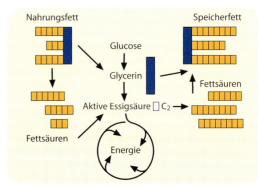

Bild 4: Fettstoffwechsel

2 Nahrungsfette – Qualität ist Trumpf

👁 Auf einen Blick

TAB. 1: FETTE – CHEMISCHE UND PHYSIKALISCHE EIGENSCHAFTEN

AUFBAU	AGGREGATZUSTAND	LÖSLICHKEIT	FETTVERDERB
Bausteine der Fette sind Glycerin und Fettsäuren.	Je nach Art der Fettsäuren ist das jeweilige Fett flüssig, weich oder fest. Das hat Einfluß auf die Erhitzbarkeit.	Fette sind unpolare Moleküle und lösen sich daher nicht in Wasser.	Fette können verderben. Ein Fett ist um so empfindlicher, je mehr Doppelbindungen es enthält.
Es gibt gesättigte und ungesättigte Fettsäuren. Gesättigte tragen keine, ungesättigte eine oder mehrere Doppelbindungen.	Je kürzer die Kohlenstoffkette des Fettsäuremoleküls und je höher die Anzahl der Doppelbindungen, desto flüssiger ist das Fett.	Mithilfe von Emulgatoren lassen sich Fette dennoch mit Wasser mischen. Solche Mischungen nennt man Emulsionen.	Durch enzymatische Spaltung oder durch Oxidation an den Doppelbindungen werden Fette genussuntauglich. Licht und Wärme beschleunigen solche Prozesse.
Fette werden aus Glycerin und drei meist verschiedenen Fettsäuren unter Abspaltung von Wasser gebildet.	Je fester ein Fett ist, desto höher kann es erhitzt werden – zum Beispiel beim Braten oder Fritieren.	Es gibt zwei Arten von Emulsionen: • Wasser-in-Öl-Emulsionen, • Öl-in-Wasser-Emulsionen.	Fette sollen daher kühl, dunkel und gut verschlossen gegen den Zutritt von Sauerstoff aufbewahrt werden.

TAB. 2: FETTE – PHYSIOLOGISCHE EIGENSCHAFTEN

AUFGABEN	VERDAUUNG – RESORPTION	STOFFWECHSEL	FETTBEGLEITSTOFFE
Sie sind wichtige Energiespender und liefern pro Gramm gut das Doppelte an Energie wie Kohlenhydrate und Fette.	In Mund und Magen findet so gut wie keine Fettverdauung statt. Sie beginnt im Zwölffinger- und wird im Dünndarm fortgesetzt.	Fette werden im Stoffwechsel zu aktiver Essigsäure umgewandelt und im Citratcyclus zu Energie abgebaut.	Die sogenannten Fettbegleitstoffe oder Lipoide haben ganz ähnliche Eigenschaften wie Fette.
Sie dienen als Wärmeisolierung und schützen empfindliche Organe gegen Schlag und Stoß.	Fette werden im Zwölffingerdarm von den Gallensäuren emulgiert und von der Pankreaslipase gespalten.	Ist das Fettangebot zu groß, wird ein Teil als Körperfett in die Fettzellen eingelagert.	Lecithin ist am Aufbau von Zellmembranen beteiligt und dient als Emulgator.
Sie sind Träger fettlöslicher Vitamine und der lebensnotwendigen essenziellen Fettsäuren.	Für die Resorption bilden Gallensäuren mit den Spaltprodukten so genannte Micellen.	Bei Bedarf kann im Körper aus Glycerin auch Glucose gebildet werden.	Cholesterin ist am Aufbau von Zellwänden beteiligt und Ausgangsstoff für Hormone, Vitamin D und Gallensäuren.

InfoPlus

WARUM MISCHT SICH FETT NICHT MIT WASSER?

Eine fettreiche Mahlzeit „liegt schwer im Magen", sie ist „schwer verdaulich", der Körper ist eine ganze Weile damit beschäftigt, sie zu verarbeiten. Der Grund: Fett verträgt sich nicht mit dem wässrigen Verdauungssaft und will sich nicht an die wässrige Oberfläche der Darmwand anlagern.

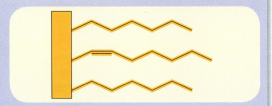

Bild 2: Fett ist unpolar

Warum nicht?

Das Wassermolekül besteht aus einem Atom Sauerstoff und zwei Atomen Wasserstoff. Sauerstoff zieht dabei die bindenden Elektronen stärker zu sich hin als Wasserstoff. Da Elektronen negative Teilchen sind, wird somit Sauerstoff „negativer", Wasserstoff „positiver". Das Molekül hat zwei unterschiedlich geladene Enden – es ist polar:

Für Fett und für Wasser gibt es daher keinerlei Anreiz, beieinander zu bleiben. Fett ist somit wasserunlöslich.

WIE MAN DIE BEIDEN KANDIDATEN DENNOCH ZUSAMMENBRINGT:

Dazu braucht man einen Emulgator. Er schafft es, die ungleichen Partner auf Tuchfühlung zu bringen. Das Molekül eines Emulgators enthält immer zwei unterschiedliche Bereiche:

- einen, in dem es Elektronenverschiebungen zwischen den Atomen gibt, also einen polaren Anteil,
- einen, in dem benachbarte Atome ihre Elektronen gleich stark festhalten, also einen unpolaren Anteil.

Der unpolare Anteil kann sich nun an die chemisch verwandte unpolare Verbindung anlagern. Der polare Anteil wiederum bindet eine polare Verbindung. Ergebnis: Zwei Verbindungen mit gegensätzlichen Löslichkeitseigenschaften, die eigentlich gar nicht zueinander passen, werden so nebeneinander festgehalten.

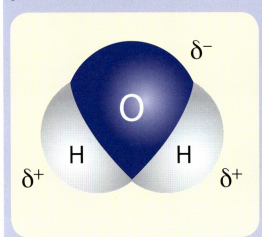

Bild 1: Das Wassermolekül ist polar

Verbindungen, in denen die Elektronen ebenfalls ungleich verteilt sind, können sich deshalb gut an Wasser anlagern. Sie sind polar und deshalb wasserlöslich.

Das ist bei Fett ganz anders: Die langen Ketten der Fettsäuren bestehen aus Kohlenstoff und Wasserstoff. Beide Atomarten halten ihre Elektronen ungefähr gleich gut fest. Es gibt innerhalb des Moleküls also keine Elektronenverschiebung - es ist unpolar:

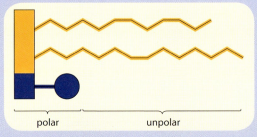

Bild 3: Lecithin – ein Emulgator

Die Eigenschaft des Lecithins, Emulsionen zu bilden, wird in der Lebensmittelindustrie zum Herstellen von Cremes und Saucen genutzt.

Und jetzt Sie!!!

1. Suchen Sie aus Tabelle 2, S. 91 jeweils ein Beispiel für a) eine kurzkettige, b) für eine mittelkettige und c) für eine langkettige Fettsäure.

2. **Was versteht man unter einer ungesättigten Fettsäure?** Erläutern Sie die Bedeutung der mehrfach ungesättigten Fettsäuren in unserer Ernährung.

3. Im Materialschrank des Schülerlabors befinden sich zwei Gefäße, eine mit einem festen, die andere mit einem flüssigen Fett. Leider haben sich die zugehörigen Etiketten von den Flaschen gelöst. Stellen Sie anhand der Angaben auf den Etiketten fest, welches Etikett zu welchem Fett gehört. Begründen Sie jeweils.

Fett A
Enthaltene Fettsäuren:
30% Capronsäure
20% Stearinsäure
20% Ölsäure
30% Linolensäure

Fett B
Enthaltene Fettsäuren:
40% Stearinsäure
30% Palmitinsäure
20% Buttersäure
10% Myristinsäure

4. Verbindet man Glycerin und eine Fettsäure unter Wasserabspaltung miteinander, so erhält man ein Monoglycerid. Geben Sie die Strukturformelgleichung für diese Reaktion zwischen Glycerin und Caprylsäure an.

5. Monoglyceride werden häufig als Emulgatoren, z. B. für Puddings oder Saucen, eingesetzt. Begründen Sie die Eignung des in Aufgabe 4 gebildeten Monosaccharides zu diesem Zweck.

6. Warum ist Butter z. B. zum Frittieren von Hähnchenkeulen ungeeignet?

7. Fette sind nicht unbegrenzt haltbar. Erläutern Sie, welche Vorgänge beim Verderb der folgenden Speisefette ablaufen.

a) Olivenöl, kaltgepresst
b) Margarine

Leiten Sie die entsprechenden Aufbewahrungsregeln ab.

8. Nennen Sie Gemeinsamkeiten und Unterschiede bei

a) Fetten und Lecithin
b) Fetten und Cholesterin

9. Diskutieren Sie die Aussage: „Cholesterin: Freund im Körper – Feind aus der Nahrung".

10. Herr P. hat einen zu hohen Cholesterinspiegel und muss daher seine Ernährung umstellen. Welche der folgenden Speisefette würden Sie empfehlen, bei welchen eher zur Einschränkung raten?

Schweineschmalz, Butter, Rapsöl, Kokosfett. **Finden Sie überzeugende Argumente.**

11. Da Fette nicht wasserlöslich sind, lassen sie sich nur schwer verdauen und resorbieren. Erläutern Sie, welche Tricks der Organismus auf Lager hat, um das Hindernis „Wasserunlöslichkeit" zu überlisten. Verwenden Sie bei Ihrer Darstellung die Begriffe:

„Gallensäuren", „Micellen", „Lipoproteine", „emulgieren".

12. Bei einer Party ist das Büfett besonders verlockend: Pommes und Mayo, Pizza mit viererlei Käse, Schinken, gefüllt mit Meerrettichsahne, Mousse au chocolat und Sahnetorte. Welche Stoffwechselwege laufen nach dem Essen im Organismus der Partygäste ab?

3 Pflanzliche Fette

Seit wissenschaftlich gesichert ist, dass hohe Cholesterinspiegel ein gesundheitlicher Risikofaktor sind, stehen pflanzliche Fette hoch im Kurs. Entsprechend groß ist die Nachfrage. Die zu befriedigen ist gar kein Problem – die Pflanzenwelt ist reich an fetthaltigen Früchten, Saaten oder Keimen.

3.1 Speiseöle

Fette, die bei gewöhnlicher Temperatur flüssig und für den menschlichen Genuss geeignet sind, bezeichnet man als Speiseöle. Sie werden aus ölhaltigen Pflanzenteilen durch Auspressen oder Extrahieren gewonnen.
Um eine möglichst hohe Ölausbeute zu erzielen, werden oft auch beide Verfahren eingesetzt.

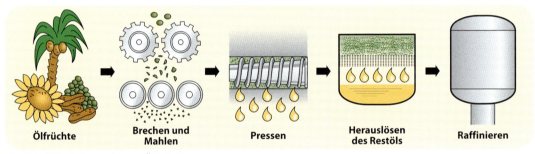

Bild 1: Ölgewinnung aus Ölfrüchten

Gewinnung im Überblick

1. Reinigen und Zermahlen der Ölfrüchte und -saaten. Dabei zerreißen die Wände der Pflanzenzellen – das Öl tritt aus.

2. Erwärmen des entstandenen Breis. Das enthaltene Öl ist dadurch dünnflüssiger und so leichter zu gewinnen.

3. Auspressen des Öls in kontinuierlich arbeitenden Schneckenpressen. Kontinuierlich heißt: Das Pressgut tritt an einem Ende in die Schnecke ein, bewegt sich hindurch, wird währenddessen ausgepresst und verlässt sie am anderen Ende wieder.

Die Schnecke hat eine besondere Form. Sie verengt sich zum Ende hin immer mehr. Der Druck auf das Pressgut verstärkt sich daher beim Durchwandern allmählich so sehr, dass zum Schluss das meiste Öl ausgepresst ist.

4. Die Rückstände enthalten noch einiges an Öl. Um diesen Rest auch noch gewinnen zu können, behandelt man sie mit einer fettlösenden Flüssigkeit, meist einem Kohlenwasserstoff. Dadurch wird das Öl fast vollständig herausgelöst. Man bezeichnet diesen Vorgang als Extraktion.

5. Das Lösungsmittel wird durch Verdampfen vom Öl getrennt (Destillation) und steht danach erneut für die Extraktion zur Verfügung.

Das so gewonnene Rohöl ist noch nicht genusstauglich. Es kann Gewebeteilchen, Schleimstoffe und Farbstoffe enthalten. Oftmals besitzt es auch einen unangenehmen Geruch. Es wird daher gereinigt und aufgearbeitet. Dieser Reinigungsprozess heißt Raffination, und verläuft in mehreren Stufen.

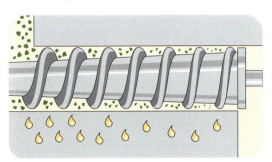

Bild 2: Schneckenpresse

Wichtige Stationen der Raffination

1. Entschleimen: Eine Behandlung mit Kochsalz- oder Phosphorsäurelösung, um Harz- und Schleimkörper zu entfernen. Dabei setzen sich diese Bestandteile als leicht abzutrennender Schleim ab. Dieser Prozess erhöht die Haltbarkeit der Öle deutlich, denn Schleimstoffe bilden einen idealen Nährboden für Kleinstlebewesen. Wenn dieser Nährboden entzogen wird, ist die Gefahr des mikrobiellen Verderbs nicht mehr so groß.

2. Entsäuern: Einsprühen schwacher Alkalilösungen (z. B. Soda), um die freien Fettsäuren abzutrennen. Fettsäuren und Alkalien reagieren miteinander zu Seifen, die sich als kompakter, dunkel gefärbter „Seifenstock" abscheiden.

3. Bleichen: Behandeln mit Bleicherde, um Reste von Seifen, Schleimstoffen, Schwermetallspuren und natürliche bzw. während der Lagerung des Öls gebildete Farbstoffe zu binden. Danach trennt man die Verunreinigungen per Zentrifuge ab.

4. Desodorieren (geruchlos machen): Einblasen von Wasserdampf, um qualitätsmindernde Geruchs- und Geschmacksstoffe zu vertreiben. Es handelt sich bei ihnen um relativ leicht flüchtige Verbindungen. Der Dampf reißt die Verunreinigungen mit sich.

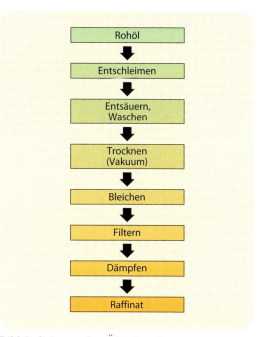

Bild 2: Schema der Ölraffination

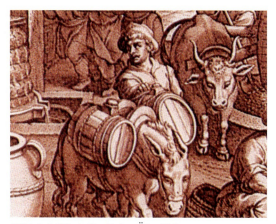

Bild 1: Mittelalterliche Ölmühle

Info

▶ **WIE MAN ÖLE BESONDERS SCHONEND GEWINNEN KANN**

Manche Ölflaschen oder -dosen tragen die Aufschrift „kaltgeschlagen" oder „kaltgepresst". Solche Öle gewinnt man nur durch Pressen der ölhaltigen Pflanzenteile, ohne anschließende Raffination. Nach dem Auspressen wird lediglich noch gefiltert. Bei diesem schonenden Verfahren bleiben praktisch alle wertgebenden Bestandteile erhalten.

Kaltgeschlagene Öle sind daher reich an Vitaminen und essenziellen Fettsäuren, also besonders edel und von bester Qualität; aber auch, weil die Ausbeute vergleichsweise gering ist, sehr teuer.

Kaltgepresste Öle haben meist einen kräftigen Geschmack und eine intensive Farbe. Man sollte kaltgeschlagene Öle (manchmal auch als „naturrein" oder „naturbelassen" bezeichnet) möglichst nur für Salate und Rohkost verwenden. Zum Braten und Backen sind sie einfach zu schade.

TAB. 1: DIE WICHTIGSTEN ÖLSORTEN

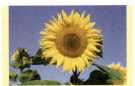

Bild 1:
Sonnenblumenöl aus Sonnenblumenkernen

Leicht gelblich mit einem angenehmen milden Geschmack. Es wird naturrein, also kaltgepresst, und raffiniert angeboten. Zum Herstellen von Margarine und als Speiseöl verwendet
Linolsäure: 51 – 72 %

Anbau:
Osteuropa, Argentinien, Frankreich

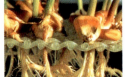

Bild 2:
Maiskeimöl aus Samenkeimen von Mais

Schwach gelb gefärbtes Öl mit einem angenehmen neutralen Geschmack.
Wird vor allem als Salatöl verwendet. Daneben dient es als Rohstoff für das Herstellen von Margarine.
Linolsäure: 51 – 56 %

Anbau:
USA, Osteuropa, Argentinien

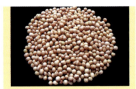

Bild 3:
Sojaöl aus Samen der Sojapflanze

Raffiniertes Sojaöl hat den für den Einsatz in der Küche wichtigen milden Geschmack.
Es kommt als Speiseöl in den Handel, ist wichtiger Rohstoff für die Margarine und Speiseölmischungen.
Linolsäure: 53 – 56 %

Anbau:
USA, Indonesien, China, Japan

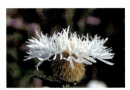

Bild 4:
Distel- o. Safloröl aus Früchten der Färberdistel

Safloröl ist von goldgelber Farbe und hat einen etwas scharfen Geschmack. Wegen des hohen Gehaltes an ungesättigten Fettsäuren ist es besonders verderbsanfällig. Wird vor allem als Speiseöl verwendet.
Linolsäure: 67 – 79 %

Anbau:
Indien, USA, Mexiko

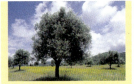

Bild 5:
Olivenöl aus Fruchtfleisch der Oliven

Am edelsten ist das kaltgepresste „Jungfernöl" – es tritt beim ersten sanften Druck aus. Es ist zartgrün und schmeckt leicht süßlich.
„Reines Olivenöl" wird wie die meisten anderen Speiseöle gepresst und danach raffiniert.
Linolsäure: 5 – 13 %
Anbau: Spanien, Italien, Griechenland

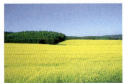

Bild 6:
Raps- o. Rüböl aus Samen der Rapspflanze

In Deutschland ist Raps die wichtigste Ölpflanze. Das Rohöl hat einen sehr strengen Geruch und Geschmack, der aber beim Raffinieren vollständig verschwindet.
Verwendung vor allem als Speiseöl.
Linolsäure: 12 – 16 %

Anbau: China, Indien, Kanada, Deutschland

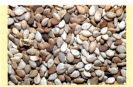

Bild 7:
Sesamöl aus den Samen der Sesampflanze

Das hellgelbe, völlig geruchlose Öl hat einen milden Geschmack.
Kaltgeschlagenes Sesamöl ist ideal zum Anmachen von Salaten und Rohkost. Als raffiniertes Öl dient es zur Herstellung von Margarine und Backfetten.
Linolsäure: 30 – 48 %
Anbau: Indien, China, Myanmar, Mexiko

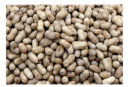

Bild 8:
Erdnussöl aus Erdnüssen

Das hellgelbe Öl ist geruchs- und geschmacksneutral und besonders gut haltbar.
Weil es kaum Begleitstoffe enthält, ist es sehr gut für das Herstellen von Margarine geeignet. Es ist außerdem ein ideales Frittierfett.
Linolsäure: 21 – 28 %
Anbau: Indien, China, USA, Senegal, Nigeria

3 Pflanzliche Fette

TAB. 1: WEITERE ÖLE IM KURZEN ÜBERBLICK

ÖLSORTE	GEWONNEN AUS	ANBAUGEBIET	LINOLSÄUREGEHALT	VERWENDUNG
Baumwollsaatöl	Samen bestimmter Baumwollarten	China, USA, Osteuropa, Indien	45 – 50 %	Speiseöl, Margarineherstellung
Leinöl	Samen der Flachs- oder Leinpflanze	Kanada, Argentinien, Indien	17 – 31 %	Meist kaltgepresst als Speiseöl
Palmöl	Fruchtfleisch der Ölpalme	Kongo, Indonesien, Malaysia	6 – 10 %	Margarineherstellung
Walnussöl	Walnüssen	Europa, Vorder- und Südostasien	50 – 73 %	Edles Speiseöl für Feinschmecker
Weizenkeimöl	Keimlingen von Weizen	Osteuropa, China, USA, Indien, Deutschland	40 – 44 %	Speiseöl

Info

Die im Handel angebotenen Öle werden entweder nur aus einer Pflanzenart gewonnen oder sind Mischungen aus verschiedenen Pflanzenölen

Speiseöle in der Küche

Die Verwendung der einzelnen Ölsorten richtet sich nach deren Nährstoffzusammensetzung.
Die besonders hochwertigen kaltgeschlagenen Öle mit ihrem hohen Gehalt an essenziellen Fettsäuren und fettlöslichen Vitaminen sollte man in erster Linie für die „kalte Küche", d. h. zum Anmachen von Salaten bzw. von Rohkost einsetzen.
Ansonsten eignen sich Pflanzenöle wegen ihrer recht guten Erhitzbarkeit auch zum Braten und Schmoren.

3.2 Feste Pflanzenfette

Sie sind die „robusten" Vertreter der Gattung Fett. Robust heißt dabei: Sie überstehen hohe Temperaturen bis zu 200 °C, ohne zu spritzen oder sich zu zersetzen. Diese Eigenschaft ist immer dann gefragt, wenn bei der Zubereitung von Speisen relativ hohe Temperaturen erreicht werden sollen, z. B. beim Frittieren oder auch Braten.
Hinzu kommt, dass sie hauptsächlich gesättigte Fettsäuren im Molekül gebunden haben, also unempfindlich sind gegen den Angriff von Luftsauerstoff, und einen hohen Schmelzpunkt besitzen. Sie bleiben auch ohne Kühlung bei Zimmertemperatur fest.
Feste Pflanzenfette werden meist in flachen, eckigen Formen angeboten; man spricht daher auch von Plattenfetten.

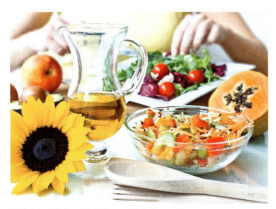

Bild 1: Kalte Küche – Rohkostplatte

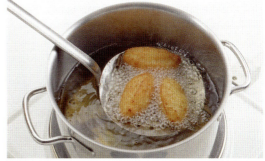

Bild 2: Tempura: Japanische Spezialität, bei der Fleisch, Fisch oder Gemüse im Teigmantel frittiert werden

Fett – viel Energie auf wenig Raum

Gewinnung

Hauptsächlicher Lieferant fester Pflanzenfette sind die Früchte und Kerne der Kokos- und Ölpalme.

Die Fette werden durch Pressen oder Extrahieren gewonnen und das noch flüssige Fett in Formen gegossen, wo man es unter leichter Kühlung erstarren lässt.

Da die Nachfrage nach festen Pflanzenfetten höher ist als das natürliche Vorkommen, gewinnt man heute feste Pflanzenfette auch durch Härtung von Speiseölen. Das Verfahren der Fetthärtung wird im Zusammenhang mit der Margarineherstellung ausführlich beschrieben.

Die wichtigsten Sorten

Es sind sowohl reine Fette als auch Mischungen im Handel:

Kokosfett

Es wird aus Kopra gewonnen, dem fettreichen getrockneten Kernfleisch der Kokosnuss. Das fertig verarbeitete Produkt ist schneeweiß und hat einen zarten, nussartigen Geschmack. Es wird mit dem Vermerk „Reines Kokosfett" oder „100 % Kokosfett" in den Handel gebracht.

Palmkernfett

Es wird aus den Samenkernen der Ölpalme durch Auspressen und Extraktion gewonnen. In Geschmack und Beschaffenheit ist Palmkernfett dem Kokosfett sehr ähnlich.

Soft-Fette

Diese Fette sind Mischungen von festen Pflanzenfetten mit Pflanzenölen. Sie haben die gleiche Hitzestabilität wie feste Pflanzenfette, sind daneben aber gut streichfähig. Sogar im Kühlschrank bleiben sie noch „soft".

Feste Pflanzenfette in der Küche

Wegen ihrer chemischen Eigenschaften werden feste Pflanzenfette auch dort eingesetzt, wo es auf Hitzestabilität ankommt:

- Zum Frittieren
- Zum Braten

TIPPS ZUM FRITTIEREN

- **Temperatur von höchstens 180 °C einhalten.**

- **Gargut nacheinander in kleineren Portionen zugeben.**

- **Frittierfett nach Gebrauch durch ein feines Haarsieb gießen, um so verkohlte Reste zu entfernen.**

- **Fett höchstens viermal verwenden, da sonst gesundheitlich bedenkliche Peroxide entstehen.**

- **Fett immer insgesamt austauschen. Zu gebrauchtem kein frisches Fett geben. Das ältere wird durch frisches Fett nicht wieder „neu", sondern zersetzt sich trotzdem weiter.**

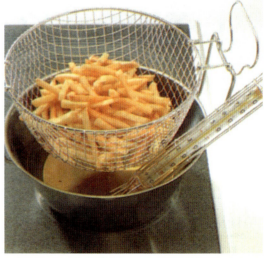

Bild 1:
Frittieren nur mit hoch erhitzbaren Fetten

3.3 Margarine

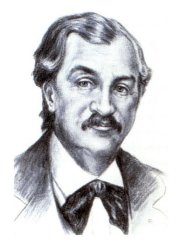

Bild 1: Hippolyte Mège-Mouriès – Erfinder der Margarine

Info

▶ DIE ERFINDUNG DER MARGARINE

Notzeiten machen erfinderisch. In Frankreich herrschten im Jahre 1869 Hunger und Krieg, als die Regierung unter Napoleon III. einen Preis aussetzte.

Das war aber nicht, wie man zunächst annehmen könnte, ein Preis für ein imposantes Bauwerk oder gelungenes Gemälde. Die schönen Künste bewegten die Gemüter zu dieser Zeit weniger. Zum Problem geworden war die Versorgung der Bevölkerung mit Nahrung. Landflucht und beginnende Industrialisierung ließen landwirtschaftliche Produkte teuer und knapp werden. Auch der Preis für Butter war ins Astronomische gestiegen.

Der kaiserliche Wettbewerb nun sollte erfinderische Geister beflügeln, Wege und Möglichkeiten zu einem preiswerten und weniger leicht verderblichen Butterersatz zu finden.

Das Rennen machte der Chemiker Mège-Mouriès. Er mischte Oleomargarin, einen Bestandteil von Rindertalg, mit Milch und erhielt dabei eine Emulsion, die sich unter Kühlung zu einem Produkt verfestigte, das er Margarine nannte.

Aller Anfang ist schwer

Die Margarine hatte es zunächst nicht leicht, sich gegen die „gute Butter" durchzusetzen, obwohl sich ihre Qualität mehr und mehr verbesserte.

Um sie bereits auf den ersten Blick von Butter unterscheiden zu können, wurde bei uns 1897 das erste Margarinegesetz erlassen. Nur unter Beachtung zahlreicher Auflagen durfte Margarine von da an in den Verkehr gebracht werden:

Sie durfte nur in ganz bestimmter Form, entweder als verpackter Würfel oder in runden Bechern, verkauft werden.

Die Packung musste deutlich sichtbar die Aufschrift „Margarine" und einen roten Signalstreifen tragen.

Um zu verhindern, dass Margarine zum „Strecken" von Butter benutzt wurde, schrieb der Gesetzgeber einen Zusatz von Kartoffelstärke vor. Ob Butter mit Margarine verfälscht war, ließ sich fortan leicht feststellen. Man musste sie nur auf einen eventuellen Stärkegehalt hin überprüfen.

Heute ist Margarine zwar ein butterähnliches Produkt, aber keineswegs mehr ein Butterersatzfett. Sie hat sich ihren eigenständigen Platz in der Küche erobert.

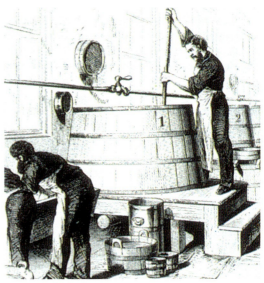

Bild 2: Margarineherstellung früher

Gewinnung von Margarine

Als Ausgangsprodukte für die Margarineproduktion dienen heute überwiegend pflanzliche Fette und Öle. Hauptsächlich kommen zum Einsatz:
- Kokosfett,
- Palmkernfett,
- Baumwollsaatöl,
- Sonnenblumenöl,
- Sojaöl,
- gehärtete Pflanzenöle.

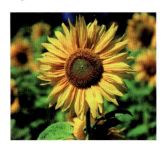

Bild 1: Sonnenblume

Was sind gehärtete Pflanzenöle?

Pflanzenöle sind bei normaler Temperatur flüssig. Das ist deshalb so, weil sie sehr viele ungesättigte Fettsäuren enthalten (s. auch S. 102). Aus einem Pflanzenöl soll nun ein festes Fett wie Margarine entstehen. Zu erreichen ist dies ganz einfach, indem man die Anzahl der Doppelbindungen verringert. An die ungesättigte Bindung werden zu diesem Zweck zwei Wasserstoffatome angelagert, sodass eine Einfachbindung entsteht.

$$-CH_2-CH=CH-CH_2-$$
$$\underset{H}{\uparrow} \quad \underset{H}{\uparrow}$$
$$-CH_2-CH_2-CH_2-CH_2-$$

Bild 2: Hydrierungsreaktion

Chemisch gesehen handelt es sich bei diesem Vorgang um eine Hydrierung. Die Fetthydrierung wurde bereits 1901 von dem Chemiker Normann entwickelt. Von da an wurden in großem Maßstab gehärtete Pflanzenöle für die Margarineproduktion eingesetzt.

> **Info**
> Durch Hydrierung von Doppelbindungen kann man Fette härten.

Ablauf der Margarineproduktion

1. Ein Gemisch aus flüssigen und festen Fetten wird mit fettlöslichen Vitaminen (A und D), Carotin und Emulgatoren versetzt (Fettphase).
2. Entrahmte Milch, Wasser, Kochsalz und Stärke werden miteinander vermischt (Wasserphase). Die Milch ist zuvor mit Milchsäurebakterien gesäuert worden. Das gibt der Margarine später ein feines, butterähnliches Aroma.
3. Beide Phasen werden emulgiert (Fett-in-Wasser-Emulsion) und im Schnellkühler so lange gekühlt und geknetet, bis die Emulsion weich und streichfähig geworden ist. Das Wasser ist zum Schluss so fein verteilt, dass die einzelnen Tröpfchen kaum noch Lebensraum für Mikroorganismen bieten.
4. Direkt an den Schnellkühler ist die Packmaschine angeschlossen. Dort wird die Margarine vollautomatisch portioniert und verpackt.

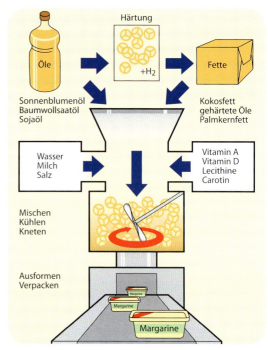

Bild 3: Margarineherstellung heute

3 Pflanzliche Fette

Margarinesorten

Standardware
Darf pflanzliche und tierische Fette enthalten. Der Gehalt an ungesättigten Fettsäuren ist relativ gering.
Verwendung: Kochen, Braten, Backen.

Pflanzenmargarine
Wird ausschließlich aus pflanzlichen Fetten hergestellt (bis zu 3 % tierische Fette sind erlaubt). Entstammt das Fett einer einzigen Pflanzenart, kann dies im Namen angegeben werden, z. B. Sonnenblumenmargarine. Enthält mindestens 15 % Linolsäure. Trägt die Verpackung den Hinweis „linolsäurereich", liegt der Gehalt mindestens doppelt so hoch.
Verwendung: Kochen, Braten, Backen, Streichfett.

Diätmargarine
Darf nur aus pflanzlichen Fetten hergestellt werden. Ihr Gehalt an Linolsäure beträgt 50 %. Sie enthält oftmals Zusätze von Vitaminen. Dies muss gekennzeichnet sein. Für Menschen mit Herz- und Kreislaufleiden gibt es salzarme Produkte.
Natriumarm: Enthält höchstens 120 mg Natrium pro 100 g.
Streng natriumarm: Enthält höchstens 40 mg Natrium pro 100 g.
Verwendung: Vor allem als Streichfett.

Halbfettmargarine
Ist ein „kalorienvermindertes" Lebensmittel. Sie wird aus pflanzlichen Fetten hergestellt und darf bis zu 3 % tierische Fette enthalten. Der Fettgehalt beträgt nur 39 % bis 41 %, dafür ist mehr Wasser enthalten. Wegen des hohen Wassergehaltes ist sie nicht zum Braten und Backen geeignet.
Verwendung: Nur als Streichfett.

Spezialmargarinen
- Backmargarine für die gewerbliche Herstellung von Hefe- und Mürbeteiggebäck.
- Ziehmargarine: Eignet sich zur Herstellung von Blätterteig. Sie hat einen so hohen Schmelzbereich, dass sich Fettschichten im Teig gut ausbilden.

Info

▶ **WAS AUF DER PACKUNG STEHEN MUSS**
Die Bezeichnung „Margarine" oder „Halbfettmargarine". Bei Halbfettmargarine zusätzlich der Vermerk „Zum Braten und Backen nicht geeignet".
Der Name oder die Firma und der Ort der gewerblichen Niederlassung des Herstellers bzw. Anbieters. Die Gewichtsmenge des Inhaltes zurzeit der Abfüllung. Bei Halbfettmargarine der Fettgehalt in Gewichtsprozenten. Ein unverschlüsseltes Herstellungsdatum oder Mindesthaltbarkeitsdatum. Ist die Haltbarkeit von der Einhaltung bestimmter Temperaturen abhängig, ist auch das zu vermerken. Der eventuelle Zusatz von Vitaminen, Kochsalz oder Konservierungsstoffen in der Zutatenliste.

Und jetzt Sie!!!

1. **Welche Margarine empfehlen Sie**
   - für Vegetarier,
   - bei einer Schlankheitskur,
   - bei Herz- und Kreislaufleiden,
   - zum Backen eines Marmorkuchens?

   Begründen Sie jeweils Ihre Wahl.

2. **Vergleichen Sie kaltgepresste und raffinierte Öle im Hinblick auf**
   Vitamingehalt, Gehalt an ungesättigten Fettsäuren, Haltbarkeit, Vielseitigkeit des Einsatzes bei der Nahrungszubereitung. Stellen Sie Ihre Ergebnisse in einer Tabelle zusammen und begründen Sie die einzelnen Aussagen.

3. **Vergleichen Sie Butter, Haushaltsmargarine und Diätmargarine hinsichtlich:**
   Fettsäurezusammensetzung, Haltbarkeit, Verdaulichkeit, Cholesteringehalt. Stellen Sie Ihre Ergebnisse in einer Tabelle zusammen.

4. **Um Margarine zu erhalten, müssen die Pflanzenöle „gehärtet" werden. Man erreicht dies durch die Anlagerung von Wasserstoff an einen Teil der Doppelbindungen.**
   Erstellen Sie die Reaktionsgleichung für die Härtung von Linolsäure. Wie wirkt sich dieser Vorgang auf die ernährungsphysiologische Qualität eines Fettes aus?

4 Verwendung von Fett

Bloßer Dickmacher, Mitverursacher chronischer Krankheiten, wertvoller Nahrungsbestandteil, gesundheitsfördernd – das alles kann Fett sein – aber nicht jedes Fett und auch nicht in jeder Menge.

Fette im Überblick
Man teilt die Fette nach ihrer Herkunft und nach ihrer Beschaffenheit ein.

TIERISCHE FETTE	PFLANZLICHE FETTE
Butter, Schmalz, Talg, Tran	Öle, Margarine, Plattenfette

FLÜSSIGE UND WEICHE FETTE	FESTE FETTE
Öle, Butter, Margarine, Schmalz	Kokosfett, Palmkernfett

4.1 Die Qualität von Fetten

Es gibt verschiedene Kriterien, nach denen die ernährungsphysiologische Qualität von Fetten beurteilt wird. Sie spielen eine Rolle bei der Überlegung, wann welches Speisefett zum Einsatz kommt.

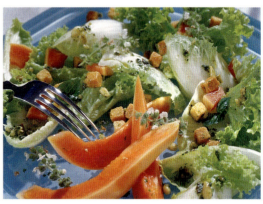

Bild 1: Frischer Salat, angemacht mit hochwertigem Pflanzenöl

👁 Auf einen Blick

TAB. 1: KRITERIEN FÜR DIE ERNÄHRUNGSPHYSIOLOGISCHE QUALITÄT VON NAHRUNGSFETTEN

ENERGIE	ESSENZIELLE FETTSÄUREN	VITAMINE
Alle Fette enthalten viel Energie (einzige Ausnahme: Halbfettmargarine) – im Vergleich zu den anderen Makronährstoffen ziemlich genau das Doppelte. Daher gilt: Sparsam sein beim Fett!!	Essenzielle Fettsäuren erfüllen im Organismus lebenswichtige Aufgaben. Reich an essenziellen Fettsäuren sind kaltgepresste Pflanzenöle und hochwertige Margarinen.	Fett ist unentbehrlich als Träger der fettlöslichen Vitamine: Vitamin A, D, E, K und von Beta-Carotin. Gute Quellen sind hochwertige Öle und Margarinesorten, aber auch Butter.
CHOLESTERIN	**VERDAULICHKEIT**	**HALTBARKEIT**
Alle tierischen Fette wie Butter oder Schmalz enthalten reichlich Cholesterin. Ein hoher Cholesterinspiegel im Blut steigert das Risiko für Arteriosklerose und damit für Bluthochdruck und Herz-Kreislauf-Leiden. Tierische Fette sollten daher nur sparsam verwendet werden.	Fett ist wasserunlöslich und daher schwierig zu verwerten. Am besten verdaulich sind: • Fette mit kurzkettigen Fettsäuren, ihre Spaltprodukte sind eben noch wasserlöslich. • Emulgierte Fette, sie enthalten Fett in feinst verteilten Tröpfchen und sind für Verdauungsenzyme leicht angreifbar.	Speisefette können durch Spaltung oder Oxidation verderben. Darunter leidet auch die Qualität. Besonders anfällig für Verderb sind: • Wasserhaltige Fette, • Fette, die reich an essenziellen Fettsäuren sind. Gut haltbar sind hingegen feste Fette wie Kokos- oder Palmkernfett.

4.2 Fett beim Zubereiten von Speisen

In der Küche ist Fett nicht gleich Fett. Aus dem vielfältigen Angebot das richtige Produkt auszuwählen, gehört zur hohen Kunst des Kochens. Nur wenn die Eigenschaften des Fettes zum Gericht und zur Garmethode passen, stimmen Nährwert und Geschmack.

Die wichtigsten Garverfahren
Fett wird für eine Reihe verschiedener Garverfahren eingesetzt – die dabei herrschenden Temperaturen sind sehr unterschiedlich.

Braten
Dabei unterscheidet man zwei Arten:
Braten auf dem Herd ist Garen mit Fett bei relativ hohen Temperaturen. Dabei entsteht eine braune Kruste. Zum Anbraten und Kurzbraten von Fleisch eignen sich vor allem hoch erhitzbare reine Pflanzenöle und -fette. Bei niedrigeren Brattemperaturen (Eierspeisen, paniertes Bratgut) kann man auch Butter oder Margarine verwenden.
Braten im Ofen ist Garen unter Bräunen mit Fettzugabe in trockener Heißluft. Geeignet sind besonders hitzebeständige reine Pflanzenöle und -fette.

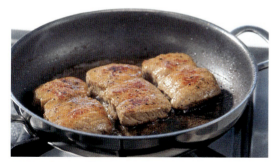

Bild 1: Unpaniertes Bratgut bei hohen Temperaturen garen

Abschmelzen
Darunter versteht man die Zugabe von Fett zu gekochten Lebensmitteln – vor allem Gemüse und Kartoffeln. Geschmack, Aroma und Aussehen sollen so verbessert werden. Geeignet sind emulgierte Fette wie Butter oder Margarine.

Dünsten
Dabei garen die Lebensmittel im eigenen Saft, eventuell unter Zugabe von Fett und etwas Flüssigkeit. Die Art des Garens ist sehr schonend, denn Vitamine und Mineralstoffe bleiben optimal erhalten. Das gilt besonders für das Dünsten in Folie. Geeignet sind emulgierte Fette wie Butter oder Margarine.

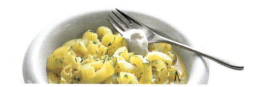

Bild 2: Gedünstetes Gemüse

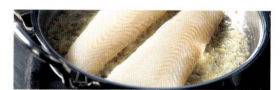

Bild 3: Dünsten von Fisch

Schmoren
Schmoren ist ebenfalls ein Bräunen in Fett. Angebraten wird bei Temperaturen zwischen 160 und 200 °C und nach Zugabe von Flüssigkeit bei ca. 100 °C fertig gegart. Geeignet sind hitzebeständige Pflanzenöle und -fette.

Grillen
Beim Grillen wird mit hoher Strahlungshitze oder Kontaktwärme gegart. Es bildet sich schnell eine wohlschmeckende Kruste, sodass Eigenflüssigkeit und wasserlösliche Nährstoffe gut erhalten bleiben. Grillgut wird am besten mit einem hochwertigen Speiseöl eingepinselt.

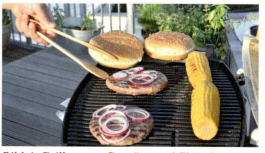

Bild 4: Grillen von Gemüse und Fleisch

Frittieren
Das Frittiergut wird dabei in reichlich heißem Fett gegart, so dass es darin schwimmen kann. Es entsteht sehr schnell eine braune Kruste aus wohlschmeckenden Röst- und Aromastoffen. Der Fettgehalt im Gargut ist relativ hoch. Solche Speisen sollten daher nicht allzu oft auf den Tisch kommen. Als Fett eignet sich am besten geschmacksneutrales reines Pflanzenfett.

Backen
Backen ist ein Garen und Bräunen - hauptsächlich von Gebäck oder Aufläufen – in trockener Hitze und bei Temperaturen zwischen 150 und 260 °C. Man verwendet fast ausschließlich Emulsionsfette.
Nur für besondere Spezialitäten werden andere Fettarten eingesetzt – zum Beispiel Schmalz bei Christstollen.

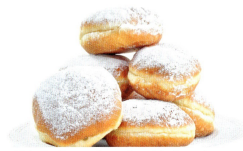
Bild 1: Berliner schmecken frisch am besten

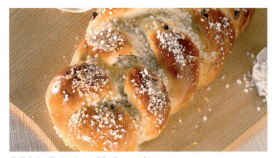
Bild 2: Frischer Hefezopf

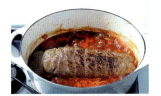
Bild 3: Geschmortes Fleisch

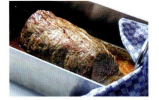
Bild 4: Braten im Backofen

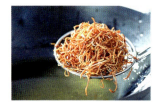
Bild 5: Frittiertes Gemüse

TAB. 1: GARTECHNIKEN UND GEEIGNETE FETTE

GARTECHNIK	TEMPERATURBEREICH	GEEIGNETE FETTE	LEBENSMITTEL
Abschmelzen	90 – 100 °C	Butter, Margarine	Gemüse, Kartoffeln
Dünsten	100 – 115 °C	Butter, Pflanzenöle	Gemüse, Obst, Reis, Fisch
Kurzbraten	150 – 200 °C	Pflanzenöle, reine Pflanzenfette, Schmalz	Fleisch, Fisch, Würstchen, Frikadellen, Eier
Braten im Backofen	160 – 250 °C	Pflanzenöle, reine Pflanzenfette	Schmorbraten, Geflügel
Schmoren	100 – 180 °C	Pflanzenöle, reine Pflanzenfette	Gulasch, Rinderrouladen, gefüllte Paprika
Grillen	250 – 300 °C	Pflanzenöle	Fleisch, Würstchen, Fisch, Gemüse
Frittieren	160 – 190 °C	Pflanzenöle, reine Pflanzenfette	Pommes frites, Kroketten, Fleisch, Gemüse, Obst, Gebäck
Backen	150 – 260 °C	Butter, Margarine, reine Pflanzenfette	Kuchen, Gemüse

4 Verwendung von Fett

Und jetzt Sie!!!

1. Folgende Grafik zeigt den derzeitigen Verbrauch an Speisefetten in Deutschland bei jungen Leuten zwischen 19 und 24 Jahren. Erläutern Sie die Verbrauchszahlen. Beurteilen Sie Menge und Qualität der aufgenommenen Fette im Vergleich zu den Empfehlungen.

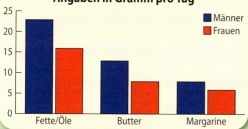

Bild 1: Grafik nach „Nationale Verzehrsstudie II", Max Rubner Institut Karlsruhe 2008, S. 185

2. Nennen Sie drei Lebensmittel, die reichlich essenzielle Fettsäuren enthalten und drei mit einem hohen Gehalt an weniger wertvollen Fettsäuren.

3. In der Mittagspause kaufen sich zwei Schülerinnen am Kiosk einen Snack. Sandra nimmt eine große Portion Pommes (200g) mit Ketchup (20g). Christine entscheidet sich für einen Salatteller: grüner Salat mit Lachsstreifen (20g) und Salatdressing aus 5 g Olivenöl, 2 g Sahne, Kräutern und Salz.

3.1 Wie viel Prozent ihres Tagesbedarfs an Fett nimmt jede der beiden auf?

3.2 Beurteilen Sie die ernährungsphysiologische Qualität des jeweils aufgenommenen Fettes.

Für Rätselfreunde:
Gesucht: Nicht jede(r) lässt es mit sich machen, wenn aber doch, ist das entstehende Fett von exzellenter Qualität, nämlich ....?

a) Es ist ganz weiß und wird aus Kopra gewonnen. Erster von neun Buchstaben.
b) kalorienvermindertes Streichfett. Zweiter von siebzehn Buchstaben.
c) Methode, störende Farbstoffe in Speiseölen zu entfernen. Zweiter von acht Buchstaben.
d) Fast-Food-Fans mögen diese Zubereitungsart z. B. von Kartoffeln besonders gern. Ernährungswissenschaftler raten eher ab. Vierter oder fünfter von zehn Buchstaben.
e) Ursprünglich ein Butterersatz, heute ein eigenständiges, oft hochwertiges Speisefett. Vierter von neun Buchstaben.
f) Manche Öle haben nach dem Auspressen einen unangenehmen Geruch. Man muss sie daher ... Zweiter von zwölf Buchstaben.
g) Hochwertige Fette sind meist nicht tierischer Herkunft, sondern aus ... gewonnen. Erster von acht Buchstaben.
h) Aufbereitungsprozess für Rohöle. Erster von elf Buchstaben.
i) Eigentlich eine fettarme Garmethode. Besonders an Sommerabenden beliebt. Sechster von sieben Buchstaben.
k) Stoffe, die lebenswichtig sind, aber vom Organismus nicht selber hergestellt werden können. Zweiter oder dritter von zehn Buchstaben.
l) Umstrittener Nahrungsinhaltsstoff. Bei zu hohem Gehalt im Blut wird es gefährlich. Sechster von elf Buchstaben.
m) Butter besteht nicht zu 100 % aus Fett, sondern enthält einen gewissen Anteil von Wasser. Butter ist daher kein reines Fett, sondern ... Neunter von neun Buchstaben.

Die gefundenen Buchstaben von a) bis m) aneinandergereiht, ergeben das Lösungswort.

Teil 4: Eiweiß – Baustein Nr. 1

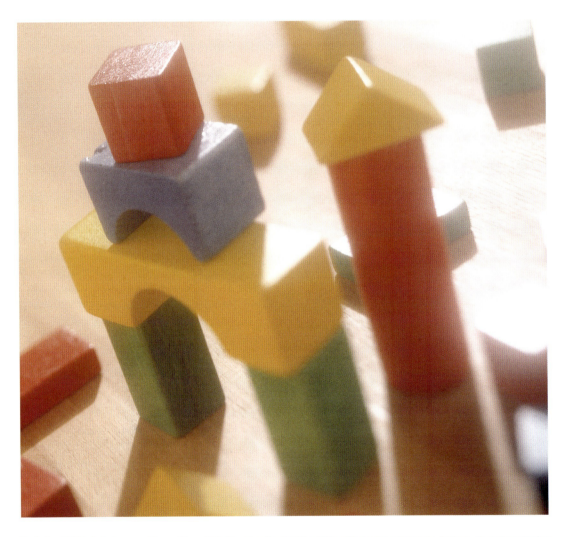

Auf der Hitliste lebensnotwendiger Stoffe rangieren Eiweißstoffe ganz obenan. Schon der chemische Name signalisiert, wie groß ihre Bedeutung für den Körper ist. Ernährungswissenschaftler bezeichnen sie als Proteine. Der Begriff kommt aus dem Griechischen und heißt soviel wie „die Ersten" oder „die Wichtigsten". Rund 17 % unseres Körpers bestehen aus Eiweiß. In Muskeln, Organen, Haut, Blut – ja, in jeder Zelle bis hin zu den Haaren sind sie zu finden. Nur Wasser ist zu einem noch größeren Anteil vorhanden.

Und noch eine Besonderheit gibt es bei den Eiweißstoffen: Während bei der Gewinnung von Energie die chemische Natur des Brennstoffes keine entscheidende Rolle spielt, sieht das bei einem Baustoff anders aus. Er muss in die von der Natur vorgegebenen Baupläne und Strukturen haargenau passen. Das ist im menschlichen Organismus nur bei Eiweiß der Fall.

1 Milch

„Das Land, wo Milch und Honig fließen", so beschreibt das alte Testament paradiesische Lebensbedingungen. Auch in vorchristlicher Zeit galt der „weiße Saft" als Nahrung, die alles bietet, was wir zum Leben und Heranwachsen benötigen.

> **Info**
>
> ▶ **WOHER STAMMT DIE MILCH?**
>
> Milch ist die von der Milchdrüse weiblicher Säugetiere abgesonderte Flüssigkeit. Sie entsteht durch Umwandlung von Bestandteilen des Blutes. Bei der Kuh müssen ca. 300 - 400 l Blut das Euter durchströmen, damit 1 l Milch entsteht.

1.1 Vom Erzeuger zum Verbraucher

Rohmilch ist ein idealer Nährboden für Mikroorganismen und leicht verderblich. Sie wird daher mit speziellen Verfahren für Transport und Lagerung „fit" gemacht.

Stationen der Milchgewinnung
1. Eine Kuh wird zweimal am Tag gemolken. Die Milch fließt über ein Sieb in gekühlte Sammelbehälter.
2. Per Tankwagen geht es weiter zur Molkerei, wo Reinheit, Frischezustand, Fett- und Wassergehalt sowie das Vorkommen von Bakterien überprüft werden.
3. Nächste Station ist die Zentrifuge – auch Separator genannt. Durch das Zentrifugieren werden eventuell enthaltene Verunreinigungen nach außen abgeschleudert. Die leichten Milchfettkügelchen (Durchmesser: 3 bis 15 µm) sammeln sich dagegen innen und werden separat als Rahm oder Sahne abgeschieden.
4. Nach dem Entrahmen wird die Konsummilch auf unterschiedliche Fettgehalte eingestellt. Das geschieht durch gezielte „Wieder-Zugabe" von Rahm.
5. Um pathogene (krank machende) Keime abzutöten, wird die Milch jetzt erhitzt. Die Art der Wärmebehandlung muss auf der Verpackung angegeben werden.
6. Anschließend wird die Milch homogenisiert und dabei unter hohem Druck durch feine Düsen gepresst. Danach sind ihre Fettpartikel zwar kleiner, dafür aber wesentlich zahlreicher, sodass die Fettoberfläche insgesamt größer wird.
7. Zum Schluss wird die Milch auf 4 °C heruntergekühlt, abgefüllt und verpackt.

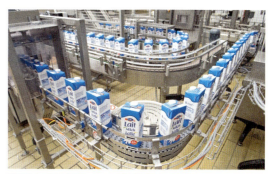

Bild 2: Abfüllen von Milch

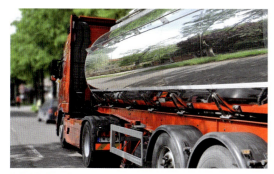

Bild 1: Tankwagen

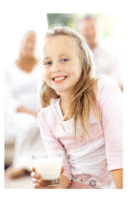

Bild 3: Milch erreicht den Verbraucher in bester Qualität

Wärmebehandlung von Milch

Um die schädlichen Mikroorganismen weitgehend abzutöten, ist es gesetzlich vorgeschrieben, dass alle in Molkereien verarbeitete Milch erhitzt werden muss – das sind ca. 90 Prozent der insgesamt erzeugten Menge. Nach dem französischen Forscher Louis Pasteur heißt das Verfahren Pasteurisieren. Es gibt dabei drei Varianten:

- Kurzzeiterhitzung: 15 bis 30 Sekunden auf 72 bis 75 °C. Wird am meisten verwendet.
- Hocherhitzung: Im kontinuierlichen Durchfluss auf 85 bis 127 °C.
- Dauererhitzung: ca. 30 Minuten auf 62 bis 65 °C. Wird nur noch selten angewendet.

Aussehen, Geschmack und Nährwert der Milch bleiben beim Pasteurisieren nahezu gleich. Nur Eiweiß verändert dabei etwas seine Struktur und ist nach der Behandlung besser verdaulich.

Wie Milch länger haltbar wird

Die nach den oben beschriebenen Verfahren gewonnene Milch ist zwar im Vergleich zu Rohmilch deutlich haltbarer, länger als 3–6 Tage lässt sie sich aber nicht im Kühlschrank aufbewahren. Da Frischmilch in den Haushalten ohnehin normalerweise schnell verbraucht wird, ist das eigentlich kein Problem. Dennoch wird für die längerfristige Vorratshaltung Milch angeboten, die eine Haltbarkeit von zum Teil mehreren Monaten besitzt. Dies wird durch verschiedene Bearbeitungsverfahren erreicht. Sie sind allerdings in allen Fällen mit deutlichen Qualitätseinbußen verbunden.

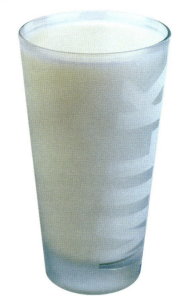

👁 Auf einen Blick

TAB. 1: HALTBARMACHEN VON MILCH		
ULTRAHOCHERHITZEN	**STERILISIEREN**	**KONDENSIEREN**
Die Milch wird für wenige Sekunden auf mindestens 135 °C erhitzt.	Die Milch wird dabei bis zu 20 Minuten lang auf mindestens 110 °C erhitzt.	Die Milch wird bei 45 – 50 °C und vermindertem Druck so lange erwärmt, bis ein Teil des Wassers verdampft ist.
Wirkungen und Veränderungen	*Wirkungen und Veränderungen*	*Wirkungen und Veränderungen*
• Sämtliche lebenden Keime sterben ab. • Etwa 20 % der hitzeempfindlichen Vitamine werden zerstört. • Leichte geschmackliche Einbußen treten auf. • Ultrahocherhitzte Milch wird als so genannte H-Milch angeboten.	• Sämtliche Keime werden abgetötet. Hitzempfindliche Vitamine werden weitgehend zerstört. • Starke geschmackliche Einbußen treten auf. • Eiweiß büßt an biologischer Wertigkeit (s. S. 127) ein. • Sterilmilch ist deutlich weniger wertvoll als Frischmilch und ist als Nahrung für Säuglinge und Kleinkinder nicht geeignet.	• Die Milch wird sterilisiert. • Hitzempfindliche Vitamine werden zum Teil zerstört. • Das Eiweiß wird wegen der niedrigen Temperaturen weitgehend geschont. • Wegen des Wasserverlustes ist Kondensmilch dickflüssiger. • Kondensmilch wird in unterschiedlichen Fettstufen in den Handel gebracht.

TAB. 1: HALTBARKEIT IM ÜBERBLICK

ART DER MILCH	HALTBARKEIT
Rohmilch	2 Tage im Kühlschrank
Pasteurisierte Milch	3 – 6 Tage im Kühlschrank
H-Milch	Mindestens 6 Wochen ohne Kühlung
Steril-Milch	Bis zu 1 Jahr ohne Kühlung
Kondensmilch	Mindestens 1 Jahr ohne Kühlung

TAB. 2: VITAMINVERLUSTE BEI VERSCHIEDENEN VERFAHREN DES ERHITZENS

VERFAHREN	VERLUSTE IN PROZENT		
	B_1	B_6	C
Pasteurisieren	< 10	0-8	10-25
Ultrahocherhitzen	15-20	< 10	5-30
Sterilisieren	20-50	20-50	30-100

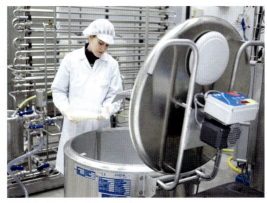

Bild 1: Pasteurisier-Anlage

LAGERUNG VON MILCH

- Milch nimmt leicht Fremdgerüche an, daher nicht offen stehen lassen.
- Mikroorganismen entwickeln sich in der Wärme besonders leicht, daher stets kühl aufbewahren (Kühlschrank).
- Milch enthält Vitamine, die von UV-Strahlen leicht zerstört werden, daher nie längere Zeit dem Licht aussetzen.

1.2 Milchsorten

Milch wird in unterschiedlichen Handelsformen abgegeben, die sich hauptsächlich in ihrem Fettgehalt unterscheiden.

Standardisierte Konsummilch
In diese Kategorie gehören die meisten im Handel angebotenen Milchsorten. Standardisiert heißt in diesem Zusammenhang in erster Linie, die Milch wurde in der Molkerei auf einen ganz bestimmten Fettgehalt eingestellt.

Vollmilch
Sie ist die hauptsächlich verbrauchte Standardsorte. Ihr Fettgehalt liegt bei mindestens 3,5 %. Einzige Ausnahme: Vollmilch mit natürlichem Fettgehalt. Sie wird nicht entrahmt und hat daher einen Fettgehalt zwischen 3,5 % und 4 %. Sie ist auch als H-Milch zu kaufen.

Fettarme Milch
Ihr Fettgehalt liegt niedriger, bei 1,5 % – 1,8 %. Sie kann mit Milcheiweiß angereichert sein. Die Packung muss dann einen entsprechenden Vermerk tragen. Sie ist auch als H-Milch zu kaufen.

Magermilch
Sie enthält kaum noch Fett. Der Gehalt liegt bei maximal 0,3 %. Sie kann ebenfalls mit Milcheiweiß – sofern kenntlich gemacht – angereichert sein und ist auch als H-Milch zu kaufen.

Rohmilch
Ja, es gibt sie noch, die völlig naturbelassene Milch, die lediglich gekühlt und gefiltert wurde. Sie ist sogar wieder zunehmend gefragt. Rohmilch kann entweder direkt ab Erzeuger an den Verbraucher verkauft werden oder ist im Handel, dann natürlich verpackt, als Vorzugsmilch zu haben. Diese Milch enthält sämtliche Bestandteile in ihrer natürlichen Zusammensetzung und Beschaffenheit. Da sie nicht keimfrei gemacht wurde, muss sie für Säuglinge und Kleinkinder unbedingt abgekocht werden.

1.3 Milch – ein Fitmacher?

Milch ist von der Natur als erste Vollnahrung für einen jungen, heranwachsenden Organismus gedacht. Sie enthält daher Nähr- und Wirkstoffe in einem biologisch ausgewogenen Verhältnis. Auch für den Erwachsenen ist Milch daher ein wertvolles Lebensmittel.

Milchfett
Charakteristisch für Milchfett ist sein hoher Anteil kurz- und mittelkettiger Fettsäuren. Die Verdaulichkeit ist daher sehr gut. Neben Glyceriden sind regelmäßig geringe Mengen an Lecithin und Cholesterin (ca. 1 %) enthalten.

Milcheiweiß
Es besitzt als tierisches Eiweiß eine verhältnismäßig hohe biologische Wertigkeit. (s. S. 127). Hauptbestandteil von Milcheiweiß ist Casein.

Milchzucker (Lactose)
Der Anteil von Lactose in Milch liegt bei etwa 4,8 %. Sie liefert dem Körper Energie und hat darüber hinaus einen günstigen Einfluss auf den Darm. Im Dünndarm wird ein Teil der Lactose zu Milchsäure oxidiert. Das senkt den pH-Wert im Verdauungstrakt und verhütet schädliche Fäulnisprozesse. Auch fördert Milchsäure die Aufnahme von Calcium, Phosphor und Magnesium.

Vitamine
Ein halber Liter Milch deckt einen beachtlichen Teil des täglichen Vitaminbedarfs ab. Das gilt insbesondere für die Gruppe der B-Vitamine.

> **Info**
>
> ▶ **WAS MILCH IM SINNE DES LEBENSMITTELGESETZES IST**
>
> Unter Milch als Handelsware versteht man lediglich die Kuhmilch. Die Milch anderer Tiere darf nur unter deutlicher Kennzeichnung der Tierart, z. B. als Schaf- oder Ziegenmilch, in den Verkehr gebracht werden.

Was auf der Packung steht

Der Verbraucher will wissen, was er kauft. Die Verpackung von Milch muss daher eine Reihe von Hinweisen tragen:
- Milchsorte,
- Inhalt – wird in Litern angegeben,
- Fettgehalt – wird in % Fett angegeben,
- Art der Wärmebehandlung,
- Hinweis, ob homogenisiert wurde,
- Mindesthaltbarkeitsdatum,
- Name, Anschrift und Genusstauglichkeitskennzeichen von Molkerei oder Verkäufer.

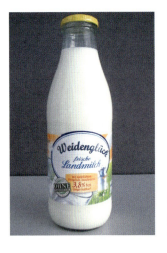

Bild 1: Milchflasche mit Kennzeichnung

TAB. 1: DURCHSCHNITTLICHER ANTEIL DER BEDARFSDECKUNG BEI ERWACHSENEN DURCH 500 ml VOLLMILCH

Vitamin	Gehalt in mg/l	Bedarfsdeckung (in %)
A	0,40	32
B_1	0,21	15
B_2	0,90	53
B_6	0,24	25
B_{12}	0,003	83
C	10,0	18

Besonderheiten homogenisierter Milch
- Sie schmeckt vollmundiger, denn die größere Fettoberfläche ermöglicht eine intensivere Berührung mit den Geschmackspapillen.
- Sie ist leichter verdaulich, weil die fettspaltenden Enzyme (s. S. 348) eine größere Angriffsfläche haben.
- Sie rahmt nicht auf.

1 Milch

Mineralstoffe

An Mineralstoffen enthält die Milch vor allem Calcium und Phosphor in leicht verwertbarer Form und gut aufeinander abgestimmten Mengen. Beide Stoffe sind unentbehrlich für den Aufbau und den Erhalt von Knochen und Zähnen. Ohne den regelmäßigen Verzehr von Milch und Milchprodukten lässt sich der Bedarf an Calcium kaum decken.
Schon ein halber Liter Milch liefert den Tagesbedarf eines 6-jährigen Kindes an Calcium.

Auch bei der Versorgung mit Kalium, Jod und Zink spielt Milch eine wichtige Rolle.

Vorsicht, Energie!

Milch ist nicht in erster Linie Durstlöscher, sondern ein flüssiges Nahrungsmittel. Sie unterscheidet sich von anderen Getränken durch ihren hohen Nährwert.
Ein Glas Milch zum Frühstück oder zwischen den Mahlzeiten ist daher als echte Stärkung anzusehen.

TAB. 1 BEITRAG VON 1/2 LITER VOLLMILCH ZUR EMPFOHLENEN ZUFUHR AUSGESUCHTER NÄHRSTOFFE

NÄHRSTOFF	BEDARFSDECKUNG IN PROZENT			
	Kinder 1 - 6 Jahre	Kinder 7 - 14 Jahre	Jugendliche 15 – 18 Jahre	Erwachsene Ab 18 Jahre
Protein	79 - 103	32 - 61	28 - 35	28 – 35
Calcium	86 - 100	60 - 75	50	60 – 75
Magnesium	50 - 75	19 - 35	15 – 37	17 - 20
Jod	31 - 38	19 - 27	19	19 – 21
Zink	18 - 26	12 - 16	12 - 15	12 – 15
Vitamin A	29 - 33	18 - 25	18 - 22	18 – 25
Vitamin B_1	20 - 29	14 - 18	13 - 18	15
Vitamin B_2	77 - 106	57 - 71	47 - 50	50 – 57
Vitamin B_6	21 – 28	14 - 18	12 - 16	25
Vitamin B_{12}	167 - 250	83 - 139	83	83
Pantothensäure	45	30 - 36	30	30

Und jetzt Sie!!!

1. Welche Informationen erhalten Sie jeweils aus folgenden Begriffen: H-Milch, homogenisierte Milch, Kondensmilch?
   Erläutern Sie jeweils die erfolgten Bearbeitungsverfahren und beurteilen Sie den ernährungsphysiologischen Wert dieser Milchsorten.

2. Der Gesetzgeber schreibt vor, dass Trinkmilch, mit Ausnahme von Vorzugsmilch, haltbar gemacht werden muss, bevor sie in den Handel gelangt. Begründen Sie diese Forderung.

3. In Deutschland wird pro Person durchschnittlich 1/4 l Milch pro Tag getrunken. Wird Milch damit ihrem Ruf als Haupt-Calciumspender gerecht? (Calciumbedarf s. S. 203).
   Leiten Sie aus Ihrem Ergebnis Hinweise auf die durchschnittliche Calcium-Versorgung der Bevölkerung ab.

4. Begründen Sie die besondere Bedeutung von Milchzucker für den Organismus des Säuglings.

5. Unterscheiden Sie:
   • Vorzugsmilch und Frischmilch
   • H-Milch und Milch (1,5 % Fett).
   Kann Frischmilch auch Milch (1,5 % Fett) sein? Erläutern Sie, worauf die einzelnen Bezeichnungen hinweisen.

2 Eiweiß – Der Stoff, aus dem die Zellen sind

Die Bezeichnung Eiweiß leitet sich ursprünglich von der äußeren flüssigen Schicht des Hühnereies ab, dem Weißei oder Eiklar. Für den Körper zählt Eiweiß zu den wichtigsten Nährstoffen.

> **Info**
>
> ▶ **PROTEINE**
>
> Eiweißstoffe heißen auch Proteine. Sie sind aus Aminosäuren zusammengesetzt.
>
> Am Aufbau von Nahrungseiweiß sind 22 verschiedene Aminosäuren beteiligt. Charakteristisch für Aminosäuren ist die Aminogruppe $-NH_2$.

2.1 Aminosäuren: Bausteine unbegrenzter Möglichkeiten

Aminosäuren gehören zu den organischen Säuren. Die Gruppe der Carbonsäuren wurde bereits bei den Fetten vorgestellt. Es sind Verbindungen, die aus einem Kohlenwasserstoffrest und einer Carboxylgruppe bestehen, zum Beispiel Essigsäure. Aminosäuren unterscheiden sich von ihnen nur dadurch, dass sie zusätzlich zur Carboxylgruppe eine Aminogruppe ($-NH_2$) im Molekül tragen.

Verknüpfung der Bausteine

Bei Verknüpfung der Bausteine treten die COOH- und die NH_2-Gruppen miteinander in Reaktion. Das Reaktionsprodukt nennt man ein Dipeptid. An das Dipeptid kann sich jetzt eine dritte Aminosäure anlagern, wobei ein Tripeptid entsteht. Auch daran kann nochmals eine Aminosäure gebunden werden und so fort, bis lange Aminosäureketten aus mehr als 100 einzelnen Gliedern entstanden sind. Erst dann spricht man von Proteinen.

Essigsäure – Glycin
Ersetzt man in Essigsäure ein H-Atom durch eine NH_2-Gruppe, entsteht die Aminosäure Glycin.

Propansäure – Alanin
Ersetzt man in Propansäure ein H-Atom durch eine NH_2-Gruppe, entsteht die Aminosäure Alanin

Allgemeine Formel
Aminosäuren unterscheiden sich nur in ihrem organischen Rest.

Bild. 1: Aus Carbonsäuren entstehen Aminosäuren

Bild 2: Aus zwei Aminosäuren entsteht ein Dipeptid

2 Eiweiß – Der Stoff, aus dem die Zellen sind

Wo im Körper findet das Verknüpfen von Aminosäuren statt?

Es hört sich immer ein bisschen nach Labor an, wenn man von Reaktionen zweier Gruppierungen hört und liest. Dabei ist der Ort des Geschehens gar nicht weit weg. Die Reaktionen finden in uns selbst statt - in den Zellen unseres Körpers. Das gilt natürlich auch für allen anderen Lebewesen, ob Säugetiere, Reptilien oder Mikroorganismen, sie alle verknüpfen Aminosäuren zu Proteinen.

TAB. 1: EINTEILUNG DER PEPTIDE

ANZAHL AMINOSÄUREN	ART DES PEPTIDS
2 Aminosäuren	Dipeptid
3 Aminosäuren	Tripeptid
4 - 10 Aminosäuren	Oligopeptide
10 – 100 Aminosäuren	Polypeptide
> 100 Aminosäuren	Makropeptide oder Proteine

Das Verknüpfen der Aminosäuren geschieht nun nicht etwa willkürlich, wie der Zufall gerade so spielt. Jeder Organismus geht dabei sehr planvoll zu Werk. Er reiht die dem Nahrungseiweiß entnommenen Aminosäuren nach einem ganz bestimmten, sich stets wiederholenden Muster aneinander. Beeindruckend daran ist: Jeder einzelne der unzähligen lebenden Organismen hat sein ganz eigenes Aminosäuremuster. Nirgendwo auf der Welt kommt es noch einmal vor.

Viele werden einwenden, das sei gar nicht möglich, bei nur etwa 22 verschiedenartigen Aminosäuren. Denen sei empfohlen, nur einmal die Mustermöglichkeiten für drei Bausteine durchzutesten.

Bereits bei dieser geringen Zahl von Bausteinen gibt es eine ganze Reihe von Varianten. Mathematiker haben ausgerechnet, dass es bei etwa 22 Aminosäure-Bausteinen und Proteinmolekülen, die aus bis zu 1000 Bausteinen zusammengesetzt sind, nahezu unendlich viele Kombinationsmöglichkeiten für das Eiweiß gibt.Daher ist es also gar kein Problem, jedem Lebewesen, egal ob Bakterie, Pilz, Regenwurm, Raubtier oder Mensch sein eigenes, typisches Protein zu ermöglichen. Ein geniales Bauprinzip der Natur!

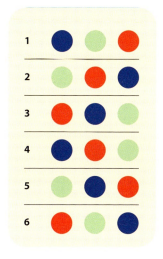

Bild 1: Kombinationsmöglichkeiten aus drei Aminosäuren

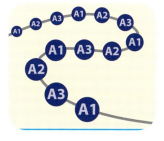

Bild 2: Aminosäuresequenz eines Eiweißstoffes

Info

▶ **ORGANVERPFLANZUNGEN: EIN THEMA AM RANDE**

Jeder weiß, dass Organverpflanzungen sehr risikoreich sind. Der Körper stößt das Spenderorgan oftmals ab.

Der Grund: Das Aminosäuremuster von Spender und Empfänger passt nicht zueinander. Deshalb versucht man heutzutage, über Datenbanken möglichst solche Organe zu vermitteln, die zwar nicht gleich, aber doch ähnlich in ihrem Eiweißaufbau sind.

2.2 Die vier „Ordnungen" von Eiweiß

Die Genauigkeit, mit der unser Organismus sein Aminosäuremuster einhält, haben wir kennen gelernt. Damit aber hat die „Ordnung" unseres Körpers noch längst kein Ende - schließlich will er ja Zellen aufbauen.

Aus den fadenförmigen Peptidsträngen sollen räumliche Gebilde entstehen. Um das zu erreichen, müssen die Aminosäureketten „weiterverarbeitet" - müssen gefaltet, geknotet, miteinander verschlungen werden. Aus den Aminosäureketten bilden sich auf diese Weise Proteinmoleküle, die durch verschiedene aufeinander folgende „Ordnungsstufen" gekennzeichnet sind.

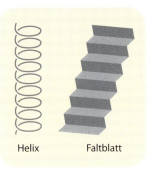

Bild 1: Helix und Faltblatt

Stufe Nr. 1: Die Primärstruktur
Diese Ordnungsstufe kennen wir bereits. Als Primärstruktur bezeichnet man die Reihenfolge der Aminosäuren.

Stufe Nr. 2: Die Sekundärstruktur
Darunter versteht man die Platz sparende Anordnung der „sperrigen" Peptidketten. Dabei gibt es zwei Möglichkeiten:
• Die Ketten rollen sich zu einer Schraube auf – eine Helix-Struktur ist entstanden.
• Die Ketten falten sich zickzackförmig – eine Faltblattstruktur ist entstanden. (Bild 1)

Stufe Nr. 3: Die Tertiärstruktur
Zwischen den Windungen der Helix oder den Faltungen der Faltblatt-Struktur wirken noch zusätzliche Bindekräfte, sodass Knäuel oder faserförmige Gebilde entstehen. Man bezeichnet eine solche durch zusätzliche Bindungen weitergeformte und stabiler gewordene Anordnung als Tertiärstruktur. (Bild 2)

Stufe Nr. 4: Die Quartärstruktur
Wenn sich mehrere bereits in der Tertiärstruktur vorliegende Proteinmoleküle zusammenlagern, entsteht eine Quartärstruktur. Sie stellt den höchstmöglichen Ordnungszustand von Eiweiß dar. Eine Quartärstruktur gibt es nur bei wenigen Proteinen.

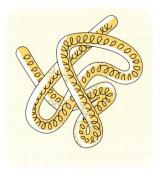

Bild 2: Tertiärstruktur am Beispiel des Myoglobins

Info

▶ **DENATURIERUNG – EIWEISS GERÄT IN UNORDNUNG**

Die Ordnungsstrukturen von Eiweiß können durch äußere Einflüsse, zum Beispiel durch Hitze oder durch Säure, teilweise zerstört werden. Man sagt: Eiweiß gerinnt oder auch Eiweiß denaturiert.
Dabei wird das verknäulte Molekül aufgerollt. Übrig bleibt die Primärstruktur. Dieser Vorgang lässt sich mit dem Aufrollen eines Wollknäuels vergleichen: Der Wollfaden entspricht der Primärstruktur.

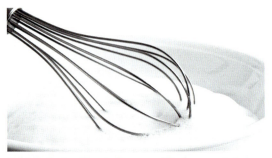

Bild 3: Beim Herstellen von Eischnee wird das Eiweiß denaturiert

2.3 Die Proteine im Überblick

Man teilt die Proteine nach der Form ihrer Tertiärstruktur in zwei Gruppen ein.

Kugelförmige (globuläre) Proteine

Diese Proteine haben eine mehr oder weniger stark ausgebildete kugelförmige Tertiärstruktur. Die Bindekräfte sind so gerichtet, dass sie das Eiweißmolekül in einer knäuelartigen Form stabil halten. Fast alle Enzyme, Antikörper sowie Speicher- und Transportproteine sind kugelförmig. Zu dieser Gruppe gehören hauptsächlich drei Eiweißarten.

Globuline
Diese Eiweißkörper sind die am weitesten verbreiteten. Sie stellen die wichtigsten Reserveeiweißstoffe der Pflanzen und kommen zum Beispiel vor in Hülsenfrüchten, Getreide und Kartoffeln. Daneben sind sie auch im Tierreich häufig zu finden, und zwar in Blut, Milch, Fleisch und Eiern. Sie lösen sich nicht in reinem Wasser, wohl aber in verdünnter Kochsalzlösung.

Albumine
Neben den Globulinen bilden sie die zweite Hauptgruppe der Proteine. Auffällig ist, dass beide Eiweißarten fast immer gemeinsam auftreten. Bei Pflanzen sind Albumine hauptsächlich in den Samen zu finden. Im Tierreich sind sie Bestandteil von Organflüssigkeiten und Geweben und kommen im Blutserum, in der Milch und im Eiklar vor. Im Unterschied zu Globulinen sind sie wasserlöslich.

Gluten (Gluteline und Gliadine)
Diese Eiweißstoffe kommen beide gemeinsam in Getreidekörnern vor. Ihr Gemisch stellt das für den Backprozess so wichtige Klebereiweiß dar. Beide lösen sich zwar nicht in Wasser, sind aber quellfähig. Es gibt Menschen, die diesen Bestandteil des Getreides nicht vertragen und schwere gesundheitliche Störungen bekommen. Wer unter solch einer Glutenunverträglichkeit (Zöliakie) leidet, muss vor allem den glutenreichen Weizen meiden.

Faserförmige (fibrilläre) Proteine

Die fibrillären Proteine haben eine Faserstruktur und können deshalb Gerüstsubstanzen aufbauen. Wegen ihrer festen Bindungen sind sie unlöslich in Wasser - besitzen aber ein gewisses Quellvermögen.

Kollagene
Sie bilden das Bindegewebe der Sehnen, Bänder, Knochen und Knorpel. Beim Auskochen mit Wasser kann aus ihnen Gelatine gewonnen werden. Eine Variante des Kollagens ist das Elastin - die Grundsubstanz elastischer Fasern. Es liefert keine Gelatine.

Keratine
Sie werden auch als Hornsubstanz bezeichnet und finden sich in Haaren und Nägeln. Gegen Angriff von Chemikalien und auch Enzymen sind sie außerordentlich widerstandsfähig.

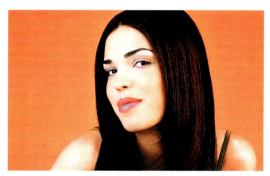

Bild 1: Hauptbestandteil einer solchen Haarpracht ist Keratin

Info

▶ **AUFGABEN DER PROTEINE IM KÖRPER:**
Proteine sind Baustoffe
- für alle Zellen,
- für Enzyme und einige Hormone, z. B. Insulin,
- für Speicher- und Transportstoffe, z. B. Hämoglobin und Ferritin,
- für Antikörper.

Proteine binden Wasser
- Sie sorgen daher für Erhalt und Verteilung von Wasser im Organismus.
- Sie sind maßgeblich am Aufrechterhalten des osmotischen Drucks an der Zellwand beteiligt.

Casein: Das besondere Eiweiß
Als man das Eiweiß der Milch genauer untersuchte, stellte man fest, dass es im Unterschied zu anderen Eiweißarten nicht ausschließlich aus Aminosäuren aufgebaut ist. Als zusätzlicher, eigentlich artfremder Baustein wurde Phosphorsäure (H_3PO_4) isoliert.

Casein ist nicht der einzige Eiweißstoff mit dieser Art „blindem Passagier an Bord". Auch im Eidotter kommen phosphorsäurehaltige Eiweißmoleküle vor.

2.4 Zusammengesetzte Eiweißstoffe

Man bezeichnet Eiweißkörper, die neben Aminosäuren noch andere Bausteine enthalten, als zusammengesetzte Eiweißstoffe. Der eiweißfremde Anteil, im Falle des Caseins die Phosphorsäure, heißt prosthetische Gruppe. Sie bildet sowohl kugelförmige als auch fibrilläre Strukturen.

Phosphorproteine
Sie enthalten als prosthetische Gruppe Phosphorsäure. Hauptvertreter sind Casein und Ovovitellin.
- Casein liegt in der Milch als Calciumsalz vor; es gibt der Milch das typische milchig-trübe Aussehen.
- Ovovitellin kommt stets zusammen mit Lecithin im Eidotter vor.

Chromoproteine
Diese Eiweißstoffe enthalten als prosthetische Gruppe Metallatome.

- Hämoglobin sorgt als roter Blutfarbstoff für den Sauerstofftransport im Organismus. Prosthetische Gruppe: Eisen.

- Myoglobin ist als Muskelfarbstoff und Sauerstoffspeicher von Bedeutung und enthält ebenfalls Eisen gebunden.

- Chlorophyll spielt als grüner Farbstoff der Pflanzen bei der Fotosynthese eine zentrale Rolle. Prosthetische Gruppe: Magnesium.

Glykoproteine
Sie sind in der Natur außerordentlich weit verbreitet. Ihre prosthetische Gruppe sind Kohlenhydrate.
Als Bestandteil der Schleimstoffe bilden sie schützende Überzüge in Mund, Rachen, Magen usw. Außerdem sind sie am Aufbau von Zellmembranen, Bindegewebe und der Grundsubstanz des Knochens beteiligt.

Lipoproteine
Sie sind am Aufbau von Zellmembranen beteiligt und wirken als Lösungsvermittler für Fett und fettähnliche Stoffe.
Als prosthetische Gruppe haben sie Lipide gebunden.

⦿ Auf einen Blick

TAB. 1: ZUSAMMENGESETZTE PROTEINE

NAME	VORKOMMEN	PROSTHETISCHE GRUPPE	FUNKTION/VERWENDUNG
Casein	Milch, Milchprodukte	Phosphorsäure	Käseherstellung
Hämoglobin	Blutflüssigkeit	Eisen	Sauerstofftransport
Myoglobin	Muskel	Eisen	Sauerstoffspeicher
Lipoproteine	Blut, Lymphe	Fette	Lösungsvermittler für Fett und fettähnliche Stoffe
Glykoproteine	Schleimhäute, Zellmembranen, Bindegewebe, Knochen	Kohlenhydrate	Bildung von Schutz- und Stützgewebe

2.5 Biologische Wertigkeit: Qualitätsmerkmal von Eiweiß

Wie schon von Kohlenhydraten und Fetten bekannt, ist es durchaus nicht gleichgültig, aus welchen Nahrungsmitteln wir unseren Nährstoffbedarf decken. Vor allem bei eiweißhaltigen Lebensmitteln gibt es ganz erhebliche Unterschiede in der Qualität. Der Grund dafür sind die so genannten essenziellen Aminosäuren – eigentlich ganz normale Aminosäuren, allerdings mit einer Besonderheit: Der Körper kann sie nicht selbst aufbauen. Sie müssen mit der Nahrung zugeführt werden.

> **Info**
>
> ▶ **ES GIBT ACHT ESSENZIELLE AMINOSÄUREN***
>
> - **Lys**in
> - **Leu**cin
> - **Iso**leucin
> - **Met**hionin
> - **Phe**nylalanin
> - **Thr**eonin
> - **Tryp**tophan
> - **Val**in
> - **His**tidin (für den Säugling)
>
> *Die fettgedruckten Buchstaben entsprechen den gebräuchlichen Abkürzungen – z. B: Lys für Lysin.

Wann ist Eiweiß wertvoll?
Sollen aus Aminosäuren körpereigene Substanzen aufgebaut werden, so ist dies besonders gut möglich, wenn die notwendigen Aminosäuren in „fast richtiger" Zusammensetzung enthalten sind. Die Vorteile:
- Es müssen kaum neue Aminosäuren gebildet werden.
- Alle essenziellen Aminosäuren sind vorhanden.
- Es sind kaum Aminosäuren enthalten, die der Körper nicht gebrauchen kann und die deshalb über die Niere ausgeschieden werden müssen.

Deshalb gilt ganz allgemein:
Je ähnlicher ein Nahrungseiweiß dem Körpereiweiß ist, desto wertvoller ist es für den menschlichen Organismus.
Je ähnlicher ein Nahrungseiweiß dem Körpereiweiß ist, desto weniger davon wird benötigt, um den Bedarf des Körpers zu decken.

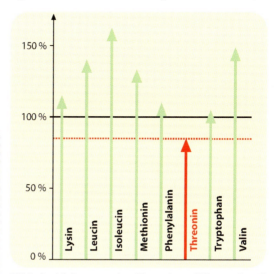

Bild 1: Nahrungseiweiß – dem Körpereiweiß ähnlich (Milch)

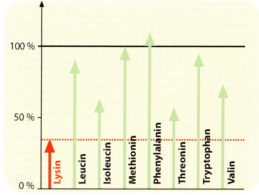

Bild 2: Nahrungseiweiß – dem Körpereiweiß kaum ähnlich (Getreide)

Als Maß für den Wert eines Eiweißes gilt die biologische Wertigkeit. Sie ist umso höher, je ähnlicher ein Nahrungseiweiß dem Körpereiweiß ist, je weniger von dem entsprechenden Eiweiß man also braucht, um den Bedarf zu decken.

Eiweiß – Baustein Nr. 1

Info

▶ Das Protein des Hühnereies ist das hochwertigste Nahrungsprotein. Deshalb hat man die biologische Wertigkeit des Hühnereies auf „100" festgesetzt und bezieht alle anderen Nahrungsproteine auf diesen Wert.

NAHRUNGSMITTEL	BIOLOGISCHE WERTIGKEIT
Hühnerei	100
Fisch	94
Rindfleisch	79
Milch	88
Soja	84
Reis	81
Bohnen	73
Mais	72
Kartoffeln	70
Erbsen	70

Ein Beispiel zum besseren Verständnis

Rindfleischprotein hat eine biologische Wertigkeit von 79. Um den Eiweißbedarf mit Rindfleisch zu decken, muss man etwa 20 Prozent mehr davon essen als von Eiproteinen.

Gemeinsam stark – der Ergänzungswert

Orientiert man sich nur an der biologischen Wertigkeit, so könnte man annehmen, es sei günstig, möglichst nur Lebensmittel, die wertvolles Eiweiß enthalten, zu verzehren. Das ist eine Fehleinschätzung.

Wir verzehren normalerweise Brot mit Käse oder Kartoffeln mit Quark oder Nudeln mit Fleisch – also nahezu immer eine Kombination mehrerer Nahrungsproteine.

Nahrungseiweiß, auch wenn es für sich allein weniger wertvoll ist, kann im Gemisch mit anderen Proteinen eine hohe biologische Wertigkeit erreichen. Die Wertigkeit des Gemisches ist dann deutlich höher als die der einzelnen Eiweißstoffe. Man nennt dieses Phänomen den Ergänzungswert der Eiweiße. Der höchste bisher bekannte Ergänzungswert ließ sich mit einem Gemisch aus Ei- und Kartoffelprotein im Verhältnis 36 % zu 64 % erzielen.

GEMISCH	MENGENVERHÄLTNIS	BIOLOGISCHE WERTIGKEIT
Ei /Kartoffeln	36 % / 64 %	136
Ei/Soja	60 % / 40 %	123
Ei/Milch	71 % / 29 %	122
Milch/Weizen	76 % / 24 %	110
Ei/Reis	60 % / 40 %	106
Bohnen/Mais	51 % / 49 %	100

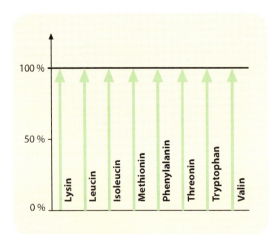

Bild 1: Körpereiweiß

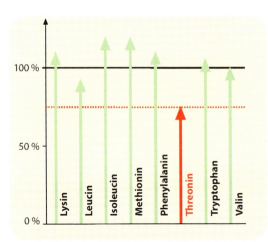

Bild 2: Rindfleischeiweiß

2.6 Die Verwertung von Eiweißen im Organismus

Eiweißverdauung

Während die Magensäure die Verdauung von Kohlenhydraten und Fetten eher erschwert, ist dies bei Eiweiß gerade umgekehrt. Unter Einwirkung der Salzsäure denaturiert das Protein. Die verknäulten Moleküle rollen sich dabei bis zur Primärstruktur auf und bieten den Verdauungsenzymen eine riesengroße Angriffsfläche.

Die Magensäure wirkt außerdem mit bei der Aktivierung des Pepsins – eines eiweißspaltenden Enzyms im Magen. Zugleich schafft sie optimale Arbeitsbedingungen für dessen Tätigkeit. Pepsin arbeitet nämlich in saurer Umgebung am besten. Es ist eine Endopeptidase. Das bedeutet: Es spaltet die Eiweißmoleküle von innen her. Im Magen entstehen so aus den großen Molekülen kleinere Eiweißbruchstücke - die Polypeptide.

Im Dünndarm wird Eiweiß dann vollständig gespalten – bis zu seinen Bausteinen, den Aminosäuren. Auch die Bauchspeicheldrüse liefert zur Eiweißverdauung wichtige Peptidasen: zum Beispiel Trypsin und Chymotrypsin – ebenfalls Endoenzyme. Ein weiterer Bereich, wo peptidspaltende Enzyme gebildet werden, ist die Dünndarmwand.

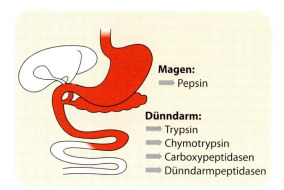

Bild 1: Eiweißverdauung: beteiligte Organe und Enzyme

Eiweißstoffwechsel

Die bei der Eiweißverdauung entstandenen Aminosäuren werden normalerweise für den Aufbau von Körpereiweiß genutzt.
Wenn mit der Nahrung aber

- zu wenige Energieträger geliefert werden, oder

- wenn mehr Eiweiß verzehrt wird als Baustoff gebraucht wird,

können die Aminosäuren auch in den Kohlenhydratstoffwechsel oder in den Citronensäurecyclus (s. S. 355) eingeschleust und zu Energie abgebaut werden. Ein Viel-Zuviel an Aminosäuren kann auch zu Fettspeichern aufgebaut werden.

Info

▶ Die Endprodukte der Eiweißverdauung sind Aminosäuren.

Eiweiß ist der wichtigste Aufbaustoff im Organismus. Alle Zellen, auch die des Verdauungskanals, bestehen aus Eiweiß.

Damit die Proteasen statt Nahrungseiweiß nicht Körpereiweiß verdauen, liegen sie allesamt als unwirksame Vorstufen vor und werden erst bei Bedarf aktiviert.

TAB. 1: DURCHSCHNITTLICHE EIWEISSAUFNAHME PRO TAG

ALTER	WEIBLICH		MÄNNLICH	
Jahre	g	% des Bedarfs	g	% des Bedarfs
7–9	45	190	52	214
10–12	54	153	58	173
13–14	56	125	71	155
15–18	63	138	77	129
19–24	63	132	76	129
25–50	78	166	83	140
51–64	87	189	96	165
> 65	77	176	98	182

(Quelle: DGE, 2004)

Eiweiß – Baustein Nr. 1

👁 Auf einen Blick

Proteine

Eiweißstoffe werden Proteine genannt. Für den Organismus sind Proteine hauptsächlich als Baustoffe von Bedeutung.

TAB. 1: CHEMISCHE EIGENSCHAFTEN VON PROTEINEN

AUFBAU	ORDNUNGSSTRUKTUREN	BIOLOGISCHE WERTIGKEIT
Proteine sind aus Aminosäuren zusammengesetzt. Aminosäuren sind organische Säuren, die außer der Carboxylgruppe eine Aminogruppe tragen.	Aminosäuren werden zu langen Ketten verknüpft. Die Reihenfolge der einzelnen Bausteine wird als Primärstruktur bezeichnet.	Es gibt acht essenzielle Aminosäuren. Sie können vom Organismus nicht aufgebaut werden und müssen in der Nahrung enthalten sein.
Beim Verknüpfen von Aminosäuren entstehen kettenförmige Peptidstränge. Moleküle mit mehr als 100 Bausteinen heißen Proteine.	Aminosäureketten werden zur Sekundärstruktur weiter gefaltet. Unterschieden werden Helix- und Faltblattstruktur.	Eiweiß ist um so wertvoller, je mehr es dem Körpereiweiß ähnelt. Es hat dann eine hohe biologische Wertigkeit.
Außer Aminosäuren kann Eiweiß auch andere Bestandteile enthalten – z. B. Kohlenhydrate oder Fette. Sie heißen dann zusammengesetzte Proteine.	Gefaltete Aminosäureketten können sich weiter zu kugel- oder faserförmigen Gebilden anordnen – der so genannten Tertiärstruktur.	Eine hohe biologische Wertigkeit haben: Hühnereier, Fisch, Fleisch, Milch, Soja und Kartoffeln.
Jeder Organismus hat in seinem Körpereiweiß eine individuelle Anordnung der Aminosäuren. Kein Eiweiß gleicht in dieser Hinsicht dem anderen.	Durch Zusammenlagern mehrerer als Tertiärstruktur vorliegender Proteinmoleküle entsteht eine Quartärstruktur.	Weniger wertvolle Proteine können durch Kombination mit anderen aufgewertet werden. Es wird dann vom Ergänzungswert gesprochen.

TAB. 2: PHYSIOLOGISCHE EIGENSCHAFTEN VON PROTEINEN

AUFGABEN	VERDAUUNG – RESORPTION	STOFFWECHSEL
Proteine sind Baustoffe für: Zellen, Enzyme und Hormone, Speicher- und Transportstoffe und Antikörper.	Verdauungsbeginn im Magen. Salzsäure rollt die Proteine bis zur Primärstruktur auf: Verdauungsenzyme können angreifen.	Normalerweise werden die bei der Verdauung freigesetzten Aminosäuren zum Aufbau körpereigener Substanzen genutzt.
Proteine binden Wasser und sorgen für Erhalt und Verteilung von Wasser im Organismus. Auch halten Proteine den osmotischen Druck an der Zellwand aufrecht.	Im Dünndarm wird Eiweiß vollständig gespalten. Dabei spielen auch Verdauungsenzyme der Bauchspeicheldrüse eine Rolle.	Werden zu wenig Energieträger oder zu viel Eiweiß aufgenommen, können Aminosäuren auch in den Kohlenhydratstoffwechsel oder Citratcyclus eingeschleust und zu Energie abgebaut werden.

Und jetzt Sie!!!

1. Bauen Sie sich ein Modell für die Helixstruktur.
Sie brauchen dazu: kariertes Blatt, Stift, Schere, eventuell Klebestreifen.
So wird's gemacht: Zeichnen Sie einen Proteinausschnitt mit mindestens sieben Aminosäuren auf ein Blatt. Achten sie darauf, dass alle Bindungen möglichst gleich lang und alle Elementsymbole möglichst gleich groß sind. Orientieren Sie sich dabei an nachfolgender Schemazeichnung. Fügen Sie auch die Umrandung und die Markierungen für die Einschnittstellen an.
Schneiden Sie dann die Zeichnung aus und schneiden Sie an den Markierungen ein.
Formen Sie die Helix, indem Sie die Buchstaben A, B, C ... aufeinander falten.

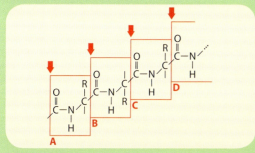

Bild 1: Helix

1.1 Wie viele Aminosäuren bilden eine Windung?
1.2 Zeigen Sie an Ihrem Modell den Vorgang der Denaturierung und leiten Sie ab, warum die Denaturierung die Verdaulichkeit von Eiweiß verbessert.

2. Nennen Sie drei zusammengesetzte Eiweißstoffe. Erläutern Sie jeweils deren Aufgaben im Organismus.

3. Wann hat ein Nahrungseiweiß eine hohe biologische Wertigkeit?

4. Im Zusammenhang mit der Biologischen Wertigkeit nimmt ein Gemisch aus Ei- und Kartoffelprotein eine besondere Stellung ein. Begründen Sie dies und erläutern Sie die Zusammenhänge.

5. Ergänzen Sie folgende Tabelle zur Eiweißverdauung, indem Sie in Ihrem Aufschrieb die richtigen Bezeichnungen für A, B, C, D und E notieren.

Beteiligte Organe	A	Spaltprodukte
Magen	Pepsin	B
Bauchspeicheldrüse	C	Peptide
D	Exo- und Endoenzyme	E

6. Eiweiß ist eigentlich kein typischer Energiespender. Unter welchen Bedingungen wird Eiweiß aber doch zu Energie abgebaut?

7. Ein Memory-Spiel zum Thema Eiweiß. Für eine Gruppe von drei bis vier SpielerInnen.
Sie brauchen dazu: Etwa 40 (gerade Anzahl) kleine Karteikarten (DIN A7- die Rückseite muss bei allen gleich sein). Stifte.
So wird's gemacht: Schreiben Sie auf jede Karte einen kurzen, gut zu merkenden Satz aus dem Kapitel „Eiweiß oder: Der Stoff aus dem die Zellen sind". Beispiel: „Eiweiße bestehen aus Aminosäuren". Wenn alle Karten beschrieben sind, müssen Sie sich in Ihrer Gruppe einigen, welche beiden Karten für dieses Spiel ein Paar bilden sollen.
So wird gespielt: Die Karten werden gemischt und mit der Rückseite nach oben auf dem Tisch auseinandergelegt. Reihum darf nun jede(r) zwei Karten aufdecken, Paare behalten, und nicht passende zurücklegen. Hat man ein Paar gefunden, darf man noch einmal aufdecken. Gewonnen hat, wer zum Schluss die meisten Paare gefunden hat.
Variationen: Das Spiel wird leichter a) wenn die Kartenpaare ähnliche (oder sogar gleiche) Aufschriften aufweisen und b) je weniger Karten insgesamt „mitmischen".

3 Sauermilcherzeugnisse

Wird Wein sauer, so ist er verdorben und allenfalls als Essig zu verwenden. Gesäuerte Milch dagegen beschert uns eine ganze Reihe wohlschmeckender und wertvoller Nahrungsmittel, die unseren Speisezettel bereichern und zum Teil eine Hilfe beim Zubereiten von Mahlzeiten sind.

Sauermilch entsteht immer dann, wenn Milchsäurebakterien Gelegenheit finden, sich auf frischer Milch anzusiedeln. Sie bauen den Milchzucker zu Milchsäure ab; die zuvor süße Milch wird sauer. Das Eiweiß verändert sich unter dem Einfluss von Säure - es gerinnt (denaturiert). In der „Molkerei-Sprache" heißt das: die Milch wird „dickgelegt".

3.1 Eigenschaften

Für Sauermilcherzeugnisse gibt es drei charakteristische Merkmale.

Fettgehalt
Wie bei der Trinkmilch gibt es Produkte unterschiedlicher Fettstufen; von mager (maximal 0,3 %) bis sahnig (mindestens 10 %).

Geschmack
Je nach Säuregrad schmecken die Produkte mild bis kräftig säuerlich. Man erreicht den gewünschten Säuregrad durch die Wahl eines geeigneten Bakterienstammes und eine entsprechende Kontrolle der „Dicklegung".

Beschaffenheit
Sauermilch gibt es entweder als dickflüssige Getränke oder als „löffelfeste" Masse. Die flüssigen Produkte werden meist in Tanks gesäuert und dann vor dem Abfüllen flüssig gerührt. Die festen säuert man erst in der Verpackung.

Info
▶ **FRUCHTIG LIEGT IM TREND**

Besonders beliebt sind geschmacklich aufgepeppte Sauermilcherzeugnisse. Es gibt sie vor allem mit Früchten, aber auch mit Zusätzen wie Nüssen, Säften oder Aromen.

Info
▶ **EIN VOLK VON JOGHURTESSERN**

In Deutschland liegt der Verbrauch von Joghurt bei durchschnittlich 17 Kilogramm pro Kopf und Jahr – rund 80 Prozent davon sind Fruchtjoghurts.

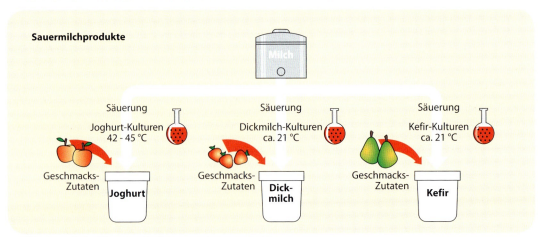

Bild 1: Abhängig von der Bakterienkultur und den Verarbeitungsbedingungen entstehen verschiedene Sauermilchprodukte

3.2 Die Produkt-Palette

Aus dem Riesenangebot sollen hier nur die Hauptvertreter vorgestellt werden.

Joghurt
Ein inzwischen fast klassisches Sauermilcherzeugnis. Es wird aus pasteurisierter Milch durch Zusatz von nur sehr mild säuernden Bakterienkulturen gewonnen. Da die Kulturen in der Wärme besonders gut wachsen, wird die Milch bei Temperaturen zwischen 42 und 45 °C gesäuert. Joghurt besitzt einen sehr milden, frischen Geschmack. Es gibt Joghurt in verschiedenen Fettstufen.

TAB. 1: FETTSTUFEN VON JOGHURT

PRODUKT	FETTGEHALT
Sahnejoghurt	Mindestens 10 %
Vollmilchjoghurt	Mindestens 3,5 %
Fettarmer Joghurt	1,5 bis 1,8 %
Magermilchjoghurt	Maximal 0,3 %

Kefir
Kefir oder Kumys ist ein schäumendes, leicht alkoholhaltiges (0,1 %) Getränk, das ursprünglich aus Asien stammt und dort aus Stutenmilch bereitet wurde. An der Gewinnung von Kefir sind neben Milchsäurebakterien noch Hefepilze beteiligt, durch die eine leichte alkoholische Gärung stattfindet. Das erklärt den Alkoholgehalt, der diesem Getränk seinen typischen spritzigen Geschmack verleiht.

Sauermilch
Es gibt sie in flüssiger und gut trinkbarer Form oder dickgelegt, dann ist sie stichfest und wird unter der Bezeichnung Dickmilch in den Handel gebracht. Man kann sie in drei Fettgehaltsstufen kaufen:

- höchstens 0,3 %,
- 1,5–1,8 %,
- mindestens 3,5 %.

Info
▶ **BUTTERMILCH**

Buttermilch entsteht als Nebenprodukt beim Buttern. Sie enthält nur noch wenig Fett und einen hohen Eiweiß- und Mineralstoffanteil. Ein erfrischendes Getränk mit sehr niedrigem Energiegehalt; bestens geeignet, überflüssige Pfunde zu verhindern.
Buttermilch mildert den strengen Eigengeschmack von Fleischsorten wie Wild oder Hammel. Man legt sie vor dem Zubereiten darin ein.

TAB. 2: HALTBARKEIT IM ÜBERBLICK

PRODUKT	HALTBARKEIT BEI KÜHLUNG
Joghurt	3 bis 4 Wochen
Kefir	3 bis 4 Wochen
Sauermilch	3 bis 4 Wochen
Buttermilch	8 bis 14 Tage

Verwendung von Sauermilchprodukten
- Als „Mini-Gericht" zum Frühstück, als Zwischenmahlzeit oder Nachspeise. Besonders beliebt in Kombination mit Früchten.
- Als Grundlage für Salatsaucen, die dadurch besonders frisch schmecken.

Und jetzt Sie!!!

1. **Eine Schülerin nimmt zur großen Pause statt Vollmilch lieber eine Packung Buttermilch mit.**
Gehen Sie von einem Tagesenergiebedarf von 8000 kJ aus und errechnen Sie, wie viel Prozent des Gehaltes an Energie, Eiweiß und fettlöslichen Vitaminen mit jeweils 1/4 Liter Buttermilch gedeckt werden und fassen Sie Ihre Ergebnisse wertend zusammen.

2. **Wodurch unterscheiden sich Joghurt und Kefir?**

4 Erzeugnisse aus Sahne

Sahne ist die fettreiche Schicht, die sich beim Stehen lassen von Milch an der Oberfläche sammelt. Bei der Milchgewinnung reichert sie sich im Inneren der Zentrifuge an. Sie wird entweder direkt als „süße" Sahne oder in verschiedenen Zubereitungen verwendet.

„Süße" Sahne
Wie Milch ist auch Sahne in verschiedenen Fettgehaltsstufen erhältlich. Bei einem Fettgehalt ab etwa 30 Prozent lässt sie sich zu einer schaumigen Masse schlagen. Das gelingt allerdings nur mit gekühlter Sahne, deren Temperatur weniger als 6 °C beträgt.

TAB. 1: FETTSTUFEN VON SAHNE

PRODUKT	FETTGEHALT
Sahne	25 bis 29 %
Schlagsahne	mindestens 30 %
Schlagsahne „extra"	mindestens 36 %

Verwendung von geschlagener Sahne:
- Füllung für Torten und Gebäck,
- Verfeinern von Süßspeisen,
- Verzieren von Speisen und Gebäck,
- gemischt mit Gewürzen und Kräutern als pikante Sauce, zum Beispiel mit Meerrettich zu Fisch.

Verwendung von ungeschlagener Sahne:
- Verfeinern von Suppen und Saucen,
- Als Ergänzung zu Süßspeisen wie Rote Grütze.

> **Info**
> ▶ **KAFFEESAHNE: EINE FETTARME VARIANTE**
> Sie wird auch als „Kaffeerahm" oder „Trinksahne" angeboten und muss einen Mindestfettgehalt von 10 % aufweisen. Sie lässt sich nicht steif schlagen, ist aber gut zum Verfeinern geeignet. Kaffeesahne ist meist ultrahocherhitzt oder sterilisiert.

Erzeugnisse aus saurer Sahne
Sie werden durch Säuerung von Rahm gewonnen. Je nach Art des Verfahrens unterscheidet man folgende Produkte.

Saure Sahne
Sie entsteht aus frischem Rahm durch Säuern mithilfe von Milchsäurebakterien. Ein Mindestfettgehalt von 10 % ist vorgeschrieben.

Crème fraîche
Die französische Spezialität hat sich auch bei uns längst durchgesetzt. Sie ist die „feine" Verwandte der Sauren Sahne und wird nach einer besonderen Rezeptur hergestellt. Crème fraîche hat ein mildes Aroma und ist wegen des hohen Fettgehalts von 30–40 % besonders weich und cremig. Es gibt sie natur oder mit Zusätzen wie Kräutern oder Knoblauch.

Verwendung von Saurer Sahne:
- Verfeinern und Binden von Suppen und Saucen,
- Grundbestandteil von Salat-Saucen.

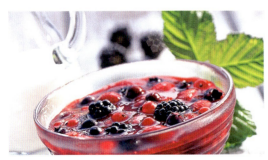

Bild 1: Rote Grütze mit Sahne

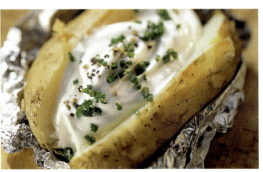

Bild 2: Auch zur Folienkartoffel schmeckt saure Sahne

4 Erzeugnisse aus Sahne

Info

▶ **PROBIOTIKA – GESUNDHEIT PUR?**

Seit langem stehen sie in den Kühlregalen der Supermärkte und versprechen besondere gesundheitsfördernde Effekte. Die Rede ist von probiotischen Joghurts, die beim Verbraucher immer beliebter werden. Zu Beginn der Markteinführung betrug ihr Anteil lediglich zwei Prozent. Im Jahr 2001 waren es schon 17 Prozent.

Die Sache mit der Darmflora

Der Magen-Darm-Trakt des Menschen bietet einer Vielzahl von Bakterien ideale Lebensbedingungen. Sein Inneres beherbergt die kaum vorstellbare Zahl von 10^{14} Mikroorganismen. Die Gesamtheit aller Bakterien bezeichnet man als Darmflora. Sie setzt sich aus etwa 400 verschiedenen Arten zusammen. Besonders dicht besiedelt ist der Dickdarm.

Nicht alle Bakterien sind für den Körper wertvoll. Einige Kulturen – vor allem Milchsäurebakterien – haben etliche gesundheitsfördernde Effekte. Bei anderen ist gar keine Wirkung zu beobachten. Und schließlich gibt es auch Arten, die krank machen können. Man nennt sie pathogen. Wichtig für unsere Gesundheit ist ein ausgewogenes Verhältnis der unterschiedlichen Bakterienarten.

Probiotika – die besonderen Keime

Mit der Nahrung aufgenommene Keime sterben im stark sauren Mageninhalt weitgehend ab. Probiotische Joghurts sind jedoch mit einer Art von Milchsäurebakterien zubereitet, die das „Säurebad" des Magens besser überstehen. Die meisten gelangen lebend in den Dickdarm und fördern dort den Aufbau einer gesunden Darmflora. Das hat eine Reihe positiver gesundheitlicher Effekte. Probiotische Kulturen können sich nicht im Darm ansiedeln. Sie müssen regelmäßig aufgenommen werden.

Prebiotika – gesunde Zutat

Es handelt sich dabei um unverdauliche Nahrungsbestandteile. Sie fördern im Dickdarm die Entwicklung von Bakterien, die für eine ausgewogene Darmflora wichtig sind und haben daher ebenfalls gesundheitsfördernde Effekte. Bislang sind zwei Stoffe als Prebiotika eingestuft: Oligofruktose und Inulin.

Sie kommen in vielen Pflanzen vor, zum Beispiel Getreide, Zichorienwurzel und Topinambur.

Enthält ein Produkt gleichzeitig Pro- und Prebiotika, so nennt man es auch „synbiotisch" (von syn = zusammen).

TAB. 1: GESICHERTE EFFEKTE VON PRO- UND PREBIOTIKA
- Geringere Häufigkeit und Dauer verschiedener Durchfallerkrankungen
- Verringerung der Konzentration gesundheitsschädlicher Stoffe im Darm
- Beeinflussung des Immunsystems
- Besserung von Lactoseintoleranz

TAB. 2: VERMUTETE EFFEKTE VON PRO- UND PREBIOTIKA
- Linderung von Verstopfung
- Verringerung des Risikos für Allergien
- Vorbeugung gegen Krebs
- Stärkung des Immunsystems
- Senkung des Cholesterinspiegels
- Steigerung der Verwertung von Calcium

Und jetzt Sie!!!

Sie bekommen Besuch und möchten zu diesem Anlass Biskuit-Erdbeersahne-Schnitten anbieten. Im Kühlregal des Supermarktes finden Sie folgende Sahneprodukte:
- Schlagsahne „extra",
- Sahne,
- Kaffeesahne,
- Crème fraîche.

Überprüfen Sie die Eignung dieser Produkte für den genannten Zweck.

5 Käse

Milch ist ein sehr wertvolles, aber auch leicht verderbliches Lebensmittel. Der Wunsch, ihre kostbaren Inhaltsstoffe längere Zeit zu erhalten, hat möglicherweise Pate gestanden, als der Mensch bereits viele Jahrhunderte vor unserer Zeitrechnung den Käse „erfand".

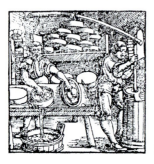

Bild 1:
Käsemacherei
um 1545

Verglichen mit der heutigen „Käse-Kultur" waren die ersten hausgemachten Produkte noch reichlich primitiv. Milch wurde durch Ansäuern zum Gerinnen gebracht und die entstandene dickliche Masse gründlich ausgepresst; noch ein bisschen Salz dazu, und fertig war der Käse.

Im Laufe der Zeit wurden die Herstellungsverfahren mehr und mehr verfeinert. Man entwickelte neue, raffinierte Rezepturen; die Zahl der Käsesorten wuchs. Heute soll es weltweit 3000 Sorten geben – ganz exakt vermag das niemand zu sagen. Schon längst ist Käse kein einfaches Grundnahrungsmittel mehr, sondern bietet auch Feinschmeckern ein reichhaltiges Angebot.

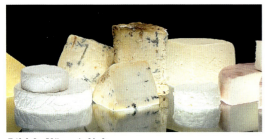

Bild 2: Käsevielfalt

5.1 Wie aus Milch Käse wird

Rohprodukt der Käseherstellung ist Milch, in der Hauptsache Kuhmilch, für spezielle Sorten auch Ziegen- oder Schafsmilch. Die Milch wird zum Gerinnen gebracht - wird „dickgelegt" - und von der Restflüssigkeit (Molke) getrennt.

Wie Milch gerinnt
Es gibt dabei verschiedene Möglichkeiten:

Zusatz von Milchsäurebakterien
Die Milchsäurebakterien wandeln den Milchzucker in Milchsäure um. Der pH-Wert sinkt, die Säure bringt das Milcheiweiß (Casein) zum Gerinnen. Das Endprodukt hat ein feines, leicht säuerliches Aroma.

Zusatz von Lab
Lab ist ein Enzym, das im Kälbermagen vorkommt. Es ist auf Milcheiweiß „spezialisiert" und lässt es gerinnen, ohne dass die Milch dabei sauer wird.

Zusatz von Lab + Milchsäurebakterien
Um Aroma, Geschmack und Konsistenz besonders günstig zu beeinflussen, kombiniert man heute beide Methoden.

Zwei Möglichkeiten der Weiterverarbeitung

Frischkäse entsteht
Die Masse wird sofort getrennt, gesalzen und eventuell mit Gewürzen, Kräutern oder anderen Zutaten gemischt und danach verpackt.

Gereifter Käse entsteht
Die geformte Käsemasse kommt einige Zeit in ein Salzbad und wird in klimatisierten Räumen einer Reifezeit überlassen.

Info

Jeder Bundesbürger verzehrt im Durchschnitt knapp 23,1 kg Käse pro Jahr.

5 Käse

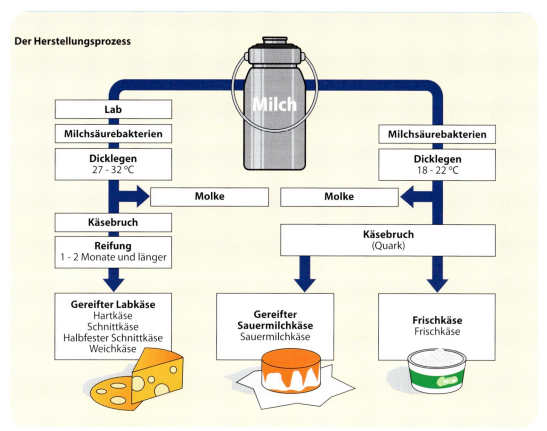

Bild 1: Käseherstellung

Fett und Trockenmasse – die Kenngrößen von Käse

Auf jeder Käsepackung ist die Angabe „Fett i. Tr." zu lesen, verbunden mit einer Zahlenangabe in %. Was zunächst nach Geheimformel oder Zahlenakrobatik aussieht, ist eigentlich ganz einfach zu verstehen.

Trockenmasse ist das, was übrig bleibt, wenn man dem Käse das Wasser entzogen hat. Wenn man in einem Käse den Fettgehalt ermittelt, so tut man das nie beim „intakten" Lebensmittel, sondern erst, nachdem man den Käse getrocknet hat. Die Messung ist dann leichter durchzuführen. Der Fettgehalt wird also in der Trockenmasse bestimmt. „25 % Fett i. Tr." heißt daher im Klartext nichts anders als: 25 % Fett in der Trockenmasse.

Nach der deutschen Käseverordnung wird Käse in acht Fettstufen gehandelt.

TAB. 1: FETTSTUFEN VON KÄSE

Doppelrahmstufe	mind. 60 % Fett i. Tr. max. 85 % Fett i. Tr.
Rahmstufe	mind. 50 % Fett i. Tr.
Vollfettstufe	mind. 45 % Fett i. Tr.
Fettstufe	mind. 40 % Fett i. Tr.
Dreiviertelfettstufe	mind. 30 % Fett i. Tr.
Halbfettstufe	mind. 20 % Fett i. Tr.
Viertelfettstufe	mind. 10 % Fett i. Tr.
Magerstufe	unter 10 % Fett i. Tr.

InfoPlus

Im alten Rom war Käse ein beliebtes Kosewort. man sagte dort gern zu seiner Geliebten „Meus molliculus caseus", was so viel heißt wie „Mein Kuschelkäschen".

5.2 Die Käsesorten

Für die Herstellung von Käse wird heute, bis auf wenige Ausnahmen (z. B. Emmentaler), pasteurisierte Milch verwendet. Je nach gewünschtem Fettgehalt des Käses wird Magermilch oder Rahm zugesetzt.

5.2.1 Frischkäse

Frischkäse können sowohl durch Lab als auch durch Impfen mit Bakterienkulturen gewonnen werden.

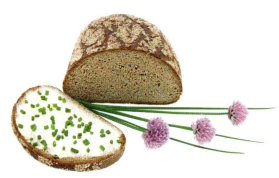

Bild 1:
Frischkäse auf Vollkornbrot – ein gesunder Snack

TAB. 1: FRISCHKÄSESORTEN

SPEISEQUARK
Wird heute vorzugsweise aus schwach gesäuerter, weitgehend entrahmter Milch gewonnen.
Er besitzt einen leicht säuerlichen Geschmack und wird angeboten als:
Magerquark (bis 0,1 % Fett i. Tr.),
Quark, halbfett (20 % Fett i. Tr.)

SCHICHTKÄSE
Muss eine Mittelschicht aufweisen, die fettreicher ist als die darüber- bzw. darunter liegende Schicht.
Fettstufen: 10, 20 oder 40 % Fett i. Tr.

RAHMFRISCHKÄSE
Wird aus mit Rahm versetzter Vollmilch durch Labgerinnung gewonnen.
Sein Aussehen ist weiß bis gelblich –
der Geschmack leicht pikant.
Fettstufen: 50 oder 60 % Fett i. Tr.

5.2.2 Gereifte Käse

Bei Gewinnung gereifter Käse wird die Käsemasse mithilfe von Bakterien, Hefen und Schimmelpilzen in verschiedenster Weise verändert. Je nach Art der Dicklegung unterscheidet man Süßmilch- und Sauermilchkäse.

Süßmilchkäse

1. Die Milch wird unter Zusatz von Labferment mit Bakterienkulturen „eingelabt". Es entsteht eine süße weiße Gallerte. Je nach Labfermentmenge und Einflüssen, wie z. B. der Temperatur, ist sie mehr oder weniger fest.

2. Das anschließende Zerschneiden, Rühren und Erwärmen liefert eine körnige Masse, den „Bruch". Gleichzeitig fließt die so genannte Molke aus. Sie enthält einen Teil des Milchzuckers, der wasserlöslichen Proteine und der Mineralstoffe.

3. Danach wird der Käse eventuell mit Zutaten versetzt und in eine Kochsalzlösung eingelegt. Das Salz reguliert den Wassergehalt, festigt die Rinde, erhöht die Haltbarkeit und beeinflusst Bakterienentwicklung und Reifung. Die Einwirkungszeit ist je nach Sorte unterschiedlich lang, z. B. Camembert 2 Stunden, Emmentaler 4–5 Tage.

4. Zum Schluss lässt man den Käse abtropfen und lagert ihn in Gär- und Reifungskellern – je nach Käseart 2 Wochen bis 3 Monate. Bei manchen Hartkäsen, z. B. Parmesankäse, sogar mehrere Jahre.

Die wichtigsten Produktgruppen

Man unterscheidet je nach Konsistenz:

- Hartkäse,
- Schnittkäse,
- Halbfeste Schnittkäse,
- Weichkäse.

Alle Gruppen gibt es in unterschiedlichen Fettstufen.

Hartkäse
Trockenmasse: mindestens 60 %.
Sie gehören zu den besonders edlen, aber auch vergleichsweise teuren Käsesorten. Hartkäse benötigen eine sehr lange Reifezeit - je länger sie reifen, desto ausgeprägter ist ihr kräftiger Geschmack. Vollreife Käse werden hauptsächlich als Reibekäse verwendet. Hartkäse sind, wenn man sie gut vor dem Austrocknen schützt, sehr lange haltbar.
Wichtige Vertreter: Emmentaler, Parmesan, Chester, Gruyère.

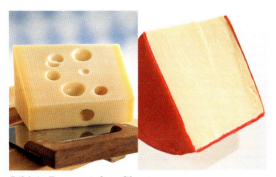

Bild 1: Emmentaler, Chester

Schnittkäse
Trockenmasse: 49–57 %.
Wegen der geringeren Trockenmasse sind sie etwas weicher und saftiger als Hartkäse. Schnittkäse kommen meist als Kugel, Block oder flache runde Laibe in den Handel. Meist sind sie durch einen Überzug vor dem Austrocknen geschützt. Die gängigsten Sorten haben einen milden oder leicht säuerlichen Geschmack.
Wichtige Vertreter: Gouda, Edamer, Tilsiter, Appenzeller, Havarti, Danbo.

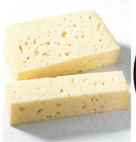

Bild 2: Tilsiter, Edamer

Halbfeste Schnittkäse
Trockenmasse: 44–55 %.
Sie sind noch weicher als Schnittkäse und lassen sich gerade noch in Scheiben schneiden. Eine Spezialität dieser Gruppe sind die Edelpilzkäse. Die Käsemasse ist bei diesen Sorten von grünblauem Edelschimmel durchzogen. Diese Variante hat daher einen besonders kräftigen und pikanten, zuweilen auch scharfen Geschmack.
Wichtige Vertreter: Butterkäse, Weißlacker, Esrom, Steinbuscher, Roquefort.

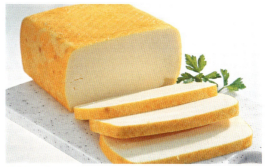

Bild 3: Butterkäse

Weichkäse
Trockenmasse: 35 %.
Es gibt Weichkäse mit weißer Schimmelbildung – sie schmecken mild-aromatisch. Und solche mit „Rotschmiere" – sie haben einen herzhaft-würzigen Geschmack. Weichkäse reifen von außen nach innen mithilfe ganz spezieller Milchsäurebakterien. Junge Käse sind oft noch gut schnittfest; erst mit der Vollreife werden sie weich und fließend.
Wichtige Vertreter: Camembert, Brie, Romadur, Münsterkäse, Weinkäse.

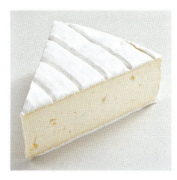

Bild 4: Brie

Sauermilchkäse

Diese Käse entstehen, wenn die Milch durch Milchsäurebakterien dickgelegt und anschließend einer Reinigung unterzogen wird. Sie reifen von außen nach innen, wobei der zunächst weiße Quarkkern zunehmend gelblich und geschmeidig fest wird.
Sauermilchkäse werden hauptsächlich in niedrigen Fettstufen hergestellt. Sie haben einen hohen Eiweißgehalt. Im Vergleich zu anderen Käsesorten sind sie sehr preiswert.

Käse mit Rot- oder Gelbschmiere

Sie werden nach dem Formen und Trocknen mit speziellen Bakterienkulturen besprüht und so lange gelagert, bis sich die rötlich braune oder goldgelbe Schmiere gebildet hat. Diese Käsesorten schmecken besonders pikant.
Wichtige Vertreter: Mainzer Käse, Harzer Käse.

Käse mit Weißschimmel

Sie werden nach dem Formen mit entsprechenden Schimmelkulturen beimpft und so lange gelagert, bis der Schimmelrasen die gesamte Oberfläche bedeckt.
Der Geschmack dieser Käse ist leicht säuerlich bis pikant.
Wichtige Vertreter: Bauernhandkäse, Stangenkäse, Korbkäse.

Info

▶ **SCHMELZKÄSE: NOCH EINE KÄSEVARIANTE**

Der Name sagt es bereits: Schmelzkäse ist geschmolzener und dann weiter verarbeiteter Käse. Er wird aus einer oder auch mehreren Sorten hergestellt. Der Käse wird zerkleinert und mithilfe von Schmelzsalzen unter Einwirkung von Druck und heißem Wasserdampf geschmolzen. Als Schmelzsalze sind Phosphate oder Salze der Zitronensäure zugelassen.
Die Schmelze wird automatisch in Portionen verpackt (Scheiben, Ecken, Blöcke). Wird auf der Verpackung auf eine bestimmte Sorte verwiesen, muss der Schmelzkäse zu mindestens 75 % daraus bestehen.
Schmelzkäse ist durch das Erhitzen keimfrei geworden, er reift daher auch nicht mehr und ist bei kühler Lagerung über Monate haltbar.

TAB. 1: REIFEZEITEN VON KÄSE

KÄSEART	REIFEZEIT (WOCHEN)
Hartkäse	2 bis 8
Schnittkäse	5
Schnittkäse, halbfest	3 bis 5
Weichkäse	2
Sauermilchkäse	1 bis 2

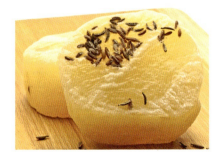

Bild 1: Harzer Käse

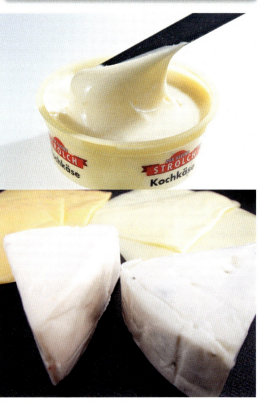

Bild 2: Schmelzkäse und Schmelzkäsezubereitungen

5.3 Nährwert von Käse

Käse enthält die Nährstoffe der Milch in konzentrierter Form. Sein Nährwert ist daher beträchtlich. Das biologisch wertvolle Eiweiß macht auch preiswerte Käsesorten zu ausgesprochen hochwertigen Nahrungsmitteln.

TAB. 1: MAKRONÄHRSTOFFE VON KÄSE

EIWEISS	Mit 10 bis 30 % haben fettarme Käse wie magerer Quark oder Sauermilchkäse den höchsten Eiweißgehalt. Die biologische Wertigkeit ist hoch.
FETT	Das Fett ist leicht verdaulich, weil es viele kurzkettige Fettsäuren enthält (s. S. 91) und in fein verteilter Form vorliegt.

TAB. 2: MIKRONÄHRSTOFFE VON KÄSE

VITAMINE	Fettreiche Käsesorten enthalten reichlich die fettlöslichen Vitamine A, D und E. Wasserlösliche Vitamine, insbesondere die Vitamine B_1, B_2 und C, befinden sich vor allem in der Molke. Daher: Je mehr Restflüssigkeit im Käse, desto mehr Vitamine enthält er.
CALCIUM	Käse ist neben Milch die wichtigste Calciumquelle. 15 g Schnittkäse enthalten so viel Calcium wie 100 ml Milch.

TAB. 3: MINERALSTOFFGEHALT IN 100 g HALBFETT- UND VOLLFETTKÄSE

MINERALSTOFF	HALBFETTKÄSE	VOLLFETTKÄSE
Natrium	682,0 mg	850,0 mg
Kalium	143,0 mg	232,0 mg
Calcium	873,0 mg	1440,0 mg
Magnesium	42,0 mg	55,0 mg
Eisen	1,4 mg	1,0 mg
Phosphor	610,0 mg	1012,0 mg

TAB. 4: VITAMINGEHALT IN 100 g VOLLFETTKÄSE

VITAMIN	GEHALT (mg)
Vitamin A	0,6
Vitamin B_1	0,005
Vitamin B_2	0,5
Vitamin B_6	0,3
Vitamin E	1,0
Biotin	0,002
Niacin	0,1
Pantothensäure	0,4 – 0,6

TAB. 5: FETT- UND EIWEISSGEHALT VON KÄSE

MINERALSTOFF	FETT (g/100g)	EIWEISS (g/100g)
Brie	21,8	21,0
Butterkäse	28,8	21,1
Cottagekäse	4,3	12,6
Emmentaler	28,8	26,6
Edamer	23,4	26,0
Gouda	22,3	24,5
Speisequark	0,25	13,5

Info

▶ **KANN MAN KÄSERINDE MITESSEN?**

Natürlich gereifte Außenschichten kann man ohne Bedenken verzehren, z. B. die Edelschimmelschicht von Camembert oder Brie. Künstliche Überzüge sind zwar nicht giftig, aber dennoch nicht zum Verzehr gedacht.

Info

▶ **FETTANTEIL IN KÄSE – RECHENBEISPIEL**

Parmesankäse enthält 40 % Fett i. Tr. und seine Trockenmasse beträgt 62 %.

Trockenmasse in 100g Käse: 62,0 g
40 % von 62 g: 24,8 g
Ergebnis:
100 g Parmesankäse enthalten 24,8 g Fett.

5.4 Haltbarkeit und Lagerung

Wer Käse nach dem Motto aufbewahrt: „Immer nur hinein in den Kühlschrank, egal wie", der wird wenig Freude an diesem Lebensmittel haben. Käse muss mit Sorgfalt gelagert werden.

Grundsätzlich gilt:
Ein Käse lässt sich um so länger lagern
• Je langsamer er gereift ist,
• Je kühler er gelagert wird.

Frischkäse
Er ist am besten im Kühlschrank aufgehoben und hält sich dort bis zu einer Woche.

Weich- und Schimmelkäse
Wenn der Käse bereits durchgereift ist, in der Originalverpackung im Kühlschrank lagern. Er hält sich ca. 1 Woche. Einmal geöffnet, sollte er innerhalb von zwei bis drei Tagen verbraucht werden. Falls er die richtige Reife noch nicht erreicht hat, außerhalb des Kühlschranks bei 15–16 °C durchreifen lassen, danach innerhalb von zwei bis drei Tagen verbrauchen.

Schnittkäse
Gut verpackt (nicht in Alu- oder Kunststofffolie, sondern in einem feuchten Tuch) im Kühlschrank aufbewahren. So ist er bis zu einer Woche lagerfähig. Etwa 1 Stunde vor dem Verzehr aus dem Kühlschrank nehmen, damit sich das bei tiefen Temperaturen „eingeschlafene" Aroma wieder voll entwickeln kann.

Hartkäse
Auf gleiche Weise im Kühlschrank lagern. So bleibt er bis zu zwei Wochen frisch. Er braucht noch länger, bis sein Aroma wieder voll da ist, ungefähr zwei Stunden.

Info
Ein idealer Platz im Kühlschrank ist das Gemüsefach. Dort sind die Temperaturen etwas höher als im oberen Teil. Von Zeit zu Zeit sollte man den Reifezustand von Käse prüfen.

Was muss auf der Packung stehen?
Verpackter Käse muss mit folgenden Angaben versehen sein:
• Verkehrsbezeichnung
• Fettgehaltsstufe
• Gewicht
• Name und Anschrift der Käserei oder des Verkäufers
• Mindesthaltbarkeitsdatum
• Hinweis „wärmebehandelt", falls der Käse wärmebehandelt wurde.

Info
▶ **KANN MAN KÄSE EINFRIEREN?**
Man kann, aber mit Einschränkungen: Käse im Stück eingefroren verändert seine Struktur und lässt sich nicht mehr gut schneiden. Deshalb in Scheiben oder gerieben einfrieren.

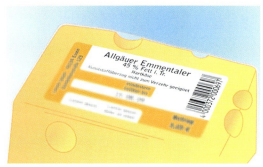

Bild 1:
Kennzeichnung eines Stückes Emmentaler

Mit Käse überbackene Gerichte werden immer beliebter. Aber nicht jeder Käse eignet sich dafür gleich gut. Frischkäse zum Beispiel verläuft in der Hitze und bräunt nicht. Ideal zum Überbacken sind relativ junge Käse mit einem Fettgehalt von mindestens 45 % Fett i. Tr. Dazu gehören Gouda und die meisten Schnittkäse.

Rezept

MENGE FÜR 4 PERSONEN	QUARKAUFLAUF	
3 Eigelb	Schaumig schlagen	**Abwandlungen:**
125 g Zucker		
500 g Quark	miteinander verrühren	1. Statt Äpfel andere frische oder eingemachte Obstarten verwenden, z. B. Sauerkirschen
1 Päckchen Vanillinzucker		2. Statt Äpfel Backobst verwenden
1/2 TL fertig gekaufte, geriebene Zitronenschale (oder geriebene Schale einer unbehandelten Zitrone)		3. Zusätzlich gehackte Mandeln oder Nüsse zufügen
75 g Grieß		
1/2 Päckchen Backpulver		
500 g Äpfel	schälen, in feine Spalten schneiden	
50 g Rosinen	zusammen mit den Äpfeln unter die Quarkmasse heben	
3 Eiklar	zu steifem Schnee schlagen, vorsichtig unterheben	
	auf mittlerer Einschubhöhe in den kalten Backofen schieben, auf 200 °C schalten, ca. 45 Minuten backen	

Und jetzt Sie!!!

1. Erklären Sie, warum Milch mithilfe von Milchsäurebakterien „dickgelegt" werden kann.

2. Erläutern Sie die unterschiedlichen Produktionswege von Sauermilch- und Labkäse. Geben Sie drei Beispiele für jede der beiden Käsearten.

3. Beurteilen Sie den ernährungsphysiologischen Wert der Inhaltsstoffe Fett und Eiweiß bei Käse.

4. Berechnen Sie den Fettgehalt in 100 g eines Camemberts, auf dessen Etikett die Angabe 55 % Fett i. Tr. vermerkt ist.

5. Diskutieren Sie: Inwieweit dient die Angabe Fett i. Tr. dem Informationsbedürfnis des Verbrauchers.

6. Begründen Sie anhand des Herstellungsprozesses und der Inhaltsstoffe, warum Hartkäse länger gelagert werden kann als Quark.

7. Die folgende Tabelle gibt den Verbrauch an Käse in Deutschland wieder. Beurteilen Sie dies im Hinblick auf die Versorgung mit Calcium und Vitamin A.

KÄSESORTE	VERBRAUCH (PRO KOPF UND JAHR)
Hart, Schnitt- und Weichkäse	10 kg
Frischkäse	7 kg
Schmelzkäse und –zubereitungen	2 kg
Sauermilchkäse	1 kg

Und jetzt Sie!!!

Projektarbeit: Milchprodukte

GRUPPE A
Herstellung von Süß- und Sauerrahmbutter und Buttermilch

Sie brauchen dazu:
1/2 l Schlagsahne, 1/2 l Crème fraîche, Rührgerät mit Rührschüssel, sauberes Geschirrtuch, Seihschüssel, Schüssel zum Auffangen der Buttermilch, Probierteller.

Und so wird's gemacht:
Schlagsahne in der Rührschüssel rühren, bis sich Butter und Buttermilch voneinander trennen.
Seihschüssel mit dem Geschirrtuch auslegen, auf die Auffangschüssel stellen, Butter und Buttermilch hineingeben. Buttermilch ablaufen lassen und beiseite stellen.
Das Geschirrtuch über der Butter schließen, unter fließendem Wasser kneten und auswaschen, bis das ablaufende Wasser klar – die entstandene Butter eine homogene Masse ist.
Nach der gleichen Methode aus Crème fraîche Sauerrahmbutter herstellen.

Erläutern Sie Herstellungsprozess und Zusammensetzung der entsprechenden Lebensmittel.
Sie brauchen dazu:
1 Plakat, Tonpapier, Stifte, evtl. Bilder aus Werbeprospekten. Buch S. 87 und S. 92
Stellen Sie dar, wie Sie zu den Lebensmitteln Butter bzw. Buttermilch gekommen sind.
Erklären Sie, warum man bei Milch von einer Fett-in-Wasser-Emulsion, bei Butter von einer Wasser-in-Fett-Emulsion spricht.
Begründen Sie anhand des jeweiligen Produktionsablaufs, welche der folgenden Stoffe in Butter und welche in Buttermilch vorkommen: Lactose, Vitamin A, Calcium, Cholesterin.
Bereiten Sie auch für die anderen Projektteilnehmer Geschmacksproben vor.
Präsentieren Sie Ihre Arbeit.

GRUPPE B
Herstellung von Joghurt und Frischkäse

Sie brauchen dazu:
3 Liter Milch (3,5%) (keine H-Milch), 1½ Becher Naturjoghurt, Salz, Zucker. 2 große Schüsseln mit Deckel, Löffel, Messer, Seihschüssel, sauberes Geschirrtuch, Probierteller.

Und so wird's gemacht:
Für Joghurt
Geben Sie 1 Liter Milch und ½ Becher Joghurt in eine Schüssel. Decken Sie zu und stellen Sie das Gefäß für ca. 24 Stunden an einen warmen Ort (z. B. nahe der Heizung).

Für Frischkäse
Geben Sie 2 Liter Milch und 1 Becher Joghurt in eine Schüssel. Decken Sie zu und stellen Sie das Gefäß für ca. 24 Stunden an einen warmen Ort.
Schneiden Sie am nächsten Tag den entstandenen Joghurt längs und quer in lange Streifen. Lassen Sie noch 10 Minuten stehen und geben Sie die Masse dann in die mit dem Geschirrtuch ausgelegte Seihschüssel. Lassen Sie die Molke ablaufen. Rühren Sie den in der Seihschüssel verbliebenen Quark mit dem Schneebesen glatt, schmecken Sie nach Belieben mit Salz und Zucker ab.

Erläutern Sie den Herstellungsprozess.
Sie brauchen dazu:
1 Plakat, Tonpapier, Stifte, evtl. Bilder aus Werbeprospekten. Buch S. 136
Stellen Sie die einzelnen Arbeitsschritte bei der Frischkäseherstellung möglichst anschaulich dar. Begründen Sie jeweils, warum man was tut.
Bereiten Sie auch für die anderen Projektteilnehmer Geschmacksproben vor und präsentieren Sie Ihre Arbeit.

6 Eier

In vielen alten Kulturen galten Eier als Symbol des Lebens und der Fruchtbarkeit. Unzählige Zauber und Mythen rankten sich um ihre unscheinbare Schale. Man schrieb ihnen geheimnisvolle Heilkräfte zu, vergrub sie als Gabe für die Götter in bestellten Äckern, um eine gute Ernte zu erbitten und weihte mit ihnen heilige Stätten. Einige „Eier-Bräuche" haben bis in unsere Zeit hinein überlebt: Zu Ostern schmücken farbig verzierte „Ostereier" den Festtagstisch. Eiersuchen und Eierkicken sind noch immer beliebter Zeitvertreib der Kinder.

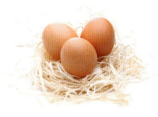

Bild 1: Eier – Symbol für Fruchtbarkeit und Leben.

Aufbau des Eies
Das Innere des Eies besteht aus Eiklar und Eidotter. Umschlossen wird beides von der Schale. Am stumpfen Ende befindet sich die Luftkammer. Bei frischen Eiern ist sie noch sehr klein, vergrößert sich aber während der Lagerung.

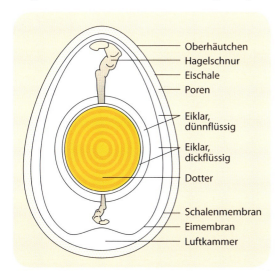

Bild 2: Hühnerei im Längsschnitt

6.1 Die Frage nach der Qualität

„Ein Ei gleicht dem anderen," sagt ein Sprichwort. Doch bei näherem Hinsehen gibt es schon wichtige Unterschiede – vor allem im Hinblick auf die Qualität.

Frische – das A und O beim Ei
Von ganz besonderer Bedeutung für die Qualität von Eiern ist ihre Frische.

Der Frischetest mit Schale
Die Frische lässt sich ganz einfach durch eine Schwimmprobe im Wasserglas testen:
- Die Luftkammer beim ganz frischen Ei ist noch so klein, dass es zu Boden sinkt.
- Nach ca. einer Woche ist die Luftkammer bereits so groß, dass das stumpfe Ende leicht angehoben ist.
- Nach weiteren zwei Wochen steht das Ei fast senkrecht – so viel Luft hat sich jetzt unter der Schale angesammelt.

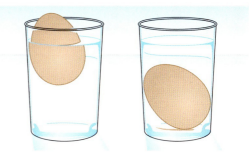

Bild 3: Frischetest mit Schale

Der Frischetest ohne Schale
Nach dem Aufschlagen zeigen frische Eier einen gewölbten Dotter. Er ist von einem Hof aus dickem Eiklar umgeben. Bei älteren Eiern fließt das Eiklar wässrig auseinander und der Dotter ist abgeflacht.

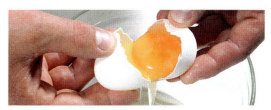

Bild 4: Frisches Ei

6.2 Nährwert von Eiern

Warum Eier einen hohen Nährwert haben müssen, ist eigentlich klar. Schließlich sind sie als Vorratskammer für den Hühnerembryo gedacht. Vom Moment der Befruchtung an bis hin zum Ausschlüpfen des ausgewachsenen Kükens müssen sie ihn mit allem Lebensnotwendigen versorgen.

Das Ei enthält Nährstoffe in einer Vielfalt, wie sie von kaum einem anderen Nahrungsmittel übertroffen wird. Für unsere Ernährung sind Eier vor allem deshalb interessant, weil ihr Eiweiß vom menschlichen Körper besonders gut verwertet werden kann: Es hat eine hohe Biologische Wertigkeit (s. S. 127).

TAB. 1: NÄHRSTOFFZUSAMMENSETZUNG VON HÜHNEREI

EIN HÜHNEREI (ca. 60 g) ENTHÄLT:	
MAKRONÄHRSTOFFE	
Eiweiß	6,8 g
Fett	5,9 g
Kohlenhydrate	0,4 g
MINERALSTOFFE	
Kalium	83,0 mg
Calcium	30,0 mg
Eisen	1,1 mg
VITAMINE	
Vitamin A	0,12 mg
Vitamin B_1	0,05 mg
Vitamin B_2	0,16 mg
ENERGIE	**369 kJ**

6.3 Einkauf von Eiern

Unter dem Begriff „Eier" versteht man ausschließlich Hühnereier. Eier von anderen Tieren – Enten, Gänsen oder Wachteln – müssen als solche gekennzeichnet sein. In der EU dürfen nur Eier in den Handel kommen, die nach Güte- und Gewichtsklassen sortiert sind.

Güteklassen

Eier werden nach bestimmten Merkmalen in drei Güteklassen eingeteilt.

Güteklasse A

In den Handel kommen praktisch nur Eier dieser Klasse. Sie zeichnen sich durch besondere Frische aus und müssen außerdem folgende Bedingungen erfüllen:

- Luftkammerhöhe nicht höher als 6 mm,
- saubere, intakte Schale,
- nicht gewaschen oder gereinigt,
- keine Fremdeinlagerungen im Inneren,
- kein sichtbar entwickelter Keim,
- kein Fremdgeruch.

Abweichungen von diesen Normen führen zur Einstufung in die Güteklasse B oder C. Sie werden dann nicht im Handel angeboten.

Info

▶ **DER WERTMUTSTROPFEN**

So ausgewogen die Nährstoffzusammensetzung von Eiern auch ist, die Deutsche Gesellschaft für Ernährung empfiehlt dennoch, nicht mehr als drei Eier pro Woche zu verzehren. Der Grund: Eier haben einen hohen Cholesteringehalt. Ein mittelgroßes Ei enthält rund 240 Milligramm.

Info

▶ **WAS IST SONDERKLASSE EXTRA?**

Für diese Eier gelten die gleichen Anforderungen wie für die Klasse A, jedoch mit zwei Einschränkungen:

- Sie dürfen höchstens 7 Tage alt sein.
- Ihre Luftkammer darf höchstens 4 mm hoch sein.

Sie sind durch eine besondere Banderole gekennzeichnet. Nach 7 Tagen, gerechnet ab Verpackungsdatum, ist die Banderole zu entfernen, und die Eier sind der normalen Klasse A zuzuordnen.

Größe und Gewicht

Eier der Güteklasse „A" und „A-Extra" werden nach vier Gewichtsklassen gehandelt.

TAB. 1: GEWICHTSKLASSEN VON EIERN

KURZBEZEICHNUNG	BEZEICHNUNG	GEWICHT
XL	sehr groß	73 g und darüber
L	groß	63 bis unter 73 g
M	mittel	53 bis unter 63 g
S	klein	unter 53 g

Kennzeichnung von Eiern

Frische Eier werden bei uns entweder direkt vom Erzeuger – zum Beispiel durch Ab-Hof-Verkauf oder auf dem Wochenmarkt – und im Lebensmitteleinzelhandel angeboten. Dort gibt es Eier:
- Lose und unsortiert auf Höckern
- Lose und sortiert nach Güteklassen und Gewicht auf Höckern
- Sortiert nach Güte- und Gewichtsklassen in Kleinpackungen mit 6, 10 oder 12 Eiern.

Egal ob lose oder verpackt, Eier müssen auf jeden Fall gekennzeichnet sein. Dabei gibt es Pflichtangaben, die gesetzlich vorgeschrieben sind und Informationen, die der Hersteller freiwillig aufdruckt.

Pflichtangaben auf der Verpackung

- Güteklasse,
- Gewichtsklasse,
- Name, Anschrift Packstelle bzw. des Einzelhändlers, für den die Eier verpackt wurden,
- Kennummer der Packstelle,
- Zahl der verpackten Eier,
- Mindesthaltbarkeitsdatum (MHD) (max. 28 Tage nach dem Legen),
- die Angabe „Verbraucherhinweis: Bei Kühlschranktemperatur aufbewahren".

Bei lose angebotenen Eiern müssen diese Angaben (bis auf die Anzahl der Eier) auf einem Schild neben der Ware angegeben sein.

Freiwillige Angaben auf der Verpackung

- Art der Legehennenhaltung,
- Legedatum,
- Empfohlenes letztes Verkaufsdatum,
- Angabe der genauen Herkunft,
- Markenzeichen,
- die Angabe „Nach Ablauf des MHD durcherhitzen".

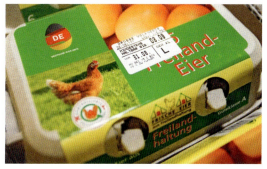

Bild 1: Technisches Feld auf der Eierverpackung

Erzeugercode auf dem Ei

Die Eierkennzeichnung gilt einheitlich europaweit. Ziele sind, die behördliche Rückverfolgbarkeit und damit die kontrollierte Herkunft zu gewährleisten sowie über die Haltungsform zu informieren.

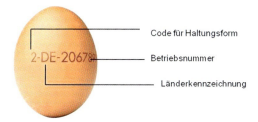

Bild 2: Kennzeichnung auf dem Ei

- Code für Haltungsform
  - 0: Ökologische Erzeugung
  - 1: Freilandhaltung
  - 2: Bodenhaltung
  - 3: Kleingruppenhaltung
- Länderkennzeichnung, Beispiele:
  - DE: Deutschland, BE: Belgien
  - AT: Österreich
- Betriebsnummer
  Identifizierung des Legehennenbetriebs

Haltung von Legehennen

Durchschnittlich 212 Eier pro Jahr verzehrt heute jeder Bundesbürger. Das sind insgesamt rund 17 Milliarden. Diese große Nachfrage ist nur durch entsprechende Zucht, Fütterung und Haltung zu decken. In der EU gibt es heute vier Haltungsformen.

Kleingruppenhaltung
Die in Deutschland produzierten Eier stammen heute zu rund 14 Prozent aus der Kleingruppenhaltung. Die früher üblichen Käfigbatterien sind seit 2010 verboten. Heute ist nur noch die Haltung in Kleingruppen erlaubt. Die Tiere haben mehr Bewegungsraum und können sich zur Ablage der Eier in abgedunkelte Nester zurückziehen. Mindestens zwei Sitzstangen dienen zum Ruhen und Schlafen. Ein Einstreubereich (900 cm^2 für zehn Hennen) ermöglicht das Scharren und Sandbaden. Die Tiere können auch natürliche Verhaltensweisen wie Flügelschlagen ausleben.

Bodenhaltung
Knapp 65 Prozent der deutschen Hühner leben in Bodenhaltung. Die Tiere befinden sich in einem geschlossenen Stall. Pro Quadratmeter Bodenfläche werden neun Hühner gehalten, die sich überall frei bewegen können. Mindestens ein Drittel der Fläche muss gemäß der Tierschutz-Nutztierhaltungsverordnung mit Einstreu bedeckt sein, damit die Hühner scharren und sandbaden können. Werden in der Bodenhaltung mehrere Ebenen benutzt, wird von der Volierenhaltung gesprochen.

Freilandhaltung
Jedem Tier stehen mindestens vier Quadratmeter Auslauffläche zur Verfügung – meist in Form einer eingezäunten Wiese. Nach Einbruch der Dunkelheit oder bei schlechtem Wetter können sich die Hennen jederzeit in ein Stallgebäude; das den Anforderungen der Bodenhaltung entspricht, zurückziehen. Vorteil dieser Haltungsform ist vor allem die große Bewegungsfreiheit, die ausgiebiges Scharren und Sandbaden ermöglicht. Knapp 15 Prozent der Hühner werden so gehalten.

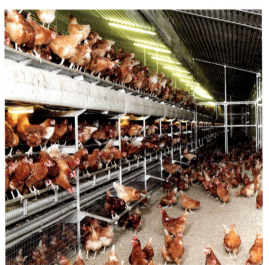

Bild 2: Bodenhaltung

Ökologische Haltung
Die Hennen leben ähnlich wie in der Freilandhaltung. Es sind jedoch nur sechs Tiere pro Quadratmeter nutzbarer Fläche erlaubt. Das Futter muss ökologisch erzeugt sein. Eier der so gehaltenen Hennen dürfen auf der Verpackung mit dem Bio-Siegel gekennzeichnet werden. Etwa sieben Prozent der deutschen Legehennen produzieren Öko-Eier.

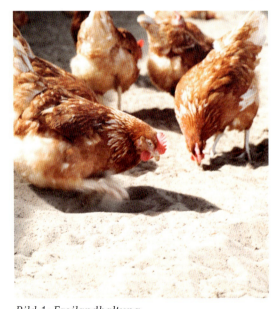

Bild 1: Freilandhaltung

Achtung Salmonellen

Eier können Salmonellen enthalten, die für das Entstehen schwerer Infektionen verantwortlich sind. Dabei gilt:
Je frischer Eier sind, desto geringer ist die Anzahl eventuell vorhandener Salmonellen.

Wichtig deshalb:
- Eier frisch kaufen, im Kühlschrank lagern und möglichst bald verbrauchen.
- Eier mit beschädigter Schale schnell verbrauchen und nur für durcherhitzte Speisen verwenden.
- Frühstückseier mindestens fünf Minuten lang sprudelnd kochen lassen.
- Für Speisen, die mit rohen Eiern zubereitet werden, nur ganz frische Eier verwenden. Reste nicht aufbewahren.
- Spiegeleier beidseitig anbraten, Rühreier durcherhitzen.
- Eier, deren Mindesthaltbarkeitsdatum abgelaufen ist, gut durcherhitzen.

Lagerung von Eiern

Die Schale ist ein natürlicher Schutz, schließt nach außen hin jedoch nicht völlig hermetisch ab. Durch winzige Poren können kräftige Gerüche eindringen. Man sollte Eier daher nicht zusammen mit stark riechenden oder leicht verderblichen Nahrungsmitteln lagern. Umgekehrt kann Wasser durch die Schale nach außen verdunsten.
Im Kühlschrank halten sich Eier ca. drei bis vier Wochen.

Info
▶ **SIND EIER MIT BRAUNER SCHALE BESSER?**

Darauf gibt es eine ganz klare Antwort: Nein! Zwar hält sich noch vielfach dieser Glaube; er entbehrt jedoch jeder sachlichen Grundlage und ist nichts anderes als ein Vorurteil. Der einzige Unterschied zwischen braun und weiß: Die weißen Schalen sind im Allgemeinen etwas dünner und deshalb empfindlicher gegen mechanische Einwirkung.

Hygiene ist wichtig

Keime gibt es immer und überall – auch in der Küche. Schaden können sie nur dann anrichten, wenn man ihnen Gelegenheit lässt, sich zu vermehren. Dann besteht die Gefahr, dass sie über Geräte, Hände oder Speisen übertragen werden und Infektionen auslösen. Hygiene und Sauberkeit sind daher in der Küche oberstes Gebot.

Hier einige Grundregeln:
- Küchengeräte sollten sich leicht reinigen lassen und daher möglichst aus glatten Materialien bestehen – zum Beispiel Glas, Metall, Porzellan, Kunststoff. Holz am besten aus der Küche verbannen. Es ist eine beliebte Brutstätte für Keime.
- Wischtücher regelmäßig erneuern, denn auch sie beherbergen oftmals unerwünschte Mikroorganismen.
- Arbeitsflächen regelmäßig und gründlich reinigen.
- Regelmäßig den Kühlschrank abtauen, damit die erforderlichen Kühltemperaturen auch tatsächlich erreicht werden.

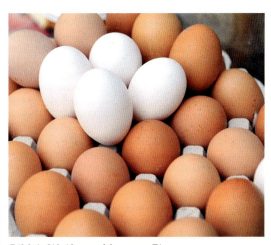

Bild 1: Weiße und braune Eier

Info
▶ Wer Eier länger lagern möchte, kann sie ohne Schale, entweder als Gesamtei oder getrennt in Dotter und Eiklar, tieffrieren. Lagerzeit: 4 Monate.

6.4 Eier in der Küche

Viele Gerichte würden ohne die Mitwirkung von Eiern nur halb so gut oder gar nicht gelingen. Art und Zusammensetzung seiner Inhaltsstoffe machen das Ei zu einem wichtigen Helfer in der Küche.
Mengenangaben in Rezepten beziehen sich normalerweise - wenn nichts anderes angegeben ist - auf Eier der Gewichtsklasse M.

Emulgieren von Wasser und Fett
Das Eigelb ist reich an Lecithin (s. S. 96), das als Emulgator wirken kann. Man nutzt die emulgierende Wirkung von Eigelb z. B. beim Herstellen von Mayonnaise.

Binden von Flüssigkeit
Das in Eiern enthaltene Eiweiß gerinnt beim Erhitzen und wird fest. Dabei vermag es etwa das Doppelte seines Gewichtes an Flüssigkeit aufzunehmen. Diese Eigenschaft nutzt man küchentechnisch auf verschiedene Weise. Suppen werden durch den Zusatz von Eiweiß sämiger (legieren). Man kann dazu aber auch das Eigelb verwenden; seine Bindefähigkeit ist sogar noch besser als die von Eiklar.

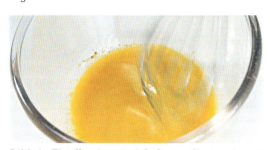

Bild 1: Eigelb eignet sich besonders gut zum Binden

TIPP ZUM LEGIEREN
Eigelb kann in zu heißer Flüssigkeit leicht grob ausflocken. Um das zu vermeiden, erst mit ein paar Esslöffeln der warmen Suppe oder Sauce verschlagen. Dann unter Rühren der nicht mehr kochenden Flüssigkeit zufügen.

Klären von Flüssigkeiten
Mit Eiklar kann man trübe Flüssigkeiten klären. Gibt man es z. B. in eine heiße Fleischbrühe, so bildet sich an der Oberfläche ein Schaum aus geronnenem (denaturiertem) Eiweiß. Beim Gerinnen hat es die in der Brühe schwebenden festen Partikelchen mit eingeschlossen. Nach dem Abschöpfen mit einem Schaumlöffel oder Abgießen durch ein Sieb ist die Brühe klar.

Lockern von Speisen
Beim Schlagen von Eiklar wird das enthaltene Eiweiß durch die mechanische Einwirkung in seiner Beschaffenheit verändert; es bildet einen festen Schaum, der große Mengen Luft einschließt. Bei Zusatz von einigen Tropfen Zitronensaft wird der Schnee besonders steif. Speisen wie Kuchenteig oder Cremes werden durch Unterheben von Eischnee luftig und locker.

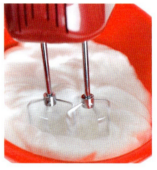

Bild 2: Eischnee ist ideal zum Lockern von Speisen

Ei in Teigen oder Massen
Die besonderen Eigenschaften der Eiproteine macht man sich auch beim Herstellen von Teigen und Massen zunutze – zum Beispiel Hackfleischfüllungen oder Kartoffelklöße. In diesem Fall setzt man das ganze Ei zu. Es wirkt dabei zugleich als Lockerungs- und als Bindemittel.

TIPP ZUM UNTERHEBEN
Das richtige Vermischen will gekonnt sein. Am besten Teig- oder Creme-Masse auf den Eischnee gleiten lassen und mit einem Schneebesen durchziehen.

Rezept

GEMÜSE-EIER-PFANNE

Zutaten für 4 Portionen	
700 g kleine Kartoffeln	waschen, in 20 Min. weich kochen, etwas abkühlen lassen, schälen und in 5 cm dicke Scheiben schneiden
300 g grüne Bohnen	waschen, putzen und in wenig Wasser bissfest kochen
200 g Möhren	schälen und in 1/2 cm große Würfel schneiden
400 g Tomaten	blanchieren, häuten und in kleine Stücke schneiden
100 g Zwiebeln	schälen und fein hacken
4 EL Pflanzenöl	in einer Pfanne erhitzen, Zwiebeln zufügen und glasig dünsten, Möhren dazu geben und kurz mitdünsten, dann die Hitze reduzieren und noch ca. 10 min weiterdünsten
Salz, schwarzer Pfeffer	das Ganze damit abschmecken
	Kartoffelscheiben, Tomaten und Bohnen vorsichtig untermischen, in eine gefettete Auflaufform füllen
4 Eier	In das Gemüse vier Mulden eindrücken und jeweils ein aufgeschlagenes Ei hineingleiten lassen, im vorgeheizten Backofen bei Mittelhitze ca. 15 bis 20 Min. backen
1 EL Schnittlauchröllchen, schwarzer Pfeffer	darüberstreuen und servieren

Und jetzt Sie!!!

1. Eine Schülerin hat einen Tagesenergiebedarf von 9000 kJ.

   Errechnen Sie, wie viel Prozent ihres Tagesbedarfs an Eiweiß, Fett, Vitamin B_2 und Calcium sie mit einem Hühnerei (70g) deckt.

2. Informieren Sie sich noch einmal ab S. 127 und erläutern Sie die besondere Bedeutung von Ei-Protein im Zusammenhang mit der Biologischen Wertigkeit.

3. Beurteilen Sie den Beitrag eines Hühnereies zur Calcium-Bedarfsdeckung. Berücksichtigen Sie dabei die Versorgungssituation.

4. Erläutern Sie mindestens zwei Gründe für die Empfehlung, nicht mehr als drei Eier pro Woche zu essen.

5. Ei ist reich an Nährstoffen. Welches Vitamin fehlt dennoch? Machen Sie drei Vorschläge, wie Ei mit anderen Lebensmitteln kombiniert werden kann, um die Nährstoffzufuhr zu optimieren.

6. Überprüfen Sie, inwieweit folgende Packungsaufschrift den Bestimmungen zur Kennzeichnung genügt. Machen Sie gegebenenfalls Änderungsvorschläge.
   - Landeier vom Hühnerhof
   - 300 g
   - Legedatum: 4.5.2012
   - mindestens haltbar bis Ende Juni 2012
   - verschiedene Größen
   - extra braun, deshalb extra gut!

7. Begründen Sie, dass man Ei als Bindemittel und Emulgator verwenden kann.

7 Fleisch

Wer nicht auf streng vegetarischer Kost besteht, für den gehört Fleisch mit zu einer ausgewogenen Ernährung. Es lässt sich vielfältig und schmackhaft zubereiten und enthält eine Reihe lebensnotwendiger Nährstoffe: hochwertiges Eiweiß, Vitamine und Mineralstoffe.

Der Fleischkonsum ist in den letzten Jahren gesunken. Dazu beigetragen haben vor allem Schreckensmeldungen über hohe Rückstände an Hormonen, Antibiotika und anderen Medikamenten und natürlich der BSE-Skandal. Dennoch – die bei uns heute üblichen Fleischrationen sind noch immer recht hoch. Die DGE empfiehlt pro Woche maximal drei Portionen Fleisch zu je 125 Gramm, also insgesamt 375 Gramm. Diese Menge wird von den Bundesbürgern deutlich überschritten.

TAB. 1: WÖCHENTLICHER FLEISCHVERZEHR IN DEUTSCHLAND (QUELLE: BMVEL)

FLEISCHSORTE	MENGE
Schweinefleisch	750 g
Geflügelfleisch	350 g
Rindfleisch	230 g

Info

▶ **WAS IST FLEISCH?**

Das Lebensmittelgesetz bezeichnet Fleisch als „Teile von warmblütigen Tieren, frisch zubereitet, sofern sie sich zum Genuss für den Menschen eignen". Als Fleisch ist insbesondere anzusehen:

- Muskelfleisch (mit und ohne Knochen), Innereien, Magen, Schlund, Dünn- und Dickdarm, vom Schwein die ganze Haut (Schwarte), ferner Knochen und daran anhaftende Weichteile,

- Fett, unverarbeitet oder zubereitet,

- Würste und ähnliche Gemenge aus zerkleinertem Fleisch.

Fleischerzeugung und Ökologie

Der Rat zu Augenmaß beim Fleischkonsum lässt sich nicht nur mit gesundheitlichen Argumenten begründen. Hochwertige pflanzliche Produkte wie Getreide, Kartoffeln oder Soja zwecks Mästung an Tiere zu verfüttern, ist im Grunde genommen eine große Verschwendung. Nur etwa ein Siebtel der von den Tieren aufgenommenen Energie wandelt sich in vom Menschen essbares Fleisch um. Mehr noch! Riesige Futtermittel-Importe aus den Entwicklungsländern sind zurzeit nötig, um den Fleischhunger der Europäer zu stillen. Dort werden auf diese Weise Anbauflächen blockiert, die zur Versorgung der einheimischen Bevölkerung eigentlich dringend notwendig wären. Ein sparsamer Verzehr von Fleisch könnte helfen, solche „Veredelungsverluste" in Grenzen zu halten.

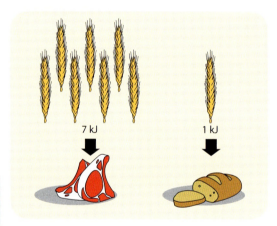

Bild 1:
Energieverluste bei der Erzeugung von Fleisch

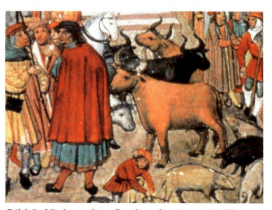

Bild 2: Viehmarkt – Buchmalerei von 1497

7 Fleisch

7.1 Aufbau und Zusammensetzung von Muskelfleisch

Für die menschliche Ernährung kommt in erster Linie Muskelfleisch mit eventuell anhaftendem Fett- und Bindegewebe in Frage.

Struktur von Muskelfleisch

Unter Fleisch im engeren Sinn versteht man Muskelfleisch. Die Muskeln bestehen aus langen parallel angeordneten Fasern. Sie sind mit Fleischsaft und Proteinen gefüllt und von einer dicken Schicht Bindegewebe umhüllt.

Die Fasern werden durch das Bindegewebe meist zu Muskelbündeln vereinigt, zwischen denen je nach Tierart und Fütterung mehr oder weniger Fett abgelagert ist.

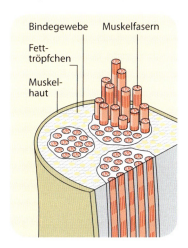

Bild 1: Aufbau von Fleisch

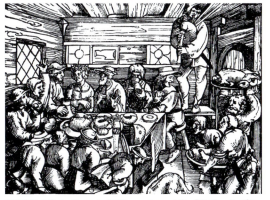

Bild 2: Fleisch war früher ausschließlich ein Genuss für das sonntägliche oder festliche Mahl – Bauernhochzeit um 1600

Zusammensetzung

Für die Zusammensetzung von Fleisch, das keine Knochen und kein sichtbares Fett mehr enthält, gibt es Durchschnittswerte, die jedoch schwanken. Dabei spielen Tierart, Rasse, Alter und Fütterung eine Rolle.

Wasser
Der Gehalt liegt zwischen 74 und 79 Prozent und ist beim Kalb und anderen jungen Tieren am höchsten - bei sehr fettreichem Fleisch am niedrigsten.

Eiweiß
Fleisch enthält sowohl unlösliche (13 bis 18 %), als auch lösliche (0,6 bis 4,0 %) Proteine. Aminosäuren und Peptide sind in frischem Fleisch nur wenig vorhanden. Bei der Fleischreifung nimmt ihr Gehalt jedoch stark zu. Sie sind für den Fleischgeschmack von Bedeutung.

Fett
Viele Fleischarten enthalten mehr oder weniger große Mengen an Fett - entweder als Reservefett (Bauch- und Rückenspeck) oder abgelagert im Bindegewebe.

Tierisches Fett enthält vor allem die weniger wertvollen gesättigten Fettsäuren: Palmitin-, Stearin- und Ölsäure. Daneben kommen Cholesterin und Phosphatide vor.

Kohlenhydrate
Fleisch enthält nur geringe Mengen an Kohlenhydraten und zwar in Form von Glykogen (0,05 bis 0,2 %). Besonders glykogenreich ist die Leber (2,8 bis 1,8 %).

Mineralstoffe
Hauptsächlich sind enthalten: Kalium, Magnesium, Phosphor, Zink und gut verwertbares Eisen. Insgesamt beträgt der Mineralstoffanteil 0,8 bis 1,8 %.

Vitamine
Im Vergleich zu Innereien enthält Fleisch nur geringe Mengen. Bemerkenswert ist jedoch der Gehalt an Vitaminen der B-Gruppe.

7.2 Fleischarten

Wenn von Fleisch die Rede ist, sind meist Rind und Schweinefleisch gemeint. Diese Fleischarten werden bei uns auch hauptsächlich verzehrt.

Rindfleisch
Rindfleisch ist blass ziegelrot bis dunkelrot, wird meist von feinen Fettadern durchzogen (Marmorierung) und hat einen Fettrand. Je nach Alter und Geschlecht der Tiere unterscheidet man vier Arten.

> **Info**
>
> ▶ **WARUM RINDFLEISCH „ABHÄNGEN" MUSS**
> Schlachtfrisches Rindfleisch ist durch Kochen, Braten oder andere Garmethoden nicht weich zu bekommen; es bleibt zäh wie die berühmte Schuhsohle. Das ändert sich, wenn das Fleisch nach der Schlachtung längere Zeit im Kühlhaus gehangen hat. Folgendes ist geschehen:
> Das im Muskel enthaltene Glykogen wurde enzymatisch zu Milchsäure abgebaut. Die Milchsäure aktiviert eiweißspaltende Enzyme. Diese Enzyme greifen bevorzugt das Bindegewebe im Muskel an – das Fleisch wird mürbe. Den Gesamtvorgang nennt man Fleischreifung.

TAB. 1: RINDFLEISCHARTEN

FÄRSENFLEISCH	OCHSENFLEISCH	JUNGBULLENFLEISCH	KUH- UND BULLENFLEISCH
Junge Kühe, die noch kein Kalb geboren haben	Kastrierte männliche Rinder	Junge, aber ausgewachsene Bullen	Ältere Kühe und Bullen
Kräftig rot	Kräftig rot	Hell- bis dunkelrot	Dunkelrot bis braunrot
Feine Fleischfasern und Fettadern	Feine Fleischfasern mit hellen Fettadern	Mittelfeine bis kräftige Fleischfasern	Gröbere Fleischfasern, mittel- bis dunkelgelbe Fettadern
Besonders zart und saftig	Zart und saftig, kräftiges Aroma	Besonders mager	Kaum im Handel, wird zu Wurst verarbeitet

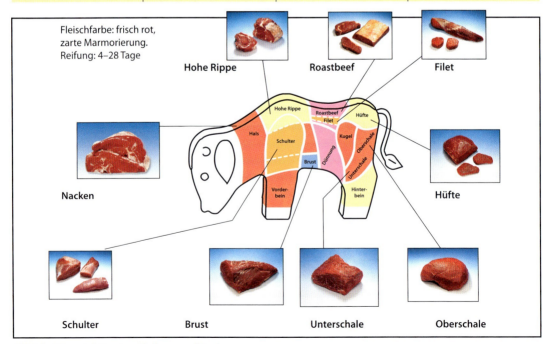

Bild 1: Die wichtigsten Teile vom Rind

7 Fleisch

Verwendung der einzelnen Teile

Rindfleisch ist in der Qualität sehr unterschiedlich, je nachdem, aus welchem Teil es geschnitten wurde. Die zartesten Stücke stammen immer aus den weniger beanspruchten Muskelpartien.

Braten
- Hochwertige Braten wie Mürbebraten oder Rostbraten stammen vor allem aus der Keule, dem Roastbeef und Teilen der Schulter (Dicker Bug).
- Weniger wertvoll und daher preiswerter sind Stücke aus den übrigen Schulterteilen und der hohen Rippe.

Rouladen
Man schneidet sie vor allem aus der Keule, zum Teil auch aus der Schulter.

Steaks
- Das beste Steakfleisch liefern Filet und Roastbeef.
- Bei jungen Tieren bieten sich auch Keule und die hohe Rippe an.

Kochfleisch
Dafür eignen sich Beinscheiben von Hinter- oder Vorderteil, die Bruststücke sowie Lappen und Flachrippe.
Kochfleisch wird oftmals preisgünstig angeboten. Es eignet sich für Suppen und Eintopfgerichte, kann aber auch zusammen mit kräftig gewürzten warmen oder kalten Saucen gereicht werden – zum Beispiel Rinderbrust mit Meerrettich.

TAB. 1: FETT- UND ENERGIEGEHALTE IN 100 g VERSCHIEDENER TEILSTÜCKE VOM RIND

TEILSTÜCK	EIWEISS g	FETT g	ENERGIE kJ
Hüfte	21,1	2,3	442
Oberschale	21,8	2,6	463
Unterschale	21,7	3,0	479
Filet	21,2	4,0	506
Roast beef	22,4	4,4	543
Hohe Rippe	20,5	8,0	647
Blattschulter	18,2	8,8	639
Mittelbrust	18,3	14,4	851
Brustspitze	17,4	19,4	1022

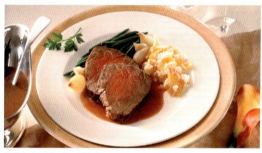
Bild 1: Rinderfilet

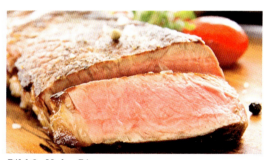
Bild 2: Hohe Rippe

Info

▶ **FLEISCHEINKAUF – WIE VIEL PRO PERSON?**

Fleisch ohne Knochen	125 g
Fleisch mit Knochen	180 g
Hackfleisch	100 g

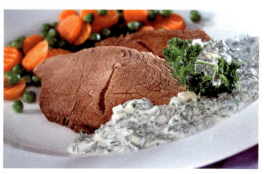
Bild 3: Gekochte Rinderbrust

Eiweiß – Baustein Nr. 1

Schweinefleisch

Schweinefleisch ist feinfaserig und von reichlich Fett durch- bzw. umwachsen. Es hat normalerweise eine blassrosa Farbe, die bei älteren Tieren etwas dunkler sein kann. Beim Kochen wird Schweinefleisch im Unterschied zu anderen Fleischarten grauweiß. Wegen seiner zarten Beschaffenheit benötigt es eine kurze Reifezeit von nur zwei Tagen und kann bei sehr guter Qualität sogar frisch zubereitet werden.

TAB. 1: FETT- UND ENERGIEGEHALTE IN 100 g VERSCHIEDENER TEILSTÜCKE VOM SCHWEIN

TEILSTÜCK	EIWEISS g	FETT g	ENERGIE kJ
Schnitzel	22,2	1,9	445
Filet	22,0	2,0	445
Stielkotelett	21,6	5,1	560
Schulter mit Schwarte	20,2	9,6	670
Stielkotelett (Hals)	21,2	9,8	730
Hinterhaxe	18,9	12,2	780
Kamm	18,3	13,8	830
Dicke Rippe	18,3	15,6	897
Schaufelbraten mit Schwarte	17,5	16,8	928
Bauch mit Schwarte	17,8	21,1	1097

Info

▶ **EIN BLICK IN DIE URGESCHICHTE**

Das älteste überlieferte Rezept für Schweinefleisch stammt aus dem China des 5. Jahrhunderts v. Chr. Ein Spanferkel wurde mit Datteln gefüllt und fest in Stroh oder Schilf gewickelt. Darüber kam eine Schicht Lehm. Dann wurde das Fleisch in einer heißen Erdgrube gebacken.

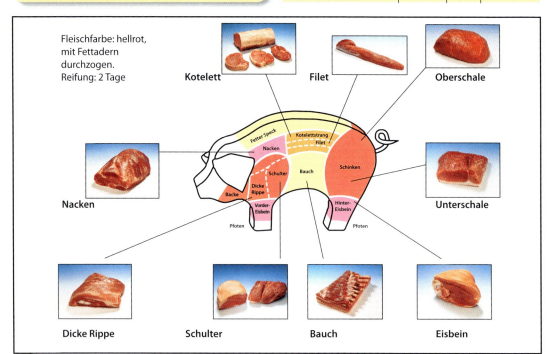

Bild 1: Die wichtigsten Teile vom Schwein

7 Fleisch

Verwendung der einzelnen Teile:

Braten
- Der Schinken und die Unterseite des hinteren Kotelettstranges (Filet) liefern besonders zarte und magere Braten. Wenn möglich, sollte der Braten eine dünne Fettschicht behalten, damit er nicht zu trocken wird. Bei sehr mageren Tieren schneidet man die Schinkenbraten sogar mit Fett und Schwarte.

- Schulter und Nacken werden ausgelöst angeboten oder „wie gewachsen" – mit Fett, Schwarte und Knochen. Der Braten ist dann besonders kräftig.

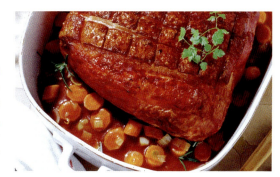
Bild 1: Schweinebraten

Kotelett
- Stielkoteletts werden aus dem Mittelstück des Kotelettstranges geschnitten.

- Filetkoteletts mit angewachsenem Filet sind besonders mager, knochenarm und daher relativ teuer.

- Nackenkoteletts sind sehr preiswert. Sie eignen sich wegen ihres höheren Fettgehaltes gut als Grillstücke.

Koteletts werden auch angeboten als:
- Rippchen, gesalzen und gekocht,

- Kasseler, gepökelt und geräuchert (s. S. 282).

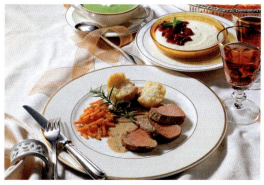
Bild 2: Schweinefilet

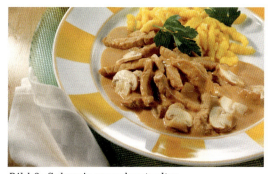
Bild 3: Schweinegeschnetzeltes

Schnitzel
- Schinken und ausgelöster Rücken liefern das beste Schnitzelfleisch. Beim Rücken ist die Ausschnittsfläche ziemlich klein. Man schneidet aus dem Kotelettstrang daher häufig so genannte Schmetterlingssteaks, dicke Scheiben, die in sich noch einmal eingeschnitten und auseinander geklappt werden.

- Schulterschnitzel sind im Vergleich zu den beiden anderen Stücken weniger wertvoll.

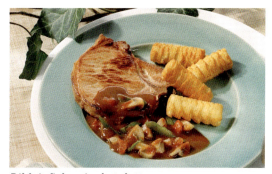
Bild 4: Schweinekoteletts

Eiweiß – Baustein Nr. 1

Kalbfleisch
Kalbfleisch ist im Vergleich zu Rind- und Schweinefleisch sehr teuer und spielt in unserer Ernährung eine untergeordnete Rolle. Qualitativ hat das Fleisch von Mastkälbern alle Vorzüge von hochwertigem Rindfleisch. Das Fleisch ist hellrosa, sehr saftig und sehr fettarm. Die bekanntesten Stücke sind Keule und Rücken.

Verwendung der einzelnen Teile
Braten
Am besten geeignet ist der Rücken. Der klassische Kalbsnierenbraten ist das Rückenstück mit eingewachsener Niere.

Schnitzel
Die begehrten Kalbsschnitzel werden aus der Keule geschnitten.

Ragout, Frikassee
Für solche Gerichte ist am besten die Brust geeignet.

Tipps
Ein besonderer Leckerbissen ist die gegrillte Kalbshaxe. Richtig zubereitet, ist sie außen knusprig braun und innen besonders zart und saftig.

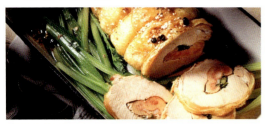
Bild 1: Kalbsnierenbraten

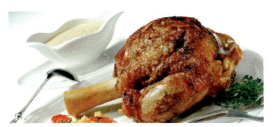
Bild 2: Kalbshaxe

Lammfleisch
Lammfleisch hat bei uns noch immer den Ruf einer etwas exotischen Fleischart. Eigentlich schade, denn es lässt sich nicht nur abwechslungsreich und schmackhaft zubereiten, sondern besitzt wie die anderen Fleischarten einen hohen Nährwert und ist dabei nicht einmal übermäßig teuer. Lammfleisch benötigt eine Reifezeit von vier bis acht Tagen.

Verwendung der einzelnen Teile
Braten
Sehr gut geeignet sind das von feinen Fettadern durchzogene Nackenfleisch, die Schulter, der Rücken und die Keule.

Koteletts
Sie werden aus dem Rücken geschnitten.

Eintöpfe, Ragouts
Geeignet sind Nacken, die durchwachsene Brust und der Bauch (Dünung).

Tipps
Für Feinschmecker:
Eine besondere Geschmacksnote erhält Lammfleisch, wenn es in Buttermilch, Essig oder Wein eingelegt wird.

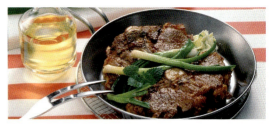
Bild 3: Lammkoteletts

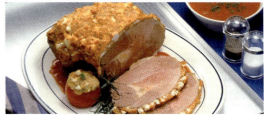
Bild 4: Lammkeule

Innereien

Häufig verwendete Innereien sind Leber, Niere, Zunge und Herz. Sie enthalten reichlich Nährstoffe und sind relativ preiswert.

Allerdings: Leber und Niere weisen heutzutage einen so hohen Gehalt an Schwermetallen wie Blei, Quecksilber oder Cadmium auf, dass sie nicht allzu oft, höchstens einmal pro Monat, verzehrt werden sollten.

Leber
Für Leber gilt: Je frischer, desto besser! Besonders gefragt ist Kalbsleber. Sie hat einen milden Geschmack und bleibt beim Braten sehr saftig. Fast alle Lebergerichte sind kurz gebraten, ob es Leber in Scheiben, geschnetzelt oder am Spieß ist. Wichtig: Erst nach dem Braten salzen - Leber wird sonst zäh.

Nieren
Am zartesten und schmackhaftesten sind die von jungen Tieren (Kalb und Lamm). Nieren werden meist im Ganzen angeboten und vor allem für „Saure Nieren" verwendet, können aber auch gegrillt werden.

Zunge
Zunge ist eine teure Delikatesse. Sie wird frisch, gepökelt oder geräuchert angeboten. Frische Zunge wird meist gekocht und dann mit Sauce gereicht oder als Ragout bereitet.

Herz
Herz hat eine Faserstruktur wie zartes Fleisch. Es wird meist gebraten, entweder im Ganzen oder in Scheiben geschnitten.

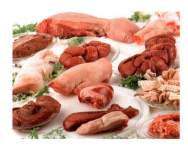

Bild 1: Innereien sind reich an Vitaminen und Mineralstoffen

Hackfleisch

Hackfleisch entsteht durch feines Zerkleinern von Fleischstücken. Die Faserstruktur wird dabei so stark aufgelockert, dass es auch roh verzehrt werden kann. Im Handel werden hauptsächlich drei Sorten angeboten:

Hackfleisch (Gehacktes, Gewiegtes)
Rohes, von groben Sehnen befreites Fleisch von Rind oder Schwein bzw. ein Gemisch beider Fleischarten ohne jeden Zusatz.

Schabefleisch (Tartar, Beefsteakhack)
Schieres, rohes Rindfleisch ohne jeden Zusatz. Der Fettgehalt darf nach der Hackfleischverordnung nicht mehr als 6 % betragen.

Zubereitetes Hackfleisch (Mett, Hackepeter)
Mit Salz, Zwiebeln und Gewürzen vermischtes Hack- und Schabefleisch.

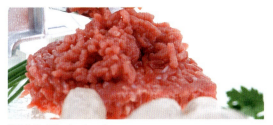

Bild 2: Rinderhack

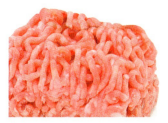

Bild 3: Schweinehack

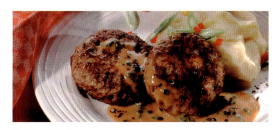

Bild 4: Frikadellen - beliebtes Hackfleischgericht

Gulasch

Der Begriff Gulasch bezeichnet keine bestimmte Fleischsorte, sondern bedeutet lediglich, dass Fleisch, welcher Qualität auch immer, in kleine, möglichst würfelige Stücke geschnitten worden ist. Meist wird Gulasch aus Rindfleisch geschnitten. Es gibt drei unterschiedliche Qualitätsstufen.

Beste Qualität
Sie wird aus guten, meist mageren, sehnenfreien Bratenstücken geschnitten und normalerweise als Bratengulasch angeboten.

Mittlere Qualität
Sie wird aus Rindfleisch, so wie es gewachsen ist, mit natürlichem Fett- und Sehnenanteil geschnitten, z. B. aus Hals oder Schulter.

Einfache Qualität
Sie wird aus einfachen Brat- und Suppenfleischstücken mit überdurchschnittlich hohem Fett- und Sehnenanteil meist ungleichmäßig geschnitten.

7.3 Qualitätssicherung

Um verlässliche Standards für die Qualität von Fleisch zu schaffen, hat der Gesetzgeber eine Reihe von Vorschriften erlassen, die schon beim noch lebenden Tier ansetzen.

Genusstauglichkeit
Für die Beurteilung der Genusstauglichkeit sind vor allem zwei Kontrollen wichtig:
• Die gesundheitliche Untersuchung der lebenden Schlachttiere.
• Die Fleischbeschau nach dem Schlachten.
Ist das Fleisch einwandfrei, erhält es den runden oder ovalen Tauglichkeitsstempel.
Genusstaugliches Fleisch deutscher Schlachthöfe, die das Inland beliefern, erhält einen runden Stempel. Er gibt auch Aufschluss über die zuständige Behörde.
Mit einem ovalen Stempel wird Fleisch gekennzeichnet, das von Schlachthöfen stammt, die für den Handel innerhalb der EU zugelassen sind. Er muss das Herkunftsland und die EU-Schlachthofnummer (ES-Nummer) enthalten.
Außerdem wird Fleisch stichprobenartig auf Rückstände von Arzneimitteln oder Umweltchemikalien hin untersucht. Bei Schweinefleisch ist darüber hinaus eine Untersuchung auf Trichinen vorgeschrieben.

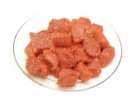
Bild 1: Gulasch „Beste Qualität"

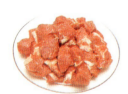
Bild 2: Gulasch „Mittlere Qualität"

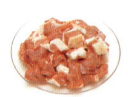

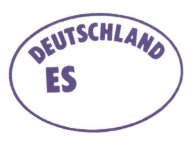
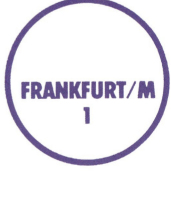

Bild 3: Gulasch „Einfache Qualität"

Bild 4: Stempel der Fleischbeschau

InfoPlus

RINDERWAHN – FRAGEN UND ANTWORTEN ZU BSE

BSE gehört zu einer Gruppe von Krankheiten mit dem Kürzel TSE. Es steht für: „Transmissible Spongiform Encephalopathies". Zu deutsch: Übertragbare schwammartige Hirnleiden. Sie sind bei Tieren und beim Menschen beobachtet worden. Es kommt dabei zu typischen schwammartigen Entartungen des Gehirngewebes. Der Verlauf ist sehr schnell und endet stets tödlich. Heilung gibt es nicht.

▶ **Gibt es TSE auch beim Menschen?**

Am bekanntesten ist die Creutzfeldt-Jacob-Krankheit (CJK). Sie kommt überwiegend bei älteren Menschen vor und dauert meist etwa sechs Monate. Zwischen Infektion und Ausbruch können bis zu 30 Jahre liegen. Dann folgt rapider Verfall: Bewegungs- und Sehstörungen, Apathie, totale geistige Verwirrtheit und schließlich der Tod.

▶ **Seit wann gibt es BSE?**

1985 wurden die ersten Fälle der bis dahin unbekannten Rinderkrankheit beobachtet. Ein Jahr später wurde nachgewiesen, dass es sich dabei um eine neue Form von TSE handelt. Seit 1988 ist BSE meldepflichtig.

▶ **Ist der Erreger von BSE bekannt?**

Vermutlich sind es Eiweißstoffe, die in jeder gesunden Gehirnzelle gebildet und auch Prio-Proteine (PrP) genannt werden. Normalerweise sehen PrP wie eine Spirale aus. Sie sitzen an der Oberfläche von Nervenzellen und helfen bei der Übermittlung von Reizen.
Bei TSE haben sie ihre Gestalt verändert: Statt spiralförmig aufgerollt sind sie im Zickzack gefaltet und passen nicht mehr in das Gefüge der Zelle – ähnlich einem Schlüssel, der im Schloss klemmt. Die PrP können nicht mehr vom Körper abgebaut werden. Sie reichern sich im Nervengewebe an und bilden klumpenartige Gebilde, die allmählich das gesamte Gehirn durchdringen und es völlig zerstören. Gelangen kranke PrP in einen Organismus, haften sie sich an dessen gesunde Prionen und zwingen ihnen die eigene abartige Bauweise auf.

▶ **Wie konnte BSE entstehen?**

BSE geht auf das Konto britischer Hersteller von Tiermehl. Sie hatten an Scrapie verendete Schafe verarbeitet. Scrapie ist die bei Tieren häufigste TSE-Erkrankung. Aus Kostengründen wurde das Fleischmehl nicht ausreichend sterilisiert. Statt die Kadaver 20 Minuten lang auf mindestens 130 °C zu erhitzen, waren es nur 80 °C.
Der Scrapie-Erreger überlebte und infizierte die Rinder. Die Seuche wurde dramatisch beschleunigt, als später auch noch an BSE eingegangene Rinder verarbeitet wurden. Damit gelangten erstmals nicht nur Scrapie-, sondern auch BSE-Erreger in das Tiermehl.

Kann BSE auf Menschen übertragen werden?
Man nimmt an, dass BSE auch dem Menschen gefährlich werden kann. Der Grund dafür sind CJK-Fälle in Großbritannien, die sich von dem bisher bekannten Krankheitsbild unterscheiden:

- Alle Patienten waren ungewöhnlich jung – durchschnittlich 28 Jahre.
- Frühsymptome waren – sonst bei CJK kaum beobachtet – psychische Veränderungen wie Depressionen oder Angstzustände. Später kam es zu massiven Störungen der Hirnleistung.
- Die bisher als typisch angesehenen Veränderungen der Hirnströme (EEG) fehlten.
- Statt nach sonst sechs Monaten trat der Tod erst nach gut einem Jahr ein.
- Unterschiede gab es auch bei der Entartung des Gehirns. Äußerlich betrachtet waren die schwammartigen Veränderungen gleich. Mikroskopische Untersuchungen zeigten aber Verklumpungen von Zellen, wie sie bei CJK noch nie beobachtet wurden.

Keine Panik – aber Vorsicht beim Einkauf

Inzwischen gibt es per Gesetz mehr Sicherheit. So genannte Risikomaterialien, in denen sich BSE-Erreger vor allem aufhalten, müssen nach dem Schlachten vernichtet werden. Das gilt für Hirn, Rückenmark, Mandeln, Augen und den Darm. Durch überlegten Einkauf lässt sich das Risiko jedoch zusätzlich verringern.

Welches Fleisch kann man unbesorgt kaufen?
Rindfleisch nur dann kaufen, wenn die Herkunft eindeutig nachgewiesen ist. Am besten den Metzger fragen, woher sein Fleisch stammt. Antworten wie: „Wir beziehen unser Fleisch vom Schlachthof Y" sind nicht aussagekräftig.
Ein hohes Maß an Sicherheit bieten Markenfleischprogramme, bei denen nur Kälber aus bestimmten Regionen zur Mast zugelassen sind. Das Fleisch wird dann unter einer bestimmten Marke verkauft.

Sind Innereien ein Problem?
Leber oder Nieren können bedenkenlos verzehrt werden. Auf Markklößchen oder gebratenes Rinderhirn muss der Verbraucher wegen der neuen gesetzlichen Regelungen ohnehin verzichten.

Ist „Öko-Fleisch" besonders sicher?
Gefüttert wird hier überwiegend mit heimischen Futtermitteln wie Getreide oder Heu. Damit sind die entscheidenden Risikofaktoren ausgeschaltet. Aber Achtung! Es muss sich um anerkannte ökologische Betriebe handeln. Die Bezeichnung „ökologisch erzeugt" allein reicht nicht aus.

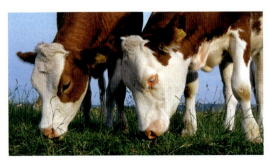

Bild 1: Kühe auf der Weide

Qualitätsmängel bei Fleisch

Besonders bei Super-Billig-Angeboten trifft man es immer wieder an – Fleisch mit eindeutigen Qualitätsmängeln.

PSE-Fleisch
Dieser Fleischfehler ist typisch für Schweine mit einer genetisch bedingten Stressempfindlichkeit. Nach dem Schlachten kommt es zu einer stark beschleunigten Reifung. PSE-Fleisch ist bleich (pale), weich (soft) und wässrig (exudative). Beim Garen verliert es große Mengen Wasser – etwa ein Drittel seines Gewichtes. Das Fleisch schrumpft und wird zäh. Gefährlich für die Gesundheit ist es zwar nicht – schmeckt aber trocken und fade.

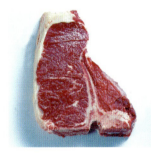

Bild 2: Fehlerfreies Fleisch

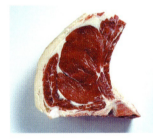

Bild 3: PSE-Fleisch

DFD-Fleisch
Diese Veränderungen werden vor allem bei Rindern beobachtet. DFD ist das Kürzel für dunkel (dark), fest (firm) und trocken (dry). Bei solchem Fleisch hat praktisch keine Reifung stattgefunden. Sein Aussehen ist dunkel und klebrig. Es schmeckt nicht nur fade, sondern ist überdies sehr anfällig für bakteriellen Verderb. Die Ursachen für diesen Fleischfehler sind noch nicht genau bekannt, haben aber wahrscheinlich mit schlechten Haltungs- und Fütterungsbedingungen zu tun.

7.4 Fleisch in der Küche

Will man sein Stück Fleisch auch wirklich genießen, muss das ausgewählte Stück natürlich zum Gericht passen. Ein Schnitzel als Suppenfleisch oder Rouladen zum Grillen wären sicherlich nicht der Hit.

Was oftmals auf den Preistafeln steht
In den Auslagen von Metzgereien sind auf den Preistafeln oft Kürzel zu lesen:
- w. g. „wie gewachsen"
- m. B. „mit Beilage"
- o. Kn. „ohne Knochen"

Tipps
- Zum Grillen, Kurzbraten und Braten Stücke wählen, die arm an Bindegewebe und gut abgehangen sind.
- Zum Schmoren und Kochen muss Fleisch nicht so lange reifen und kann mehr Bindegewebe enthalten.

Vorbereiten von Fleisch
Bevor Fleisch in den Kochtopf oder in die Pfanne wandern kann, muss es entsprechend vorbereitet sein.

Säubern
Große Fleischstücke (z. B. Braten) unter fließendem Wasser kurz abspülen, um eventuell anhaftende Knochensplitter und nicht sichtbare Verunreinigungen zu entfernen. Nicht zu viel Wasser verwenden, damit möglichst wenig wasserlösliche Vitamine verloren gehen. Danach sofort abtrocknen (Küchenkrepp). Kleine Fleischstücke (Schnitzel, Steaks) nicht waschen, nur abtupfen.

Würzen
Fleisch lebt von der Würze. Wer gut würzt, hat mehr Freude an diesem Lebensmittel. Je nach Art des Fleischstückes geht man dabei unterschiedlich vor:
- Große Braten vor dem Anbraten würzen.
- Kleine Fleischstücke nach dem Anbraten würzen.
- Kurzbratstücke (auch Leber und Geschnetzeltes) erst nach dem Garen würzen, um Saftverluste zu vermeiden.

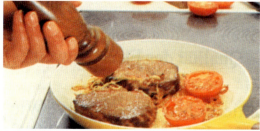

Bild 1:
Kurzgebratenes erst nach dem Garen würzen

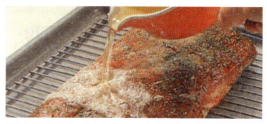

Bild 2: Große Braten vor dem Garen würzen

TAB. 1: VERSCHIEDENE VORBEREITUNGSTECHNIKEN VON FLEISCH

PARIEREN	SPICKEN	MARINIEREN	PANIEREN
Auslösen von großen Knochen und Entfernen von überflüssigen Teilen wie Knorpeln, Sehnen und Haut.	Durchziehen dünner Speckstreifen. Das Fleisch erhält mehr Aroma und bleibt saftiger.	Einlegen in eine Würzflüssigkeit. Das Fleisch wird zarter und erhält besondere Geschmacksnoten.	Gewürztes Fleisch in Mehl, geschlagenem Ei und Semmelbröseln wenden. So bleibt es zart und saftig.
Man verwendet dazu spitze, scharfe Messer.	Man verwendet dazu eine Spicknadel oder ein Spickmesser.	Man verwendet Marinaden aus Wein, Essig oder Buttermilch.	Man brät danach bei sanfter Hitze, damit die Panade nicht verbrennt.

Zubereiten von Fleisch

Wie wir bereits wissen, enthält Fleisch viele für den menschlichen Organismus lebensnotwendige Nährstoffe. Fleischgerichte gekonnt zubereiten heißt also nicht nur, Wohlgeschmack zu erzielen. Ebenso wichtig sind schonende Garverfahren, um die wertvollen Inhaltsstoffe so weit wie möglich zu erhalten.

Welche Garmethode man im Einzelfall auswählt, hängt von Art und Größe des Fleischstücks ab. So wird mageres Fleisch bei zu langem Erhitzen leicht trocken. Bindegewebsreiches Fleisch dagegen benötigt längere Garzeiten.

Veränderungen von Fleisch beim Garen

Durch Hitze verändert sich Muskeleiweiß. Ab etwa 70 °C werden die Proteine fester und geben Wasser ab. Bei etwa 80 °C beginnt auch das Bindegewebe, sich zu verändern. Es wird locker und nimmt Wasser auf.

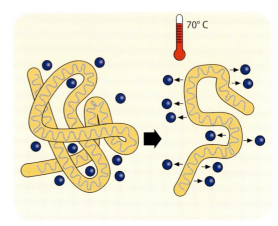

Bild 1: Veränderung der Eiweißstruktur

TAB. 1: GARMETHODEN FÜR FLEISCH

METHODE	GRUNDPRINZIP	ANWENDUNG	BEWERTUNG
Garziehen (70–98 °C)	Garen bei Temperaturen unterhalb des Siedepunktes, Flüssigkeit darf nicht wallen.	Bereiten von Brühe, Fleisch kalt aufsetzen.	Schonend, hoher Anteil von Nährstoffen in der Brühe.
Kochen (98-100 °C)	Garen in leicht sprudelnd kochendem Wasser, Kochgut sollte immer bedeckt sein.	Kochfleisch, Fleisch in heißes Wasser geben.	Schonend, Brühe verwenden, Nährstoffe sind teilweise gelöst.
Dämpfen (98-100 °C)	Garen durch Wasserdampf mit einem Siebeinsatz über kochendem Wasserdampf.	Zartes Fleisch, der Topf muss geschlossen sein.	Sehr schonend, der Wasserdampf laugt das Gargut nur wenig aus.
Dünsten (ca. 100 °C)	Garen im eigenen Saft mit wenig Flüssigkeit und etwas Fett im Topf oder in Folie.	Zartes Fleisch, kleinere Fleischstücke	Sehr schonend, Nährwert und Geschmack bleiben sehr gut erhalten.
Schmoren (110-175 °C)	Scharfes, kurzes Anbraten in heißem Fett, längere Zeit mit Flüssigkeit weiter erhitzen.	Kleine u. große Braten mit Bindegewebe, Rouladen, Gulasch	Verluste an hitzeempfindlichen Vitaminen, Röststoffe ergeben gute Saucen.
Braten (180-200 °C)	Garen in wenig heißem Fett und heißer Luft im Backofen oder im Bräter.	Große Fleischstücke, im Backofen entsteht die Kruste schneller.	Verluste an hitzeempfindlichen Vitaminen, die Röststoffe bilden viel Aroma.
Kurzbraten (180-200 °C)	Kurzes Garen in wenig Fett (ca. 10 min), beim Einlegen gerinnen die Randschichten.	Kleine Fleischstücke und –scheiben, möglichst mager.	Schonend, Nährstoffe bleiben gut erhalten.
Grillen (ca. 350 °C)	Kurzes Garen durch starke Strahlungshitze auf Elektro- oder Holzkohlengrill.	Kleine gewürzte Fleischstücke und –scheiben	Schonend, Fleisch bleibt sehr saftig, schmackhafte Röststoffe.

Lagern von Fleisch

Frisches Fleisch ist ein idealer Nährboden für Mikroorganismen und daher nicht lange haltbar. Ist es zum baldigen Verbrauch bestimmt, wird Fleisch am besten bei Temperaturen unter 6 °C im Kühlschrank gelagert.

Fleisch braucht Luft, am besten ausgepackt in einer abgedeckten Schüssel aufbewahren. Möglichst nicht in der Nähe stark riechender Lebensmittel. So hält es sich zwei bis drei Tage.

Für längeres Lagern reichen die Temperaturen des Kühlschranks nicht aus. Das Fleisch gehört dann in die Tiefkühltruhe. Bei tiefen Temperaturen bleibt der ursprüngliche Frischezustand weitgehend erhalten.
Fleisch in haushaltsgerechten Mengen von höchstens drei Kilogramm einfrieren.

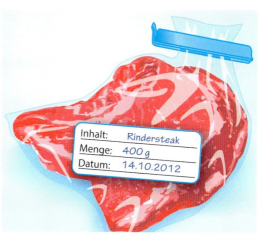

Bild 1: Genaue Beschriftungen der Etikette erleichtern die Vorratshaltung

TAB. 1: LAGERZEITEN BEI –18 °C

Gefriergut	Lagerdauer
Rindfleisch	10 – 12 Monate
Schweinefleisch	6 – 9 Monate
Lammfleisch	6 – 9 Monate
Kalbfleisch	6 – 9 Monate
Hackfleisch	2 – 3 Monate
Fleischgerichte	3 – 4 Monate

Info

► ACHTUNG HACKFLEISCH
Hackfleisch ist ganz besonders anfällig für Verderb und muss noch am gleichen Tag verbraucht bzw. eingefroren werden.

Der beste Weg aus dem Kälteschlaf

Aufgetautes Fleisch ist anfälliger gegen Verderb als frisches und sollte deshalb sofort zubereitet werden. Nicht verwendete Reste dürfen nicht wieder eingefroren werden.

VORBEREITEN VON GEFRIERGUT
- Möglichst alles Fett wegschneiden. Es wird auch bei tiefen Temperaturen ranzig.
- Bei Brat- und Schmorstücken am besten die Knochen herauslösen, auskochen und die Brühe portioniert einfrieren.

VERPACKEN VON GEFRIERGUT
- Geeignet sind handelsübliche Gefrierfolien oder Kunststoffbehälter. Aus den Folienbeuteln drückt man die Luft hinaus, dann werden sie sofort verschlossen oder zugeschweißt. Dosen bis etwa 1 cm unter den Rand füllen, dann den Deckel fest aufdrücken.
- Koteletts, Schnitzel und Steaks durch Folienblätter trennen.

AUFTAUEN VON GEFRIERGUT
- Kurzbratstücke, die nicht dicker als 5 cm sind, können leicht angetaut, gebraten oder gegrillt werden.
- Große Braten lässt man langsam auftauen – am besten über Nacht im Kühlschrank.
- Rouladenfleisch muss so lange auftauen, bis sich die Scheiben rollen lassen, Gulasch so lange, bis die Würfel nicht mehr aneinander hängen.
- Kochfleisch kann gefroren verarbeitet werden.

Rezept

Menge für 4 Personen	"FALSCHER HASE" (HACKBRATEN)	
500 g Hackfleisch (nur Rind, oder halb Rind- und halb Schweinefleisch) zwei eingeweichte, ausgedrückte Brötchen 1 Ei 1 fein gehackte Zwiebel Salz, Pfeffer, Paprika	zu einem Teig vermischen und kräftig würzen	Abwandlungen: Fleischteig zur Hälfte in die Form füllen, dann 3 hart gekochte Eier oder 150 g Champignons und 1 fein geschnittene rote Paprika drauflegen, anschließend den Fleischteig drüberfüllen
2 EL Butter	in eine gebutterte Kastenform füllen, Butterflöckchen obenauf setzen, im vorgeheizten Backofen auf mittlerer Einschubhöhe bei 220 °C ca. 35 Min. garen.	

Und jetzt Sie!!!

1. Überprüfen Sie, ob folgende Tierkörperbestandteile laut Lebensmittelgesetz „Fleisch" sind:
   - Fetter Speck
   - Hähnchenleber
   - Kabeljaufilet
   - Rinderknochen

2. Beurteilen Sie vom ernährungsphysiologischen Standpunkt her die Qualität des Fleischeiweißes und des Fleischfettes.

3. Eine junge Hausfrau kommt in die Metzgerei und möchte 250 g Rindfleisch kaufen. „Aber ganz frisch soll es sein" sagt sie. Was erklären Sie ihr?

4. Unterscheiden Sie die drei Qualitätsstufen, in denen Gulasch verkauft wird.

5. Welche Art von Fleisch wird gespickt? Welchen Zweck verfolgt man damit?

6. Überprüfen Sie, inwieweit folgende Behauptungen stimmen. Begründen Sie die richtigen und korrigieren Sie die falschen Aussagen.
   - Hackfleisch kann man sogar roh essen
   - „PSE" ist die Abkürzung für Perfekt, Super, Exzellent. Nur Qualitätsfleisch darf damit ausgezeichnet werden.
   - Ob vor oder nach dem Garen gewürzt wird, hängt unter anderem von der Größe des Fleischstückes ab.
   - Rinderfilet eignet sich hervorragend als Kochfleisch für eine kräftige Brühe.

7. Beurteilen Sie jeweils den Nährstofferhalt im Fleisch beim:
   - Kurzbraten,
   - Schmoren,
   - Grillen,
   - Dämpfen.

   Nennen Sie jeweils ein Fleischteil, das sich für diese Art der Zubereitung eignet.

8 Wurstwaren

Die Herstellung von Wurst war bereits in der Antike bekannt. Homer, berühmter Dichter des alten Griechenlands, beschreibt in seiner Odyssee ein Gastmahl, bei dem Würste aufgetischt wurden.
Dass der Mensch die Wurst erfand, hatte im Wesentlichen zwei Gründe:
- Fleisch verdirbt leicht. Zu Wurst verarbeitet, lässt es sich länger lagern; manche Wurstwaren sind sogar mehrere Monate haltbar.
- Schlachtabgänge (Schwarte, Innereien, Blut), die sonst nur begrenzt zu verwerten sind, können mit verarbeitet werden.

Info
▶ Die Deutschen schätzen ihre Wurst. 30,5 Kilogramm werden pro Person und Jahr verspeist. Besonders beliebt: Fleischwurst, Bratwurst und Würstchen.

Was darf in die Wurst?
Übliche Zutaten von Wurst sind: Muskelfleisch, Speck, Innereien, Salz und Gewürze. Bei der Herstellung wird das Fleisch vom Knochen gelöst, soweit nötig von Sehnen befreit, zerkleinert und mit den übrigen Zutaten vermischt. Das so gewonnene Brät wird mit Salz und Gewürzen abgeschmeckt und in Hüllen gefüllt.

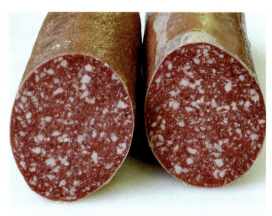

Bild 1: Rohwürste

8.1 Wurstarten

Wer nach dem Motto „täglich eine neue Wurst" alle Sorten einmal durchprobieren wollte, hätte frühestens nach vier Jahren jede von ihnen einmal gekostet. Man schätzt, dass es bei uns ungefähr 1500 verschiedene Wurstspezialitäten gibt. Genau durchgezählt hat das noch niemand.

Rohwürste
Sie werden aus rohem, ungekochtem Muskelfleisch und Fett ohne Wasserzusatz hergestellt. Hinzu kommen als geschmacksbildende Zutaten Gewürze, Salz und Zucker. Haltbar gemacht werden sie durch Trocknen, Räuchern oder Pökeln (s. S. 282). Es gibt streichfähige und schnittfeste Sorten.
Streichfähige Rohwürste sind leicht verderblich und werden ausschließlich als Brotaufstrich verwendet.
Schnittfeste Rohwürste sind besonders haltbar. Man bezeichnet sie daher auch als Dauerwürste. Sie werden vor allem als Brotbelag, aber auch als Zutat zu Salaten, Aufläufen und zum Belegen von Pizza verwendet.

Streichfähige Rohwürste
- Teewurst
- Braunschweiger Mettwurst
- Grobe Mettwurst
- Streichmettwurst

Schnittfeste Rohwürste
- Cervelatwurst
- Salami
- Plockwurst
- Schinkenwurst
- Katenrauchwurst
- Cabanossi
- Schlackwurst
- Kümmelwurst

Schnittfeste Rohwürstchen
- Mettenden
- Landjäger

Kochwürste

Sie werden aus vorgekochtem, zerkleinertem Fleisch, Innereien, Speck, Schwarten und Blut unter Zusatz von Wasser hergestellt. Weitere Zusätze sind Salz und Gewürze.

Haltbar gemacht werden sie durch Hitzebehandlung - „Ziehen" in heißem Wasser oder Erhitzen in heißer Luft.

Kochwürste werden außer in Därme auch in Gläser und Dosen abgefüllt.

Leberwurst
Unter den Kochwürsten nimmt die Leberwurst verschiedenster Qualitätsabstufungen die erste Stelle ein. Sie kommt mit verschiedenartigen Bezeichnungen in den Handel.
Spitzenqualitäten enthalten 25 bis 35 Prozent Leber. Einfache Sorten müssen mindestens 10 Prozent Leber enthalten. Daneben sind andere Innereien und Schwarten erlaubt.

Blutwurst
Grundbestandteile sind frisches Blut (vor allem vom Schwein, aber auch vom Rind) und zerkleinerte Schwarten. Je nach Sorte wird sie mit Leber, Muskelfleisch oder Zungenstückchen verfeinert.

Sülzwurst
Sie wird aus bindegewebsreichen Fleischteilen (Schweinekopf, Schwarten, Bauch vom Schwein) hergestellt und hat einen geringeren Nährwert als Leber- und Blutwurst.

Brühwürste

Für diese Sorten benötigt man Fleisch mit einem besonders hohen Wasserbindevermögen und verwendet daher möglichst schlachtwarmes Fleisch. Es wird mit Speck, Pökelsalz, Kochsalz und Gewürzen gemischt.

Nach Abfüllen der Wurstmasse in Därme werden einige Brühwürste bei 100 °C geräuchert und anschließend 30 Minuten bei 75 °C gebrüht.

Brühwürste sind Frischwürste und zum baldigen Verzehr bestimmt. Sie sollten auf jeden Fall kühl gelagert werden.

Wichtige Brühwurstsorten:
- Fleischwurst
- Bierschinken
- Jagdwurst
- Krakauer
- Mortadella
- Weißwurst
- alle Brühwürstchen

Neben diesen Wurstsorten gibt es Spezialitäten, die für bestimmte Regionen typisch sind. Zum Beispiel „Pfälzer Saumagen" oder „Schweinefilet im Netz".

Info

▶ **WAS IST BRATWURST?**
Sie ist ein „Sonderfall" von Brühwurst. Es gibt sie als grobe und feine Bratwurst zu kaufen.

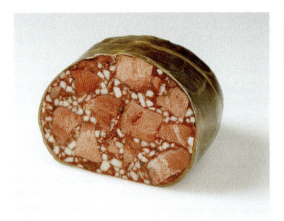

Bild 1: Kochwurst

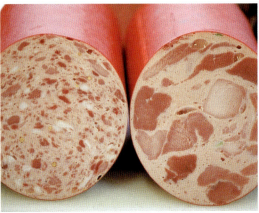

Bild 2: Brühwürste

Schinken

Eigentlich ist Schinken ja keine Wurstware; weil er jedoch in der Küche in ähnlicher Weise verwendet wird wie Wurst, soll er an dieser Stelle behandelt werden.

Schinken gibt es vor allem vom Schwein. Er wird hauptsächlich aus der Keule, dem wertvollsten Stück des Schweins, gewonnen.

Roher Schinken
Er wird zunächst gepökelt und dann 3 bis 4 Wochen in Salz gelagert. Dabei erhält er seine typische Schinkenfarbe. Anschließend wird er entweder durch Räuchern oder Trocknen haltbar gemacht.

Gekochter Schinken
Er wird mild gepökelt und anschließend gekocht. Gekochter Schinken ist nur begrenzt lagerfähig und sollte bald verzehrt werden.

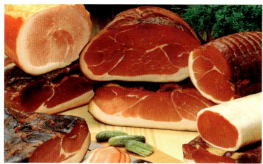

Bild 1:
Roher Schinken und gekochter Schinken

Achtung versteckte Fette!
Man sieht es den Würsten zwar nicht an, aber sie enthalten viel Fett. Allerdings, Energiebomben mit bis zu 50 Prozent Fett gehören der Vergangenheit an. Nach Angaben der Bundesanstalt für Fleischforschung ist der Fettgehalt von Wurst bei vielen Sorten im Vergleich zu früher deutlich niedriger.

Die Gründe:
- Heutige Schlachttiere haben weniger Körperfett.
- In den Rezepturen wurde der Anteil von Muskelfleisch erhöht.

TAB. 1 FETTGEHALTE FRÜHER UND HEUTE

FETTGEHALT IN 100 g	HEUTE	FRÜHER
Bierschinken	11,4 g	19,0 g
Braunschweiger	37,2 g	51,0 g
Cervelatwurst	34,8 g	41,0 g
Jagdwurst	16,2 g	33,0 g
Leberwurst, grob	28,6 g	40,0 g
Salami	33,0 g	47,0 g

8.2 Lagerung von Wurstwaren

Es gibt keine allgemeinen Regeln für die Lagerung. Die geeigneten Lagerbedingungen sind je nach Sorte unterschiedlich.

Rohwürste und Schinken
Sie sind wegen ihres geringen Wassergehaltes haltbarer und sollten kühl, luftig und trocken bei ca. 10 °C gelagert werden (am besten im Keller oder gut gelüfteter Speisekammer).
Sie halten sich dann ohne Qualitätsverlust ein bis zwei Monate. Auch roher Schinken wird am besten so gelagert.

Brüh- und Kochwürste
Sie verderben leicht und gehören, ebenso wie gekochter Schinken, in den Kühlschrank. Für die längere Lagerung am besten einfrieren. Lagerzeit: je nach Fettgehalt zwei bis drei Monate.

Und jetzt Sie!!!

1. Erläutern Sie zwei Gründe, warum der Mensch die Wurst erfunden hat.

2. Rohwurst – streichfähig oder schnittfest. Es geht hier nicht nur um die Konsistenz. Nennen Sie einen weiteren Unterschied und finden Sie für jede dieser Wurstarten drei Beispiele.

3. Zeigen Sie die Herstellung von Kochwurst in einem Schema übersichtlich auf.

4. Sonderfall Schinken. Wodurch unterscheidet er sich von Wurst?

9 Geflügel

Bei den Deutschen ist Geflügel in den letzten Jahren immer beliebter geworden. Der jährliche Pro-Kopf-Verzehr stieg im Zeitraum von 1996 bis 2005 von 8,4 auf 10,8 Kilogramm. Er nahm damit um knapp 29 Prozent zu.

Nährwert von Geflügel
Geflügel ist ein hochwertiges Lebensmittel, enthält es doch eine Reihe lebensnotwendiger Nährstoffe. Dazu gehören Vitamine der B-Gruppe, Mineralstoffe wie Eisen und Zink, aber auch biologisch hochwertiges Eiweiß. Der Fettgehalt ist unterschiedlich. Pute und Hähnchen sind überwiegend mager; Enten und Gänse haben dagegen deutlich mehr Fett.

TAB. 1: FETT- UND ENERGIEGEHALTE VERSCHIEDENER GEFLÜGELARTEN (PRO 100G)

GEFLÜGEL	FETT	ENERGIE
Hähnchenbrust	6 g	229 kJ
Putenbrust	1 g	37 kJ
Brathuhn (Durchschnitt)	10 g	355 kJ
Suppenhuhn (Durchschnitt)	20 g	751 kJ
Ente (Durchschnitt)	17 g	636 kJ
Gans (Durchschnitt)	31 g	1147 kJ

Handelsklassen
Europaweit werden Geflügel und Geflügelteile in drei Handelsklassen eingeteilt.

Merkmale der Klasse A
Vollfleischig, Fett gleichmäßig verteilt, keine Verletzungen, kein Frostbrand.

Merkmale der Klasse B
Fleischig, Fett ungleich verteilt, kleinere Verletzungen, geringer Frostbrand.

Merkmale für Klasse „Extra"
Gibt es nur für Poularden. Besonders gut geformtes Geflügel mit höherem Verkaufsgewicht.

Einkauf von Geflügel
Geflügel wird entweder ganz oder in Teilen angeboten – vor allem auf drei Arten.

FRISCH	Bei –2 bis +4 °C gelagert, schnell verbrauchen
GEFROREN	Bei –12 °C eingefroren u. gelagert
TIEFGEFROREN	Bei –40 °C „schockgefrostet" und bei –18 °C gelagert

Lagerung von Geflügel
Geflügel wird im Handel hauptsächlich gefroren oder tiefgefroren angeboten und gehört dann in das Gefriergerät.
Frischgeflügel, wird im Kühlschrank gelagert. Dabei ist unbedingt das Mindesthaltbarkeitsdatum zu beachten.

Auftauen – so ist es richtig!
Grundsätzlich langsam auftauen lassen, am besten im Kühlschrank, dabei die Verpackung entfernen. Wenn möglich, ein Gefäß mit Loch- oder Siebeinsatz benutzen. So fließt die Auftauflüssigkeit ab, und es wird einer Salmonellenvergiftung vorgebeugt.

Verarbeiten von Geflügel
Geflügel wird entweder im Ganzen oder in Teilen gegart.

Zu beachten beim Vorbereiten:
- Fleisch wegen eventuell vorhandener Salmonellen besonders gründlich waschen
- Ganzes Geflügel bleibt nur in Form, wenn es zuvor mit Küchengarn in Form gebunden wird (dressieren).
- Fettes Geflügel seitlich anstechen, damit das Fett ablaufen kann.
- Ganzes Geflügel erst mit der Brust nach unten, dann mit der Brust nach oben braten, häufig begießen.

9 Geflügel

TAB. 1: HAUPTSÄCHLICH ANGEWANDTE GARMETHODEN

GARMETHODE	ANWENDUNG	BEMERKUNG
Kochen	Suppenhuhn, Hühnerklein	ergibt gehaltvolle Brühen
Garziehen	Huhn für Frikassee u. Eintöpfe	Fleisch in das kochende Wasser geben
Dünsten	zarte Fleischstücke	Fleisch bleibt saftig und ist gut verdaulich
Schmoren	Teile wie Schenkel, Keulen, Brust	Fleisch schwerer verdaulich als beim Dünsten, gute Soßen
Braten	ganzes Geflügel	schmackhafte Kruste
Kurzbraten	Geflügelteile	schmackhafte Kruste
Grillen	ganze Hähnchen, Geflügelteile	kurze Garzeit, schmackhafte Kruste

Rezept

Menge für 4 Portionen | **POULARDE AUF DEM GEMÜSEBETT**

1 Poularde
Salz, Pfeffer, 1 TL Thymian

Poularde (Fleischhähnchen von mindestens 1200g Gewicht) mit den Gewürzen einreiben.

80g Butter

in einer Kasserolle erhitzen,
Poularde darin von allen Seiten anbraten,
herausnehmen

100g Porree
4 Tomaten, 1 Zucchini
1 rote Paprika

Gemüse putzen und klein schneiden
in der Bratbutter andünsten
Poularde drauflegen
im vorgeheizten Ofen bei 200°C ca. 1 Stunde garen.

Und jetzt Sie!!!

1. **Wodurch unterscheidet sich Geflügelfleisch aus den verschiedenen Handelsklassen?**
   Überprüfen Sie, inwieweit Geflügelfleisch aus Handelsklasse „Extra" auch ernährungsphysiologisch wertvoller ist.

2. **Welche Zubereitungsart von Geflügel wählen Sie? Begründen Sie jeweils.**
   • für eine leichte Kost nach einer Magenoperation,
   • beim Sommerfest im Garten,
   • zur Zubereitung einer Hühnersuppe,
   • für das Festtagsmenü.

3. **Informieren Sie sich über die Salmonellengefahr. Nennen Sie Vorsichtsmaßnahmen, die bei der Geflügelzubereitung einer Salmonelleninfektion vorbeugen.**

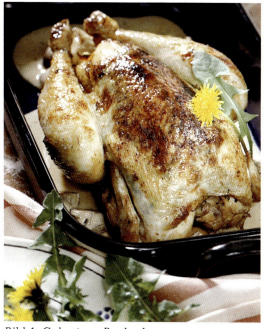

Bild 1: Gebratene Poularde

10 Fisch

Fisch wird in Deutschland sehr wenig verzehrt. Mit einem Verbrauch von etwa 14 kg pro Kopf und Jahr liegt der Fischkonsum weit hinter dem Fleischverzehr zurück.

10.1 Süßwasserfische

Sie werden in Flüssen, Teichen oder Seen gefangen. Einige Arten werden mittlerweile in Zuchtanlagen herangezogen.

Aal
Er lebt überwiegend in Binnengewässern, wird aber auch in der Nord- und Ostsee gefangen. Zum Laichen wandern Aale in die Saragossa-See (Atlantik). Von dort aus machen sich die jungen Aale (Glasaale) auf den Weg zu unseren Flüssen. Nach 10 Jahren kehren sie dann ins Meer zurück. Ihr Fleisch ist fettreich (bis zu 25 %), schmeckt aber sehr würzig. Aal wird meist geräuchert.

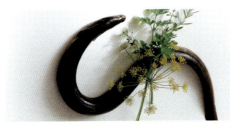

Bild 1: Aal

Karpfen
Karpfen werden vorwiegend in Zuchtbetrieben gehalten. Am besten schmecken zwei Jahre alte Tiere mit einem Gewicht von ein bis zwei Kilogramm. Der Fettgehalt liegt bei 7 %.

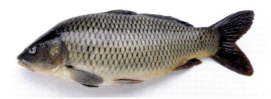

Bild 2: Karpfen

Forelle
Sie gehört zu den beliebtesten Süßwasserfischen. Am häufigsten wird die besonders robuste Regenbogenforelle angeboten. Sie stammt meist aus Zuchtbetrieben und wird bei uns auch lebend gehandelt.

Lachsforelle
In Flüssen und Seen heimisch, die größte Forellenart und besonders fein im Geschmack.

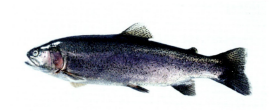

Bild 3: Lachsforelle

Regenbogenforelle
Wird so genannt wegen ihrer schillernden Seitenlinie, hat festes, wohlschmeckendes Fleisch.

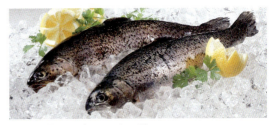

Bild 4: Regenbogenforelle

Bachforelle
Lebt in kalten sauerstoffreichen Flussgewässern, besonders beliebt ist die Forelle aus Gebirgsgewässern.

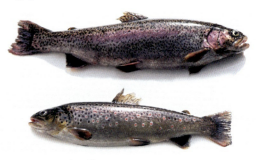

Bild 5: Bachforelle

10.2 Seefische

Hochsee- und Küstenfischerei sichern die Versorgung mit hochwertigen Fischarten.

Hering
Er ist bereits seit vielen Jahrhunderten das bekannteste Nahrungsgut des Meeres.
Je nach Alter wird unterschieden:
- Matjes – junger Hering, hat noch nicht gelaicht,
- Vollhering – mit Milch oder Rogen gefüllter Hering, kurz vor Beginn des Laichens,
- Ihle – junger ausgelaichter Hering.

Der Hering bewohnt in großen Schwärmen die gemäßigten und kalten Meeresgebiete der nördlichen Halbkugel. Sein Fettgehalt ist hoch, bis zu 20 %.

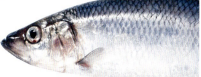

Bild 1: Hering

> **Info**
> ▶ **HERINGSSPEZIALITÄTEN**
> - Bratheringe: Geköpfte, ausgenommene und gebratene Heringe, in Essig eingelegt.
> - Bücklinge: Heißgeräucherte Heringe.
> - Rollmöpse: Gewürzte, aufgerollte Filets ohne Schwanz in Essigmarinade.

Kabeljau
Er ist ein typischer Bewohner des Nordatlantik. Als Magerfisch speichert er sein Fett in der Leber, die daher sehr fett- und vitaminreich ist. Aus ihr wird Lebertran gewonnen. Junger Kabeljau und Kabeljau aus der Ostsee werden auch als Dorsch bezeichnet.

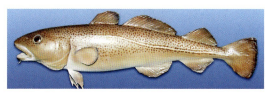

Bild 2: Kabeljau

Rotbarsch (Goldbarsch)
Er wird vor allem vor Grönland, Irland und der norwegischen Küste gefangen. Seine Außenhaut ist von sehr harten, festsitzenden Schuppen und großen Stacheln bewachsen. Rotbarsch kommt daher vorwiegend als tafelfertiges Filet in den Handel.

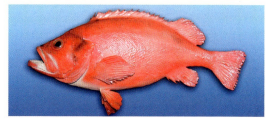

Bild 3: Rotbarsch

Schellfisch
Hauptfangplätze sind die Gewässer vor der norwegischen Küste und bei Irland. Er ähnelt dem Kabeljau, ist jedoch deutlich heller im Fleisch und von noch feinerem Geschmack. Schellfisch ist ein relativ teurer Feinfisch.

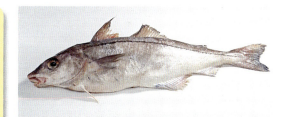

Bild 4: Schellfisch

Seelachs
Er steht in keiner Verwandtschaft zum echten Lachs. Seine Fanggründe sind vor allem die norwegische Küste und die nördliche Nordsee. Auch der Seelachs ähnelt dem Kabeljau. Sein festes, leicht gräuliches Fleisch nimmt beim Garen eine hellere Farbe an.

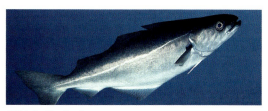

Bild 5: Seelachs

Scholle (Goldbutt)

Die Scholle gehört zu den Plattfischen. Ihre Hauptverbreitungsgebiete sind die Nord- und Ostsee und die westeuropäischen Küstengewässer. Schollen sind als ganzer Fisch oder als Filet auf dem Markt erhältlich.

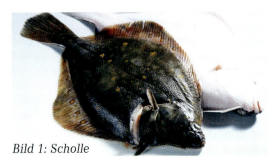

Bild 1: Scholle

10.3 Nährwert von Fisch

Die Deutsche Gesellschaft für Ernährung empfiehlt mindestens eine Fischmahlzeit pro Woche. Nicht ohne Grund – Fisch enthält eine ganze Palette wertvoller und zum Teil essenzieller Nährstoffe.

- Fisch besteht zu einem wesentlichen Anteil aus Eiweiß. Wegen seiner hohen biologischen Wertigkeit von mindestens 75 wird es vom Organismus sehr gut verarbeitet.

- Im Fettgehalt zeigen sich starke Unterschiede. Neben den fettarmen Fischen wie Schellfisch oder Kabeljau gibt es die ausgesprochenen Fettfische wie Aal oder Hering.

- Allerdings liefert dieses Fett nicht nur Energie, sondern auch große Mengen der fettlöslichen Vitamine A und D sowie die wertvollen Omega-3-Fettsäuren.

Magerfisch enthält 1 bis 5 % Fett.
Fettfisch enthält 12 bis 20 % Fett.

MAGERFISCHE	Kabeljau, Rotbarsch, Schellfisch, Seelachs, Scholle, Forelle
FETTFISCHE	Aal, Hering, Lachs, Makrele, Sardine, Karpfen

Vitamine der B-Gruppe sind in Fisch reichlich vorhanden. Eine einzige Fischmahlzeit deckt fast den gesamten Tagesbedarf.

Auch Mineralstoffe kommen in Fisch reichlich vor. Besonders zu nennen: Der hohe Jodgehalt von Seefisch. Er liegt zwischen 120 und 325 µg pro 100 g Fischfleisch.

Eine Besonderheit hat Fischfleisch außerdem noch: Es enthält nur wenig Bindegewebe und ist daher besonders leicht verdaulich. Wegen dieser Eigenschaft und seines hohen Nährwertes spielt er in der Krankenkost und in vielen Diätformen eine große Rolle.

Info

▶ **OMEGA-3-FETTSÄUREN**

Fettfische enthalten Eicosapentaensäure (EPA) und Docosahexaensäure (DHA), zwei langkettige mehrfach ungesättigte Fettsäuren. Beim Säugling sind sie für die optimale Entwicklung des Gehirns unentbehrlich. Weitere Funktionen:

- Sie sind Bausteine der Zellmembran.
- Sie sind Vorstufen von Gewebshormonen, die für eine gute Fließeigenschaft des Blutes sorgen und damit einer Gefäßverkalkung entgegenwirken.
- Sie senken die Fettwerte im Blut.

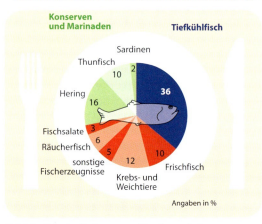

Bild 2: Die beliebtesten Fischprodukte

SO ERKENNEN SIE DIE FRISCHE VON FISCH

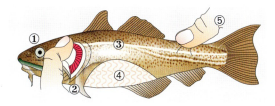

1 Augen prall, klar und glänzend

2 Kiemen hellrot, fest anliegend

3 Schleimhaut nicht schmierig

4 Fleisch ist elastisch, gibt auf Druck nach, kehrt in die Ausgangslage zurück.

5 Geruch unbedingt frisch, „Fischgeruch" deutet auf lange Lagerung.

Tipps zum Einkauf:

Wenn Fisch erst einmal nach Fisch riecht, ist er ganz bestimmt nicht mehr frisch.
Es muss allerdings nicht immer frischer Fisch sein. Das Angebot an Tiefkühlfisch ist mittlerweile sehr reichhaltig und bietet eine echte Alternative.

Vorbereiten von Fisch

Seefische gibt es normalerweise küchenfertig als Filet zu kaufen. Damit vereinfacht sich das Vorbereiten ganz erheblich und ist in wenigen Minuten erledigt.
Süßwasserfische werden im Ganzen und unausgenommen verkauft, müssen also entschuppt, ausgenommen und entgrätet werden.

TAB. 1: VORBEREITEN VON GANZEM FISCH

SCHUPPEN	AUSNEHMEN	SÄUBERN	SÄUERN	SALZEN
Mit scharfer Küchenschere Rücken- und Bauchflosse abschneiden, Schwanzflosse stutzen. Mit einem großen Messer (schräg ansetzen) Schuppen von hinten nach vorne abstreifen.	Fisch auf die Seite legen, den Bauch mit einem spitzen Messer vom Schwanz her aufschlitzen (Achtung! Gallenblase nicht verletzen!). Eingeweide herausnehmen.	Unter fließendem Wasser gründlich waschen (bei ganzen, ausgenommenen Fischen müssen alle Blut- und Hautreste entfernt sein). Gründlich trockentupfen.	Kurz vor dem Garen Zitronensaft oder Essig auf den Fisch träufeln. Die Säure denaturiert das Fischeiweiß und es wird fester.	Kurz vor dem Garen den Fisch salzen. Nach dem Salzen niemals stehen lassen; das Salz entzieht Wasser und das Fischfleisch wird trocken und fade.

Tipps zur Verarbeitung von Fisch:

- Nie sprudelnd kochen, wegen des geringen Bindegewebsanteils zerfällt er dabei leicht.

- Garflüssigkeit für Suppen und Saucen weiter verwenden; so gehen weniger Nährstoffe verloren.

Info

▶ **WANN IST EIN FISCH GAR?**
Das Fischfleisch hat durch und durch eine weißliche Tönung angenommen. Bei ganzen Fischen prüft man, ob sich die Rückenflosse herausziehen lässt.

TAB. 1: GAREN VON FISCH

BRATEN	GRILLEN	GARZIEHEN	DÄMPFEN	DÜNSTEN IM GEMÜSEBETT
Fisch darf nicht hoch erhitzt werden. Es eignen sich daher außer Pflanzenölen auch Butter und Margarine als Bratfett.	Gewürzten Fisch in Fischhaltern oder auf dem Rost möglichst weit von der Grillhitze entfernt garen.	Fisch mit Gemüse in reichlich Salzwasser bei Temperaturen unterhalb des Siedepunktes garen (70 - 90 °C).	Fisch nicht in, sondern über dem Gemüsesud, in einem Siebeinsatz liegend, garen.	Fisch lässt sich auch sehr gut im Backofen auf verschiedenen Gemüsen garen.

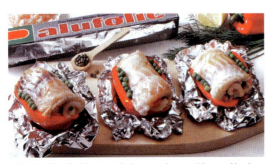

Bild 1: Fisch lässt sich besonders nährstoffschonend in Alufolie garen.

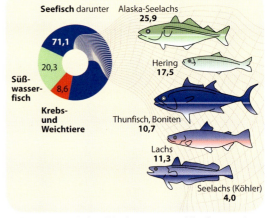

Bild 2: Anteil der Fischarten am Fischverzehr in Prozent

Tipps

Tipps zur Lagerung

- Fisch nach dem Einkauf in der kältesten Zone des Kühlschranks lagern; noch am gleichen Tag verbrauchen!

- Tiefgefrorenen Fisch nicht auftauen, sondern gefroren zubereiten.

Info

▶ **HALTBARKEIT VON FISCH**

Fisch verdirbt leicht. In der lockeren Eiweißstruktur können sich Mikroorganismen sehr leicht ansiedeln und giftige Stoffwechselprodukte bilden. Fisch daher stets in der kältesten Zone des Kühlschrankes lagern und noch am gleichen Tag verbrauchen.

Und jetzt Sie!!!

1. Unterscheiden Sie:
   - Matjes • Brathering • Rollmops

2. Bei der Zubereitung von Fisch gilt die so genannte 3-S-Regel. Was versteht man darunter?

3. Vergleichen Sie in Form einer Tabelle Fisch und Fleisch hinsichtlich folgender Kriterien:
   - Ernährungsphysiologischer Wert des Fettes
   - Ernährungsphysiologischer Wert des Proteins
   - Wichtigster Mineralstoff
   - Gehalt an Bindegewebe → Verdaulichkeit → Garzeit

11 Hülsenfrüchte

Hülsenfrüchte, auch Leguminosen genannt, gehören zu den ältesten Kulturpflanzen der Menschen. Bereits im Alten Testament werden sie erwähnt. Heimisch sind sie fast überall auf der Welt, in Europa, Mittel- und Südamerika, Afrika und Asien. Bis in dieses Jahrhundert hinein gehörten sie auch bei uns zu den Grundnahrungsmitteln; auf Großmutters Speisezettel standen regelmäßig deftige Eintöpfe und Suppen aus Erbsen, Bohnen und Linsen.
Eine Zeit lang gerieten sie dann ein wenig ins Hintertreffen, galten als schwer verdaulich und daher für eine gesunde Ernährung als wenig empfehlenswert.

Auch war vielen die Zubereitung zu aufwendig. Inzwischen weiß man nicht nur ihren kräftigen Geschmack wieder zu schätzen, sondern hat auch ihren hohen Nährwert neu entdeckt.

Sie sind nämlich gute Quellen für Eiweiß, Kohlenhydrate, Mineralstoffe, Vitamine, Ballaststoffe sowie für sekundäre Pflanzenstoffe.

11.1 Hülsenfruchtarten

Botanisch gesehen gehören die Pflanzen der Hülsenfrüchte zu den Schmetterlingsblütlern. Da deren Samen in Hülsen wachsen, hat man sie als Hülsenfrüchte bezeichnet.
Man versteht unter Hülsenfrüchten daher die an der Luft getrockneten Samen der Erbsen, Bohnen, Linsen und Sojabohnen.

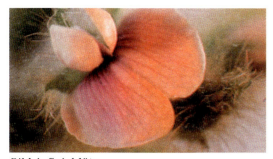

Bild 1: Sojablüte

Erbsen
Es gibt weltweit 250 Sorten. Die bedeutendsten Anbaugebiete liegen in den USA und den Niederlanden. Verzehrt werden in erster Linie grüne sowie gelbe Garten- und Felderbsen.

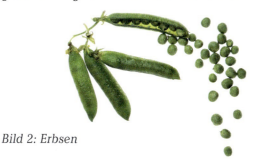

Bild 2: Erbsen

Bohnen
Mit fast 500 Sorten ist die Vielfalt bei den Bohnen noch größer. Hauptanbaugebiete sind Bulgarien, Argentinien, die USA und Chile. Man unterscheidet grundsätzlich zwischen weißen und bunten Bohnen. Weiße Bohnen kochen im Allgemeinen weicher als bunte.

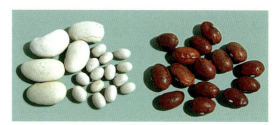

Bild 3: Verschiedene Bohnensorten

Linsen
Diese Hülsenfrucht ist auch in der feinen Küche beliebt. Beste Sorten kommen aus Chile, Argentinien, Kanada und den USA. Linsen der frischen Ernte sind hell- bis olivgrün. Nach längerer Lagerung werden sie gelbbraun bis braun, was jedoch weder Geschmack noch Kochfähigkeit beeinträchtigt.

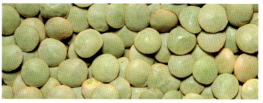

Bild 4: Linsen

Soja: Eine Bohne macht Karriere
In Ostasien spielt die Sojabohne bereits seit Jahrtausenden eine bedeutende Rolle für die menschliche Ernährung. Bei uns dagegen war sie bis vor 100 Jahren noch völlig unbekannt. Erst als man herausfand, was sich alles an hochwertigen Inhaltsstoffen unter ihrer unscheinbaren Schale verbirgt, hielt sie auch Einzug in den Ländern der westlichen Welt. Auch in Deutschland sind etliche Sojaprodukte auf dem Markt.

Sojabohnen sind die reifen Samen der Hülsenfrüchte von Glycine Soja. Sie sind wie die übrigen Hülsenfrüchte durch einen hohen Eiweißanteil ausgezeichnet. Der Fettgehalt liegt mit ca. 20 Prozent jedoch deutlich höher.

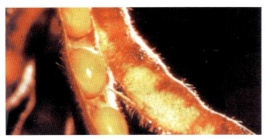

Bild 1: Sojabohne

Sojamilch
Zur Gewinnung von Sojamilch werden Sojabohnen in der 10-fachen Menge Wasser 12 Stunden eingeweicht und dann gemahlen. Die so genannte Maische wird kurz auf 100 °C erhitzt und zentrifugiert. Dabei trennt sich die milchähnliche Sojamilch ab. Sie hat die Farbe von Rahm und schmeckt leicht nussartig.
Sojamilch ist wichtig für die Ernährung von Säuglingen und Kindern, die gegen Kuhmilch allergisch sind.

TAB. 1: NÄHRSTOFFZUSAMMENSETZUNG VON SOJAMILCH

NÄHRSTOFF	GEHALT IN 100 g
Eiweiß	3 g
Fett	2 g
Kalium	191 mg
Calcium	21 mg
Magnesium	28 mg

Tofu
Sojamilch kann zu Tofu weiterverarbeitet werden - eine quarkähnliche Frischspeise. Zur Gewinnung erhitzt man Sojamilch auf etwa 75 °C und bringt sie zum Gerinnen. Dabei tritt Molke aus, die abgegossen wird. Durch Pressen entwässert man den Sojaquark und teilt ihn in kleine Stückchen auf. In dieser Form wird er dann verkauft.

TAB. 2: NÄHRSTOFFZUSAMMENSETZUNG VON TOFU

NÄHRSTOFF	GEHALT IN 100 g
Eiweiß	5 – 8 g
Kohlenhydrate	2 – 4 g
Fett	3 4 g
Mineralstoffe	0,6 g

Info

▶ **WIE ASIATEN TOFU VERWENDEN**

- als Suppeneinlage
- wie Quark, mit Kräutern verrührt
- sehr schmackhaft: Tofu klein hacken, mit Gemüse und Fisch mischen, zu Frikadellen formen und in Öl backen.

Sojamehl
Es bleibt als Rückstand bei der Extraktion des Sojaöls zurück. Es dient als Zusatz zu Back- und Teigwaren (Ei-Ersatz) sowie als Grundbestandteil von Fertigsuppen und Würzen.

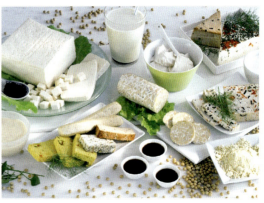

Bild 2: Sojaprodukte

11.2 Hülsenfrüchte in der Küche

Hülsenfrüchte sind von allen pflanzlichen Nahrungsmitteln die eiweißreichsten überhaupt. Das Eiweiß von Erbsen, Bohnen und Linsen hat eine geringere biologische Wertigkeit als das tierischer Nahrungsmittel wie Fleisch, Eier oder Milch. Sojaeiweiß dagegen kann bei einer biologischen Wertigkeit von 84 durchaus mit den traditionellen Eiweißlieferanten mithalten. Es wird daher vielfach zum Aufwerten von Backwaren verwendet. Die Samenschalen aller Hülsenfrüchte sind reich an Ballaststoffen, ca. 7 bis 13 %.
Sojabohnen enthalten außerdem noch reichlich hochwertiges Öl. Außerdem sind sie eine noch üppigere Quelle für Mineralstoffe als die übrigen Hülsenfrüchte – das gilt vor allem für Calcium und Eisen.

Verwendung
Mit Ausnahme der Sojabohne verwendet man Hülsenfrüchte in erster Linie für das Zubereiten von Eintöpfen und Suppen.

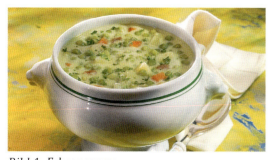

Bild 1: Erbsensuppe

Tipps für die Verarbeitung:

- Ungeschälte Hülsenfrüchte über Nacht einweichen; das verkürzt die Kochzeit erheblich; Einweichwasser beim Kochen mitverwenden.

- Geschälte Erbsen braucht man nicht einzuweichen. Sie werden beim Kochen schnell weich.

InfoPlus

INDIEN – DAS LAND DER HÜLSENFRÜCHTE

Für rund 1,3 Milliarden, meist vegetarisch lebende Inder, sind Hülsenfrüchte als Grundnahrungsmittel absolut unentbehrlich. Neben Erbsen liefern vor allem die vielen Linsen- und Bohnensorten das dringend benötigte Eiweiß. Andere Proteinquellen wie Fleisch, Fisch oder Eier kommen für die Menschen dort aus religiösen Gründen nicht in Frage.

Zusammen mit Reis oder Weißbrotfladen gegessen, bieten die scharf gewürzten Bohnen- oder Linsengerichte der indischen Küche eine ideale Nährstoffmischung. Die Zubereitung mit vielen Gewürzen ist nicht nur sehr schmackhaft, sondern hilft dem Körper auch, mit den schwer verdaulichen Leguminosen fertig zu werden.

Und jetzt Sie!!!

1. Wann zählt man Bohnen zu den Hülsenfrüchten, wann zu den Gemüsen?

2. Erbsen, Bohnen und Linsen gehörten bis vor wenigen Jahrzehnten noch zu den Grundnahrungsmitteln.
   Gehen Sie von einem Energiebedarf von 10 000 kJ aus. Überprüfen Sie, wie gut der Tagesbedarf an Kohlenhydraten, Eiweiß und Fett durch 50 g dieser Hülsenfrüchte gedeckt werden kann.

3. Wie viele Gramm Ballaststoffe enthält eine Portion Linseneintopf, zubereitet aus folgenden Zutaten: 50 g Linsen, 350 g Wasser, 20 g Möhren, 20 g durchwachsener Speck, Suppengrün?
   Wie viel Prozent des täglichen Ballaststoffbedarfes (ca. 30 g) werden durch diese Mahlzeit gedeckt?

Teil 5: Vitamine und Mineralstoffe – die Unentbehrlichen

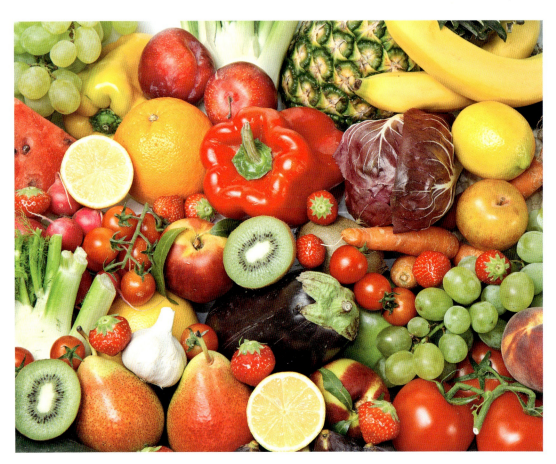

Wie mag wohl der Speisezettel der allerersten Menschen ausgesehen haben? Niemand vermag es genau zu sagen; nur so viel ist gewiss: Früchte, Wurzeln, Blätter und andere essbare Pflanzenteile gehörten auf jeden Fall zum täglichen Nahrungsangebot. Die Menschen sammelten sie damals von wild wachsenden Bäumen, Sträuchern oder anderen Gewächsen. Obst und Gemüse gehören damit zu den ältesten Nahrungsmitteln, auch wenn früher noch niemand über ihre wertvollen Inhaltsstoffe wie Vitamine und Mineralstoffe Bescheid wusste.

Bereits in der Jungsteinzeit waren die Menschen dann so weit, dass sie nicht mehr „von der Hand in den Mund" lebten, sondern Vorräte für Notzeiten von all dem anlegten, was die Natur ihnen freiwillig bot. Irgendwann genügte auch das nicht mehr. Sie hatten mittlerweile den Zusammenhang zwischen Samenkorn und junger Pflanze begriffen und begannen, Pflanzen systematisch zu kultivieren. Bereits im 5. Jahrtausend v. Chr. wurden in Mitteleuropa Erbsen, Leinsamen, Hanf und einzelne Obstarten angebaut. Die Sammler waren zu Ackerbauern geworden.

1 Obst – gesunde Vielfalt

Beim Obst zieht die Natur alle Register ihres Könnens: Knackige Äpfel, duftende Erdbeeren, saftige Trauben, zartfleischige Birnen, leuchtend rote Himbeeren… Die Auswahl ist riesengroß und das Schönste daran: Die ganze Pracht ist nicht nur schön anzusehen und köstlich im Geschmack, sondern auch noch ausgesprochen gesund. Obst enthält nämlich neben Kohlenhydraten viele wertvolle Vitamine und Mineralstoffe.

1.1 Obstarten

Unter Obst versteht man nur Früchte, nicht aber Wurzeln, Blätter oder andere essbare Pflanzenteile. Dabei ist der Begriff „Frucht" aber nicht streng botanisch zu verstehen, denn zum Obst zählt man auch Samen oder ganze Fruchtstände.

Neben Bananen und Ananas gibt es bei uns zunehmend auch andere Früchte aus tropischen Ländern zu kaufen. Sie sind mittlerweile in jedem Supermarkt zu finden.

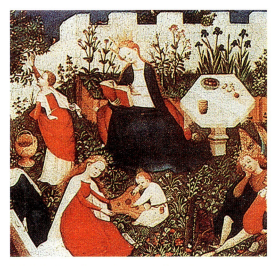

Bild 1: „Das Paradiesgärtlein" eines oberrheinischen Meisters vom Anfang des 15. Jahrhunderts. Er hat die himmlischen Freuden in einem Garten mit üppigen Blumen und Obst dargestellt.

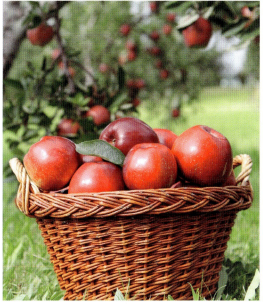

Bild 2:
Frisch geerntet schmeckt Obst am besten.

TAB. 1: DIE WICHTIGSTEN OBSTARTEN IM ÜBERBLICK

KERNOBST	STEINOBST	BEERENOBST
Äpfel, Birnen, Apfelquitten, Birnenquitten	Pflaumen, Zwetschen, Reineclauden, Mirabellen, Nektarinen, Pfirsiche, Aprikosen, Kirschen	Erdbeeren, Himbeeren, Johannisbeeren, Stachelbeeren, Brombeeren, Heidelbeeren, Preiselbeeren
ZITRUSFRÜCHTE	**TROPISCHE FRÜCHTE**	**SCHALENOBST**
Orangen, Mandarinen, Pomeranzen, Clementinen, Zitronen, Grapefruit, Limetten	Ananas, Bananen, Feigen, Granatäpfel, Kaktusfeigen, Kiwis, Lychees, Mangos, Papayas, Passionsfrüchte	Erdnüsse, Haselnüsse, Kokosnüsse, Mandeln, Paranüsse, Walnüsse

1.1.1 Kernobst

Unter diesem Begriff fasst man die Scheinfrüchte von Rosaceenarten zusammen. Im Inneren des fleischig gewordenen Blütenbodens befinden sich in fünf pergamentartig ausgekleideten Fächern die Samen, auch Kerne genannt.

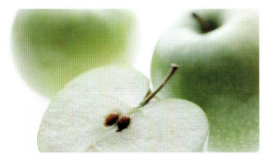

Bild 1: Kernobst

Birnen

Die Birne wurde aus orientalischen Wildbirnen kultiviert und hat einen sehr zarten Geschmack. Die Schale ist dünn und verletzlich. Birnen enthalten von allen Obstarten am wenigsten Fruchtsäure – etwa 0,29 g/100 g (im Vergleich: Äpfel ca. 0,65 g/100 g). Gekochte Birnen sind leichter verdaulich als rohe.

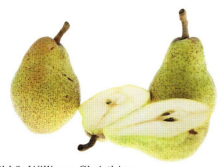

Bild 2: Williams Christbirne

Quitten

Die Römer nannten die Quitte nach ihrem Herkunftsland „kretischer Apfel". Auf Umwegen über Portugal gelangte sie zu uns. Man unterscheidet zwischen der runden Apfel- und der länglichen Birnenquitte.
Charakteristisch für Quitten ist ihr hoher Pektingehalt. Die Früchte sind erst nach dem Kochen genießbar. Als Konfitüren, Mus oder Kompott entfalten sie ihr intensives Aroma.

Äpfel

Der Apfel hat sich etwa 5000 v. Chr. von seiner Heimat am Schwarzen Meer aus über die ganze Welt verbreitet. Weltweit gibt es über 20.000 verschiedene Apfelsorten. In der Bundesrepublik Deutschland werden etwa 1.000 Sorten des Apfelbaums kultiviert. Die bekanntesten sind: Cox Orange, Boskop, Golden Delicious, James Grieve, Goldparmäne und Ingrid Marie.
Daneben werden Äpfel aber auch in großem Umfang importiert, vor allem aus Frankreich (Golden Delicious) und Italien (Morgenduft).

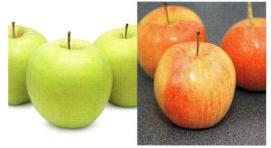

Bild 3: Golden Delicious   Bild 4: Roter Boskop

Verteilung der Vitamine im Apfel
Vitamin C ist nicht gleichmäßig im Fruchtgewebe verteilt. Am vitaminreichsten ist der Bereich direkt unter der Schale.

Info

▶ **MAN TEILT ÄPFEL IN DREI GRUPPEN EIN:**

- Tafeläpfel sind Früchte bester Qualität. Im Handel werden überwiegend Tafeläpfel angeboten.

- Wirtschaftsäpfel sind säurereiche Sorten, die sich nicht zum Verzehr als Frischobst eignen. Sie werden verarbeitet, vor allem zu Apfelmus, -gelee oder -kraut.

- Mostäpfel sind ohne Ausnahme sehr säurereich. Sie werden „geschüttelt" geerntet und zu Apfelsaft, Apfelwein und Essig verarbeitet.

1.1.2 Steinobst

Bei Steinobstarten liegt um den harten Kern eine fleischige, essbare Hülle.

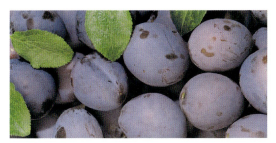

Bild 1: Pflaumen

Pflaumen – Einteilung in vier Gruppen
- Pflaumen sind rundlich mit längslaufender, ausgeprägter „Naht". Das stark wasserhaltige Fruchtfleisch haftet fest am Stein. Beim Kochen zerfallen sie sehr schnell und verlieren ihr Aroma.
- Zwetschen sind mehr länglich, ohne Fruchtnaht. Sie schmecken wegen des höheren Fructosegehaltes süßer. Ihr Fruchtfleisch lässt sich leicht vom Stein lösen.
- Reineclauden sind je nach Sorte grünlich gelb bis goldgelb. Sie schmecken schwach säuerlich und aromatisch.
- Mirabellen sind kirschgroße, gelbe Früchte, haben ein festes Fruchtfleisch und schmecken sehr süß.

Pfirsiche
Sie werden vor allem in den Mittelmeerländern, in Australien, Südafrika und Amerika angebaut. Wegen ihres feinen Aromas und zarten Fruchtfleisches zählen sie zu den edelsten Steinfrüchten.

Nektarinen
Sie sind eine Kreuzung aus Pfirsich und Pflaume und haben die glatte Haut der Pflaume. Ihr Fruchtfleisch ist etwas fester als das des Pfirsichs, hat aber einen ähnlichen Geschmack.

Aprikosen
Sie ähneln den Pfirsichen, sind aber kleiner und weniger saftig. Keine andere Obstart enthält so reichlich Karotin - etwa 1,8 mg pro 100 g.

Kirschen
Karl dem Großen ist es zu verdanken, dass der Kirschanbau bei uns schon sehr früh zu großer Bedeutung kam. Heute wachsen bei uns etwa 15 Millionen Kirschbäume, mehr als in jedem anderen Land der Erde. Man könnte Deutschland die Heimat der Kirsche nennen.

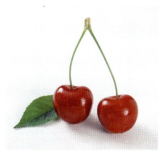

Bild 2: Kirschen

Es gibt zwei Grundsorten:
- Süßkirschen haben ein kräftiges Aroma und können hellgelb bis dunkelrot sein. Sie sind besonders reich an B-Vitaminen und an Vitamin C.
- Sauerkirschen können hell bis dunkelrot sein. Am bekanntesten: die Schattenmorellen. Sie enthalten weniger Fructose und mehr Säure als Süßkirschen. Wegen des Säuregehaltes sind sie nicht zum Verzehr als Frischobst geeignet, sondern werden zu Kompott, Konfitüren oder Saft verarbeitet.

> **Info**
>
> Weintrauben passen botanisch nicht in die Systematik der anderen Obstarten. Sie wachsen wild und als Kulturpflanze fast überall auf der Erde.
>
> Im Handel sind vor allem blaue, gelbe und grüne Tafeltrauben erhältlich. In der ersten Jahreshälfte kommen sie aus Südafrika, Chile und Argentinien, danach aus Italien, Spanien, Frankreich und Griechenland.
>
> Weintrauben werden bis zur Reife mehrmals mit Pflanzenschutzmitteln behandelt. Daher sollten sie besonders gründlich mit warmem Wasser gewaschen werden.

1.1.3 Beerenobst

Als Kultur werden Beerenarten erst seit Ende des 16. Jahrhunderts angebaut.

Erdbeeren
Es gibt ca. 1000 verschiedene Kulturformen der Erdbeere. Eigentlich ist sie keine Beere, sondern ein Fruchtstand. Je nach Sorte unterscheiden sich Erdbeeren in Geschmack, Form und Farbe. Sie sind besonders mineralstoffreich. Am besten schmecken Erdbeeren mit ihrem feinen Aroma als frische Frucht.

Himbeeren
Sie wachsen in allen gemäßigten Klimazonen, als Wildfrucht. Die hellroten Beeren schmecken süß bis süß-säuerlich. Sie sind beliebt als frisches Obst, werden aber auch zu Konfitüre oder Sirup verarbeitet.

Brombeeren
Sie wachsen wild in Wäldern und an Wegrändern, werden aber auch kultiviert. Besonders aromatisch sind Waldbrombeeren mit ihrem fruchtig-süßen Geschmack. Am besten schmecken Brombeeren frisch vom Strauch.

Preiselbeeren
Sie wachsen wild auf Heideböden, in Hochmooren und in Kiefernwäldern. Die kleinen roten Beeren haben einen herb-säuerlichen Geschmack und können roh nicht gegessen werden. Sie entfalten ihr Aroma erst beim Kochen. Sehr beliebt: Preiselbeeren zu Wildgerichten.

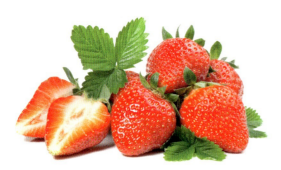

Bild 1: Erdbeeren

Johannisbeeren
Sie sind je nach Sorte weiß, rot oder tiefschwarz. Von allen Beerenarten haben Johannisbeeren den höchsten Säuregehalt.

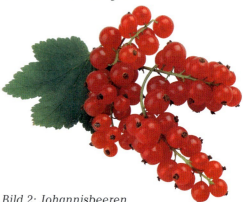

Bild 2: Johannisbeeren

Info

▶ **JOHANNISBEER-SORTEN:**

- Rote Johannisbeeren sind säuerlich-herb im Geschmack, hauptsächlich Verarbeitung zu Konfitüre oder Gelee.

- Schwarze Johannisbeeren sind säuerlich mit leicht bitterem Nachgeschmack. Sie haben den höchsten Vitamin-C-Gehalt von allen Beerensorten. Hauptsächliche Verarbeitung zu Konfitüren, Gelee und Süßmost.

- Weiße Johannisbeeren sind kaum im Handel. Ihr mild-säuerlicher Geschmack wird von Kennern geschätzt.

Stachelbeeren
Die länglich-ovalen bis rundlichen Früchte sind glatt oder behaart. Man erntet Stachelbeeren reif oder auch unreif. Die unreifen Beeren sind roh nicht zu genießen und werden zu Kompott oder Konfitüren verarbeitet.

Heidelbeeren
Sie werden auch Blaubeeren, Schwarzbeeren oder Bickbeeren genannt. Die tiefblauen Beeren schmecken süß-säuerlich und haben ein typisches Aroma.

1 Obst – gesunde Vielfalt

1.1.4 Zitrusfrüchte

Unter diesem Sammelbegriff werden Früchte zusammengefasst, die zwar zum Teil sehr unterschiedlich schmecken, aber alle auf die gleiche Stammpflanze zurückzuführen sind, auf die Zedrat-Zitrone.

Orangen

Orangen kann man bei uns das ganze Jahr über kaufen. Von November bis Juni kommen sie aus Spanien, Israel und Marokko (Winterorangen), von März bis November aus Südafrika, Brasilien und Argentinien (Sommerorangen).

Orangen sind die reinsten „Gesundbrunnen", enthalten sie doch 14 verschiedene Vitamine, 13 verschiedene Mineralstoffe und gehören zu den wirkstoffreichsten Obstarten.

Mandarinen

Sie sind kleiner als Orangen und haben ein zartes, süßaromatisches, allerdings oft sehr kernreiches Fruchtfleisch, dessen Schale sich leicht ablösen lässt. Mandarinen sind ein „Winterobst", und werden hauptsächlich von Oktober bis März bei uns angeboten.

Pomeranzen

Sie sind die einstigen „Bitterorangen" und nicht zum direkten Verzehr geeignet. Man verwendet sie als Geschmacksstoff für Liköre und Limonaden und macht daraus Orangeat.

Clementinen

Sie sind eine Kreuzung aus Pomeranzen und Mandarinen. Die Früchte sind intensiv rotorange gefärbt, enthalten nur wenig Kerne und schmecken angenehm süß.

Zitronen

Diese leuchtend gelbe Südfrucht hat ein saftiges Fruchtfleisch, das bis zu 7 % Zitronensäure enthält. Außerdem sind Zitronen besonders reich an Vitamin C. Sie schmecken sehr sauer und werden nicht direkt verzehrt. Man verwendet ihren Saft als mildes „Säuerungsmittel" bei der Zubereitung von Speisen.

Grapefruits

Sie sind eine Kreuzung von Orangen und Zitronen. Ihr Fruchtfleisch ist gelb bis rosa, sehr saftig und hat einen herben, leicht bitteren Geschmack. Man isst die gezuckerte Frucht mit dem Löffel aus der Schale oder verwendet sie als Zutat für den Fruchtsalat.

> ### Info
> ▶ **SATSUMAS UND TANGERINEN, VERWANDTE DER MANDARINE**
> - Satsumas sind frühreife Mandarinen, die süß schmecken und wenig Kerne haben.
> - Tangerinen sind die kleinsten Mandarinen. Ihr Fruchtfleisch ist ohne Kerne und säurearm, aber nur wenig saftig.

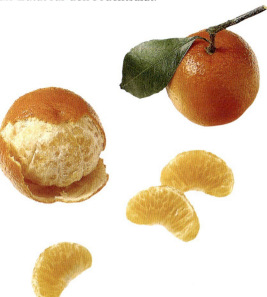

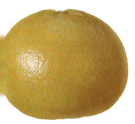

Bild 1: Satsumas

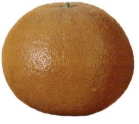

Bild 2: Clementinen

Vitamine und Mineralstoffe

1.1.5 Tropische Früchte

Bananen
Das Fruchtfleisch reifer Bananen ist weich und schmeckt leicht süß. Der Reifegrad einer Frucht ist an der Schale zu erkennen – je gelber, desto reifer. Bananen isst man pur oder verwendet sie als Zutat in Obstsalat.

Ananas
Das zartgelbe Fruchtfleisch der frischen Ananas schmeckt leicht süß. Reife Früchte haben einen intensiven aromatischen Duft. Eine Ananas ist reif, wenn sich die inneren Blätter des grünen Schopfes leicht herausziehen lassen. Ananas wird als frische Frucht oder als Dosenobst verzehrt.

Feigen
Die rundlichen Früchte haben eine violette Schale und dunkelrotes, sehr süß schmeckendes Fruchtfleisch. Frische Feigen vierteln und das rotkörnige Fruchtfleisch ausschneiden.

Kaktusfeige
Die reife Frucht ist dunkelgelb bis rötlich. Das leicht körnige und wasserhaltige Fruchtfleisch schmeckt „nach Birne". Man schneidet die Frucht längs auf und löffelt sie aus.

Kiwi
Die länglich-ovale, mit einer braun-pelzigen Schale umgebene Frucht schmeckt fruchtig-süß. Sie wird vor allem als Frischfrucht verzehrt, in zwei Hälften geschnitten und ausgelöffelt.

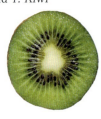
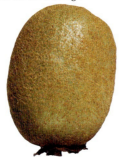

Bild 1: Kiwi

Papaya
Die grüngelben Papayas sehen wie übergroße Birnen aus. Das Fruchtfleisch ist orangenfarben und schmeckt, weil es praktisch keine Fruchtsäure enthält, sehr süß. Für den Verzehr halbiert man die reifen Früchte, entfernt die Kerne, löst das Fruchtfleisch aus der Schale und schneidet es in kleine Stücke.

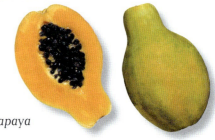

Bild 2: Papaya

Passionsfrucht
Die runden Früchte schmecken leicht säuerlich. Die frische Frucht wird aufgeschnitten und das geleeartige Fruchtfleisch ausgelöffelt. Aus ihr wird auch Maracujasaft gewonnen.

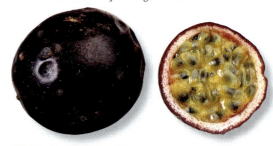

Bild 3: Passionsfrucht

Mango
Die Frucht hat ein bisschen die Form einer Birne und ist von roter bis gelbroter Farbe. Das goldgelbe Fruchtfleisch ist saftig und schmeckt zart-süß. Zum Verzehr der frischen Frucht halbiert man sie, zieht die Schale ab und schneidet das Fruchtfleisch vom innen liegenden Kern herunter.

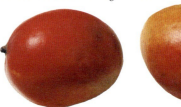

Bild 4: Mango

1 Obst – gesunde Vielfalt

1.1.6 Schalenfrüchte

Vom Schalenobst sind nur die in der harten Schale eingeschlossenen Kerne genießbar. Von den übrigen Obstarten unterscheiden sie sich durch ihren hohen Gehalt an Eiweiß und vor allem Fett; das bedeutet viel Energie!!

Erdnüsse

Die Erdnuss hat ihren Namen nicht von ungefähr; sie wächst tatsächlich unter der Erde. Eigentlich ist sie gar keine Nuss, sondern gehört zu den Hülsenfrüchten. Erdnüsse werden meist als Erdnusskerne angeboten. Sie haben einen sehr hohen Eiweißgehalt (24 bis 35 %). Energiegehalt: 2301 kJ pro 100 g.

Haselnüsse

Sie sind in unseren Breiten heimisch. Typisch für sie ist der besonders hohe Fettgehalt (mind. 60 %). Energiegehalt: 2720 kJ pro 100 g.

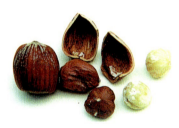

Bild 1: Haselnuss

Mandeln

Sie sind aus der Kuchenbäckerei nicht wegzudenken. Aus Asien stammend werden sie heute im gesamten Mittelmeerraum angebaut. Es gibt süße und bittere Mandeln. Energiegehalt: 2502 kJ pro 100 g.

Paranüsse

Sie sind in den Tropen zu Hause. Die einzelne Nuss hat eine charakteristische, dreikantige Form. Paranüsse enthalten von allen Nüssen die meisten Mineralstoffe.
Energiegehalt: 2736 kJ pro 100 g.

Walnüsse

Die Walnuss ist eigentlich gar keine richtige Nuss, sondern der Kern einer Steinfrucht. Das grüne Fruchtfleisch wird bei der Ernte entfernt; zurück bleibt der Kern, die so genannte Walnuss. Walnüsse enthalten enorm viel Fett. Energiegehalt: 2724 kJ pro 100 g.

Kokosnüsse

Die Kokospalme gedeiht in allen tropischen Gegenden, meist in den Küstenregionen. Die fast kopfgroßen Nüsse sind von einer äußerst festen Schale umgeben. Das Fruchtfleisch im Inneren ist weiß, fest und hat den typischen „Kokosgeschmack". Der Energiegehalt ist relativ gering: 1469 kJ pro 100 g.

> **Info**
>
> ▶ **ACHTUNG**!
> Bittere Mandeln enthalten das blausäurehaltige Amygdalin und müssen deshalb vor Kleinkindern verschlossen aufbewahrt werden. Schon fünf bis zehn Stück können zu tödlichen Vergiftungen führen. Durch Kochen und Backen verflüchtigt sich die Blausäure. Die zum Backen verwendeten Bittermandelöle sind synthetisch hergestellt und enthalten keine Blausäure.

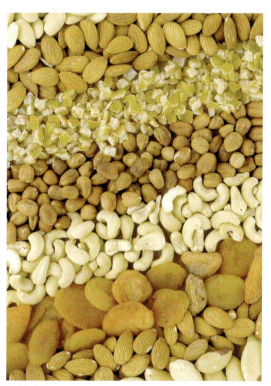

Bild 2: Nusssorten

1.2 Handelsklassen

Obst wird nach Handelsklassen angeboten, die auch als „EU-Normen" verbindlich sind.

Klasse Extra

Sie bezeichnet Obst von Spitzenqualität. Es ist frei von Schmutz und Rückständen. Die Früchte sind rundum fehlerlos, typisch in Form, Farbe und Größe; sogar ein unverletzter Stiel ist vorgeschrieben.

Klasse I

Es gelten nahezu die gleichen Qualitätsnormen, lediglich leichte Schalenfehler sind zulässig. Etwas kleinere Früchte und leicht beschädigte Stiele sind erlaubt. Das Fruchtfleisch muss jedoch völlig unverletzt sein.

Klasse II

Kleine Fehler in Form und Farbe sind zugelassen. Die Mindestgröße ist festgelegt.

Klasse III

Hier werden auch etwas größere Schalenfehler toleriert. Auch sehr kleine Früchte sind noch zugelassen, aber nur, wenn sie ansonsten den Kriterien der Klasse II entsprechen.

> **Info**
>
> ▶ **WAS BEI FRISCH VERPACKTEM OBST AUF DER PACKUNG ANGEGEBEN SEIN MUSS:**
>
> • Anschrift des Erzeugers, Abpackers oder Verkäufers,
> • handelsübliche Bezeichnung des Inhaltes,
> • Nettogewicht in g oder kg (ggf. die Stückzahl).

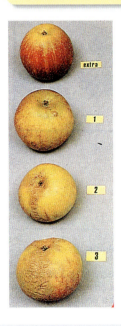

Bild 1: Handelsklassen von Äpfeln

TAB. 1: SAISONKALENDER OBST

SORTE	JAN.	FEB.	MÄRZ	APRIL	MAI	JUNI	JULI	AUG.	SEPT.	OKT.	NOV.	DEZ.
Erdbeeren												
Himbeeren												
Brombeeren												
Johannisbeeren												
Johannisbeeren, schwarz												
Stachelbeeren												
Süßkirschen												
Sauerkirschen												
Pflaumen												
Zwetschgen												
Reineclauden												
Mirabellen												
Aprikosen												
Pfirsiche												
Äpfel												
Birnen												
Quitten												

1 Obst – gesunde Vielfalt

1.3 Nährwert von Obst

Obst gilt seit jeher als wesentlicher Bestandteil einer gesunden und ausgewogenen Kost.

Die Bedeutung von Obst für die menschliche Ernährung liegt vor allem in seinem Gehalt an Vitaminen und Mineralstoffen. Es ist einer der Hauptlieferanten für diese beiden lebensnotwendigen Nährstoffarten.

Als Energielieferant kommt Obst kaum in Betracht – zu gering ist der Gehalt an Kohlenhydraten, von Fett ganz zu schweigen. Einzige Ausnahme: Schalenfrüchte. Sie enthalten reichlich von beidem.

Wertvoll ist auch das Vorkommen unverdaulicher Kohlenhydrate – in erster Linie Cellulose und Hemicellulosen.

Außerdem enthält Obst, vor allem Beerenobst, reichlich sogenannte sekundäre Pflanzenstoffe (s. S. 211), die im Organismus eine ganze Reihe positiver gesundheitlicher Effekte entfalten.

Die wichtigen Inhaltsstoffe im Überblick
- Vitamine
- Mineralstoffe
- Ballaststoffe
- Sekundäre Pflanzenstoffe

Info
▶ **WOVON DIE NÄHRSTOFF-ZUSAMMENSETZUNG ABHÄNGT**

Die Zusammensetzung von Obst ist keine feste Größe. Alle in den Nährwert-Tabellen angegebenen Gehalte können daher nur als Durchschnittswerte angesehen werden. Sie können selbst bei der gleichen Obstart stark schwanken. Ein Hauptfaktor dabei ist das Klima. Weitere Einflüsse sind Standort, Bodenbeschaffenheit und Erntetermin.

Und jetzt Sie!!!

1. **Erstellen Sie eine Tabelle, in der Sie die einzelnen Obstarten ihren jeweiligen Gruppen zuordnen.** Beispiel: Äpfel gehören zu Kernobst.

2. **Vergleichen Sie mithilfe der Nährwerttabelle ab S. 464 Haselnüsse und Kirschen hinsichtlich ihres Nährstoff- und Energiegehaltes. Welche der beiden Obstarten ist demzufolge besser geeignet,**
   - für einen Obst-Diättag
   - für eine längerfristige (ca. 3 Wochen) Reduktionsdiät
   - im Rahmen einer Schlankheitskur auf den Speiseplan gesetzt zu werden
   - einem Eisenmangel vorzubeugen
   - den Eiweißbedarf bei Vegetariern mit zu decken
   - den Calciumbedarf eines Kindes zu decken
   - den Durst zu löschen.

   Erläutern Sie jeweils Ihre Entscheidung.

3. **Eine Frauenzeitschrift empfiehlt eine Obstdiät.** Es wird in dieser Zeit – neben ausreichender Flüssigkeitszufuhr – nur Obst gegessen. Überprüfen Sie, inwieweit der Bedarf an lebenswichtigen Nahrungsinhaltsstoffen gedeckt wird.

4. **Begründen Sie, warum Obst als ernährungsphysiologisch besonders wertvolles Nahrungsmittel gilt.** Vergleichen Sie Ihre Kriterien mit den Kriterien, die bei der Einteilung in Handelsklassen gelten.

5. **Bilden Sie aus folgenden Worten Begriffspaare und erläutern Sie jeweils Ihre Zuordnung.**
   – Äußerlich makellos – hoher Wassergehalt – hoher Fettgehalt – Handelsklasse Extra – Johannisbeeren – durststillend – Schalenobst – ganz schön sauer

2 Vitamine – die Unentbehrlichen

Im Jahr 1496 schrieb Vasco da Gama, der Weltumsegler, in sein Bordbuch: „Bei den meisten von unseren Matrosen schwoll das Zahnfleisch im Ober- und Unterkiefer so sehr an, dass sie nicht mehr essen konnten und daran so schwer litten, dass 19 Mann starben. Zusätzlich zu denen, die zu Tode kamen, erkrankten 25 bis 30 schwer. Nur wenige blieben gesund." Die Besatzung des von ihm befehligten Schiffes war Opfer der rätselhaften Krankheit „Skorbut" geworden, die man damals auch als die „Armeekrankheit" oder „Geißel der Meere" bezeichnete.

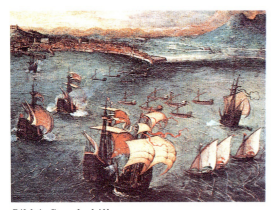

Bild 1: Segelschiffe

Im Jahr 1747 behandelte dann der Wundarzt der englischen Flotte, James Lind, zwölf an Skorbut erkrankte Soldaten. Er verabreichte ihnen – nachdem er verschiedene andere unwirksame Ernährungsarten ausprobiert hatte – täglich zwei Orangen und eine Zitrone. Nach einer Woche dieser Obstkur waren die Kranken so gut wie geheilt.

Lind hatte durch seine Therapie zwar herausgefunden, wie man Skorbut erfolgreich bekämpfen kann. Warum jedoch ausgerechnet Orangen und Zitronen als „Heilmittel" wirkten – die Frage blieb damals offen. Erst viel später gelang es der modernen Medizin, die Zusammenhänge aufzuklären.

Das Geheimnis wird gelüftet

Die Wissenschaft fand heraus, dass Skorbut nicht durch Krankheitserreger ausgelöst wird, wie zum Beispiel Tuberkulose, Typhus oder Grippe. Auch spielen Giftstoffe oder verdorbene Nahrungsmittel dabei keine Rolle. Die verblüffende Ursache ist: Dem Körper fehlt ein Stoff, der an verschiedenen biologischen Vorgängen beteiligt ist. Als Folge dieses Mangels kommt es zu Störungen des Stoffwechsels, die bis hin zum totalen Zusammenbruch aller Lebensfunktionen führen können.

Bekämpfen, beziehungsweise verhindern, kann man diese Krankheit ganz einfach durch eine gezielte Ernährung, die den Wirkstoffmangel ausgleicht oder gar nicht erst aufkommen lässt. Als diese Zusammenhänge klar waren, verlor Skorbut schnell seinen Schrecken.

Die Forschung entdeckte im Laufe der Zeit noch eine ganze Reihe anderer Stoffe, deren Fehlen in der Nahrung ebenfalls schwere gesundheitliche Störungen zur Folge hat. Man fasste sie unter dem Namen „Vitamine" zusammen. Es sind, wie bestimmte Amino- oder Fettsäuren, essenzielle Nahrungsbestandteile, die der Körper nicht selbst aufbauen kann und mit der Nahrung aufnehmen muss.

Woher stammt der Name „Vitamine"?

Man kann diesen Begriff in zwei Bestandteile zerlegen:
- „Vita" heißt Leben.
- „Amin" steht für stickstoffhaltige Verbindung (NH_2-Gruppe). Wir kennen diese Silbe bereits von den Aminosäuren.

Der Gesamtbegriff entstand, als man zwar schon wusste, dass Vitamine lebensnotwendige (essenzielle) Nährstoffe sind, aber noch glaubte, dass sie alle Stickstoff enthalten. Heute weiß man, dass Stickstoff nur in einigen Vitaminen vorkommt.

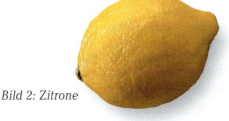

Bild 2: Zitrone

2 Vitamine – die Unentbehrlichen

2.1 Ernährungsphysiologische Bedeutung

Die Vitamine zählen wie Hormone und Enzyme zur Gruppe der Wirkstoffe. Sie sind für einen geregelten Ablauf der Lebensvorgänge unentbehrlich. Bis auf wenige Ausnahmen können sie vom Körper nicht selbst hergestellt werden. Verglichen mit Eiweiß, Kohlenhydraten und Fetten sind die benötigten Mengen an Vitaminen sehr gering.

Wovon hängt der Vitaminbedarf ab?
Der Bedarf an Vitaminen wird von verschiedenen Faktoren beeinflusst:

- Lebensalter
- Geschlecht
- Gesundheitszustand
- Körperliche Belastung (z. B. Stillzeit)

> **Info**
>
> ▶ **EINTEILUNG DER VITAMINE**
>
> Es gibt verschiedene Möglichkeiten, die Gruppe der Vitamine systematisch zu gliedern. Im allgemeinen unterteilt man sie nach ihrer Löslichkeit in fettlösliche und wasserlösliche Vitamine.
> Dabei werden chemische Eigenschaften zwar überhaupt nicht berücksichtigt – dennoch ist diese Gruppierung sinnvoll. Mit der Löslichkeit sind nämlich einige wichtige Besonderheiten und Eigenschaften gekoppelt, wie zum Beispiel:
>
> - Vorkommen in den Nahrungsmitteln,
> - Verwertbarkeit von Vitaminen aus den verschiedenen Nahrungsmitteln,
> - Auswahl geeigneter Techniken für die Verarbeitung von vitaminhaltigen Nahrungsmitteln,
> - Fähigkeit des Organismus, sie zu speichern,
> - Mögliche Wege der Ausscheidung.

> **Info**
>
> ▶ **STICHWORT: PROVITAMINE**
>
> Manche Vitamine kommen in „fast fertigen" Vorstufen – so genannten Provitaminen in der Nahrung vor. Sie unterscheiden sich nur in kleinen Details vom endgültigen Vitamin. Der Organismus kann diese Substanzen eigenständig zum endgültigen, voll wirksamen Vitamin umwandeln.
>
> Beispiele:
> - Beta-Carotin ist Provitamin A
>
> - Ergosterin ist Provitamin D

TAB. 1: AUFTEILUNG DER VITAMINE NACH DER LÖSLICHKEIT

FETTLÖSLICH	WASSERLÖSLICH
Retinol (A)	Thiamin (B_1)
Beta-Carotin	Riboflavin (B_2)
Calciferol (D)	Niacin
Tocopherol (E)	Pyridoxin (B_6)
Phyllochinon (K)	Folsäure
	Pantothensäure
	Biotin
	Cobalamin (B_{12})
	Ascorbinsäure (C)

TAB. 1: VITAMINVERSORGUNG AUS DEM LOT

HYPOVITAMINOSEN	AVITAMINOSEN	HYPERVITAMINOSEN
Die unzureichende Zufuhr eines oder mehrerer Vitamine. Die damit verbundenen Symptome sind meist nur wenig typisch. Dazu gehören z. B. eine Beeinträchtigung der körperlichen und geistigen Leistungsfähigkeit oder höhere Infektanfälligkeit.	Extremer Vitaminmangel – meist begleitet von typischen Krankheitsbildern wie Skorbut, Beriberi oder Rachitis. Avitaminosen treten in den westlichen Industrienationen praktisch nicht auf.	Erkrankungen als Folge einer übermäßigen Vitaminzufuhr. Nur für Vitamin A und D bekannt. Sind äußerst selten und kommen eigentlich nur im Zusammenhang mit falscher Dosierung von Vitaminpräparaten vor.

2.2 Fettlösliche Vitamine

Vitamin A (Retinol)
Gute Quellen sind Leber und Gemüse mit einem hohen Gehalt an Beta-Carotin – zum Beispiel Karotten, Spinat und Grünkohl.

Funktion
- Bestandteil des Sehpurpurs und daher wichtig für die Sehkraft
- Wichtig für Wachstum und Entwicklung von Zellen und Geweben
- Beteiligt am Aufbau des Immunsystems

Mangelerscheinungen
- Nachtblindheit
- Wachstumshemmung
- Erhöhte Infektanfälligkeit

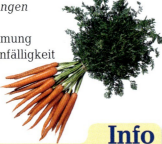

Info

▶ **ZUVIEL VITAMIN A IST GEFÄHRLICH!**
Zu hohe Dosen Vitamin A können eine Hypervitaminose auslösen. Symptome sind Kopfschmerzen, Übelkeit, Haarausfall und Erweichen der Knochen.

ß-Carotin
Es ist neben anderen Pflanzenfarbstoffen in fast allen pflanzlichen Lebensmitteln enthalten.

Funktion
Im Organismus erfüllt ß-Carotin vor allem zwei Aufgaben:
- Es wird in der Darmschleimhaut zu Vitamin A gespalten.
- Es schützt die Zellen und Gewebe vor dem Angriff freier Radikale und hat damit eine antioxidative Wirkung.

Mangel
Symptome eines Mangels an ß-Carotin sind bislang nicht beobachtet worden. Daraus kann man jedoch nicht schließen, dass die Versorgung optimal ist.

Tab. 1: β-CAROTINGEHALTE AUSGEWÄHLTER LEBENSMITTEL

LEBENSMITTEL	GEHALT (mg/kg)
Karotten	70,0
Spinat	60,0
Grünkohl	50,0
Brokkoli	25,0
Melonen	20,0
Endiviensalat	20,0

Vitamin D (Calciferol)
Es kommt vor in Lebertran, Fettfischen, Leber, Margarine und Eigelb. Provitamin D ist in Eigelb, Butter und Kuhmilch zu finden. Es lagert sich in der Haut ab. Durch UV-Strahlen entsteht das wirksame Vitamin.

Funktion
- Als Baustein von Hormonen wichtig für die Resorption von Calcium und Aufbau der Knochen aus Calcium und Phosphat.
- Beeinflusst die Aktivität von Immunzellen.
- Ist an der Bildung von Hautzellen beteiligt.

Mangelerscheinungen
Führt bei Kleinkindern in schweren Fällen zu Deformierungen des Skeletts (Rachitis), bei Erwachsenen zu Knochenerweichung (Osteomalazie) oder -brüchigkeit (Osteoporose). Nach neuesten Untersuchungen sind 60 % der Deutschen unzureichend versorgt.

Zu viel Vitamin D und die Folgen
Vitamin D im Übermaß wirkt giftig. Es kommt zur Entkalkung des Knochens; Kalkablagerungen in Blutgefäßen sowie Organen.

InfoPlus

Eine ausreichende Versorgung mit Vitamin D ist vor allem während des Wachstums und im Alter von Bedeutung. Das Vitamin-D-Konto des Körpers aufzufüllen ist sehr einfach. Bei regelmäßiger Bewegung im Freien, möglichst zu allen Jahreszeiten, kann durch die Einwirkung von UV-Strahlen der Sonne hinreichend Vitamin D gebildet werden (s. S. 443).

Vitamin E (Tocopherol)
Gute Quellen sind Getreidekeimlinge und deren Öle. Aber auch Sonnenblumen-, Sojaöl und Nüsse haben hohe Gehalte.

Funktion
Vitamin E schützt empfindliche Substanzen in den Zellen vor der Oxidation durch freie Radikale. Diese aggressiven Substanzen entstehen im Organismus selbst oder sie gelangen von außen in den Körper – etwa durch Rauchen.

Mangelerscheinungen
Bei einer Unterversorgung mit Vitamin E kommt es zu einem gehäuften Auftreten von freien Radikalen und dadurch einer verstärkten Schädigung bzw. Oxidation von Zellbestandteilen sowie empfindlichen Substanzen. Die Folge: Ausfallerscheinungen vor allem des Muskelstoffwechsels, des Nervensystems und bei der Funktion von Zellmembranen.

Vitamin K (Phyllochinon)
Gute Quellen sind grüne Gemüse - aber auch Milch, Milchprodukte, Muskelfleisch, Eier, Getreide und Früchte.

Funktion
- Ist notwendig für die Bildung bestimmter Eiweißstoffe, die bei der Blutgerinnung eine Rolle spielen.
- Ist verantwortlich für die Synthese von Eiweißstoffen, die im Plasma, in der Niere und im Knochen vorkommen und an der Kontrolle des Skelettstoffwechsels beteiligt sind.

Mangelerscheinungen
Können bei voll gestillten Säuglingen auftreten, wenn die Bildung der Muttermilch nicht rechtzeitig beginnt. Es kann dann, meist während der ersten Lebenswoche, zu Blutungen im Gehirn und anderen Organen kommen. Das lässt sich durch Gaben von Vitamin K gleich nach der Geburt verhindern.

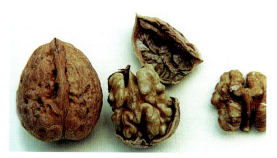
Bild 1: Nüsse verbessern die Vitamin-E-Bilanz

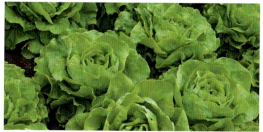
Bild 2: Reich an Vitamin K: Grüne Gemüse

TAB. 1: ÜBERSICHT – FETTLÖSLICHE VITAMINE

VITAMIN	TAGESBEDARF [1]	SPEICHERUNG	EMPFINDLICH GEGEN	STABIL GEGEN
Retinol (A)	0,9 – 1,1 mg	Leber, Bedarf für ein Jahr	Sauerstoff, UV-Strahlen	Hitze
Calciferol (D)	5 – 10 µg	Leber, Nieren, Knochen	Sauerstoff, UV-Strahlen	Hitze
Tocopherol (E)	11 – 15 mg	Leber, Fettgewebe	Sauerstoff, UV-Strahlen	Hitze
Phyllochinon (K)	65 – 70 µg	Keine Speicher	Sauerstoff, UV-Strahlen, Säuren und Laugen	Hitze

[1] *Empfohlener Tagesbedarf für Jugendliche und Erwachsene*

2.3 Wasserlösliche Vitamine

Diese Gruppe enthält Substanzen, die in ihren chemischen Eigenschaften ein noch bunteres Bild bieten als die fettlöslichen Vitamine.

Vitamin B_1 (Thiamin)
Gute Lieferanten sind Muskelfleisch, Leber, manche Fischarten (Scholle, Thunfisch), Vollkornprodukte und Hülsenfrüchte.

Funktion
- Greift als Bestandteil von Enzymen in den Kohlenhydratabbau und andere biochemische Reaktionen ein.
- Spielt eine Rolle bei der Reizleitung in den Nerven.

Mangelerscheinungen
Der Thiaminbedarf hängt in erster Linie von der Kohlenhydratzufuhr ab. Er liegt bei Frauen zwischen 1,1 und 1,2, bei Männern zwischen 1,5 und 1,7 Milligramm pro Tag. Meistens beziehen sich die Berechnungen auf die Gesamtaufnahme an Energie.

Thiamin-Mangel-Symptome sind: Müdigkeit, Schwäche, Nervenstörungen, Depressionen, Gedächtnis- und Konzentrationsschwäche. Bei extremen Mangelzuständen stellt sich das Krankheitsbild der Beriberi-Krankheit ein (Krämpfe und Lähmungserscheinungen).

Vermeidbare Vitamin B_1-Verluste
Thiamin kommt bei Getreide und Reis vor allem in den Randschichten vor. Daher: hoch ausgemahlene oder Vollkornmehle und Vollreis oder Parboiled-Reis bevorzugen.

TAB. 1: THIAMIN-GEHALT IN LEBENSMITTELN

LEBENSMITTEL	GEHALT (mg/100 g)
Weizenkeimlinge	2,0
Schweinefilet	1,1
Bohnen	0,6
Milch, Milchprodukte	0,3-0,5
Vollkornbrot	0,3

Vitamin B_2 (Riboflavin)
Die wichtigsten Vitamin-B_2-Quellen sind Milch und Milchprodukte, Muskelfleisch (vor allem vom Schwein), Fisch, Eier und Vollkornprodukte.

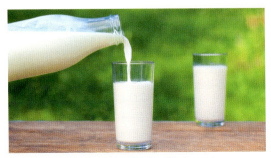

Bild 1: Milch als Vitamin-B_2-Lieferant

Funktion
- Ist am Aufbau von Enzymen beteiligt, die im Rahmen biologischer Oxidation eine Rolle spielen und am Schutz der Zellen gegen den Angriff freier Radikale beteiligt sind.
- Zusammen mit Proteinen für die Heilung immer wieder auftretender, winziger Hautschäden verantwortlich.

Mangelerscheinungen
Der Bedarf wird wie bei Thiamin meist auf den Energieumsatz bezogen. Der durchschnittliche Tagesbedarf eines Erwachsenen liegt bei 1,5 bis 1,7 mg, erhöht sich aber während Schwangerschaft und Stillzeit.

Symptome eines Riboflavin-Mangels:
- Entzündungen der Schleimhäute des Verdauungstraktes
- Entzündungen der Haut, z. B. der Gelenkfalten.

TAB. 2: RIBOFLAVIN-GEHALT IN LEBENSMITTELN

LEBENSMITTEL	GEHALT (mg/100 g)
Hefe	5,4
Leber	3,5
Schweinefleisch	0,3
Huhn	0,2
Fisch	0,2–0,3
Spargel, Broccoli	0,2

Vitamin B$_6$ (Pyridoxin)

Als gute Lieferanten gelten Hühner- und Schweinefleisch, Fisch, einige Gemüsearten (Kohl, grüne Bohnen), Kartoffeln, Vollkornprodukte und Sojabohnen.

Funktion
- Vitamin B$_6$ ist an mehr als 40 enzymatischen Reaktionen beteiligt:
- Im Aminosäurestoffwechsel,
- Bei der Bildung von Antikörpern.

> **Info**
>
> ▶ **ACHTUNG!**
> Vitamin B$_6$ ist sehr empfindlich gegen Hitze und UV-Strahlung. Durch direktes Sonnenlicht können innerhalb weniger Stunden 50 Prozent des in Lebensmitteln enthaltenen Vitamins zerstört werden.

Mangelerscheinungen
Der Bedarf von Vitamin B$_6$ ist vom Proteinanteil der Nahrung abhängig. Ein Mangel ist beim Menschen selten. Die Symptome:
- Schädigungen an Haut und Schleimhäuten,
- Beeinträchtigung des Nervensystems (Reizbarkeit, Depressionen).

Folsäure

Reich an Folsäure sind Weizenkeime und Sojabohnen, auch bestimmte Gemüsearten (Kohl, Spinat, Gurken), Vollkornprodukte, Fleisch, Leber, Milch und Milchprodukte.

Funktion
Vorrangig ist die Bedeutung der Folsäure für die Synthese der Zellkernsubstanz. Sie spielt dadurch ganz allgemein eine große Rolle bei Zellteilungsvorgängen.

Mangelerscheinungen
Nach dem Ernährungsbericht der DGE liegt die mittlere Zufuhr bei allen Altersgruppen unter den Empfehlungen. Äußerst kritisch ist ein Folsäuremangel während der Schwangerschaft. Das Risiko von schweren Missbildungen beim Ungeborenen ist dadurch erheblich höher.

Vitamin B$_{12}$ (Cobalamin)

Seinen Namen erhielt dieses Vitamin, weil es in seinem Molekül ein Kobaltatom gebunden hat. Reich an Cobalamin sind Leber, Muskelfleisch und Fisch. Geringere Mengen sind in Eigelb und Milch. Pflanzliche Nahrungsmittel enthalten kaum Vitamin B$_{12}$. Bei strengem Vegetarismus kann ein Mangel auftreten. Besonders gefährdet durch diese Kost sind Kinder.

Funktion
Als Bestandteil von Enzymen beteiligt:
- Am Stoffwechsel von Aminosäuren, Kohlenhydraten und Fetten,
- an der Bildung der Zellkernsubstanzen,
- an der Bildung der roten Blutkörperchen.

Mangelerscheinungen
Mangel an Vitamin B$_{12}$ führt zu perniziöser Anämie; die roten Blutkörperchen werden bei dieser Erkrankung zwar gebildet, reifen aber nicht aus und bleiben daher ohne Wirkung. Außerdem kann es zu Dauerschäden am Nervensystem kommen.

Niacin

Unter dieser Bezeichnung werden Nikotinsäureamid und Nikotinsäure zusammengefasst. Mageres Fleisch, Innereien, Fisch, Milch und Eier haben hohe Gehalte, genau wie Brot, Backwaren, Hülsenfrüchte und Kartoffeln.

Funktion
Als Bestandteil von Enzymen beteiligt
- an biologischen Oxidationen und damit am Ab- und Aufbau von Kohlenhydraten, Fettsäuren und Aminosäuren.
- an der Reparatur von Zellkernsubstanzen.

Mangelerscheinungen
Ein akuter Niacinmangel führt zum Erscheinungsbild der Pellagra. Symptome sind:
- trockene, rissige Stellen an der Haut,
- chronisch entzündete Schleimhäute,
- psychische Störungen.

Biotin

Die Biotinzufuhr mit der Nahrung schwankt innerhalb weiter Grenzen. Gute Quellen sind Sojabohnen, Haferflocken, Nüsse, Spinat, Eigelb und Leber.

Funktion
Biotin ist Bestandteil von Enzymen und daher beteiligt an:

- Abbau verschiedener Aminosäuren,

- Aufbau von Fettsäuren,

- Bildung von Glucose.

Mangelerscheinungen
Ein Mangel wurde bei der hierzulande üblichen Kost bislang nicht beobachtet.

Pantothensäure

Gute Lieferanten sind Vollkornerzeugnisse, Hülsenfrüchte, Milch, Fisch, Muskelfleisch und Leber.

Funktion
Pantothensäure überträgt besonders kleine Kohlenstoffbruchstücke – wichtig bei der Bildung von Fettsäuren, Triglyceriden (Fetten), und Phosphatiden.

Mangelerscheinungen
Pantothensäure ist so weit verbreitet, dass ein Mangel praktisch nicht auftritt. Der Mindestbedarf wird offensichtlich immer gedeckt. Lediglich bei extrem einseitigen Kostformen kann es zu Engpässen kommen.

Vitamin C (Ascorbinsäure)

Die besten Lieferanten sind Obst, Gemüse und daraus hergestellte Säfte. Dazu gehören: Gemüsepaprika, Brokkoli, schwarze Johannisbeeren, Stachelbeeren, Sanddornbeeren, Fenchel und Zitrusfrüchte. Wichtig für die Deckung des Bedarfs sind aber auch Kartoffeln, Spinat, Tomaten sowie Grün-, Rosen-, Rot- und Weißkohl. Manche Personengruppen haben einen erhöhten Vitamin-C-Bedarf – zum Beispiel Hochleistungssportler oder Schwerstarbeiter.

Funktion
Ascorbinsäure spielt im biochemischen Geschehen eine Rolle
- als Schutz empfindlicher Gewebe und Substanzen gegen Angriff freier Radikale,
- bei der Bildung von Bindegewebe,
- beim Aufbau von Hormonen,
- bei der Verwertung von Eisen im Körper.

Mangelerscheinungen
Bei hochgradigem Vitamin-C-Mangel:
- Blutungsneigung mit zum Teil großflächigen Blutungen in der Haut, dem Zahnfleisch, Fettgewebe und inneren Organen,
- Störungen der Bindegewebsbildung mit Veränderungen im Knochenaufbau,
- Öfters auch Störungen der Eisenresorption und damit verbundene Anämie.

Schwere Symptome kommen bei uns praktisch nicht vor. Leichter Mangel ist jedoch zuweilen möglich. Die Symptome: Allgemeine Müdigkeit, Leistungsschwäche, gestörtes seelisches Wohlbefinden sowie oft Infektanfälligkeit und schlechte Wundheilung.

TAB. 1: PANTOTHENSÄURE-GEHALT IN LEBENSMITTELN

LEBENSMITTEL	GEHALT/100 g
Rinderleber	15 mg
Champignons	2,1 mg
Forelle	1,7 mg
Reis (unpoliert)	1,7 mg
Blumenkohl	1,0 mg
Huhn	960 µg
Weizenvollkornbrot	650 µg

TAB. 2: VITAMIN-C-GEHALT VERSCHIEDENER LEBENSMITTEL

LEBENSMITTEL	GEHALT/100 g
Johannisbeere (schwarz)	177 mg
Paprika	121 mg
Rosenkohl	112 mg
Brokkoli	100 mg
Zitrone	51 mg
Kartoffel	14 mg

TAB. 1: WASSERLÖSLICHE VITAMINE IM ÜBERBLICK

VITAMIN	TAGESBEDARF	SPEICHERUNG	EMPFINDLICH GEGEN	STABIL GEGEN
Thiamin (B_1)	1,0 – 1,3 mg	Leber, Gehirn, Nieren	Hitze, Sauerstoff	UV-Strahlen
Riboflavin (B_2)	1,0 – 1,4 mg	Muskeln, Leber	–	Hitze, Sauerstoff, UV-Strahlen
Pyridoxin (B_6)	1,2 – 1,6 mg	Gehirn, Leber, Muskeln	UV-Strahlen	Hitze, Sauerstoff
Cobalamin (B_{12})	3,0 mg	Leber - die Reserven reichen ca. 3-8 Jahre	UV-Strahlen	Hitze, Sauerstoff
Folsäure	300 µg	Leber (ca. 7 mg)	Hitze, UV-Strahlen	Sauerstoff
Niacin	11 – 16 mg	Leber	Hitze	UV-Strahlen, Sauerstoff
Pantothensäure	6 mg	Leber	Hitze	UV-Strahlen, Sauerstoff
Biotin	30 – 60 µg	Leber	UV-Strahlen	Hitze, Sauerstoff
Ascorbinsäure (C)	110 mg	Nebenniere, Niere Gehirn, Leber	Hitze, Sauerstoff, UV-Strahlen	-

TAB. 2: VITAMINVERSORGUNG VON KINDERN UND JUGENDLICHEN

VITAMIN	AUFNAHME IN PROZENT DER EMPFOHLENEN ZUFUHR									
	6–7 JAHRE		7–10 JAHRE		10–13 JAHRE		13–15 JAHRE		15–18 JAHRE	
	w	m	w	m	w	m	w	m	w	m
Vitamin A	100	100	88	88	78	100	140	118	144	136
Beta-Carotin	83	56	80	72	77	72	77	72	87	73
Vitamin D	26	28	26	28	28	30	32	40	32	48
Vitamin E	103	110	83	88	75	71	99	107	91	111
Vitamin B_1	113	137	90	110	120	100	127	138	140	169
Vitamin B_2	133	155	109	127	125	107	131	138	141	153
Vitamin B_6	260	280	186	199	150	150	129	164	158	175
Vitamin B_{12}	186	239	156	200	180	210	143	193	143	236
Niacin	179	195	149	162	167	147	179	198	206	251
Folsäure	53	63	54	63	51	51	68	74	69	85
Vitamin C	112	121	98	106	111	110	167	155	175	171

Quelle: Ernährungsbericht 2008, Deutsche Gesellschaft für Ernährung

Fragen und Antworten rund um Vitamine

Beeinträchtigen Diäten und Fastenkuren die Vitaminversorgung?

Wer sich bei einer Diät energiesparend und fettarm, aber ansonsten ausgewogen ernährt, riskiert keinen Mangel. Schon bei Diäten mit weniger als 1600 kcal wird es jedoch schwierig, die benötigte Vitaminration zu erreichen. Bei Radikalkuren mit weniger als 1000 kcal ist es nahezu unmöglich. Das Gleiche gilt für sehr einseitige Kostformen, bei denen bestimmte Lebensmittel weggelassen werden – zum Beispiel die Atkins- oder Kartoffel-Diät.

Lässt sich ein Mangel genau feststellen?
Wie gut der Körper mit Vitaminen versorgt ist, lässt sich durch chemische Analysen ermitteln. Man misst die Vitamin-Konzentration in bestimmten Geweben und im Blut. Das ist nur in Speziallabors möglich. Eine normale Arztpraxis ist meist nicht entsprechend ausgerüstet.

Kann Alkohol die Wirkung von Vitaminen bremsen?
Alkohol behindert die Aufnahme und Verwertung einiger Vitamine, insbesondere von Vitamin B_1, B_6 und Folsäure. Ein regelmäßiger und hoher Konsum führt daher meist zu einem Mangel an diesen Mikronährstoffen.

Gibt es Medikamente, die den Vitaminbedarf beeinflussen?
Ja. Über längere Zeit eingenommen, können manche Medikamente den Vitaminhaushalt durcheinander bringen, weil sie die Aufnahme, Verwertung, Speicherung und Ausscheidung beeinflussen. Zu ihnen gehören bestimmte Antibiotika, Sulfonamide und harntreibende Mittel. Auch die Pille bremmst die Wirkung von Vitaminen. Das gilt vor allem für Vitamin B_6 und B_{12}.

Enthalten Obst und Gemüse aus ökologischem Anbau mehr Vitamine als herkömmlich erzeugte Produkte?
Grundsätzlich gilt, dass der Vitamingehalt von Obst und Gemüse erheblich schwanken kann. Er hängt ab von Klima, Bodenbeschaffenheit, Sorte, Düngung und Erntemethoden. Ökoprodukte werden umweltverträglich ohne Einsatz von Kunstdünger und chemischen Pflanzenschutzmitteln erzeugt. Daraus lässt sich aber nicht schließen, dass sie generell mehr Vitamine enthalten.

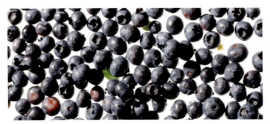

Bild 1: Blaubeeren als Vitaminspender

Und jetzt Sie!!!

1. Begründen Sie die Verwendung des Wortstamms „Vita" für die Gruppe der Vitamine.

2. Begründen Sie, dass es bei wasserlöslichen Vitaminen keine Hypervitaminose gibt.

3. Errechnen Sie mithilfe Ihrer Nährwerttabelle, wie viel man jeweils von den folgenden Lebensmitteln essen müsste, wenn man damit seinen gesamten Tagesbedarf an Vitamin A decken wollte.

    Möhren, Paprika, Tomaten, Nektarinen, Orangen, Aprikosen.

    Leiten Sie daraus ab: Wie leicht es ist, genügend Vitamin A über die Nahrung aufzunehmen.

4. Was wird unter einer Avitaminose verstanden? Beschreiben und begründen Sie jeweils drei Symptome einer Vitamin C- Avitaminose und einer Vitamin B_1- Avitaminose.

5. In der folgenden Tabelle sind die Zeilen durcheinander. Finden Sie die zueinander passendenden Begriffspaare wieder und erläutern Sie den Zusammenhang.

Hypervitaminose	Nur in tierischen Nahrungsmitteln
Vitamin E	Fleisch
Hypovitaminose	Vitamin C
Vitamin B_{12}	Nachtblindheit
Kohlenhydratabbau	Kalkablagerungen in Organen
Kann beim Waschen von Obst verloren gehen	Haut
Rachitis	Schutz vor Oxidation

3 Mineralstoffe – gesunde Salze

Bislang haben wir als Nahrungsbestandteile die Kohlenhydrate, Fette, Eiweißstoffe und Vitamine kennen gelernt. Sie alle sind ohne Ausnahme organische Verbindungen. Neben diesen Stoffen kommen in allen Nahrungsmitteln jedoch auch anorganische Verbindungen vor. Meist handelt es sich dabei um Salze, also chemische Verbindungen, die aus Ionen zusammengesetzt sind. Sie werden unter der Bezeichnung Mineralstoffe zusammengefasst und sind in vielen Fällen für den menschlichen Organismus essenziell. Beim Auflösen in Wasser zerfallen Salze in Ionen. In dieser Form liegen Mineralstoffe in den Körperflüssigkeiten vor.

Info
▶ **DER UNTERSCHIED ZWISCHEN ORGANISCHEN UND ANORGANISCHEN VERBINDUNGEN**

Am Aufbau organischer Verbindungen ist stets Kohlenstoff beteiligt. Anorganische Verbindungen enthalten bis auf wenige Ausnahmen keinen Kohlenstoff.

Info
▶ **EINTEILUNG DER MINERALSTOFFE**
Man richtet sich nach dem Gehalt der einzelnen Elemente im Organismus.

Mengenelemente
Der Gesamtanteil im Körper beträgt mehr als 10 g und der tägliche Bedarf mehr als 50 mg.
Das sind: Na, Cl, K, Ca, P, Mg, S.

Spurenelemente
Sie sind nur in Spuren vorhanden und ihr täglicher Bedarf liegt unter 1 g.
Das sind: J, F, Fe, Co, Mn, Mo, Zn, Cu, Ni, Se, Cr.

TAB. 1: BEISPIELE FÜR SALZE

Name	Formel	Ionen
Kochsalz	NaCl	Na^+, Cl^-
Calciumcarbonat	$CaCO_3$	Ca^{2+}, CO_3^{2-}
Kaliumsulfat	K_2SO_4	K^+, SO_4^{2-}
Calciumphosphat	$Ca_3(PO_4)_2$	Ca^{2+}, PO_4^{3-}

Allgemeine Aufgaben
Ihre speziellen Funktionen lassen sich in folgende übergeordnete Aufgabenfelder unterteilen:
- Sie dienen als Baustoff zur Bildung von Gerüst- und Stützsubstanzen. Allein die Knochen enthalten ca. 50 % anorganisches Baumaterial. Es wird von organischen Substanzen, z. B. Kollagen, umhüllt.
- Als Wirkstoffe sind sie an der Steuerung von Enzymreaktionen beteiligt. Manche Enzyme werden erst bei Anwesenheit bestimmter Ionen aktiv. So benötigt das Stärke spaltende Enzym Amylase beispielsweise Natrium-Ionen als „Starthilfe".
- Sie beeinflussen die Nervenaktivität. Besonders Natrium- und Kalium-Ionen sind für die Reizleitung von Bedeutung.
- Sie regeln den Wasserhaushalt. Weil sie Wasser binden können, halten z. B. Natrium- und Kalium-Ionen die Flüssigkeit innerhalb und außerhalb der Zellen fest. Gelöste Stoffe können daher in den Geweben leicht transportiert werden.

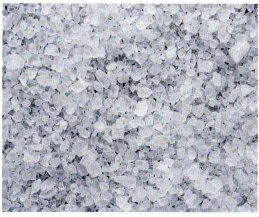

Bild 1: Salzkristalle

3.1 Mengenelemente

Sie haben eine ganze Reihe lebenswichtiger Funktionen zu erfüllen.

Natrium (Na)
Natrium wird vorwiegend in Verbindung mit Chlor als Natriumchlorid (Kochsalz) aufgenommen. Andere Natriumsalze spielen keine große Rolle. Natrium ist in fast allen Nahrungsmitteln enthalten.

Funktion
Hauptaufgabe des Natriums ist es, den osmotischen Druck der Körperflüssigkeiten, z. B. des Blutes, zu erhalten. Rund die Hälfte des gesamten Natriums befindet sich im Körper daher auch außerhalb der Zellen (extrazellulär). Außerdem benötigt Amylase Natrium-Ionen, um wirksam zu werden.

Mangelerscheinungen
Der Bedarf von 550 mg pro Tag wird durch unsere Kost überreichlich gedeckt. Mangelzustände sind sehr selten und stellen sich nur in extremen Lebenssituationen ein:
- Bei starker Schweißabgabe durch schwere körperliche Arbeit bei großer Hitze,
- Bei anhaltenden Durchfällen.

Natriummangel äußerst sich durch allgemeine Schwächezustände, Schwindel, starken Blutdruckabfall und Muskelkrämpfe.
Zu viel Natrium in der Nahrung wird mit dem Entstehen von Bluthochdruck in Verbindung gebracht.

Chlor (Cl)
Es ist wie Natrium in sehr vielen Nahrungsmitteln enthalten und wird meist mit diesem gemeinsam als Natriumchlorid aufgenommen.

Funktion
Der Organismus benötigt Chlor zur Bildung von Salzsäure im Magen. Die Säure ist dort nötig, damit das Eiweiß spaltende Enzym Pepsin überhaupt wirksam werden kann.
Entgegen früherer Annahmen hat es im Unterschied zu Natrium keinen Einfluss auf den Wasserhaushalt.

Mangelerscheinungen
Der Bedarf von 830 mg pro Tag ist durch eine gemischte Kost reichlich gedeckt. Mangelerscheinungen sind daher nicht bekannt.

Weniger Kochsalz
Viele Studien zeigen eine Beziehung zwischen dem Kochsalzkonsum und Bluthochdruck. Sparen beim Kochsalz wäre gut. Bei Erwachsenen reichen 6 g pro Tag.

TAB. 1: HEUTIGER KOCHSALZKONSUM IN DEUTSCHLAND

ALTER	KOCHSALZAUFNAHME	
	FRAUEN	MÄNNER
4 – 7 Jahre	4,5 g	5,3 g
7 – 10 Jahre	5,0 g	5,5 g
10 – 13 Jahre	5,0 g	6,0 g
13 – 15 Jahre	6,2 g	7,5 g
15 – 19 Jahre	7,0 g	8,0 g
19 – 25 Jahre	6,8 g	9,0 g
25 – 51 Jahre	7,3 g	8,3 g
51 – 65 Jahre	7,8 g	8,8 g
> 65 Jahre	7,0 g	8,3 g

Info

▶ **WAS IST OSMOTISCHER DRUCK?**

So bezeichnet man den Gleichgewichtsdruck von Flüssigkeit auf durchlässige Membranen. Auch die Wände der Körperzellen stellen solche Membranen dar. Damit sie stets prall gefüllt bleiben, muss der Flüssigkeitsdruck von innen und außen gleich sein.

InfoPlus

Manche Menschen haben eine erblich bedingte Empfindlichkeit gegen Kochsalz. Sie reagieren auf die in westlichen Industrienationen übliche Aufnahme von Speisesalz besonders häufig mit einem erhöhten Blutdruck.

3 Mineralstoffe – gesunde Salze

Wie sich die Aufnahme von Kochsalz senken lässt
Wer Probleme mit erhöhtem Blutdruck hat, sollte auf jeden Fall dem Konsum von Kochsalz mehr Aufmerksamkeit schenken. Folgende Maßnahmen können helfen, die Aufnahme zu senken:
- Reichlich frisches Obst und Gemüse. Diese Lebensmittel enthalten praktisch kein Kochsalz.
- Weniger salzhaltige Lebensmittel wie zum Beispiel Wurstwaren oder Käse.
- Den Salzstreuer zwar nicht aus der Küche verbannen, aber sparsam salzen.
- Reichlich Kräuter und auch Gewürze verwenden – das spart Salz.
- Bei Mineralwasser auf den Natriumgehalt achten.

Diätstufen bei kochsalzarmer Kost
- Streng kochsalzarm: < 1 g pro Tag
- Kochsalzarm: < 3 g pro Tag
- Mäßig kochsalzarm: < 6 g pro Tag

TAB. 1: LEBENSMITTEL MIT HOHEM KOCHSALZGEHALT

LEBENSMITTEL	KOCHSALZGEHALT
Bierschinken	1,9 g pro 100g
Mettwurst	2,7 g pro 100g
Cervelatwurst	3,2 g pro 100 g
Brathering	1,4 g pro 100 g
Matjeshering	6,3 g pro 100 g
Brie (50 % Fett i. Tr.)	2,9 g pro 100 g
Roquefort	4,5 g pro 100 g
Roggenbrot	1,4 g pro 100 g
Laugenbrezeln	2,0 g pro 100 g
Corn-flakes	2,3 g pro 100 g
Tomatenketchup	3,3 g pro 100 g
Salzgurken	2,4 g pro 100 g

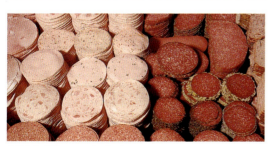

Bild 1: Wurstaufschnitt

Kalium (K)
Kalium ist besonders reichlich in Obst, Gemüse, Fleisch, Fisch und Kartoffeln enthalten.

Funktion
Kalium ist als Ion (K^+) hauptsächlich innerhalb der Zellen zu finden (intrazellulär). Es hält dort den osmotischen Druck stabil und ist für die Erregbarkeit der Zellen verantwortlich. Auch werden zahlreiche Enzymsysteme durch Kalium aktiviert.

Mangelerscheinungen
Der Tagesbedarf liegt bei ca. 2 g und wird bei gemischter Kost ausreichend gedeckt.
Mangelzustände treten selten auf. Es kommt zu allgemeinen Schwächezuständen, Muskelschwäche und Störungen der Herztätigkeit.

InfoPlus

Beim Schwitzen – zum Beispiel durch starke körperliche Belastung oder bei starker Hitze – verliert der Körper viel Flüssigkeit. Gleichzeitig gehen große Mengen an Mineralstoffen verloren – hauptsächlich Natrium, Kalium und Chlorid. Bei Wasserverlusten von mehr als 2 % des Körpergewichtes kann es zu Schwindelgefühlen, Durchblutungsstörungen, Erbrechen und Muskelkrämpfen kommen.
Mit mineralstoffhaltigen Getränken oder auch Salztabletten lassen sich solche Verluste ausgleichen und die beschriebenen Störungen verhindern. Aber selbst wenn es bereits zu Beschwerden gekommen ist, verschwinden die Symptome meist sehr rasch, wenn die Mineralstoffe wieder zugeführt werden.

TAB. 2: ZUSAMMENSETZUNG VON SCHWEISS

MINERALSTOFF	KONZENTRATION
Natrium	1200 mg / l
Kalium	300 mg / l
Chlorid	1000 mg / l
Calcium	70 mg / l
Magnesium	10 mg / l

Calcium (Ca)

Gute Quellen für alle Altersgruppen sind Milch und Milchprodukte. Auch Gemüse wie Brokkoli und Grünkohl können zur Bedarfsdeckung beitragen sowie Mineralwässer mit einem Gehalt von mehr als 150 mg pro Liter.

Funktion
Calcium steht unter den Mineralstoffen des menschlichen Organismus mengenmäßig an der Spitze. Fast überall im Körper dient es als Baustein der Stütz- und Gerüstsubstanzen. Der Hauptanteil (ca. 99 %) des gesamten Calciums befindet sich in den Knochen. Der Rest verteilt sich auf die weichen Gewebe, das Blut und die übrigen Körperflüssigkeiten.

Weitere Aufgaben:
- Mitwirkung an der Blutgerinnung,
- wichtig für die Durchlässigkeit der Zellwände und damit für den Stofftransport,
- Einfluss auf die Erregbarkeit der Muskeln,
- beteiligt an der Reizleitung in den Nerven.

Der Calciumstoffwechsel
Vitamin D fördert die Ca-Resorption. Aus dem Blut wird Ca^{2+} in die Knochen transportiert, dort gelagert oder über die Niere ausgeschieden. Ist zu wenig Ca^{2+} im Blut vorhanden, wird der Ca-Speicher „Knochen" angezapft und weniger Ca^{2+} über die Niere ausgeschieden. Gesteuert werden diese Vorgänge von zwei Hormonen. Parathormon setzt Calcium aus den Knochen frei – Calcitonin fördert seinen Einbau.

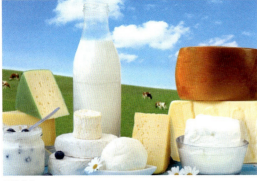

Bild 1:
Milch und Joghurt für genügend Calcium

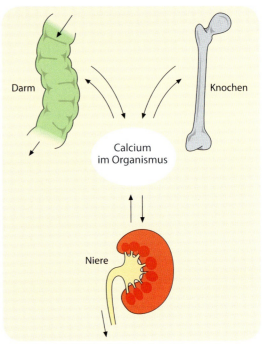

Bild 2: *Calciumstoffwechsel im Organismus*

Mangelerscheinungen
Solange ein Organismus noch wächst, also verstärkt Knochensubstanz aufbauen muss, ist der Bedarf sehr hoch. Die meisten Nahrungsmittel sind calciumarm. Bei einseitiger Kost kann daher relativ rasch ein Mangel (Hypocalcämie) eintreten. In fast allen Altersgruppen ist die Versorgung kritisch, vor allem bei Heranwachsenden – in erster Linie wegen des niedrigen Milchverbrauchs.

Erste Symptome einer Unterversorgung sind Muskelkrämpfe. Dauert der Mangel länger an, führt dies in schweren Fällen bei Kindern zu Rachitis. Bei einem Minus an Calcium wird weniger Knochenmasse aufgebaut, als bei ausreichendem Angebot. Die Folge: Ein erhöhtes Risiko für Osteoporose (s. S. 441).

TAB. 1: MINERALSTOFFZUSAMMENSETZUNG DES KNOCHENS	
ANIONEN	**KATIONEN**
36,7 % Ca^{2+}	50 % $(PO_4)^{3-}$
0,6 % Mg^{2+}	7,6 % $(CO_3)^{2-}$
0,8 % Na^+	0,04 % Cl^-
0,15 % K^+	0,05 % F^-

3 Mineralstoffe – gesunde Salze

Vitamin D – die Schlüsselsubstanz

Als Ursache für einen Mangel an Calcium kommt allerdings auch eine zu geringe Zufuhr an Vitamin D in Frage. Das Calcium wird dann - selbst bei reichlichem Angebot - nicht oder nur ungenügend verwertet.

TAB. 1: EMPFEHLUNGEN FÜR DIE ZUFUHR AN VITAMIN D BEI FEHLENDER EIGENSYNTHESE

ALTER	EMPFOHLENE ZUFUHR
bis 4 Monate	10 μg pro Tag
4 – 12 Monate	10 μg pro Tag
1 – 15 Jahre	20 μg pro Tag
15 – 65 Jahre	20 μg pro Tag
< 65 Jahre	20 μg pro Tag

TAB. 2: EMPFEHLUNGEN DER DGE FÜR DIE CALCIUM-AUFNAHME IM VERGLEICH ZUR TATSÄCHLICHEN ZUFUHR

ALTER	EMPFOHLEN	TATSÄCHLICHE AUFNAHME	
		W	M
4 – 7 Jahre	750 mg	599 mg	656 mg
7 – 10 Jahre	900 mg	610 mg	643 mg
10 – 13 Jahre	1100 mg	645 mg	745 mg
13 – 15 Jahre	1200 mg	769 mg	890 mg
15 – 19 Jahre	1200 mg	786 mg	946 mg
19 – 25 Jahre	1000 mg	781 mg	953 mg
25 – 51 Jahre	1000 mg	799 mg	855 mg
51 – 65 Jahre	1000 mg	891 mg	938 mg
> 65 Jahre	1000 mg	814 mg	934 mg

Wer braucht eine Extra-Ration Calcium?

Vor allem Säuglinge, Kinder und Jugendliche haben einen erhöhten Bedarf an Calcium. Während dieser Phase des intensiven Wachstums wird es für den Aufbau der Knochen benötigt. Die Basis für gesunde Knochen wird während Kindheit und Jugend gelegt. Es ist wichtig, während der frühen Jahre reichlich Knochenmasse aufzubauen. Mit dem Alter geht langsam, aber stetig Substanz verloren. Je mehr Knochenmasse angelegt wurde, desto besser kann der Körper diesen natürlichen Schwund verkraften. Doch gerade in jungen Jahren ist die Versorgung mit Calcium dramatisch niedrig. So liegen 13- bis 15-jährige Mädchen durchschnittlich 430 Milligramm unter dem Soll.

InfoPlus

DIE SACHE MIT DER BIOVERFÜGBARKEIT

Neueste Erkenntnisse zeigen: Bei der Versorgung mit Calcium zählt nicht nur die Menge. Der Körper muss den Mineralstoff auch aus der Nahrung verwerten können. Man spricht in diesem Zusammenhang von der Bioverfügbarkeit. Je höher sie ist, desto mehr Calcium wandert aus dem entsprechenden Lebensmittel in den Körper. Bei einer niedrigen Bioverfügbarkeit ist der vom Organismus verwertbare Anteil des Calciums geringer.
Die beste Bioverfügbarkeit besitzen Milch und Milchprodukte sowie calciumreiche Mineralwässer. Aus pflanzlichen Produkten wie Obst und Gemüse wird Calcium wesentlich schlechter verwertet.

Info

▶ **OXALSÄURE ALS CALCIUMBREMSE**
Oxalsäurereiche Nahrungsmittel wie Spinat, Mangold oder Rhabarber setzen die Calcium-Aufnahme herab. Der Grund: Sie binden das Ca^{2+} zu unlöslichem Oxalat.

TAB. 3: CALCIUMGEHALTE VON MILCH U. MILCHPRODUKTEN

LEBENSMITTEL	CALCIUM (mg/100 g)	ENERGIE (kJ/100 g)
Edamer (30 % Fett i. Tr.)	800	1048
Butterkäse	694	1424
Joghurt (mager)	143	157
Harzer Käse	125	540
Milch (3,5 % Fett)	120	272
Kefir	120	270
Jogurt (3,5 % Fett)	120	293
Joghurt (1,5 % Fett)	114	208
Buttermilch	109	157
Hüttenkäse	95	428
Speisequark (mager)	92	303

Phosphor (P)

Phosphor kommt vor allem in Milch, Milchprodukten, Eiern, Getreide und Fleisch vor.

Funktion
Phosphor dient in Form von Phosphat in erster Linie als Baustoff für den Aufbau von Knochen und Zähnen.

Weitere Aufgaben:
- Bestandteil von Membranen,
- Bestandteil der Zellkernsubstanz – dem Sitz der Erbanlagen,
- im Energiestoffwechsel die Übertragung, Speicherung und Verwertung der Nahrungsenergie,
- als Puffersystem beim Aufrechterhalten des pH-Wertes.

Bedarf und Mangelerscheinungen
Der Bedarf liegt bei 1,2 bis 1,6 g pro Tag und wird bei normaler Mischkost problemlos gedeckt. Mangelzustände sind nicht bekannt.

Magnesium (Mg)

Gute Lieferanten sind zum Beispiel Vollkornprodukte, Beerenost, und grüne Gemüse.

Funktion
Magnesium aktiviert etwa 300 Enzyme, vor allem die des Energiestoffwechsels.

Weitere Aufgaben:
- Bestandteil des Knochens,
- Reguliert die Erregbarkeit von Muskeln und Nerven,
- Ist beteiligt an der Synthese von Nucleinsäuren,
- Wichtig für die Synthese von verschiedenen Proteinen.

Bedarf und Mangelerscheinungen
Der Bedarf von Erwachsenen liegt bei 300 bis 400 mg. In der letzten Zeit gibt es Hinweise darauf, dass bei manchen Bevölkerungsgruppen, vor allem Jugendlichen, die Versorgung nicht immer ausreichend ist.

InfoPlus

HYPERAKTIV DURCH PHOSPHOR?

Sie können nicht stillsitzen, nicht zuhören, sich nicht einfügen und bringen Eltern und Lehrer oftmals an den Rand der Verzweiflung. Die Rede ist von so genannten hyperaktiven Kindern. Der medizinische Name dieser Auffälligkeit: Aufmerksamkeits-Defizit-Hyper-Aktivitäts-Syndrom – kurz ADHS genannt. Etwa vier bis fünf Prozent der Kinder sind davon betroffen.

Lange Zeit wurden Phosphatzusätze in Lebensmitteln dafür verantwortlich gemacht. Zu unrecht, wie sich inzwischen herausgestellt hat. Bei den Betroffenen liegt eine Störung des Dopamin-Stoffwechsels vor. Dopamin ist ein Botenstoff und im Körper für die Reizverarbeitung von Bedeutung. Phosphat spielt in diesem Zusammenhang keine Rolle und kommt als Ursache nicht in Frage.

TAB. 1: EMPFOHLENE MAGNESIUM-ZUFUHR FÜR KINDER UND JUGENDLICHE

ALTER (JAHRE)	EMPFEHLUNG (mg/TAG)	
	M	W
4 bis 6	120	120
7 bis 9	170	170
10 bis 12	230	250
13 bis 15	310	310
15 bis 19	400	350

TAB. 2: MAGNESIUMGEHALTE EINIGER LEBENSMITTEL

LEBENSMITTEL	GEHALT (mg/100g)
Weizenvollkornbrot	60
Spinat	60
Seelachs	57
Banane	31
Rindfleisch, mager	23
Huhn	19
Kuhmilch (3,5 % Fett)	12

3.2 Spurenelemente

Die tägliche Aufnahme von Spurenelementen durch den Menschen schwankt innerhalb weiter Grenzen und ist für die einzelnen Elemente sehr verschieden. Dennoch gilt für sie alle: Der Mensch benötigt davon nur geringe Mengen und zwar weniger als 50 Milligramm pro Tag.

Eisen (Fe)

Die wichtigsten Quellen für Eisen sind Brot, Fleisch, Wurstwaren und Gemüse.

Funktion
Der menschliche Körper enthält etwa zwei bis vier Gramm Eisen. Seine Hauptaufgabe ist die Beteiligung am Aufbau von Hämoglobin. Etwa 60 Prozent sind im roten Blutfarbstoff gebunden, der im Organismus für den Transport von Sauerstoff sorgt. Hämoglobin belädt sich in der Lunge mit diesem lebensnotwendigen Gas und gibt es an den Stellen ab, wo es für biologische Oxidationen benötigt wird. Rund 15 Prozent des Körpereisens stecken im Myoglobin, dem roten Muskelfarbstoff. Es stellt eine Art Speicher für Sauerstoff im Gewebe dar, der bei plötzlich vermehrtem Bedarf angezapft werden kann.

Eisen ist außerdem Bestandteil einiger wichtiger Enzyme und spielt damit eine Schlüsselrolle bei verschiedenen physiologischen Prozessen. Dazu gehören:
• die Immunabwehr,
• die Funktion der Schilddrüse,
• die Synthese von DNA.

Mangelerscheinungen
Der Bedarf ist unterschiedlich. Hauptsächliche Einflussfaktoren sind Alter und Geschlecht. In den beiden ersten Lebensjahren und während der Pubertät ist er, bedingt durch das intensive Wachstum, sehr hoch. Die Zufuhr ist dann oft nicht ausreichend. Bei Frauen ergeben sich leicht Defizite durch die monatliche Regelblutung.

Bei einem Eisenmangel vermindert sich der Hämoglobingehalt im Blut. Dadurch kommt es zu einer schlechteren Versorgung des Körpers mit Sauerstoff. Bemerkbar wird dies nur durch allgemeinen Beschwerden:
• Rasches Ermüden
• Eingeschränkte Konzentrationsfähigkeit,
• Schwindel,
• Blasse Haut.
Schwerer Eisenmangel mit hochgradiger Blutarmut (Anämie) ist bei uns eher selten.

> **Info**
>
> Besonders gefährdet ist die Eisenversorgung junger Mädchen in der Pubertät. Bedingt durch das Wachstum haben sie einerseits einen hohen Bedarf. Andererseits erleiden sie durch die einsetzende Menstruation immer wieder Eisenverluste. Wenn dann noch unvernünftige Schlankheitsdiäten hinzukommen, rutscht die Eisenbilanz leicht ins Minus.

TAB. 1: EMPFEHLUNGEN FÜR DIE TÄGLICHE EISENZUFUHR

ALTER	EISEN (mg/TAG)	
0 – 4 Monate	0,5	
4 – 12 Monate	8	
1 – 6 Jahre	8	
7 – 9 Jahre	10	
	W	M
10 – 18 Jahre	15	12
19 – 50 Jahre	15	10
Ab 51 Jahre	10	10

TAB. 2: EISENVERSORGUNG BEI FRAUEN VERSCHIEDENER ALTERSGRUPPEN – WUNSCH UND WIRKLICHKEIT

ALTER	SOLL	IST
7 – 9 Jahre	10	9,4
10 – 12 Jahre	15	10,2
13 – 14 Jahre	15	11,7
15 – 18 Jahre	15	12,6
19 – 24 Jahre	15	12,4
25 – 50 Jahre	15	13,1

Verwertung von Eisen aus der Nahrung

Der menschliche Organismus kann nicht jedes Eisenvorkommen in der Nahrung gleich gut verwerten. In pflanzlichen Lebensmitteln ist das Spurenelement in Form anorganischer Salze enthalten, aus denen es nur zu etwa einem bis vier Prozent aufgenommen wird. Das Hämgebundene Eisen tierischer Lebensmittel hat dagegen eine Resorptionsrate von bis zu 12 Prozent. Werden pflanzliche und tierische Lebensmittel miteinander kombiniert, verdoppelt sich die Ausnutzung pflanzlichen Eisens. Verstärkt wird dieser Effekt noch durch Vitamin C. Ein Glas Orangensaft zum Müsli verbessert die Aufnahme.

Demgegenüber gibt es eine Reihe von Faktoren, die eine gute Ausnutzung hemmen:
- Schwarzer Tee, zu den Mahlzeiten getrunken, vermindert die Eisenaufnahme. Er enthält reichlich Gerbsäuren. Sie bilden mit Eisen feste Verbindungen, die ungespalten den Darm passieren.
- Phytin ist eine Substanz, die in Getreide vorkommt. Auch sie bildet mit Eisen Verbindungen, die enzymatisch nicht mehr aufzuspalten sind.
- Calcium ist ebenfalls ein Hemmfaktor. Ein Glas Milch (164 mg Calcium) zusammen mit Brot reduziert die Resorption um 40 bis 50 Prozent. Käse hat dieselbe Wirkung. Das ist problematisch, weil beide Mineralstoffe unentbehrlich für den Körper sind. Daher die Empfehlung: Calciumreiche Lebensmittel vor allem zum Frühstück und zu den Zwischenmahlzeiten verzehren und weniger zu den meist eisenreichen Hauptmahlzeiten.

Info

„Rotwein zwei Tage lang mit Eisenspänen versetzen" oder „Rostige Nägel in reife Äpfel drücken". Das sind nicht etwa Geheimrezepte aus der Hexenküche, sondern ärztliche Empfehlungen an unsere Vorfahren, wenn es galt, bleichsüchtige Mädchen oder geschwächte Wöchnerinnen wieder auf die Beine zu bringen.

InfoPlus

STOFF FÜR DIE INTELLIGENZ

Eisen kommt auch im Gehirn vor. In bestimmten Bereichen ist die Konzentration sogar sehr hoch. Das gilt vor allem für Areale im Endhirn, an die Funktionen wie Bewusstsein, Intelligenz, Gedächtnis und Wille geknüpft sind.

Die Eisenausstattung dort ist bei der Geburt noch sehr gering. Im Gehirn von Neugeborenen findet man nur etwa zehn Prozent der Konzentration, wie sie für Erwachsene normal ist. Nach zehn Lebensjahren hat sich der Gehalt bereits verfünffacht und im Alter von 25 bis 30 Jahren ist der Einbau von Eisen in die Gehirnzellen abgeschlossen.

Eine ungenügende Eisenversorgung vor allem in den ersten Lebensjahren führt zu geringeren Eisengehalten im Gehirn. Dieses Defizit kann durch spätere Eisengaben nicht mehr ausgeglichen werden. Studien an Kleinkindern und Zehnjährigen haben gezeigt, dass durch einen Mangel in frühen Jahren die allgemeine Lernfähigkeit herabgesetzt ist.

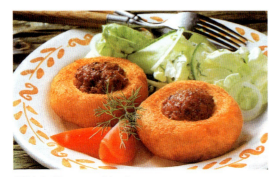

Bild 1: Hauptmahlzeit

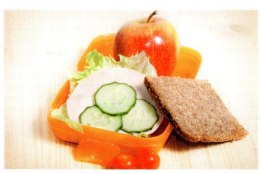

Bild 2: Zwischenmahlzeit

Jod

Deutschland war noch bis vor etwa 15 Jahren ein ausgesprochenes Jodmangelgebiet. Der Grund dafür liegt in grauer Vorzeit – genauer gesagt der letzten Eiszeit, bei der Jod weitgehend aus den Böden herausgeschwemmt wurde. Die einzige natürliche Quelle für Jod sind Seefische.

Funktion

Jod wird für eine normale Funktion der Schilddrüse gebraucht. Dieses winzige Organ ist ein Leichtgewicht mit Riesenwirkung. Es wiegt etwa 25 Gramm, hat die Form eines Schmetterlings und liegt an der Vorderseite des Halses. Seine Aufgabe: Aus Jod und Eiweißbausteinen zwei Hormone herzustellen. Sie heißen L-Thyroxin und L-Trijod-thyronin oder kurz T4 und T3. Beide sind wahre Multitalente. Sie mischen beim Energiestoffwechsel genauso mit wie bei der Regulierung von Körpertemperatur und Wasserhaushalt. Außerdem sorgen sie für eine geregelte Tätigkeit der Muskeln und des Nervensystems. Nicht zuletzt hängen die psychische und seelische Verfassung wesentlich von der Funktion der Schilddrüse ab.

Mangelerscheinung

Die benötigten Mengen sind sehr gering und bewegen sich im Mikrogramm-Bereich. Dennoch liegt die durchschnittlich pro Tag aufgenommene Menge an Jod in Deutschland noch immer 60 bis 80 Mikrogramm unter der empfohlenen Menge.

Bei einer unzureichenden Versorgung gerät das Gewebe der Schilddrüse in eine „Notsituation". Normalerweise teilen sich seine Zellen nur selten. Jetzt zwingt der Jodmangel sie, sich verstärkt zu vermehren, damit ausreichende Hormonmengen hergestellt werden können. Die Schilddrüse beginnt zu wachsen. Es entsteht ein Kropf oder Struma, so der medizinische Fachausdruck.

Jodmangel – Häufigkeit und Kosten

Die Folgen des Jodmangels verursachen jährliche Kosten von etwa einer Milliarde Euro. Rund 40 Prozent der Menschen, vor allem im Alter ab 30 Jahren, haben eine vergrößerte Schilddrüse. Etwa 90.000 Bundesbürger müssen pro Jahr an der Schilddrüse operiert werden und danach oft lebenslang Medikamente einnehmen.

TAB. 1: EMPFOHLENE ZUFUHR FÜR JOD

ALTER	µg/TAG
0 – 3 Monate	40
4 – 11 Monate	80
1 – 3 Jahre	100
4 – 6 Jahre	120
7 – 9 Jahre	140
10 – 12 Jahre	180
13 – 50 Jahre	200
Ab 51 Jahre	180
Schwangere	230
Stillende	260

TAB. 2: GESUNDHEITLICHE RISIKEN EINES JODMANGELS

LEBENSPHASE	RISIKEN
Schwangerschaft	• Mißbildungen • Fehlgeburten • Totgeburten
Neugeborene	• Kropf • Störung der Gehirnreifung • Störung des Wachstums • Hördefekte • Gestörte Knochenreifung
Pubertät	• Kropf • Lernschwierigkeiten • Arteriosklerose • Gewebeveränderungen der Schilddrüse
Erwachsene	• Kropf • Unterfunktion der Schilddrüse • Überfunktion der Schilddrüse

Den Jodhunger stillen

Vier bis fünf Fischmahlzeiten pro Woche wären nötig, um den Jodbedarf sicher zu decken - selbst für ausgesprochene Liebhaber von Fisch ein bisschen viel. Auch Milch kann als Jodquelle dienen, aber nur, wenn die Kühe jodhaltiges Futter erhalten. Bei den heutigen Essgewohnheiten liefern Milch und Milchprodukte etwa 20 Mikrogramm Jod pro Tag.

Weil der natürliche Jodgehalt unserer Nahrung so gering ist, wird heute zunehmend bei der Verarbeitung Jodsalz eingesetzt. Dazu gehören vor allem:

- Brot: Der durchschnittliche Verzehr von Brot liegt bei täglich etwa 220 g. Mit jodiertem Speisesalz zubereitet könnte diese Menge rund 60 Mikrogramm Jod liefern.
- Fleisch- und Wurstwaren: Bei einem täglichen Verzehr von 80 bis 100 Gramm könnten diese Produkte die Jodbilanz mit 20 bis 50 Mikrogramm aufbessern.
- Auch bei Käse, Suppen und anderen Produkten wird heute Jodsalz verwendet.

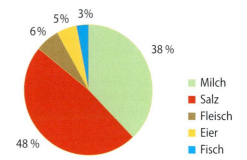

Bild 2: Beiträge der verschiedenen Lebensmittelgruppen zur Jodversorgung von 6–12-jährigen Kindern; Ergebnisse der Donald-Studie

Die Situation in Deutschland

Jodsalz hat sich bei den Bundesbürgern durchgesetzt – rund 80 Prozent aller Haushalte verwenden es. Die Konsequenzen sind erfreulich. Die Jodaufnahme Jugendlicher und Erwachsener liegt bei durchschnittlich 120 Mikrogramm pro Tag und hat sich damit innerhalb der letzten zehn Jahre um rund 50 Mikrogramm gesteigert.

Jugendliche haben bereits von Jodsalz profitiert. Bei 11- bis 17-jährigen ist die Häufigkeit vergrößerter Schilddrüsen von 42 auf 23 und in den Altersgruppen darunter von 20 auf fünf Prozent gesunken.

Würde in allen Speisen Jodsalz eingesetzt, wären alle Bundesbürger ausreichend versorgt. Allerdings gilt das nicht für Schwangere und Stillende. Die Gründe: Der mütterliche Organismus benötigt mehr Jod und die Schilddrüse des Ungeborenen fängt bereits ab der 12. Schwangerschaftswoche an zu arbeiten. Schwangere und Stillende sollten in Absprache mit dem Arzt Jodtabletten nehmen.

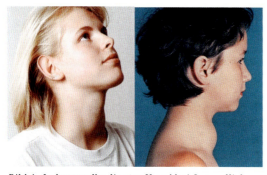

Bild 1: Jodmangelbedingter Kropf bei Jugendlichen

TAB. 1: JODGEHALT IN LEBENSMITTELN

LEBENSMITTEL	GEHALT IN 100 g ESSBAREM ANTEIL
Schellfisch	243,0 µg
Seelachs	200,0 µg
Kabeljau	170,0 µg
Rotbarsch	99,0 µg
Hering	40,0 µg
Spinat	12,0 µg
Tee (schwarz)	10,7 µg
Roggenbrot	8.5 µg
Rindfleisch	6,8 µg

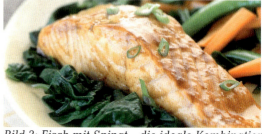

Bild 3: Fisch mit Spinat – die ideale Kombination

3 Mineralstoffe – gesunde Salze

TAB.1: SPURENELEMENTE IM ÜBERBLICK

NAME	TAGESBEDARF [1]	VORKOMMEN	AUFGABE IM KÖRPER
Eisen	12 – 15 mg	• Fleisch, Geflügel • Wurstwaren • Brot, Gemüse	• Bestandteil von Hämoglobin • Bestandteil von Myoglobin • Bestandteil von Enzymen
Jod	180 – 200 µg	• Seefisch, Meeresfrüchte • Jodiertes Speisesalz • Mit jodiertem Speisesalz hergestellte Lebensmittel	• Baustein der Schilddrüsenhormone T3 und T4
Fluor	2,9 – 3,8 mg	• Seefisch • Schwarzer Tee • Fluorid-Speisesalz	• Härtung des Zahnschmelzes • Fördert wahrscheinlich den Einbau von Mineralstoffen in Zähne und Knochen
Zink	7,0 – 10 mg	• Fleisch, Geflügel • Milch, Milchprodukte • Eier	• Bestandteil von Enzymen • Bestandteil von Hormonen (Insulin)
Selen	60 – 70 µg	• Fleisch, Fisch • Eier • Linsen, Spargel	• Bestandteil von Enzymen • Antioxidanz
Kupfer	1,0 – 1,5 mg	• Innereien • Fisch, Schalentiere • Kakao, Schokolade • Tee, Kaffee	• Beteiligt am Eisenstoffwechsel • Bestandteil von Enzymen
Mangan	2,0 – 5,0 mg	• Schwarzer Tee • Lauch, Spinat, Kopfsalat • Haferflocken	• Bestandteil von Enzymen • Beteiligt an der Knochenbildung
Chrom	30 – 100 µg	• Fleisch, Leber • Eier • Haferflocken	• Beteiligt am Stoffwechsel der Kohlenhydrate
Molybdän	50 – 100 µg	• Hülsenfrüchte • Getreide	• Bestandteil von Enzymen • In der Diskussion ist auch eine Karies hemmende Wirkung
Nickel	25 – 30 µg (geschätzt)	• Getreide • Gemüse	• Noch nicht genau geklärt – Nickel kommt in hohen Konzentrationen in Nucleinsäuren vor

[1]*Empfohlene Zufuhr für Jugendliche*

Vitamine und Mineralstoffe

TAB. 1: MENGENELEMENTE AUF EINEN BLICK

NAME	TAGESBEDARF [1]	VORKOMMEN	AUFGABEN IM KÖRPER
Natrium	550 mg	Kochsalz, Gesalzene Lebensmittel wie Käse und Wurst	• Aufrechterhalten des osmotischen Drucks in den Körperflüssigkeiten • Aktivieren der Amylase
Chlor	830 mg	Kochsalz, Gesalzene Lebensmittel	• Bildung von Salzsäure im Magen – wichtig für die Verdauung von Proteinen
Kalium	2 g	Obst, Gemüse, Kartoffeln, Fleisch, Fisch	• Aufrechterhalten des osmotischen Drucks in den Zellen • Aktivierung von Enzymen
Calcium	1,2 g	Milch, Milchprodukte, Gemüse, Mineralwässer mit einem Gehalt von mehr als 150 mg pro Liter	• Aufbau von Knochen und Zähnen • Beteiligt an der Blutgerinnung • Einfluss auf die Erregbarkeit der Muskeln • Einfluss auf die Reizleitung in Nerven • Durchlässigkeit der Zellwände
Phosphor	1,25 g	Milch, Milchprodukte, Eier, Getreide, Fleisch	• Aufbau von Knochen und Zähnen • Bestandteil von Zellmembranen • Bestandteil der Zellkerne • Energiestoffwechsel • Als Puffersystem – Aufrechterhalten des pH-Wertes
Magnesium	0,23 – 0,3 g	Grüne Gemüse, Vollkornprodukte, Beerenobst	• Bestandteil des Knochens • Einfluss auf die Erregbarkeit von Muskeln und Nerven • Synthese von Nucleinsäuren • Synthese von Proteinen
Schwefel	–	Milch, Milchprodukte, Eier, Fleisch, Hülsenfrüchte, Nüsse	• Bestandteil von Aminosäuren • Beteiligt am Aufbau von Binde- und Stützgewebe

[1] *Empfohlene Zufuhr für Jugendliche*

Und jetzt Sie!!!

1. Stellen Sie – ohne Berechnung – einen salzarmen Tageskostplan zusammen.

2. Wie gut ist die durchschnittliche Versorgung in Deutschland mit • Natrium • Kalium • Calcium • Magnesium • Eisen • Jod?

3. Nennen Sie Nahrungsmittel, die die Bedarfsdeckung an eher „kritischen" Mineralstoffen verbessern können.

4. Erstellen Sie den Speiseplan für ein Abendessen, das ohne Milch und Milchprodukte 1/3 des Tagesbedarfs an Calcium deckt.

5. **Leistungssportler trainieren für die Olympiade im Hochgebirge. Sie sollen dadurch mehr rote Blutkörperchen und damit mehr Hämoglobin bilden.** Erläutern Sie, welchen Vorteil ein erhöhter Anteil an roten Blutkörperchen im Blut den Sportlern bringt und wie sich dieses Training auf den Eisenbedarf auswirkt.

4 Bioaktive Stoffe

„Eure Nahrungsmittel sollen Eure Heilmittel und Eure Heilmittel Eure Nahrungsmittel sein." Hippokrates, der berühmte Arzt im antiken Griechenland, legte vor mehr als 2000 Jahren seinen Patienten diesen Leitsatz ans Herz. Wie andere Heilkundige der damaligen Zeit war er fest davon überzeugt, dass Nahrung mehr sei als Nachschub von Stoffen für den Routinebetrieb des Körpers. Er vermutete in vielen Lebensmitteln Substanzen, die bei der Abwehr von Krankheiten helfen können. Die von ihm propagierte „Nahrungsheilkunde" spielte früher eine große Rolle. Mit dem Aufkommen der modernen Medizin verlor sie aber zunehmend an Bedeutung und landete für lange Zeit im wissenschaftlichen Abseits.

Alte Weisheiten neu entdeckt

Inzwischen jedoch sind Hippokrates und seine Kollegen voll und ganz rehabilitiert, denn seit einigen Jahren ist die heilende Wirkung der Nahrung weltweit Gegenstand intensiver Forschungen. Was früher allein die Erfahrung lehrte, ist nun in vielen Punkten wissenschaftlich belegt. Ausgelöst wurde das Interesse an dieser Thematik durch eine Vielzahl von Studien. Sie alle zeigten, dass es Zusammenhänge zwischen den Ernährungsgewohnheiten und der Häufigkeit bestimmter Erkrankungen gibt, die sich nicht allein mit der Nährstoffzufuhr erklären lassen.

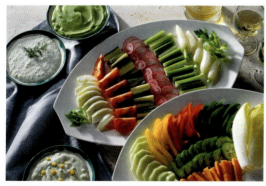

Bild 1: Obst und Gemüse – reich an bioaktiven Stoffen

Die grüne Apotheke

Pflanzliche Lebensmittel enthalten geringe Mengen so genannter sekundärer Pflanzenstoffe (SPS) – Substanzen, die sich hinter so fremdartigen Namen wie Polyphenole, Phytoöstrogene oder Glucosinolate verbergen. Die Pflanzen produzieren sie als Schutz gegen Schädlinge und Krankheiten, als Wachstumsregulatoren und als Farbstoffe.

Mehr als 60.000 verschiedene dieser Stoffe kommen in der Nahrung vor. Mit einer gemischten Kost werden täglich schätzungsweise 1,5 Gramm SPS aufgenommen. Vegetarier kommen leicht auf das Doppelte. Chemisch gesehen handelt es sich dabei um eine bunte Vielfalt unterschiedlichster Verbindungen.

TAB. 1: SEKUNDÄRE PFLANZENSTOFFE – VORKOMMEN

NAME	VORKOMMEN
Carotinoide	Tomate, Paprika, Möhre, Kürbis, Spinat, Aprikose
Glucosinolate	Kohl, Kresse, Meerrettich
Polyphenole	Apfel, Beerenobst, Quitte, Rotkohl, Rote Bete, Radicchio, Tomate, Fenchel
Monoterpene	Zitrusfrüchte, Kräuter
Phytoöstrogene	Getreide, Hülsenfrüchte, Leinsamen
Phytosterine	Brokkoli, Rosenkohl, Blumenkohl, Gurke, Zwiebel
Protease-Inhibitoren	Sojabohne, Mungobohne, Erbse, Erdnuss
Saponine	Kichererbse, Sojabohne, Bohne, Linse
Sulfide	Knoblauch, Zwiebel

Bedeutung der SPS für die Gesundheit

Sekundäre Pflanzenstoffe wirken im Körper wie eine Art natürliche Medizin. Im Vergleich zu Arzneimitteln ist ihre Wirkung aber nur schwach. Ihre Bedeutung liegt vor allem darin, gesundheitlichen Störungen vorzubeugen. Eine regelmäßige Zufuhr über die Nahrung hat solche positiven Effekte ohne unerwünschte Nebenwirkungen.

Beispiele für bekannte sekundäre Pflanzenstoffe

Carotinoide
Sie sind in Pflanzen weit verbreitete rote, gelbe oder orangerote Farbstoffe. Die bekanntesten Vertreter sind Beta-Carotin und Lykopin. Beide Stoffe wirken im Organismus als Antioxidantien, schützen ihn also vor den Angriffen freier Radikale.

Glucosinolate
Sie machen den typischen Geschmack von Senf, Meerrettich und Kohl aus. Biologisch aktiv sind nicht die Verbindungen selbst, sondern ihre Abbauprodukte. Diese entstehen, wenn das pflanzliche Gewebe zerstört wird - also beim Schneiden und Zerkleinern – durch die Einwirkung von Enzymen. Ihnen wird eine krebshemmende Wirkung zugeschrieben.

Polyphenole
Kräftige Farben signalisieren, dass Pflanzen diese Stoffgruppe enthalten. Die Palette reicht von Gelb und Rot über Blau bis hin zu Violett. Sie wirken wie die Carotinoide als Antioxidantien. Besonders gut untersucht ist die Wirkung des Quercetin. Es kommt besonders reichlich in Zwiebeln und Grünkohl vor und hemmt die Bildung der als Krebs erregend geltenden Nitrosamine (s. S.303) im Magen.

Phytoöstrogene
Diese Stoffe wirken ähnlich wie die vom Körper produzierten weiblichen Hormone (Östrogene) – nur sehr viel schwächer. Zahlreiche Studien weisen auf eine krebshemmende Wirkung hin.

Phytosterine
Bei ihnen handelt es sich um ähnliche Verbindungen wie das Cholesterin. Als wissenschaftlich gesichert gilt heute, dass Phytosterine die Konzentration von Cholesterin im Blut senken. Wahrscheinlich hemmen sie dessen Aufnahme im Darm.

Saponine
Typisch für diese Substanzen ist ein bitterer Geschmack. Studienergebnisse weisen darauf hin, dass sie gegen Dickdarmkrebs schützen. Darüber hinaus haben sie auch eine positive Wirkung auf den Cholesterinspiegel und besitzen wahrscheinlich auch eine antimikrobielle und entzündungshemmende Wirkung.

Sulfide
Schwefelhaltige organische Verbindungen sind typische Bestandteile des Knoblauchs und in Sachen biologische Aktivität wahre Multitalente. Wohl deshalb ist die Knolle schon seit Jahrtausenden ein bewährtes Mittel in der Volksmedizin. Im legendären Papyrus Ebers (1550 v. Chr.), einer altägyptischen Sammlung von 800 Heilrezepturen, stehen allein 22 Rezepte mit Knoblauch. Das häufigste Sulfid ist Allicin. Sulfide wirken als Antioxidantien. Außerdem sollen sie krebshemmend wirken, die Blutgerinnung fördern und das Immunsystem beeinflussen. Darüber hinaus regen sie den Speichelfluss sowie die Bildung von Magensaft an und fördern so die Verdauung.

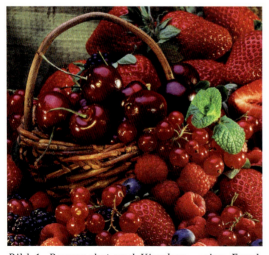

Bild 1: Beerenobst und Kirschen – eine Fundgrube für Polyphenole

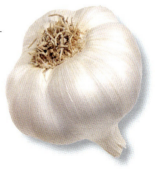

Bild 2: Knoblauch – die Wunderknolle

4 Bioaktive Stoffe

Knoblauch an der Spitze

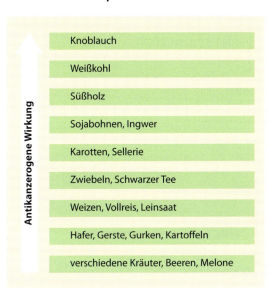

Bid 1: Krebshemmende Wirkung von Lebensmitteln

SO BLEIBEN SPS BIOAKTIV

- Eine ganze Reihe sekundärer Pflanzenstoffe ist hitzeempfindlich. Am besten bleiben sie erhalten, wenn Obst und Gemüse als Rohkost auf den Tisch kommen.

- Oftmals befinden sich sekundäre Pflanzenstoffe in den äußersten Randschichten. Damit sie nicht im Küchenabfall landen, sollte man möglichst nicht schälen, sondern stattdessen gründlich waschen.

TAB. 1: VERMUTETE WIRKUNGEN BEI OBST UND GEMÜSE

Es gibt Hinweise auf folgende Wirkungen bioaktiver Stoffe in folgenden Produkten:	Krebsvorbeugend	Abtöten von Viren, Bakterien, Pilzen (antimikrobiell)	Antioxidativ	Verbesserung der Fließeigenschaften des Blutes	Immunstimulierend	Entzündungshemmend	Blutdruckregulierend	Cholesterinsenkend	Blutzuckerregulierend
OBST									
Apfel	✗	✗	✗	✗	✗	✗	✗	✗	✗
Brombeere	✗	✗	✗	✗	✗	✗	✗	✗	
Erdbeere	✗	✗	✗		✗	✗	✗	✗	
Heidelbeere	✗	✗	✗	✗	✗	✗	✗	✗	
Himbeere	✗	✗	✗		✗	✗	✗	✗	
Johannisbeere rot	✗				✗		✗	✗	
Johannisb. schwarz	✗	✗	✗	✗	✗	✗	✗	✗	
Kirschen	✗		✗			✗			
Pflaumen	✗		✗			✗			
Quitten	✗		✗			✗			
GEMÜSE									
Blumenkohl	✗	✗	✗	✗	✗	✗	✗	✗	✗
Bohnen, grüne	✗	✗	✗		✗			✗	
Brokkoli	✗	✗	✗		✗			✗	✗
Chicorée	✗		✗		✗				
Endiviensalat	✗		✗		✗				
Feldsalat	✗		✗		✗				
Grünkohl	✗		✗		✗		✗	✗	
Knoblauch	✗	✗	✗	✗	✗	✗	✗	✗	
Kohlrabi	✗	✗	✗	✗	✗	✗	✗	✗	✗
Linsen	✗	✗			✗			✗	✗
Möhre	✗	✗	✗	✗	✗	✗	✗	✗	
Porree	✗		✗		✗		✗	✗	
Rettich	✗	✗						✗	
Rosenkohl	✗	✗	✗	✗	✗	✗	✗	✗	✗
Rotkohl	✗	✗	✗	✗	✗	✗	✗	✗	✗
Sellerie	✗	(✗)	(✗)	(✗)	✗	✗	(✗)	✗	✗
Spinat	✗	✗			✗			✗	✗
Tomate	✗	✗	✗	✗	✗	✗		✗	
Weißkohl	✗	✗	✗	✗	✗	✗	✗	✗	✗
Wirsing	✗	✗	✗	✗	✗	✗	✗	✗	✗
Zwiebel	✗	✗	✗	✗	✗	✗	✗	(✗)	✗

5 Gemüse

Gemüse ist im Unterschied zu Obst meist herzhafter im Geschmack und kräftiger im Aroma. Die Gewebestrukturen sind weniger zart, da Gemüse reicher an Ballaststoffen ist. In einer ausgewogenen Ernährung dient es gemeinsam mit Obst als Hauptlieferant von Vitaminen und Mineralstoffen.

5.1 Gemüsearten

Gemüse ist die allgemeine Bezeichnung für Pflanzen und Pflanzenteile, die roh oder gegart verzehrt werden können. Je nach botanischer Besonderheit und Herkunft unterscheidet man verschiedene Gruppen.

5.1.1 Fruchtgemüse
Hierzu zählen unreife Hülsenfrüchte und ausgereifte Früchte, wie Tomaten, Gurken und Paprika.

Bohnen
Je nach Anbau unterscheidet man drei Arten:
Buschbohnen wachsen wie winzige „Büsche" auf kurzen Stielen. Es gibt grünfarbige (grüne Bohnen) und gelbfarbige (Wachsbohnen) Sorten.
Stangenbohnen mit ihren langen dünnen Stängeln werden an Stangen gezogen. Ihre Hülsen sind meist breit und flach und eignen sich daher besonders gut zum Schnibbeln.
Ackerbohnen werden auch Dicke Bohnen, Große Bohnen oder Puffbohnen genannt. In einer festen behaarten Hülse sind zarte grüne Kerne eingeschlossen.
Sie werden jung und grün verzehrt; die Hülse ist ungenießbar.

> **Info**
>
> ▶ **BUSCHBOHNEN GIBT ES IN DREI VARIATIONEN**
> - Prinzessbohnen sind die zarten, frühreifen Früchte. Sie werden unzerteilt als feines Gemüse zubereitet.
> - Delikatessbohnen sind die etwas größeren, aber noch zarten Bohnen.
> - Brechbohnen sind gelbe oder grüne Buschbohnen, die so groß und fleischig sind, dass sie in mundgerechte Stücke gebrochen werden können.
>
> ▶ **KEIMLINGE – EINE BOHNENBESONDERHEIT**
> Von der Sojabohne und der grünen Mungobohne gibt es auch Keimlinge zu kaufen. Sie können als Salat oder als Gemüse zubereitet werden. Die Keimlinge sind besonders reich an Eiweiß und Vitamin C.

Erbsen
Erbsen werden entweder enthülst oder mit der Schote gegessen. Als frisches Gemüse schmecken sie nur im Stadium der Vorreife.
- Markerbsen haben ein runzeliges Aussehen. Sie sind sehr zart und leicht süßlich im Geschmack, da ihre Kohlenhydrate zum Teil als Zucker vorliegen.
- Palerbsen sind glatt und kugelig. Sie haben einen hohen Stärkegehalt und schmecken daher leicht mehlig.
- Zuckererbsen sind sehr klein, besonders zart und können mit Schote gegessen werden. Wegen ihres hohen Zuckergehaltes haben sie einen süßlichen Geschmack.

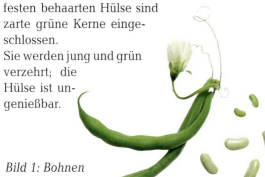

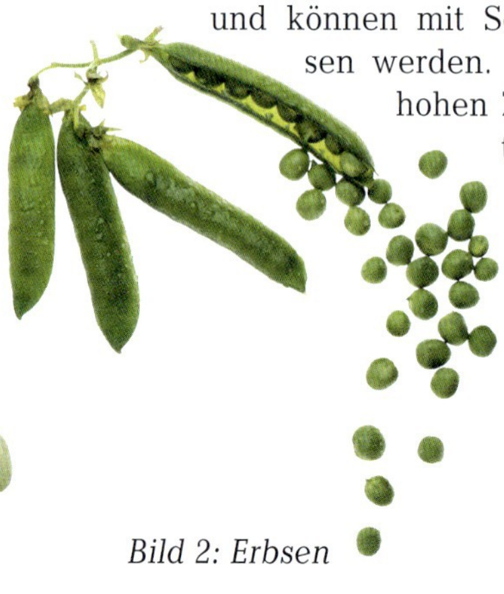

Bild 1: Bohnen

Bild 2: Erbsen

Tomaten

Dieses energiearme Gemüse ist besonders reich an Vitaminen und β-Carotin. Tomaten sind bei uns das ganze Jahr über im Angebot. Sie sind druckempfindlich und faulen leicht, wenn ihre Schale verletzt wurde.

Die Hauptsorten:
- Runde Tomaten sind am vielseitigsten verwendbar und hauptsächlich auf dem Markt vertreten.
- Fleischtomaten haben ein stärker ausgebildetes Fruchtfleisch, aber weniger Saft.
- Längliche Tomaten werden bei uns weniger angeboten und sind vor allem auf den Märkten der Mittelmeerländer zu finden.
- Kirschtomaten sind wegen ihres intensiven Aromas sehr beliebt und besonders gut für Salate und Rohkost geeignet.

Gurken

Gurken gehören zu den energieärmsten Gemüsen überhaupt und sind das ganze Jahr über erhältlich. Die Hauptsorten:
- Salatgurken müssen Mindestgewichte haben: Freilandgurken mindestens 180 g, Treibhausgurken mindestens 250 g.
- Einlegegurken sind meist Freilandgemüse und kommen vom Spätsommer bis zum Herbst auf den Markt.

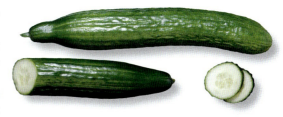

WENN TOMATEN WEICH GEWORDEN SIND

Nicht wegwerfen! Das Weichwerden ist kein Zeichen der Verdorbenheit, sondern ist auf einen teilweisen enzymatischen Abbau von Gerüstsubstanzen zurückzuführen. Man kann die Tomaten durchaus noch für Suppen und Saucen verwenden.

TIPP ZUM ZUBEREITEN

Salz entzieht der stark wasserhaltigen Gurke Flüssigkeit und gleichzeitig wasserlösliche Vitamine und Mineralstoffe. Um Verluste zu vermeiden, sollten Gurken erst kurz vor der Verwendung gesalzen werden.

Paprika

Paprika wird fast überall in Europa angebaut und ist das ganze Jahr über frisch zu haben. Ideale Früchte haben eine feste, glatte und glänzende Haut. Die Farbe lässt auf den Reifegrad schließen.
- Grüne Paprika sind Schoten, die gerade erst die Reife erreicht haben, und besonders mild schmecken.
- Rote Paprika sind Früchte im vorgerückten Stadium der Reife und schmecken leicht süßlich.
- Gelbe Paprika sind bei manchen Pflanzenarten ein Zwischenstadium der frühen und späten Reife.

Zucchini

Sie stammen aus Mittelamerika, haben sich auch bei uns eingebürgert. Sie werden klein gepflückt und sind dann am schmackhaftesten. Zucchini können vielfältig zubereitet werden: Als Salat, gebraten, gedünstet oder geschmort.

Auberginen

Sie stammen aus Hinterindien und werden heute in allen Mittelmeerländern angebaut. Auberginen schmecken roh nicht, sie müssen gekocht, geschmort oder ausgebacken werden. Wegen des milden Geschmacks passen sie zu vielen anderen Gemüsearten.

5.1.2 Wurzelgemüse

Diese Gemüse gehören alle zur traditionellen deutschen Küche.

Mohrrüben
Sie sind das Gemüse mit dem höchsten Gehalt an β-Carotin. Wegen des hohen Fructose-Gehaltes ist ihr Geschmack leicht süßlich.
Die Hauptsorten:
- Möhren heißen die länglichen, walzenförmigen Wurzeln.
- Karotten sind rundlich und werden fast ausschließlich zu Konserven verarbeitet.

Beim Zubereiten sollte man stets etwas Fett zusetzen, damit der Körper das wertvolle Provitamin A besser ausnutzen kann.

Sellerie
Es werden zwei Arten angeboten:
- Knollensellerie ist eine fleischige Wurzel. Ihr Gehalt an ätherischen Ölen und Invertzucker bewirkt einen würzigen Geruch und leicht süßlichen Geschmack. Sie wird als Gemüse und in Suppengrün verwendet.
- Staudensellerie hat Stängel, die reichlich ätherische Öle enthalten und sehr würzig schmecken. Er eignet sich für Salate und die warme Küche oder kann mit pikanten Dips roh aus der Hand geknabbert werden.

> **Info**
> ▶ **WAS SIND ÄTHERISCHE ÖLE?**
> Diese Substanzen kommen als Aroma- und Geschmacksstoffe in Pflanzen vor und sind chemisch sehr kompliziert aufgebaut.

5.1.3 Blattgemüse

Viele dieser Gemüse eignen sich als Rohkost.

Salat
Der hohe Wassergehalt macht dieses Gemüse zu erfrischenden, appetitanregenden und dazu noch energiearmen Nahrungsmitteln.

Die Hauptsorten:
- Kopfsalat ist des Bundesdeutschen liebste Sorte. Pro Jahr werden bei uns ca. 500 Millionen Köpfe verzehrt.
- Feldsalat hat Blätter, die zu einer Rosette verwachsen sind. Er ist würzig im Geschmack und hat einen hohen Eisengehalt.
- Eisbergsalat enthält besonders viel Wasser. Er ist daher sehr knackig.
- Endiviensalat hat einen leichten Bittergeschmack.
- Radicchio hat rot-weiß geäderte Köpfe mit leicht bitterem Geschmack.
- Eichblattsalat mit seinen grünen, bräunlich umrandeten Blättern hat einen kräftigen, leicht bitteren Geschmack.

Spinat
Spinat gibt es zu jeder Jahreszeit. Im Frühjahr und Herbst sind seine Blätter zart und fein. Winterspinat ist vergleichsweise grob. Junger Spinat ist leicht verdaulich und wegen seines hohen Eisengehaltes sehr wertvoll.

Chicorée
Dieses Wintergemüse hat länglich-ovale Blattköpfe von zartgelber Farbe. Chicorée kann roh als Salat oder gedünstet als Gemüse zubereitet werden.

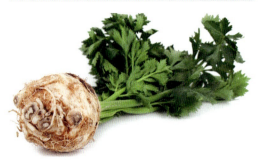

Bild 1: Knollensellerie

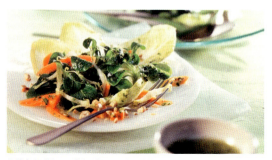

Bild 2: Verschiedene Salate

5.1.4 Kohlgemüse

Kohlgemüse ist preiswert und gut lagerfähig.

Weißkohl
Er ist die bei die uns am meisten angebaute Kohlart. Die Köpfe müssen fest und geschlossen sein. Weißkohl wird als Rohkost oder gekocht bzw. gedünstet zubereitet.

> **Info**
>
> ▶ **SPITZKOHL: EXQUISITER WEISSKOHL**
> Diese edlere Sorte mit spitz zulaufendem Kopf ist zarter, schmeckt feiner und riecht weniger stark „nach Kohl".

Wirsing
Seine Köpfe sind weniger fest als Weiß- und Rotkohl. Er hat einen kräftigen Geschmack und eignet sich nicht zum Rohverzehr.

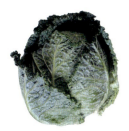 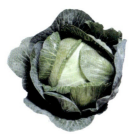

Bild 1: Wirsing und Weißkohl

Rotkohl
Er hat wie Weißkohl feste, runde Köpfe und wird in gleicher Weise verarbeitet.

Grünkohl
Das typische Wintergemüse kommt ab Spätherbst auf den Markt. Am bekömmlichsten ist Grünkohl, wenn er bereits Frostnächte mitgemacht hat. Das frische Gemüse hat kräftig grüne Blätter, die gegart verzehrt werden.

Rosenkohl
Er kommt im Spätherbst und in den Wintermonaten auf den Markt. Die kleinen Röschen können nicht lange gelagert werden. Rosenkohl wird am besten gedünstet.

Blumenkohl
Wegen seines feinen Geschmacks und der guten Bekömmlichkeit ist er ein beliebtes Feingemüse. Neben großen, festen Köpfen werden kleinere angeboten, die sich für Suppen und Salate gut eignen und meist preiswerter sind. Die so genannte „Blume" muss bei frischem Blumenkohl schneeweiß sein.

Kohlrabi
Dieses oft als Knolle bezeichnete Gemüse ist eigentlich ein verdickter Stängel.
Man unterscheidet zwei Sorten:
- Weiße Kohlrabi haben ein sehr zartes Fleisch und schmecken mild-süß. Sie werden beim Lagern leicht holzig.
- Blaue Kohlrabi sind meist Freiland-Pflanzen und haben eine bläulich-violette Farbe. Sie werden weniger schnell holzig.

Brokkoli
Der nahe Verwandte des Blumenkohls hat einen feinen Geschmack. Man verzehrt nicht nur die Röschen, sondern auch die fleischigen Strünke. Brokkoli ist empfindlich gegen Druck, Wärme und Licht; er kann daher nicht lange gelagert werden.

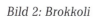

Bild 2: Brokkoli

Chinakohl
Er stammt, wie der Name schon vermuten lässt, ursprünglich aus Asien. Seine länglichen Köpfe haben zartgelbe bis dunkelgrüne Blätter. Er wird fast das ganze Jahr über angeboten. Man kann ihn sehr gut als Salat zubereiten, aber auch gedünstet verzehren. Er ist zarter und bekömmlicher als alle anderen Kohlarten. Noch ein Vorteil: Er lässt sich, in Folie verpackt, problemlos viele Tage im Kühlschrank lagern.

5.1.5 Zwiebelgemüse

Sie geben vielen Gerichten erst die endgültige geschmackliche Note.

Zwiebeln

Ihre Heimat ist Westasien. Sie finden sich schon auf den Denkmälern der alten Ägypter. Zwiebeln dienen vor allem zum Würzen, werden aber auch als Gemüse genossen.

Die Hauptsorten:

- Küchenzwiebeln sind bei uns am gebräuchlichsten und haben den schärfsten Geschmack.

- Gemüsezwiebeln sind besonders groß. Unter der hellbraunen Schale sitzt das saftige, mild schmeckende Fleisch. Sie werden als Gemüse zubereitet und können geschmort, gekocht oder gegrillt werden.

- Lauchzwiebeln sind milde im Geschmack.

- Schalotten sind kleine, eiförmige, in Büscheln wachsende Zwiebeln. Sie schmecken aromatischer und feiner.

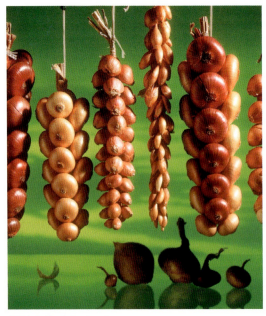

Bild 1: Zwiebelsorten

Porree

Er liefert rundliche, wenig verdickte Zwiebeln, die mit Wurzeln besetzt sind. Aus der Zwiebel heraus wächst ein langer Schaft, der mitverwendet wird. Porree ist als Gewürz und als Gemüse gleich beliebt.

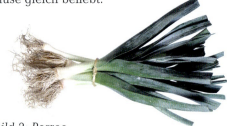

Bild 2: Porree

5.1.6 Stängelgemüse

Das einzige für unsere Küche wichtige Stängelgemüse ist der Spargel. Bereits in der Antike war er als feines Gemüse sehr beliebt. Neben dem zarten weißen Spargel wird der geschmacklich etwas herbere Grünspargel angeboten.

5.2 Handelsklassen

Um dem Verbraucher die Orientierung beim Einkauf zu erleichtern, sind im Rahmen der EU Handelsklassen festgelegt worden. Die Definition der Handelsklassen für Gemüse stimmt mit denen für Obst überein.

Extra Klasse
- hervorragende Qualität,
- keinerlei Mängel.

Klasse I
- gute Qualität,
- kleinste Fehler.

Klasse II
- marktfähige Qualität,
- kleinere Fehler in Farbe und Form.

Klasse III
- marktfähige Qualität,
- auch größere Abweichungen in Farbe und Form sind möglich.

5 Gemüse

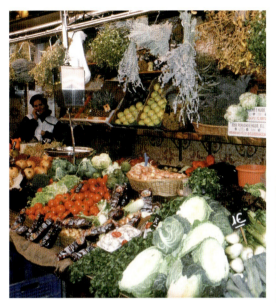

Bild 1: Gemüsetheke

5.3 Gemüse in der Küche

Gemüse sind ausgesprochen energiearme Nahrungsmittel. Bis auf grüne Erbsen und Schwarzwurzeln liegt der Brennwert bei allen Arten unter 200 kJ pro 100 Gramm. Der Grund dafür: Sie erhalten zwar messbare, aber dennoch sehr geringe Mengen an Fett und im Vergleich zu Obst deutlich weniger Kohlenhydrate. Ihr Eiweißanteil ist ebenfalls sehr gering. Wertvoll sind sie durch ihren Gehalt an Vitaminen und Mineralstoffen.

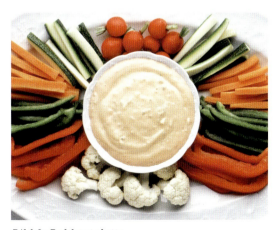

Bild 2: Rohkostplatte

Viele Inhaltsstoffe von Gemüse, vor allem Vitamine und sekundäre Pflanzenstoffe, sind empfindlich und können bei unsachgemäßer Verarbeitung des Nahrungsmittels mehr als nötig Schaden erleiden. Mineralstoffe sind zwar nicht empfindlich gegen Hitze, Sauerstoff und UV-Strahlen, sind aber wasserlöslich, d. h. mineralstoffreiche Nahrungsmittel können „auslaugen".

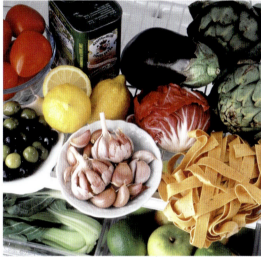

Bild 3: Blick in das Gemüsefach

Den Verlust hitzeempfindlicher Vitamine gering halten

- Schonende Garverfahren wie dämpfen oder dünsten wählen.

- Ankochzeiten so kurz wie möglich halten, entweder durch Garen mit wenig Flüssigkeit oder Aufsetzen in wenig Wasser.

- Garzeit so kurz wie möglich halten, durch Verwenden von geeignetem Kochgeschirr wie Töpfe mit gut schließendem Deckel oder Einsatz des Dampfdrucktopfes.

- Speisen nie warm halten, sondern besser erkalten lassen und neu aufwärmen. Wenn möglich, im Mikrowellengerät.

- Gemüse und Obst öfter roh verzehren.

Verlust an wasserlöslichen Vitaminen und Mineralstoffen gering halten

- Gemüse unzerkleinert und zügig mit kaltem Wasser waschen.

- Gemüse nie im kalten Wasser liegen lassen.

- Möglichst wenig Flüssigkeit zum Garen verwenden.

- Kochwasser stets mitverwenden.

Lagern von Obst und Gemüse

- unter Luftabschluss,

- Obst und Gemüse getrennt in einem dunklen Raum oder im Kühlschrank,

- kühl lagern und für längere Lagerung einfrieren.

Verlust an sauerstoffempfindlichen Vitaminen gering halten

- Gemüse erst unmittelbar vor der Zubereitung zerkleinern.

- Zerkleinertes Gemüse abdecken, damit Sauerstoff keinen Zutritt hat.

- Verlust an UV-empfindlichen Vitaminen gering halten.

- Gemüse lichtgeschützt lagern.

- Zerkleinertes Gemüse abdecken, damit kein Licht einwirken kann.

Rezept

Zutaten für 1 Portion

150 g Naturjoghurt
150 g Magerquark
3 EL Erdnussmus
2 TL Sojasoße
1 TL Zitronensaft
Salz

ERDNUSSDIP

Mit einem Handrührgerät vermischen und 30 Minuten kalt stellen.

5 Gemüse

Und jetzt Sie!!!

1. Erstellen Sie eine Tabelle, in der Sie die einzelnen Gemüsearten ihren jeweiligen Gruppen zuordnen. Beispiel: Rotkohl zählt zum Kohlgemüse.

2. Unterscheiden Sie: wann wird ein Nahrungsmittel
   - zu Gemüse,
   - zu Obst,
   - zu Getreide gezählt?

3. Kohl gehört zu den Gemüsen, die besonders reich sind an Sekundären Pflanzenstoffen. Welche Kohlarten gibt es?

4. So genannte "grüne Diäten", bei denen nahezu ausschließlich Gemüse und Obst verzehrt wird, sind als Schlankheitsdiäten sehr beliebt. Überprüfen Sie – ohne Rechnung – ob dabei der Bedarf an allen lebenswichtigen Stoffen in ausreichender Weise gedeckt wird.

5. Welche Zwiebeln verwenden Sie am besten
   - zum Anbraten mit Gulasch,
   - für einen Zwiebelkuchen,
   - als Lagerzwiebeln für den Winter,
   - zum Füllen mit Hackfleisch.

   Begründen Sie jeweils Ihre Entscheidung.

6. Begründen Sie, warum Gemüse als ernährungsphysiologisch besonders wertvolles Nahrungsmittel gilt. Vergleichen Sie Ihre Kriterien mit den Kriterien, die bei der Einteilung in Handelsklassen gelten.

7. Spielen Sie mal wieder „Schwarzer Peter". Sie brauchen dazu: Karten in der Größe von Spielkarten, Stifte.

   So wird's gemacht: Es werden jeweils vier Karten zu einem Überbegriff beschrieben. Jede Karte enthält:
   - den Überbegriff
   - den Begriff
   - eine kurze Anmerkung zu dem Begriff.

Beispiel für ein Quartett:

Mengenelement *Natrium* besser sparsam mit Salz umgehen	Mengenelement *Kalium* reichlich in Obst und Gemüse
Mengenelement *Calcium* festigt die Knochen	Mengenelement *Magnesium* Sportler brauchen besonders viel.

Andere mögliche Oberbegriffe sind: Spurenelemente, Eisenmangel, Sekundäre Pflanzeninhaltsstoffe, Fruchtgemüse, Wurzelgemüse, Blattgemüse, Kohlgemüse, Zwiebelgemüse, Schutz vor Qualitätsverlust.

Sie erhalten so eine durch vier teilbare Anzahl beschriebener Karten. Dann gibt es noch den „schwarzen Peter". Das ist eine einzelne Karte, die überhaupt nicht zum Thema passt. Das kann z. B. eine Karte sein, auf die das Bild einer Portion Pommes oder einer Bratwurst aufgeklebt ist.

So wird gespielt: Die Karten werden gemischt und verdeckt an die Gruppenmitglieder ausgeteilt. Alle Spieler halten ihre Karten fächerförmig in der Hand und achten darauf, dass ihnen niemand über die Schulter schaut. Derjenige, der den „schwarzen Peter" erwischt hat, lässt es sich natürlich nicht anmerken. Reihum darf nun jedes Gruppenmitglied vom Nachbarn eine Karte ziehen. Hat ein Spieler/eine Spielerin die vier Karten eines Quartettes zusammen, legt er/sie diese ab. So bleiben nach und nach immer weniger Karten im Spiel. Wer zum Schluss nur noch den „Schwarzen Peter" in der Hand hält, hat verloren.
Variation: Das Spiel lässt sich auch ohne „schwarzen Peter" spielen. Ohne „Schwarzen Peter" gewinnt, wer die meisten Quartette ablegt.

Teil 6: Genussmittel

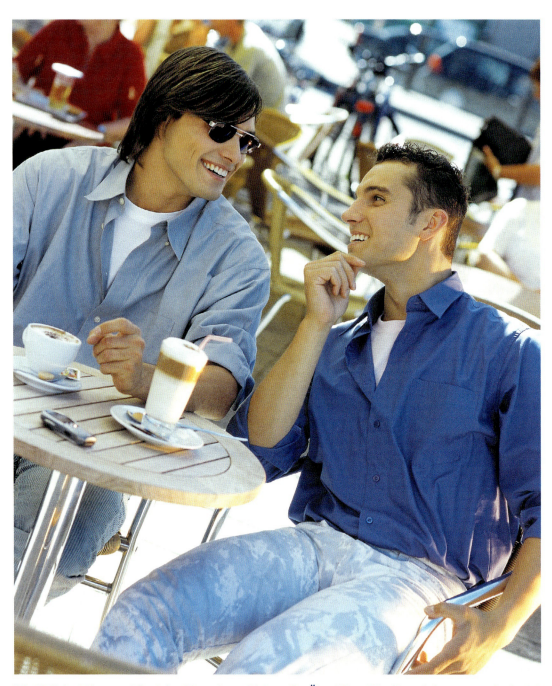

Die tägliche Nahrung sichert den Menschen nicht nur das Überleben. Für die meisten von uns bedeutet Essen und Trinken auch ein Stück Lebensfreude. Zu manchen Produkten greifen wir einfach, weil sie gut schmecken, weil sie anregen, weil sie „Genuss pur" sind.

1 Kaffee

„Bei den Türken hat man eine Art von Gewächsen, welche sie abdörren und zu Pulver stoßen. Hernach in warmes Wasser tun, damit ein Trank daraus werde. Hiervon gedenken sie einen Mut und scharfe Sinne zu bekommen ..."

Soweit ein Reisebericht aus dem beginnenden 17. Jahrhundert. 1630 legte in Venedig das erste Schiff an, das den neuen Wundertrank nach Europa brachte, und von da an war der Siegeszug des Kaffees auch im Abendland nicht mehr aufzuhalten. Heute ist Kaffee das Lieblingsgetränk Nr. 1 der Deutschen: rund 150 Tassen davon trinkt jeder Bundesbürger im Jahr.

ihnen hat man näher untersucht, und doch ist es bis heute nicht gelungen, im Labor einen "künstlichen" Kaffee herzustellen.
Als Muntermacher gilt Koffein. Dieser Stoff wirkt anregend auf Gehirn, Herz und Kreislauf und erhöht somit die Leistungsfähigkeit. Außerdem regt er die Harnausscheidung an.

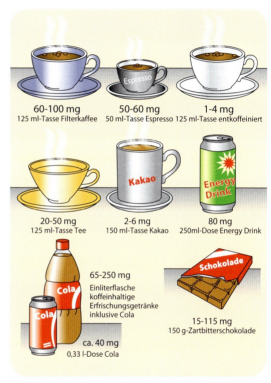

Ursprungsländer der Rohkaffee-Einfuhren* nach Deutschland				
	Menge in Sack à 60 kg		Anteil in Prozent	
	2009	2010	2009	2010
Brasilien	5.994.070	6.313.612	34,25	34,78
Vietnam	2.960.774	3.384.823	16,92	18,65
Peru	1.218.042	1.335.967	6,96	7,36
Honduras	1.090.636	1.130.833	6,23	6,23
Indonesien	1.394.239	1.093.585	7,97	6,02
Äthiopien	758.266	928.393	4,33	5,11
Uganda	644.987	594.328	3,69	3,27
El Salvador	487.357	436.722	2,78	2,41
Papua-Neuguinea	412.944	379.673	2,36	2,09
Indien	157.534	371.783	0,90	2,05
Kolumbien	567.347	314.820	3,24	1,73
China	244.281	278.797	1,40	1,54
Guatemala	208.664	254.343	1,19	1,40
Mexiko	232.364	163.023	1,33	0,90
Kenia	197.587	162.203	1,13	0,89
Burundi	148.639	125.037	0,85	0,69
Nicaragua	100.581	104.487	0,57	0,58
Kamerun	38.947	101.240	0,22	0,56
alle übrigen Länder	642.234	679.238	2,50	3,74
Total	17.499.493	18.152.907	100	100

* Erfasst werden hier Einfuhren von nicht entkoffeiniertem Rohkaffee (Zollnummer 0901 11 00). Aufgrund von Rundungen bei der Umrechnung in „Sack Kaffee" weicht die Gesamtsumme für die Einfuhren aus den verschiedenen Ländern um 7 Sack von der Tonnenangabe in der Einfuhr-Ausfuhrtabelle ab (1.089.174 Tonnen entsprechen 18.152.900 Sack).

Quelle: Statistisches Bundesamt, Deutscher Kaffeeverband

Bild 1: Kaffeeimporte

1.1 Kaffee hat viel zu bieten

Für Duft und Geschmack sind unzählige Aromastoffe zuständig. Schon einige hundert von

Bild 2: Koffeingehalt verschiedener Nahrungsmittel im Vergleich.

1.2 Vom Baum in die Tasse

Warmes, feuchtes Klima braucht der Kaffeebaum, damit er gedeiht und dunkelrote, kirschähnliche Früchte trägt, die zumeist noch einzeln von Hand gepflückt werden müssen. Jede dieser Früchte enthält zwei Samen, die gelbgrünen Kaffeebohnen. Diese gelangen, nachdem sie aus der Umhüllung geschält worden sind, per Schiff nach Europa.

Bild 3: Kaffeekirschen

Genussmittel

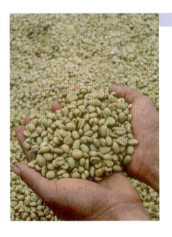

Bild 1:
Rohe
Kaffeebohnen

Wie Kaffeebohnen weiterverarbeitet werden:
- Verschiedene Rohkaffeesorten von unterschiedlicher Herkunft und Qualität werden gemischt.
- Die rohen Bohnen werden geröstet. Dabei entwickelt sich das typische Aroma.

Kaffee Arabica
Der Name trügt. Er stammt aus Äthiopien und hat mit Arabien nichts zu tun. Diese Sorten sind am weitesten verbreitet und am höchsten geschätzt. Arabicas haben Spitzenqualität und enthalten mit 0,8 bis 1,3 Prozent relativ wenig Koffein. Etwa zwei Drittel der Weltproduktion werden mit dieser Art erzielt.

Kaffee Robusta
Diese Art wurde erst Ende des 19. Jahrhunderts entdeckt. Ihr Ursprungsland ist Afrika. Kaffee Robusta ist widerstandsfähiger und ertragreicher, aber gleichzeitig auch von minderer Qualität. Sein Geschmack ist „hart" und kräftig. Der Koffeingehalt liegt mit 2,0 bis 2,5 Prozent relativ hoch. Diese Sorten liefern etwa 25 Prozent der Weltproduktion.

Info

▶ **(K)EIN THEMA AM RANDE: IMMER MEHR KAFFEE KOSTET IMMER WENIGER**

Die Preise für Rohkaffee sind so niedrig, dass die Erzeuger von dem Erlös kaum leben können. Firmen mit dem Transfair-Siegel auf den Packungen zahlen ihren Lieferanten angemessene Preise. Solcher Kaffee ist zwar etwas teurer, aber wer ihn kauft, leistet ein Stück Entwicklungshilfe.

Info

▶ **IST KAFFEE SCHÄDLICH?**

Bei normalem Genuss sicher nicht. Ein gesunder Erwachsener darf ohne Bedenken drei bis vier Tassen täglich trinken.
Ein Zuviel an Koffein kann dagegen zu Nervosität, Schlaflosigkeit und Übererregbarkeit führen. Besonders empfindlich reagieren Ungeborene und Säuglinge. Schwangere und Stillende sollten das bedenken.
Einige Inhaltsstoffe von Kaffee regen die Produktion von Magensäure an. Magenkranke vertragen Kaffee daher oft nicht gut.

1.3 Sorten und Aromen

Es gibt über 60 Arten von Kaffeebäumen, aber nur vier davon sind für den Handel von Bedeutung – alle afrikanischer Herkunft.

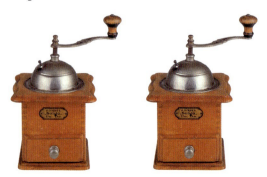
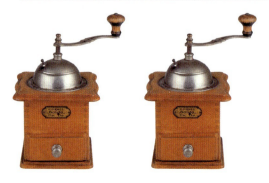

Bild 2: Kaffeemühlen

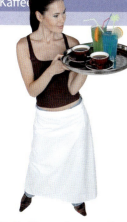

Bild 1:
Aberglaube ist, dass Kaffee einen schnelleren Abbau von Alkohol im Körper bewirkt. Man wird durch Kaffee vielleicht wach, aber ganz sicher nicht nüchtern.

1.4 Kaffee, ein empfindliches Gut: wie man mit ihm umgeht

Sauerstoff und Luftfeuchtigkeit bewirken einen schnellen Abbau der Aromastoffe, deshalb:
- Nur so viel Kaffee kaufen, wie man in kurzer Zeit verbrauchen kann. Je frischer der Kaffee, desto besser. Besonders gilt dies natürlich für den Kauf von gemahlenem Kaffee.
- Zu Hause luftdicht und geschützt vor Licht und Fremdgerüchen im Kühlschrank aufbewahren. Am besten in der gut verschlossenen Originalpackung.

1.5 Kaffee für Leute, die Kaffee nicht vertragen

Entkoffeinierter Kaffee
Den Kaffeebohnen wird mithilfe von Lösungsmitteln der weitaus größte Teil ihres Koffeins entzogen. Höchstens 0,08 % Koffein darf dieser Kaffee noch enthalten. Eine Alternative für Kranke und Herzempfindliche. Der Kaffeegeschmack bleibt erhalten.

Reizstoffarmer Kaffee
Verschiedene Verfahren dienen dazu, Kaffee verträglicher zu machen:
- Die Entfernung einer dünnen Schicht, des so genannten Silberhäutchens, die die Kaffeebohnen umgibt, entspricht einer zusätzlichen Reinigung.
- Wasserdampf wirkt unter erhöhtem Druck auf die Bohnen ein. So genannte Reiz- und Bitterstoffe, die bei Magen-, Leber- und Gallenempfindlichen Unverträglichkeiten verursachen können, werden auf diese Weise entfernt.

- Spezielle Röstverfahren sorgen für einen milderen Geschmack, der als bekömmlicher empfunden wird.

Der Koffeingehalt wird aber durch keines dieser Verfahren verändert.

1.6 Was beim Kaffeekochen wichtig ist

Die richtige Kaffeemenge
- Für Filterkaffee: ein gestrichener Kaffeelöffel (6 bis 8 g) pro Tasse.
- Für löslichen Kaffee: ein gehäufter Kaffeelöffel (1,8 g) pro Tasse.

Das richtige Wasser
Nicht zu hart sollte es sein und sprudelnd kochend über den Kaffee gegossen werden.

Das richtige Kaffeegefäß
Aus Porzellan, Keramik oder Glas.

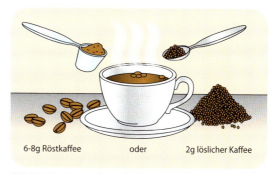

Bild 2: Kaffeepulverdosierung

1.7 Kaffee ohne Kaffeefilter: löslicher Kaffee

Bei Kaffeedurst sind nicht immer Kaffeefilter, Filterpapier oder Kaffeemaschine zur Hand. Löslicher Kaffee schließt hier die „Versorgungslücke". Um ihn herzustellen, wird gerösteter Kaffee gemahlen und mit heißem Wasser daraus ein flüssiges Konzentrat hergestellt. Dieses wird dann getrocknet. Für diese Trocknung gibt es verschiedene Verfahren. Bei der Gefriertrocknung bleiben verhältnismäßig viele Aromastoffe erhalten.

Kaffee geht mit der Zeit: lösliche Kaffeegetränke
Sie sind der große Renner und legen an Beliebtheit immer noch zu: Mischungen aus Kaffee-Extrakt, Milchpulver und anderen Zusätzen wie Aromen und/oder Zucker. In Portionspackungen oder Behältern für mehrere Portionen angeboten, sind sie schnell zubereitet und kommen dem Geschmack vor allem jüngerer Leute entgegen. Mit 86 % Anteil sind die Cappuccinogetränke hier besonders begehrt.

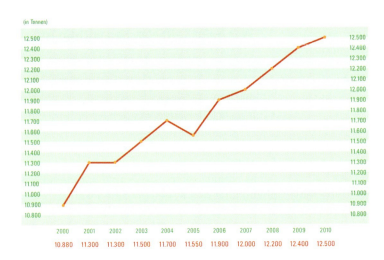

Bild 1: Konsum von purem löslichen Kaffee
Quelle : Deutscher Kaffeeverband

1.8 Kaffeespezialitäten – international

Cappuccino	Er stammt aus Italien. Für Cappuccino wird Kaffee unter hohem Druck mit heißer, aufgeschäumter Milch gemischt. Die weiße Schaumkrone aus Milch, die „Kapuze" hat dem Kaffee den Namen gegeben: (Kapuzinermönch heißt auf italienisch Cappuccino).
Espresso	Auch er ist ein Italiener. Für die Zubereitung von Espresso wird eine sehr fein gemahlene Kaffeemischung unter großem Druck kurz (espresso = schnell) gebrüht. Der so erhaltene aromatische, starke Kaffee wird aus kleinen Tassen getrunken.
Café au lait/ Café con leche	Milchkaffee. In Frankreich und in Spanien gehört er zum täglichen Leben. Er besteht zu gleichen Teilen aus Kaffee und heißer Milch, die beide gleichzeitig in henkellose, große Schalen eingegossen werden.
Kaffee-Mixgetränke	Kalte Kaffeezubereitungen sind vor allem im Sommer willkommene Erfrischungen. Mit Milch, Eis, geschlagener Sahne, evtl. Früchten, sind hier viele Varianten möglich.
Türkischer Mokka	Er ist nicht nur in der Türkei, sondern auch in Griechenland und einigen Balkanländern beliebt. Besonders fein gemahlener Kaffee wird zusammen mit Wasser in einem Kännchen erhitzt. Dieses Gemisch wird in kleine Tassen oder Gläser abgegossen. Der Kaffeesatz bleibt nach dem Trinken in der Tasse zurück.
Aromatisierter Kaffee	Diese neue Produktgruppe ist aus den USA zu uns gelangt. Kaffee mit Milch und verschiedenen Zusätzen wie Schokolade-, Vanille- oder Amarettoaroma.

Und jetzt Sie!!!

1. **Ordnen Sie die folgenden Begriffe sinnvoll in einer Übersicht (Mindmap) an:** • entkoffeinierter Kaffee • Rohkaffee • koffeinhaltiger Kaffee • reizstoffarmer Kaffee • Röstkaffee • löslicher Kaffee • Cappuccino.

2. **Was versteht man unter einer Kaffeekirsche?** Erläutern Sie, welche weiteren Verarbeitungsschritte durchgeführt werden, bis Kaffee entsteht.

3. **Diskutieren Sie:**
   - Ein Kaffeebaum liefert pro Jahr etwa ein Pfund Kaffeebohnen.
   - Die Kaffeeernte ist Handarbeit.
   - Ein Pfund Kaffee kostet etwa 4 Euro.

4. **Kaffee ist ein Genussmittel mit langer Tradition und doch topaktuell.** Welche Zubereitungsarten, welche Zutaten tragen dazu bei, dass aus dem damaligen „Türkentrank" heute ein „Lifestyle-Getränk" geworden ist?

5. **Für Rätselfreunde:**
Gesucht wird der Name einer Kaffeespezialität, die man nicht nur im Urlaub gerne genießt.
a) Kaffeebohnen sind eigentlich die …… des Kaffeebaumes. Dritter von fünf Buchstaben.

b) Nach seinen Anbaugebieten bezeichneter, besonders aromatischer Kaffee. Zweiter von 14 Buchstaben.

c) Kreislaufanregender Inhaltsstoff des Kaffees. Erster von sieben Buchstaben.

d) Worin man den Kaffee am besten aufbewahrt. Erster von elf Buchstaben.

e) Kaffeesorte, die am häufigsten Verwendung findet. Erster von sieben Buchstaben.

Die Buchstaben von a) bis e) aneinandergereiht ergeben das Lösungswort.

2 Tee

„Tee weckt den guten Geist und die weisen Gedanken. Er erfrischt deinen Körper und beruhigt dein Gemüt. Bist du niedergeschlagen, wird Tee dich ermutigen."
Kaiser Sheng Nung (2737–2697 v. Chr.)

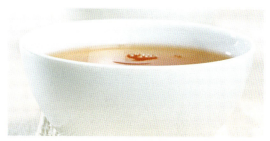

Bild 1: Teeschale

Tee ist eines der ältesten Getränke der Menschheit. Wann, wo und wie man das wohlschmeckende Getränk aus Blättern des Teestrauchs entdeckte, ist nicht bekannt. Eine chinesische Legende erzählt, der Kaiser Sheng-Nung habe im Jahre 2737 v. Chr. durch Zufall den Tee entdeckt: Er befand sich auf einer Reise und kochte, wie immer, aus hygienischen Gründen sein Trinkwasser ab. Einige Blätter fielen dabei ins Wasser, färbten es und verliehen ihm ein angenehmes Aroma.

Den weltweit höchsten Verbrauch an Tee haben Iren und Briten. In Deutschland heben die Ostfriesen den Schnitt: Mit einem Konsum von 2,6 kg Tee pro Person und Jahr stehen sie hinter der Weltspitze kaum zurück. Der durchschnittliche Bundesbürger begnügt sich dagegen mit bescheidenen 200 Gramm pro Kopf und Jahr.

Info

In Ostfriesland ist Tee nicht nur Geschmackssache, sondern ein Stück Zivilisation. Jeder willkommene Gast bekommt Tee angeboten. Als unhöflich gilt, weniger als drei Tassen zu trinken. Das würde andeuten: Der Tee schmeckt nicht gut. Wer nicht mehr nachgeschenkt haben möchte, stellt den Löffel in die leere Tasse.

Genussmittel

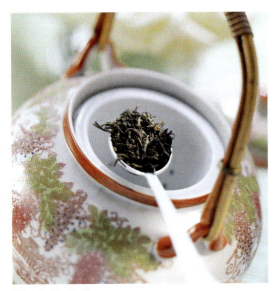

Bild 1: Teekultur

2.1 Was ist drin im Tee?

Vergleicht man den Teekonsum der Bundesdeutschen mit dem anderer Europäer, so ist er zweifellos sehr niedrig. Vergleicht man ihn aber mit dem Verbrauch von vor 60 Jahren, so kann man eine Steigerung auf über das Doppelte feststellen. 1954 lag der Durchschnittsverbrauch an Tee nämlich noch bei 90 g pro Kopf und Jahr. Tee ist, so scheint es, vor allem bei jungen Leuten „in Mode". Eine positive Entwicklung? Schauen wir uns dazu zunächst an, was Tee zu bieten hat:

Geschmack und Aroma
Unzählige Aromastoffe sorgen für den speziellen Geschmack und ein unverwechselbares Aroma der einzelnen Teesorten.

Koffein und Gerbstoffe
1,4 bis 4 % Koffeingehalt, das hört sich nach viel an, besonders, wenn man den als Koffeinträger viel bekannteren Kaffee zum Vergleich heranzieht. Neben dem Tee-Koffein gehen von den Teeblättern auch Gerbstoffe in den Aufguss über. Diese Gerbstoffe, von denen es im Tee rund 20 verschiedene gibt, wirken beruhigend auf den Magen-Darmtrakt.

Spurenelemente und Kalium
Hier schließt Tee eine echte Versorgungslücke. Der „Mangel-Mineralstoff" Fluor, für die Festigkeit von Knochen und Zähnen unverzichtbar, ist in nennenswerten Mengen im Tee enthalten. Schon etwa fünf bis sechs Tassen Tee am Tag leisten einen beachtlichen Beitrag zu einer optimalen Versorgung mit Fluor. Außerdem sind Kalium und Mangan enthalten.

Theanin
Dieser Stoff puffert die anregende Wirkung des Koffeins noch zusätzlich ab. Er begünstigt damit eher die beruhigende Wirkung des Tees und hat sicherlich seinen Teil zu dem chinesischen Sprichwort beigetragen: „Wer Tee trinkt, vergisst den Lärm der Welt".

> **Info**
> Erst durch Milch und/oder Zucker wird Tee zum Energieträger. Tee ohne Milch und Zucker liefert dem Körper keine Energie.

2.2 Aus Blättern wird ein Getränk

Je nach Anbaugebiet sind verschieden viele Ernten pro Jahr möglich. Die Erntezeit ist einer von vielen möglichen Einflüssen auf die Qualität des fertigen Tees.
Geerntet werden heute nahezu ausschließlich die beiden jüngsten Blätter und die Knospen eines Triebes. Sie ergeben den hochwertigsten Tee.

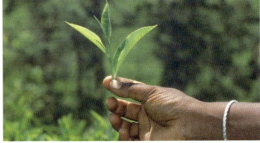

Bild 2: „two leaves and the bud", zwei Blätter und die Knospe, so lautet die Pflückregel.

Die Verarbeitung des Ernteguts erfolgt in der Teefabrik vor Ort.

1. Welken
Die Teeblätter werden auf großen Rosten ausgebreitet, wo sie in 12 bis 18 Stunden so weit welken, dass sie für die Weiterverarbeitung geschmeidig sind.

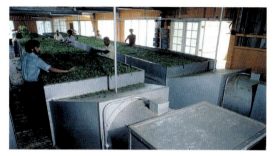

Bild 1: Welken der Teeblätter

2. Rollen
Zwischen großen Metallplatten werden die Blätter nun gerollt. Dadurch brechen die Zellwände auf und der Zellsaft kommt mit dem Luftsauerstoff in Kontakt.

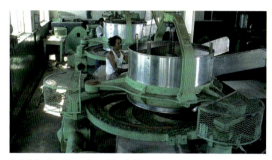

Bild 2: Rollen der Teeblätter

3. Fermentieren
Bei diesem Vorgang wird der Zellsaft oxidiert und vergoren. Das typische Teearoma entwickelt sich dadurch. Die vormals grünen Blätter werden kupferrot. Koffein wird aktiviert, der Anteil der herb schmeckenden Gerbstoffe dagegen verringert. Damit der fertige Tee das gewünschte Aroma aufweist, muss der Fermentationsprozess zum richtigen Zeitpunkt unterbrochen werden.

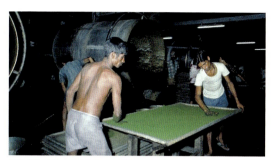

Bild 3: Fermentieren der Teeblätter

4. Trocknen
Dabei trocknet der Zellsaft am Teeblatt fest, um sich erst wieder beim Aufguss im kochenden Wasser zu lösen. Der Tee färbt sich während des Trockenvorgangs schwarz. Er ist danach über lange Zeit, mindestens aber vier Jahre lang, haltbar. Nach dem Trocknen ist der Tee praktisch „aufgussfertig".

5. Sortieren
Die beim Rollen entstandenen Blattbruchstücke werden nach ihrer Größe – man spricht auch von Blattgröße oder Blattgraden – ausgesiebt.

Das CTC-Verfahren
Dies ist eine andere, sehr erfolgreiche Art der Aufbereitung von Teeblättern. CTC bedeutet: Crushing (Zerbrechen), Tearing (Zerreißen), Curling (Rollen).
Nach dem Welken und Rollen wird das Blattgut zusätzlich zwischen Dornenwalzen zerrissen. Die Zellwände brechen so noch weiter auf und der Zellsaft kommt besser mit dem Luftsauerstoff in Kontakt. Im Vergleich zu herkömmlich aufbereitetem Tee ist
- die Ergiebigkeit größer,
- die Fermentationszeit verkürzt,
- der Gesamtherstellungsprozess vereinfacht und beschleunigt,
- der Aromaverlust aber höher.

Info
Über 50 % der indischen und fast 100 % der kenianischen Tees werden mit der CTC-Methode hergestellt.

2.3 Tee-Vielfalt

Sie muten wie eine Geheimsprache an, „Darjeeling, Orange Pekoe, Fannings" und andere Begriffe auf den Teepackungen. Worüber geben sie Auskunft? Außer Teesorte und Erntezeit, angegeben mit „first flush", erste Ernte, „second flush", zweite Ernte, sind auch Anbaugebiet und Blattgröße aufgeführt, wichtige Hinweise auf Geschmack und Aroma des fertigen Tees.

1. Blattgrößen von Tee
Blatt-Tee
Tee in ganzen Blättern kommt kaum noch in den Handel.

Broken-Tees
Bei diesen Tees liegen die Blätter in mehr oder weniger großen Bruchstücken vor. Ca. 98 % aller Tees kommen so in den Handel.

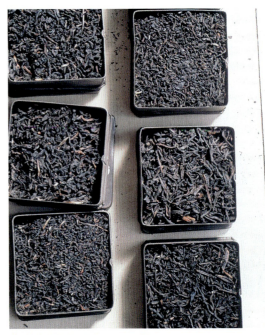

Bild 1: Blattgrößen von Tee

Was die Bezeichnung „Pekoe" bedeutet, weiß man heute nicht mehr. Der Begriff „Orange" wurde angeblich früher in China für Tee verwendet, den man mit Orangenblüten parfümiert hatte. „Orange" könnte aber auch auf das holländische „oranje" (königlich) zurückzuführen sein.

2. Anbaugebiete von Tee
Darjeeling
Anbaugebiet in Nordindien. Bis in 2000 m Höhe über dem Meeresspiegel gibt es Teeplantagen. Hier wächst besonders aromatischer Tee.

Assam
Das ist das größte zusammenhängende Teeanbaugebiet der Erde. Es liegt in Nordostindien. Von dort kommen dunkle, kräftig-würzige Sorten, die gern für Mischungen verwendet werden.

Ceylon
Sri Lanka heißt als Anbauland für Tee noch immer Ceylon. Die Sorten von dort schmecken herb und liegen in der Farbe zwischen Darjeeling- und Assam-Tee.

Info

▶ **EINIGE WICHTIGE BROKEN-TEE-SORTIERUNGEN:**

- Flowery Broken Orange Pekoe (FBOP), die feinsten und aromatischsten Broken-Tees.
- Broken Orange Pekoe (BOP), kräftigeres Aroma, ebenfalls gute Qualität.
- Broken Pekoe (BP), bei der herkömmlichen Produktion ein Tee mit vielen Stängeln und Blattrippen, daher dünn im Aufguss, bei der CTC-Produktion eine kräftige Qualität.
- Fannings (F), sehr kleine Blatt-Teilchen.
- Dust (D), nicht Staub, aber die kleinste Sortierung, die beim Sieben anfällt.

Fannings und Dust sind sehr ergiebig und ergeben einen kräftigen Geschmack. Sie werden vor allem als „Teebeutel-Tee" angeboten. Beim CTC-Verfahren entstehen hauptsächlich Fannings- und Dust-Qualitäten.

> **Info**
>
> ▶ **„OSTFRIESISCHE MISCHUNG"**
> Sorten aus Assam und aus Java oder Sumatra.
>
> ▶ **„ENGLISCHE MISCHUNG"** Sorten aus Darjeeling, Assam und Ceylon.

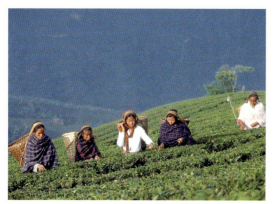

Bild 1: Teeanbaugebiet

Geschmack und Aroma von Tee werden beeinflusst von:
- Teesorte
- Erntezeit
- Herkunftsgebiet
- Blattgröße
- Zubereitung.

2.4 Keine Lust auf Tee?

Vielleicht liegt es an falscher Zubereitung?
So macht man's richtig
- Die Teekanne (sie wird nur für Tee benutzt!) mit heißem Wasser ausspülen.
- Einen Teelöffel Tee oder einen Teebeutel pro Glas oder Tasse hineingeben.
- Frisches, sprudelnd kochendes Wasser auf den Tee gießen und zugedeckt drei bis fünf Minuten ziehen lassen. Die meisten Tees mögen kein zu hartes Wasser.
- Kurz umrühren und durch ein Sieb in eine zweite Kanne gießen bzw. den Teebeutel herausnehmen.

Bedeutung der „Ziehdauer" für den Tee:
Anregend wirkt der Tee, wenn man ihn nur kurz auf den Blättern ziehen lässt, denn das belebende Koffein wird gleich in den ersten Minuten frei.
Mit zunehmender Ziehdauer steigt der Anteil beruhigender Gerbstoffe im Tee.

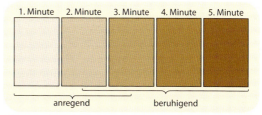

Bild 2: Die Ziehdauer bestimmt, wie der Tee wirkt

Länger als fünf Minuten sollte man Tee nicht ziehen lassen, ein Zuviel an Gerbstoffen macht den Tee herb und kann zu Verstopfung führen.

Tee verringert die „Ausnutzung" des Nahrungseisens, deshalb sollte man ihn möglichst nicht in Verbindung mit dem Verzehr "eisenreicher" Nahrungsmittel trinken!

2.5 Tee-Besonderheiten

Grüner Tee
Man trinkt ihn vor allem in China und Japan und von dort kommt er auch. Damit die Teeblätter grün bleiben, muss – anders als bei schwarzem Tee – die Fermentation verhindert werden. Dazu werden die frischen Blätter entweder mit heißem Wasser blanchiert oder in großen Pfannen erhitzt.
Es gibt viele hundert Sorten grünen Tee. Am bekanntesten sind „Gunpowder" und „Sencha". Matcha-tee ist ein sehr fein vermahlener, hochwertiger grüner Tee mit hohem Koffeingehalt.
Aufgrund des fehlenden Fermentationsprozesses enthält grüner Tee noch mehr Gerbstoffe, schmeckt also insgesamt herber als schwarzer Tee. Man bereitet ihn mit möglichst weichem Wasser zu und lässt ihn nur kurz, etwa 2 Minuten, ziehen.

Früchte- und Kräutertees
Laut Lebensmittelgesetz sind sie eigentlich gar keine Tees, sondern teeähnliche Erzeugnisse, die Aufgüsse aus Früchten, Blättern, Wurzeln und Blättern von Pflanzen. So lange es sie gibt, hat man sie aber schon als Tee bezeichnet.
Als natürliche Heilmittel sind sie seit Jahrhunderten fester Bestandteil jeder Hausapotheke. Wenn heute Kräuter- und Früchtetees schon die Hälfte des gesamten Teemarktes ausmachen, so dürfte dies aber kaum auf die stoffwechsel-anregende, magenberuhigende Wirkung der Pfefferminze oder auf die krampflösende Funktion von Fenchel, auch nicht auf die harn- und nierenleiden-lindernde Wirkung der Hagebutte zurückzuführen sein. Vielmehr zeichnet ihr von vielen Menschen als angenehm empfundener Geschmack bei einer enormen Sortenvielfalt diese Produkte aus. Dass sie außerdem keine Energie liefern und, im Gegenteil zu dem früher oft mühsamen und zeitraubenden Sammeln und Aufbereiten, schnell und mühelos zuzubereiten und frei von Koffein sind, trägt sicher zu ihrer Beliebtheit bei.

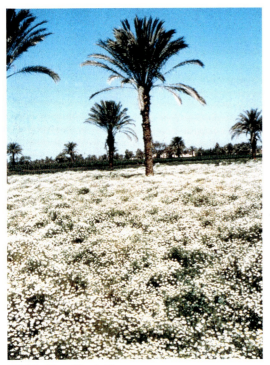
Bild 1: Kamillenfeld

InfoPlus

Seit einiger Zeit sind bei uns Tee-Sorten auf dem Markt, denen besondere gesundheitliche Wirkungen zugeschrieben werden.

ROOIBOS- ODER ROTBUSCH-TEE
Das südafrikanische Nationalgetränk hat auch bei uns mittlerweile viele Liebhaber. Der Tee stammt vom Rooibos-Strauch, einem ginsterähnlichen Busch. Seine Blätter werden fermentiert und erhalten dadurch ihre typische rostbraune Farbe und den leicht süßlichen Duft. Rotbusch-Tee enthält kein Koffein. Er ist sehr bekömmlich und soll bei Magen-Darm-Beschwerden helfen.

MATE-TEE
Er wird vor allem in Südamerika getrunken. Man gewinnt ihn aus etwa 15 verschiedenen Arten von Stechpalmen. Mate enthält Koffein nur in Spuren. Sein Geschmack ist herb und würzig. Ihm werden eine ganze Reihe gesundheitliche Effekte zugeschrieben. Dazu gehört die anregende Wirkung auf Verdauung, Stoffwechsel und Kreislauf.

LAPACHO-TEE
Dieser Tee kommt ebenfalls aus Südamerika und wird aus der inneren Rinde des Lapacho-Baumes hergestellt. Er ist frei von Koffein, enthält aber reichlich Kalium, Eisen, Mangan und Jod. Lapacho-Tee gilt als eine Art Naturmedizin und soll die Abwehrkräfte stärken.

PU-ERH-TEE
Der chinesische Schwarztee ist bei uns vor allem als angeblicher Schlankmacher und Fettverbrenner ins Gespräch gekommen. Wissenschaftlich belegt sind solche Wirkungen allerdings nicht. Pu-Erh-Tee ist nicht unbedingt ein Genuss. Sein Geschmack ist eher muffig und erdig. Die Chinesen trinken ihn gern nach fettem Essen. In Frankreich wird er als eine Art Magenbitter angesehen.

Und jetzt Sie!!!

1. Erläutern Sie die Wirkungsweise von
   - Gerbstoffen,
   - Koffein,
   - Theanin.

2. Stellen Sie in einer Tabelle die Verarbeitungsschritte und deren jeweilige Wirkungsweise dar. Beispiel:

VERARBEITUNGSSCHRITT	WIRKUNG
Welken	Geschmeidig machen für Weiterverarbeitung

3. Im Handel wird auch grüner Tee angeboten. Er wird nahezu auf die gleiche Weise gewonnen. Der Unterschied: Bei der Aufbereitung der Teeblätter fehlt ein Arbeitsgang. Welcher Arbeitsgang ist das und wie wirkt sich dies auf Geschmack und Verträglichkeit des Tees aus?

4. Teebeutel-Tees werden zumeist nach dem CTC-Verfahren hergestellt. Stellen Sie Vor- und Nachteile dieser Art der Teeherstellung zusammen.

5. Welche Inhaltsstoffe werden a) bei einer kurzen b) bei einer längeren Ziehdauer von Tee wirksam? Wie wirkt sich dies jeweils auf die Verträglichkeit des Tees aus?

6. Ordnen Sie jeweils zwei der folgenden Begriffe einander zu und erläutern Sie den Zusammenhang
   - Koffein • Pfefferminztee • Fermentieren
   - Blattgröße • Theanin • Erntezeit
   - Grüner Tee • Fencheltee

7. **Für Rätselfreunde:**
Gesucht werden: Hilfreiche Gesellen, die nach dem Motto „harte Schale, weicher Kern" zwar recht ruppig schmecken aber beruhigend wirken und sogar Krebs vorbeugen können.
Anm: Umlaute und ß gelten jeweils als ein Buchstabe.

a) Tee ist keine feste Speise, sondern ein …
Erster von sieben Buchstaben.

b) Anregender Inhaltsstoff, sowohl in Kaffee als auch in Tee zu finden.
Fünfter von sieben Buchstaben.

c) Chinesischer Schwarztee, der angeblich schlank machen soll.
Vierter von acht Buchstaben.

d) Wenn Teeblätter nicht ganz, sondern in Bruchstücken vorliegen, spricht man von ….-Tees.
Erster von sechs Buchstaben.

e) Neuer Name von Ceylon.
Erster von acht Buchstaben.

f) Region in Deutschland, wo besonders viel Tee getrunken wird.
Dritter von zwölf Buchstaben.

g) Bezeichnung für Tee, deren Bedeutung niemand mehr weiß.
Vierter von fünf Buchstaben.

h) Prozess bei der Aufbereitung von schwarzem Tee. Bei grünem Tee fehlt er.
Erster von zwölf Buchstaben.

i) Benennung für sehr feine Blattteilchen.
Erster von acht Buchstaben.

k) Teeanbaugebiet in Nordindien. Der gesuchte Buchstabe kommt im Namen zweimal vor.

Die gesuchten Buchstaben in der Reihenfolge von a bis k aneinandergereiht ergeben das Lösungswort.

3 Kakao

Von ihren Eroberungszügen in Mittelamerika brachten die Spanier im 17. Jahrhundert auch die Kakaobohnen, die Samen des Kakaobaumes, mit nach Europa. Dort, im alten Mexiko, waren die Kakaobohnen schon seit über 1000 Jahren bekannt. Sie wurden als Zahlungsmittel verwendet – und auch damals schon dienten sie als Grundlage für ein Getränk. Das hatte allerdings mit dem, was wir heute unter "Kakao" verstehen, nur sehr wenig gemeinsam, denn es wurde nicht mit Zucker, sondern scharf gewürzt, z. B. mit rotem Pfeffer, zubereitet. So erhielt es wohl auch seinen Namen "xocoatl" (von xococo = sauer, herb, würzig und atl = Wasser). Von ihm wurde der Begriff „Kakao" abgeleitet.

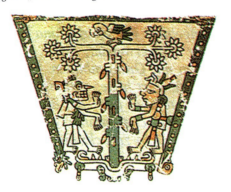

Bild 1: Kalender aus dem 14. Jahrhundert

Der Kakaobaum nahm im Leben der Indianer Mittelamerikas eine bedeutende Stellung ein. Hier: der Kakaobaum als eine der vier Jahreszeiten in einem Kalender aus dem 14. Jahrhundert.

3.1 „xocoatl" heute

Der Kakaobaum wächst vor allem in Westafrika, in Süd- und Mittelamerika und in Indonesien. Wie längliche Honigmelonen sehen die 15 bis 25 cm langen Früchte aus. Sie enthalten die weißen Kakaobohnen, den Rohstoff, aus dem unser Kakao hergestellt wird.

Schon unmittelbar nach der Ernte der Kakaofrüchte beginnt die Verarbeitung.

Arbeitsablauf
1. Die dicken, fleischigen Fruchtschalen werden entfernt.

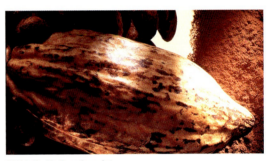

Bild 2: Kakaofrucht

2. Die rohen Kakaobohnen werden fermentiert.

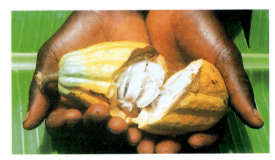

Bild 3: Kakaofrucht mit weißen Kakaobohnen

Info

▶ **WAS DIE FERMENTATION BEWIRKT:**

- Der Anteil der Gerbstoffe wird verringert, der Geschmack dadurch milder.
- Aromastoffe, die für den Kakaogeschmack typisch sind, beginnen sich zu bilden.
- Die Kakaobohnen färben sich braun.

3. Das Trocknen der Kakaobohnen dauert sechs bis zehn Tage und stoppt die Fermentation. Außerdem sind die Kakaobohnen nach dem Trocknen haltbarer und überstehen so unbeschadet den Transport in die europäischen Abnehmerländer.

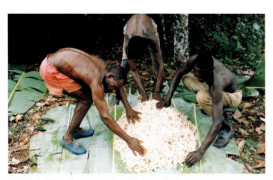

Bild 1: Trocknung der Kakaobohnen

4. Der endgültige Kakaogeschmack wird bei der Röstung ausgebildet.

5. Die gerösteten Bohnen werden dann gebrochen, die Schalen entfernt und in mehreren Arbeitsgängen immer feiner gemahlen, bis eine flüssige Kakaomasse entsteht.

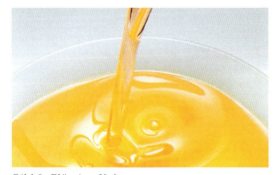

Bild 2: Flüssige Kakaomasse

6. Durch Pressen fließt die Kakaobutter aus. Als Rückstand bleibt der Kakaopresskuchen.

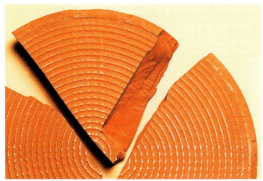

Bild 3: Kakaopresskuchen

> **Info**
>
> ▶ **BEI KAKAOPULVER GIBT ES UNTERSCHIEDE**
>
> - „Schwach entölter" Kakao enthält mindestens 20 % Fett. Er schmeckt mild und löst sich verhältnismäßig gut. Gerne wird er in Getränken verwendet.
>
> - „Stark entölter" Kakao enthält mindestens 8 % Fett. Er ist herber im Geschmack und kann z. B. zum Backen sehr gut Verwendung finden.
>
> - „Instant-Kakao-Getränkepulver" enthalten nur etwa 20 % Kakaopulver. Sie bestehen hauptsächlich, nämlich zu rund 80 %, aus Zucker. Daneben sind sie oft mit Vitaminen und Mineralstoffen angereichert.

Beim Kakao kommt nicht nur – wie bei Kaffee und Tee – ein Auszug aus dem Produkt zum Verzehr, sondern die gesamte Bohne. Kakao enthält daher Nährstoffe und ist als Energielieferant nicht zu unterschätzen.

3.2 Schokoladenbesonderheiten

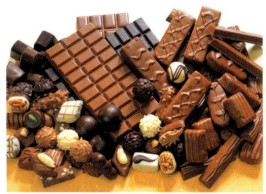

Bild 4: Schokoladenvielfalt

Schokolade entsteht aus Kakaomasse, für die verschiedene Kakaosorten gemischt werden. Zucker, Gewürze, wie z. B. Vanille, und für Milchschokolade auch Milch, sorgen für die Vielfalt im Schokoladenregal.

Je nach Art und Menge der Zutaten teilt man Schokolade in verschiedene Qualitätsstufen ein.
Die Geschmacksrichtungen sind vielfältig und können hier nicht alle beschrieben werden. Auch werden sie durch Art und Menge der einzelnen Schokoladenbestandteile entscheidend geprägt. Allgemein gilt: Je mehr Kakaobestandteile eine Schokolade enthält, desto bitterer schmeckt sie.

Halbbitter- und Zartbitterschokolade
Sie enthält mindestens 50 % Kakaomasse. Da bei diesen Sorten auch der Kakaobuttergehalt relativ hoch ist (mindestens 18 %), sind sie teurer als andere Schokoladensorten.

Weiße Schokolade
In ihr ist kein Kakao enthalten. Sie muss stattdessen mit mindestens 20 % Kakaobutter hergestellt werden.

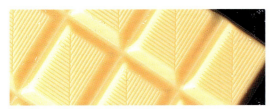
Bild 1: weiße Schokolade

Und jetzt Sie!!!

1. Erstellen Sie ein Übersichtsschema, das die Herstellung von Kakaopulver beschreibt.

2. Vergleichen Sie mithilfe der Grafik auf Seite 223 den Koffeingehalt einer Tafel Bitterschokolade mit dem einer Tasse Kaffee.

3. Schon die Azteken stellten aus Kakaobohnen ein Getränk her. In Europa wurde Kakao jedoch erst akzeptiert, als die Rezeptur verändert wurde. Überprüfen Sie in diesem Zusammenhang folgende Behauptung: „Es liegt zu einem großen Teil an der Fermentation, dass Kakao in Europa zu einem beliebten Getränk wurde".

4. Im Gegensatz zu Kaffee und Tee muss Kakao bei der Energieberechnung mit berücksichtigt werden. Begründen Sie.

5. Erläutern Sie die Besonderheiten
   a) von Bitterschokolade und
   b) von weißer Schokolade
   im Vergleich zu anderen Schokoladensorten.

4 Alkoholische Getränke

„Ein Bier zusammen trinken" oder „auf ein Glas Wein vorbeikommen", wie nur wenige Lebensmittel sind alkoholische Getränke in unseren Sprachgebrauch eingegangen. Sie vermitteln die Assoziation von Lebens- und Kontaktfreude. Gefahren, die von diesen Genussmitteln ausgehen, werden dabei häufig unterschätzt.

4.1 Bier

Trotz mittlerweile leicht rückläufiger Absatzzahlen zählt Bier zusammen mit Mineralwasser und Kaffee zu den beliebtesten Getränken der Deutschen. Rund viertausend verschiedene Sorten bieten allein die deutschen Brauereien dem Bierfreund zur Auswahl. Bier hat eine uralte Tradition. Schon vor sechstausend Jahren war seine Herstellung im Orient bekannt. Aber auch bei uns weiß man seit mehr als zweitausend Jahren, wie man Bier braut.

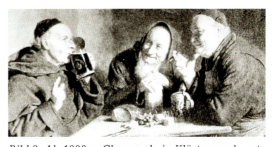
Bild 2: Ab 1000 n. Chr. wurde in Klöstern gebraut

War Bierbrauen ganz zu Anfang noch eine Sache der Frauen, so wurden etwa ab 1000 n. Chr. die Klöster zu wichtigen Brauzentren. Daneben entwickelte sich das Bierbrauen in den Städten langsam zu einem selbstständigen Handwerk. Aus dem Mittelalter stammt das so genannte Reinheitsgebot. Es wurde von Herzog Wilhelm IV. von Bayern erlassen und besagt, dass Bier lediglich aus Gerste, Hopfen und Wasser hergestellt werden dürfe.

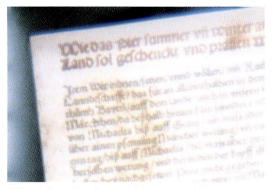

Bild 1: Das Reinheitsgebot von 1516

Das Reinheitsgebot aus dem Jahre 1516 gilt nach wie vor. Nur Hefe, sie war im Mittelalter noch unbekannt, darf heute bei der Bierproduktion zusätzlich Verwendung finden. Seit 1987 kann in der Bundesrepublik auch ausländisches Bier verkauft werden, das zum Teil Zusätze wie Konservierungsstoffe enthält. Für Weizenbier darf außer Gerste Weizen verwendet werden.

So wird Bier gebraut
Man nehme: 1. Braumalz
Ausgangsstoff dafür ist die Gerste. Sie wird zunächst zum Keimen gebracht. Dabei beginnt aus dem Korn eine neue Pflanze zu wachsen. Um diese junge Pflanze zu ernähren, wird die Vorratskammer des Korns angegriffen: Die Stärke wird abgebaut. Malz enthält daher einen hohen Anteil an Maltose (Malzzucker) und Glucose. Der Keimungsvorgang wird durch das so genannte Darren unterbrochen. Man versteht darunter einen Trocknungsvorgang bei steigender Temperatur. Dabei färbt sich das Malz nach und nach dunkel.

Je länger der Darr-Prozess, desto dunkler das entsprechende Braumalz, desto dunkler das daraus gebraute Bier.

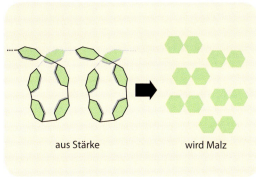

aus Stärke → wird Malz

Bild 2: Aus der Stärke von Gerste oder Weizen wird Maltose: Malz

2. Hefe
Sie ist ein unentbehrliches Hilfsmittel bei der Vergärung von Glucose und Maltose zu Alkohol. Je nach Heferasse entstehen „untergärige" oder „obergärige" Biere.
Untergärig, das bedeutet: Die Hefe setzt sich nach dem Gärvorgang am Bottichboden ab. Die weitaus meisten Biere (ca. 85 %) sind untergärig, z. B. Pils und Exportbiere.
Bei obergärigen Bieren schwimmt die Hefe nach dem Gären an der Oberfläche und kann abgeschöpft werden. Beispiele für obergärige Biere sind Altbier, Kölsch und Weißbier.
Bei der alkoholischen Gärung entstehen aus vergärbaren Kohlenhydraten Ethanol und Kohlendioxid:

$$C_6H_{12}O_6 \xrightarrow{Hefe} 2\ C_2H_5OH + 2\ CO_2$$

Bei der alkoholischen Gärung entstehen aus vergärbaren Kohlenhydraten Ethanol und Kohlendioxid

Bild 3: Die alkoholische Gärung

3. Hopfen
Die zapfenartigen Früchte der Hopfenpflanze liefern die charakteristischen Bitter- und Aromastoffe und können Eiweiß ausfällen.

Genussmittel

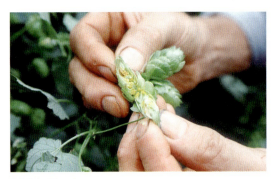

Bild 1: Hopfen

4. Wasser
Es ist mengenmäßig der Hauptbestandteil von Bier und muss selbstverständlich Trinkwasserqualität aufweisen. Auch die Wasserhärte ist für die jeweiligen Biersorten von großer Bedeutung.

Der Brauprozess
1. Braumalz wird mit Wasser auf etwa 70 Grad Celsius erhitzt. Der bei der Keimung begonnene Abbau der Stärke zu Doppel- und Einfachzucker setzt sich weiter fort. Diesen Vorgang nennt man Maischen. Je mehr Malz verwendet wird, desto höher ist später der Stammwürzegehalt.

2. Alle unlöslichen Stoffe, z. B. die Ballaststoffe des Gerstenkorns oder große Eiweißmoleküle, werden abfiltriert. Das Wasser, in dem die wasserlöslichen Stoffe Glucose, Maltose und einige Eiweißstoffe noch vorliegen, heißt Bierwürze.

3. Zusammen mit Hopfen wird die Bierwürze nun ein- bis eineinhalb Stunden lang gekocht. Dabei gibt Hopfen seine Bitter- und Aromastoffe frei und bewirkt, dass das Eiweiß ausfällt. Da Eiweiß schnell verdirbt, trägt dieses Ausfällen zur Haltbarkeit des Bieres bei.

4. Das ausgefällte Eiweiß und die Hopfenrückstände werden im Whirlpool abgefiltert, die Flüssigkeit abgekühlt.

5. Was jetzt noch an vergärbaren Teilchen in dem flüssigen „Gebräu" vorhanden ist, also im Wesentlichen Glucose und Maltose, heißt Stammwürze. Etwa ein Viertel bis zu einem Drittel der Stammwürze wird jetzt von Hefe zu Alkohol und Kohlensäure vergoren. Es entsteht das so genannte Jungbier.

6. Nach einigen Wochen des Nachreifens wird das Bier durch eine nochmalige Filtration von noch vorhandenen Trübteilchen befreit, in Flaschen oder Fässer abgefüllt und gelangt zum Verkauf.

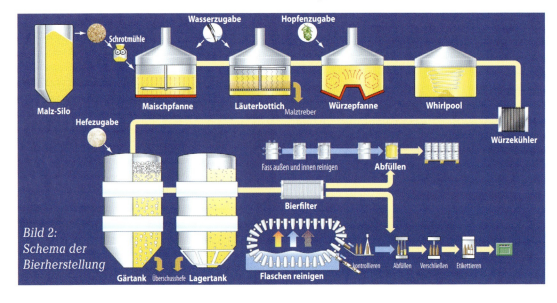

Bild 2: Schema der Bierherstellung

4 Alkoholische Getränke

> **Info**
>
> ▶ **JE NACH STAMMWÜRZGEHALT UNTERSCHEIDET MAN VERSCHIEDENE BIERGATTUNGEN:**
>
> Einfachbier: 2 bis 5,5 % Stammwürze
> Schankbier: 7 bis 8 % Stammwürze
> Vollbier: 11 bis 14 % Stammwürze
> Starkbier: über 16 % Stammwürze

> **Info**
>
> 98,9 % der in der Bundesrepublik gebrauten Biere sind Vollbiere. Da etwa ein Viertel bis zu einem Drittel der Stammwürze zu Alkohol vergoren wird, haben die meisten Biere einen Alkoholgehalt von rund 5 %.

Alkoholfreies Bier

Nach der anfänglichen Begeisterung bei der Einführung hat sich der Konsum alkoholfreien Bieres bei weniger als drei Prozent Marktanteil eingependelt.

> **Info**
>
> Alkoholfreie Biere sind nicht völlig alkoholfrei, sie dürfen bis zu 0,5 Vol-% Alkohol enthalten. Für trockene Alkoholiker oder für Abstinenzler ist deshalb auch alkoholfreies Bier ungeeignet.

Wie man alkoholfreies Bier herstellt

Es gibt mehrere Verfahren, mit denen man Bier den Alkohol entziehen kann:

- der Gärprozess wird früher abgebrochen. So kann die Hefe nur einen geringen Teil des Zuckers zu Alkohol vergären. Diese Methode wird auch bei Malzbier angewendet. Auch Malzbier enthält daher zwischen 0,3 und 1,2 Volumenprozent Alkohol.

- Alkohol wird mithilfe von Destillation (s. S. 242) abgetrennt.

- Alkohol wird mithilfe von Dialyse isoliert. Bei der Dialyse fließt das alkoholhaltige Bier an einer Membran vorbei. Auf der anderen Seite der Membran fließt eine alkoholfreie Flüssigkeit in die Gegenrichtung. Es kommt dann wegen des Konzentrationsunterschiedes zu einem Alkoholtransport in die vormals alkoholfreie Flüssigkeit.

Das Problem bei allen diesen Verfahren ist jedoch, dass Alkohol natürlich auch ein wichtiger Geschmacksträger ist, sodass alkoholfreie Biere oft weniger „vollmundig" schmecken als herkömmliche. Häufig werden daher auch bei der Herstellung alkoholfreier Biere spezielle Rezepturen verwendet.

Light-Biere

Da Alkohol mit rund 30 kJ/Gramm nicht gerade wenig Energie liefert, sind alkoholfreie Biere in jedem Fall auch energiereduzierte Biere.
Für andere Light-Biere geht man von vorneherein von einem niedrigeren Stammwürzegehalt (ca. sieben bis acht Prozent) aus. Man braut also von vornherein ein leichteres Bier. Diese Biere werden unter der Bezeichnung „alkoholarm" in den Handel gebracht.

TAB. 1: ENERGIEGEHALT VON BIER IM VERGLEICH ZU ANDEREN GETRÄNKEN

1 Glas Vollbier 0,3 l	525 kJ
1 Glas alkoholfreies Bier 0,3 l	315 kJ
1 Glas Weißwein 0,25 l	750 kJ
1 Glas Cola 0,3 l	765 kJ

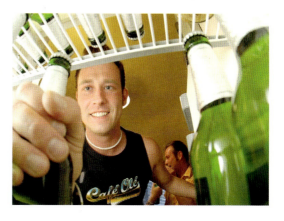

4.2 Wein

Als Lebenssymbol galt er vorgeschichtlichen Völkern, den alten Ägyptern war er heilig. Er fand Eingang in die altgriechische Dichtkunst und Medizin, und auch in der Bibel wird er erwähnt.

Auch heute noch ist Wein für die meisten Menschen kein x-beliebiges Alltagsgetränk, sondern etwas Besonderes, ein Genussmittel eben im ursprünglichen Sinn des Wortes.

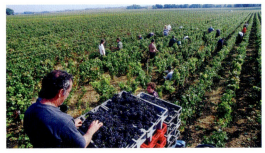

Bild 1: Weinlese

So beschreibt das Lebensmittelgesetz Wein:
„Ein Erzeugnis, das ausschließlich durch vollständige oder teilweise Gärung der frischen, auch gemaischten, Weintrauben oder aus Traubensaft gewonnen wird."

Weinsorten:

Es gibt: Weißwein

Rotwein

Roséwein.

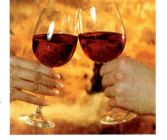

Bild 2: Rotwein

Vom Rebstock zur „Blume": die Weinbereitung
Im Prinzip ist die Bereitung aller Weine gleich. Sofort nach der Ernte wird zunächst das Mostgewicht festgestellt, der entsprechende Messwert wird als Öchslegrad bezeichnet. Er entscheidet über die spätere Qualität.

Info

▶ **WAS SIND ÖCHSLE-GRADE?**

Die Einheit „Grad Öchsle" gibt an, wie viel Gramm ein Liter Saft (Most) mehr wiegt als ein Liter Wasser.

Beispiel: Wiegt ein Liter Most 1065 g, so beträgt das Mostgewicht 65 Grad Öchsle.

Je höher das Mostgewicht ist, desto höher ist der Anteil an vergärbarer Glucose, desto besser also die Traubenqualität.

Nur in Deutschland werden Trauben nach „Grad Öchsle" beurteilt. Diese Angabe ist nur indirekt – über Prädikat und Geschmacksangabe – auf dem Etikett zu finden.

Weißwein
Die grünen Trauben werden samt Stiel und Stängel gepresst und, um die Haltbarkeit zu verbessern, mit schwefliger Säure behandelt (geschwefelt). Der Saft wird anschließend vergoren.

Rotwein
Beim Rotwein wird nicht der Saft aus roten oder blauen Trauben (Most), sondern die zerquetschten Beeren (Maische) vergoren.

Roséwein
Er wird aus roten oder blauen Trauben nach Art des Weißweins gewonnen.

„Blume" heißt in der Fachsprache der Duft des Weines.

Orientierung am Weinregal
Klima, Rebsorte, Lage des Weinbergs, Verarbeitung und andere Faktoren wirken sich ganz wesentlich auf die Eigenschaften eines Weines aus. Hinweise auf Qualität und Geschmack gibt das Weinetikett:

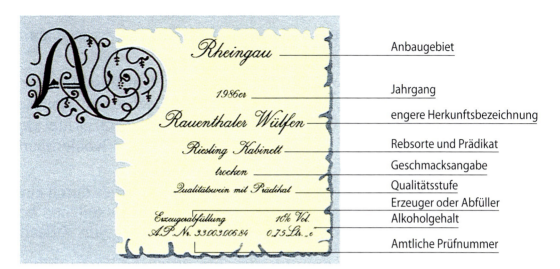

Bild 1: Angaben auf dem Weinetikett

QUALITÄTSSTUFEN UND PRÄDIKATE
richten sich in Deutschland nach dem Mostgewicht. Auch die Herkunft der Trauben – aus einem oder aus verschiedenen Anbaugebieten und die Lage des Anbaugebietes – wird beurteilt.

Tafelwein
Qualitätswein
Qualitätswein mit Prädikat. 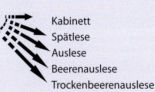 Kabinett
Spätlese
Auslese
Beerenauslese
Trockenbeerenauslese

GESCHMACKSANGABEN
richten sich nach dem Restzuckergehalt des Weines:

- trocken
- halbtrocken
- lieblich
- süß

Tab. 1: Angaben auf dem Weinetikett

Tafelwein	44 - 50
Qualitätswein	50 - 72
Kabinett	67 - 82
Spätlese	76 - 90
Auslese	83 - 100
Beerenauslese	110 - 128
Trockenbeerenauslese	150 - 154

Tab. 2: Mindestmostgewicht in Grad Öchsle bei verschiedenen Weinqualitäten

Info

▶ **SCHAUMWEIN**

Dies ist der Oberbegriff für alle schäumenden Weine, die aus Traubenwein hergestellt sein müssen.

Es gibt drei Qualitätsstufen:
- **Schaumwein,**
- **Qualitätsschaumwein oder Sekt**
 und als edelsten:
- **Qualitätsschaumwein bestimmter Anbaugebiete**.

4.3 Spirituosen

Sie sind rechte „Alkoholbomben" und daher nur in kleinsten Mengen zu genießen.

Branntweine
Der „Geist in der Flasche" entsteht durch eine vergleichsweise einfache physikalische Reaktion, die Destillation:

Alkohol siedet bei 78 °C, Wasser aber erst bei 100 °C. Erhitzt man also ein Alkohol-Wasser-Gemisch, z. B. Wein, dann wird zuerst Alkohol verdampfen. Durch Abkühlen lässt sich der Alkoholdampf wieder verflüssigen und kann als alkoholreicheres „Destillat" gesammelt werden.

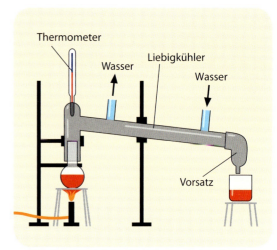
Bild 1: Destillationsapparatur

TAB 1: SPIRITUOSENVIELFALT DURCH UNTERSCHIEDLICHE VORAUSSETZUNGEN

Verschiedene Ausgangsstoffe:	Grundstoff Wein	• Deutsche Weine: Weinbrand • Französische Weine, je nach Anbaugebiet: Cognac, Armagnac, Apfelweine: Calvados
	Grundstoff Getreide	z. B. • „Weizenkorn" • Whisky
	Grundstoff Zuckerrohr	Rum (=vergorenes Zuckerrohr-Melasse-Gemisch)
	Grundstoff Obst	• aus vergorenem Obst: Obstwasser, z. B. Kirschwasser • aus unvergorenem Obst: Obstgeist
Unterschiedliche Behandlung der Ausgangsstoffe:	z. B. wird Getreidestärke vor der Destillation enzymatisch gespalten und vergoren.	
Unterschiedliche Reifebedingungen:	Branntweine lagern zumeist mehrere Monate, z. T. sogar Jahre in Fässern, bis sich das charakteristische Aroma voll ausgebildet hat.	
Unterschiedliche Mischung verschiedener Destillate.		

Liköre
Die Basis eines Likörs besteht entweder aus reinem Alkohol, der mit Wasser auf Trinkstärke verdünnt wird oder aus einem Branntwein.

Unverwechselbar wird er jedoch erst durch die anderen Zutaten, z. B. Früchte, Kräuter und Aromastoffe. Der Mindestalkoholgehalt für deutsche Erzeugnisse beträgt je nach Likörsorte zwischen 20 und 30 Vol.-%.

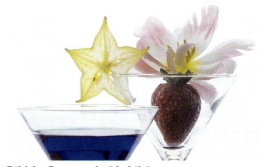
Bild 2: Bunt und süß: Likör

4.4 Alkohol – ein Genuss wird zur Gewohnheit

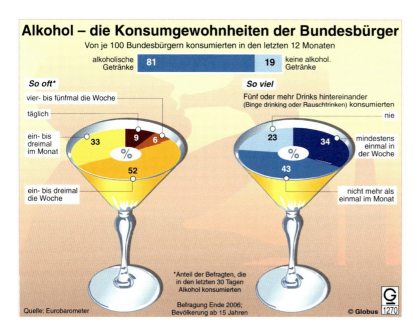

Bild 1: Konsumgewohnheiten der Deutschen

Ein Bier in geselliger Runde, zu einem festlichen Essen ein Glas Wein. Acht von zehn Bundesbürgern trinken Alkohol mehr oder weniger häufig.

Doch: Bleibt es im Normalfall bei einem Glas? Getrunken wird überall und zu jeder Zeit: am Arbeitsplatz, in der Mittagspause, nach Feierabend, vor dem Fernseher, beim Stammtisch, zum Essen.

Was bei dem sorglosen Umgang mit Alkohol nicht zur Kenntnis genommen wird: Alkohol ist ein Gift und das auch schon bei geringen Mengen, in denen er von vielen Menschen täglich getrunken wird.

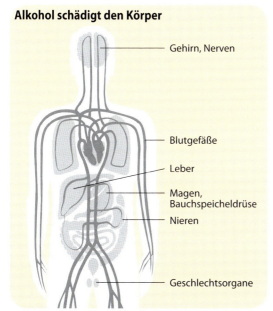

Bild 2: Schäden durch Alkohol: Betroffene Organe

Info

- Alkohol zerstört Nerven- und Gehirnzellen. Bei Alkoholikern lassen sich nach mehreren Jahren ein Nachlassen der Intelligenz und Persönlichkeitsveränderungen beobachten.

- Alkohol verursacht Entzündungen von Magenschleimhaut und Bauchspeicheldrüse.

- Alkohol bewirkt schwere Schädigungen der Leber. Fettleber und Leberzirrhose sind bei Alkoholikern häufig.

- Alkohol schädigt die Nieren.

- Alkohol beeinträchtigt die Fruchtbarkeit bei Männern und Frauen und kann im Extremfall zu Sterilität führen.

- Alkohol weitet die Blutgefäße und schädigt sie dadurch langfristig. Somit leistet er einen Beitrag zur Entstehung von Arteriosklerose.

Genussmittel

Info
▶ **ENERGIEBOMBE ALKOHOL**

Am Zustandekommen des Übergewichts vieler Bundesbürger ist Alkohol wesentlich beteiligt, denn:
1 g Alkohol liefert 30 kJ
1 Flasche Bier liefert 1000 kJ
1 Flasche Wein (0,75 l) liefert 3000 kJ

TAB. 1: KURZFRISTIGE ALKOHOLWIRKUNGEN

BLUTALKOHOLGEHALT IN PROMILLE	ALKOHOL BEWIRKT
0,2 bis 0,5	• Entspannung, • Anheben der Stimmung, • erhöhte Kontaktfreude
0,5 bis 1,0	• Stimmungsschwankungen • Konzentrationsprobleme
1,0 bis 2,0	• Koordinationsstörungen • Enthemmung
2,0 bis 3,0	• Desorientiertheit • Erinnerungsverlust • Sinnestäuschungen • Müdigkeit
Ab 4,0	• Narkose • Alkoholvergiftung: Lähmung des Atemzentrums, Tod

Wie viel darf man trinken?
Eine nicht zu beantwortende Frage, denn die Alkoholverträglichkeit jedes Menschen ist verschieden.
Körperliche Schäden treten mit hoher Wahrscheinlichkeit auf bei einem täglichen Alkoholkonsum ab 1 g/kg Körpergewicht bei Männern, ab 0,5 g/kg Körpergewicht bei Frauen.

Alkohol im Straßenverkehr

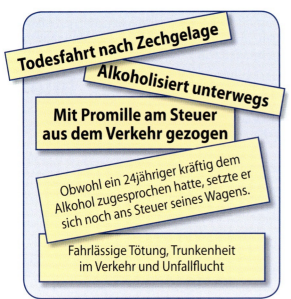

Bild 1: Alkohol am Steuer

Solche und ähnliche Schlagzeilen finden sich nahezu täglich in der Tagespresse. Keine Frage: Alkohol schädigt nicht nur den Trinkenden selber, sondern bedeutet auch eine große Gefahr für die Allgemeinheit:

Der Gesetzgeber hat darauf reagiert und die erlaubte Höchstmenge an Alkohol im Blut weiter reduziert:
Seit 1. April 2001 gilt die Grenze von 0,5 Promille. Das heißt: Wer sich mit 0,5 oder mehr Promille ans Steuer setzt, riskiert mindestens einen Monat Fahrverbot, 500 Euro Geldstrafe und zusätzlich vier Punkte in Flensburg. Seit 1. August 2007 gilt für Fahranfänger und für Fahrer unter 21 Jahren: Null Promille am Steuer.

Dabei kann ein Glas schon das Glas zu viel sein: Mit 20 g reinem Alkohol erreicht ein 75 kg schwerer Mann etwa 0,4 Promille, eine 60 kg schwere Frau bis zu 0,5 Promille.
20 g Alkohol sind z. B. in:

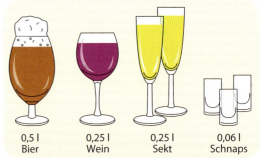

Bild 2: 20 g reiner Alkohol, enthalten in unterschiedlichen Getränken

Dabei lässt sich der Blutalkoholgehalt nicht einfach berechnen. Er ist abhängig von
- der Menge des aufgenommenen Alkohols,
- der Geschwindigkeit der Resorption: sie wird beeinflusst von der Alkoholkonzentration des Getränkes und von dem Füllzustand des Magen-Darm-Traktes,
- dem Körpergewicht,
- der Geschwindigkeit des Alkohol-Abbaus im Stoffwechsel.

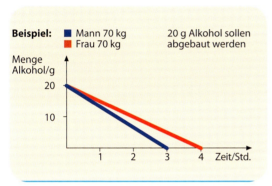

Bild 1:
Abbaugeschwindigkeit des Alkohols im Körper

Alkohol schädigt auch die Seele: Vorsicht Sucht!
Alkoholismus ist eine unheilbare Suchtkrankheit, deren Ursache man bis heute nicht kennt und von der man immer noch nicht weiß, warum sie bei manchen Menschen entsteht, bei anderen nicht. Im Gegensatz zur landläufigen Meinung ist es nicht so, dass ein hoher Alkoholkonsum unbedingt zur Sucht führt, mäßiges Trinken von Alkohol aber keine Suchtgefahr in sich birgt.

Typischer Krankheitsverlauf:
1. Phase: „Erleichterungstrinken", um Probleme besser in den Griff zu bekommen. Langsame Ausbildung der Abhängigkeit von der Flasche.

2. Phase: Heimliches Trinken, die Befürchtung, als übermäßiger Trinker eingestuft zu werden. Ständiges Denken an Alkohol und Sammeln von Alkoholvorräten. Schuldgefühle, Vermeiden des Themas „Alkohol" und heftige Reaktion, wenn die Rede darauf kommt.

3. Phase: Der Kranke kann nicht mehr aufhören zu trinken. Es gelingt ihm immer weniger, seine Sucht zu verheimlichen. Auf Vorhaltungen seiner Umgebung reagiert er aggressiv oder ausweichend. Er macht sich starke Selbstvorwürfe. Der soziale Abstieg beginnt: Der Kranke vernachlässigt frühere Interessen und Beziehungen. Am Arbeitsplatz und in der Familie wachsen die Probleme.

Die Alkoholkrankheit betrifft daher nicht nur den Erkrankten selbst, sondern auch seine Umgebung, insbesondere die Familie. Wirksame Hilfe zu leisten, damit sind die Angehörigen im Normalfall überfordert. Sie sollten sich, da der Kranke selbst erfahrungsgemäß erst sehr spät zu einer Behandlung bereit ist, über angebotene Hilfsmöglichkeiten informieren. Krankenkassen helfen weiter, auch die örtlichen Gruppen der Anonymen Alkoholiker. Mancherorts gibt es auch Selbsthilfegruppen für Angehörige von Alkoholikern.

Begegnet man anderen Kranken normalerweise mit Mitgefühl, so stoßen Alkoholiker meistens auf Ablehnung und Verachtung. Zu Unrecht: die vermeintliche Schwäche ist eine Krankheit. In der Bundesrepublik sind nach Schätzungen 1 bis 2 Millionen Menschen alkoholkrank.

Heranwachsende und Alkohol – ein heikles Thema

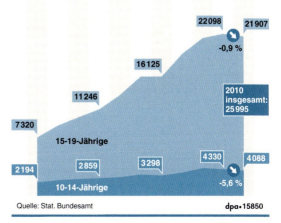

Bild 2: Alkoholmissbrauch bei Jugendlichen

Je früher mit dem Alkoholtrinken begonnen wird, desto größer ist die Gefahr, dass daraus die Suchtkrankheit Alkoholismus entsteht.
- Der kindliche und jugendliche Organismus befindet sich noch im Aufbau. Er ist daher besonders anfällig für die Schäden, die Alkohol anrichten kann.
- Alkoholmissbrauch bei Schwangeren führt häufig zu Frühgeburten, die Kinder sind untergewichtig, leiden unter Wachstumsstörungen. Ihre körperliche und geistige Entwicklung ist verlangsamt, die Gefahr einer Missbildung erhöht.
- Alkoholismus bei einem oder gar bei beiden Elternteilen und das dadurch bedingte soziale Elend wirken sich in krasser Weise negativ auf die Entwicklung der Kinder aus.
- Eltern, die selbst sorglos mit Alkohol umgehen, sind oft Vorbild für Alkoholmissbrauch von Jugendlichen.
- Gleichgültigkeit der Eltern und die Verharmlosung durch die Umwelt erleichtern Kindern und Jugendlichen den Griff zur Flasche. Alkohol scheint bestens dazu geeignet, Ängste zu vertreiben, leichter Kontakte zu finden, sich als stark und erwachsen darzustellen.

Kinder unter 14 Jahren sollten grundsätzlich keinen Alkohol trinken. Jugendliche sollten durch Gespräche mit den Eltern und deren gutes Beispiel den verantwortlichen Umgang mit Alkohol lernen.

Info

▶ **ALKOHOLKONSUM VON KINDERN UND JUGENDLICHEN**

Kinder und Jugendliche trinken Alkohol üblicherweise auf Partys, in Diskos oder Kneipen, viel weniger zu Hause. Der tatsächliche Alkoholkonsum dieser Altersgruppe lässt sich nur schwer schätzen.

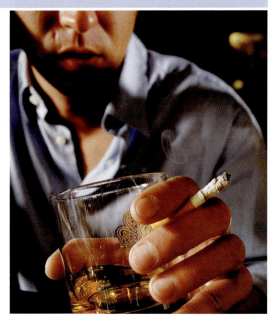

Bild 1: Alkohol und Zigaretten – das Einstiegsalter sinkt

5 Tabak

Freiheit, Abenteuer, unbeschwerte Jugend und „Dazugehören" – die Werbung lässt uns glauben, Rauchen sei ein Genuss ohne Reue. Doch Vorsicht: Nikotin und die anderen Inhaltsstoffe des Zigarettenrauchs sind gefährlich. Nicht von ungefähr bezeichnet man sie als Genussgifte.

Nikotin verengt die Blutgefäße
- der Blutdruck steigt. Nikotin wirkt damit in geringen Dosierungen anregend. Müdigkeit und Unlustgefühle können überbrückt werden. Steigerung des Blutdruckes bedeutet aber auch erhöhte Belastung der Blutgefäße, also auch erhöhte Gefahr der Entstehung von Arteriosklerose, Herzinfarkt, Hirnschlag.
- die Organe werden nicht optimal mit Nährstoffen und Sauerstoff versorgt. Diese Durchblutungsstörungen können z. B. das gefürchtete „Raucherbein" verursachen.

Kohlenmonoxid blockiert die Sauerstoffversorgung
- auch hier als Folge: Ungenügende Versorgung der Organe.

Teer lähmt die Schutzfunktion der Flimmerhärchen in Luftröhre und Bronchien
- Schadstoffe können so in die Atemwege gelangen, sich ablagern und somit einen hervorragenden Nährboden für Bakterien bilden. Die Folgen: Raucherhusten, chronische Bronchitis und Krebs vor allem der betroffenen Organe: Lippen, Rachen, Zunge, Kehlkopf, Luftröhre und Lunge.

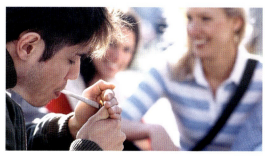

Bild 1: Rauchen unter Jugendlichen

Info

Wer ein bis neun Zigaretten täglich raucht, hat ein viermal höheres Risiko, an Lungenkrebs zu sterben als ein Nichtraucher. Bei zehn bis 19 Zigaretten ist das Risiko siebenmal so hoch. Starkraucher, die mehr als 30 Zigaretten am Tag rauchen, sterben 20-mal so häufig an Lungenkrebs wie Nichtraucher.
Quelle: www.krebsgesellschaft.de

Rauchen ist umso gefährlicher:
- je mehr Zigaretten pro Tag geraucht werden,
- je länger schon geraucht wird,
- je tiefer inhaliert wird,
- je kürzer die Kippe ist, die man übrig lässt,
- je höher der Schadstoffgehalt im Rauch ist.

⊙ Auf einen Blick

Genussmittel

1. **Kaffee** ist das beliebteste Getränk in Deutschland. Brasilien ist Deutschlands größter Kaffeelieferant. Die rote Frucht des Kaffeebaums enthält zwei gelbgrüne Samen, die Kaffeebohnen. Verschiedene Sorten werden gemischt und geröstet und gelangen so in den Handel. Koffein wirkt anregend und leistungssteigernd.

2. **Tee** enthält ebenfalls anregendes Koffein, daneben aber auch beruhigende Gerbstoffe und Theanin, dazu nennenswerte Mengen an Fluor. Die optimale Ziehdauer beträgt drei bis fünf Minuten. Die geernteten Teeblätter werden nach dem Welken gerollt, fermentiert, getrocknet und nach Blattgröße sortiert.

3. **Kakao** ist im Gegensatz zu Kaffee und Tee ein Energielieferant. Die Kakaobohnen werden aus der Kakaofrucht entfernt, fermentiert, getrocknet, geröstet und gemahlen. Beim „Entölen" wird die Kakaobutter abgepresst.

4. **Alkohol** ist eine sogenannte „anerkannte Droge". Alle alkoholischen Getränke sind „Energiebomben".
Bier ist das beliebteste alkoholische Getränk. Es wird aus Braumalz, Hefe, Hopfen und Wasser hergestellt. Dabei wird die im Malz enthaltene Glucose zu Alkohol vergoren. Auch bei der *Wein*herstellung wird die in Trauben enthaltene Glucose zu Alkohol vergoren. Es gibt Rotwein, Roséwein und Weißwein. *Spirituosen* enthalten vergleichsweise hohe Alkoholkonzentrationen. Branntweine entstehen durch Destillation aus Wein, Getreide, vergorenem Obst oder Zuckerrohr. Insgesamt wird zu viel Alkohol getrunken. Körperliche Schäden und Abhängigkeit sind Folgen. Kinder und Jugendliche sind in jeder Hinsicht besonders gefährdet.

5. **Tabak** schädigt den Organismus vor allem durch die Inhaltsstoffe Nikotin, Kohlenmonoxid und Teer.

Und jetzt Sie!!!

1. Erläutern Sie die Wirkungen von Nikotin, Kohlenmonoxid und Teer auf den Organismus.

2. Achten Sie auf die Zigarettenwerbung. Welche Bedürfnisse des Menschen werden angesprochen?

3. Nennen Sie Möglichkeiten, die Schädigung durch Zigarettenrauch möglichst gering zu halten.

4. Stellen Sie die Informationen aus dem Infokasten S. 247 in einer Grafik dar.

5. Basteln Sie ein Memory-Spiel zum Thema „Genussmittel":

Sie brauchen dazu: pro 3 bis 4 Personengruppen etwa 30 kleine Kartei- oder Metaplankarten, bei denen die Rückseite jeweils gleich sein muss.

So wird's gemacht: Finden Sie nun mithilfe des Textes auf den vorhergehenden Seiten kurze, prägnante Sätze und schreiben Sie jeweils einen auf eine Karte. Beispiele: „Koffein regt den Kreislauf an". – „1 g Alkohol liefert 30 kJ". Wenn Sie auf diese Weise alle Karten beschrieben haben, müssen Sie noch für Ihre Gruppe festlegen, welche beiden Karten ein Paar ergeben sollen.

Tipp: Leichter wird es, wenn Ihre Kartenpaare die gleiche oder eine ähnliche Information aufweisen.

Das Spiel: Die Karten mit der Schriftseite nach unten und gut gemischt auf dem Tisch ausgelegt. Reihum darf nun jede(r) zwei Karten aufdecken. Nicht passende Karten werden verdeckt wieder hingelegt. Kartenpaare gehören dem Finder. Wer die meisten Paare zusammenbekommt, hat gewonnen.

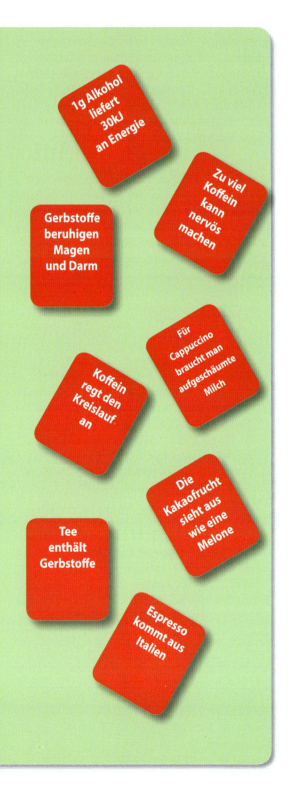

Teil 7: Wasser und Getränke: die flüssige Nahrung

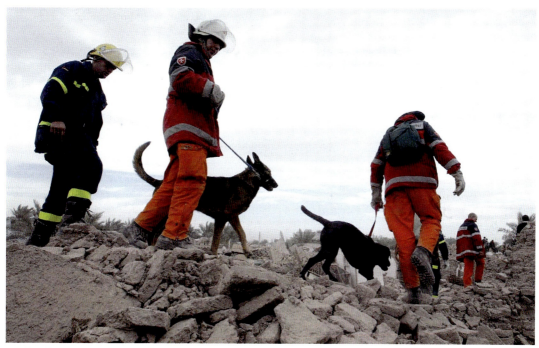

Bild 1: Rettungstrupp nach einem Erdbeben

Chronik eines Erdbebens

Freitag – 26. Januar 2001 – 5.35 MEZ – in Deutschland wird ein Erdbeben der Stärke 7.9 in Südwestindien/Pakistan gemeldet. Zeit: ca. 2 Stunden nach dem Beben. Die kritische Überlebensgrenze liegt bei 72 Stunden – so lange können Menschen in der Regel ohne Wasser auskommen. – **Noch 70 Stunden bis zur Ablauf der Frist...**

Sonntag – 28. Januar 2001 – ca. 07.00 MEZ – ca. 50 Stunden nach dem Beben – noch 22 Stunden bis zur Ablauf der Frist – erste Presseberichte in Europa melden ca. 500 Tote und schwere Zerstörungen in Ahmedabad und Bhuj, Militärflughafen in Bhuj stark beschädigt, 400 Kinder sind in ihrer Schule verschüttet – Suchtrupps des Technischen Hilfswerks (THW) treffen aus Deutschland in Ahmedabad ein und fliegen zusammen mit einem Schweizerischen Suchtrupp nach Bhuj...

Sonntag – 28. Januar 2001 – 18.00 MEZ ca. 67 Stunden nach dem Beben – noch 12 Stunden bis zur Ablauf der Frist. Die Presse meldet inzwischen ca. 10.000 Tote und 30.000 Verletzte. Inzwischen sind 50 Suchhunde aus verschiedenen Ländern im Einsatz. Verschüttete werden lebend geborgen. Die internationale Hilfe läuft an, erreicht aber nur die großen Städte

Montag – 29. Januar 2001 – 06.00 MEZ 72 Stunden nach dem Beben – die Frist ist abgelaufen – nun beginnt das Hoffen auf Wunder.

Mittwoch – 31. Januar 2001 – 17.00 MEZ (ca. 138 Stunden nach dem Beben) – Zeit der Wunder: immer noch werden Verschüttete lebend geborgen – das THW und die Schweizer haben ihre Suche beendet und kehren nach Ahmedabad zurück.

1 Wasser als wichtiger Bestandteil unseres Körpers

Mehr als die Hälfte unseres Körpers besteht aus Wasser. Anders als etwa bei Fett und Kohlenhydraten verfügen wir aber über keinerlei Wasserreserven.

Kein Wunder, dass wir ohne Wasserzufuhr nur wenige Tage überleben können. Verschüttete Erdbebenopfer sind daher, selbst wenn sie unverletzt und ausreichend mit Sauerstoff versorgt sind, in höchster Lebensgefahr.

1.1 Die Wasserverteilung im Organismus

Jede einzelne Zelle unseres Organismus enthält – unterschiedlich viel - Wasser.

Wovon der Wassergehalt im Einzelnen noch abhängt:

Fett und Wasser vertragen sich nicht miteinander. Frauen haben einen höheren Körperfettgehalt als Männer. Ihr Organismus enthält daher relativ weniger Wasser.

Frauen haben einen geringeren Wassergehalt im Körper als Männer.

Mit zunehmendem Alter sinkt die Fähigkeit des Bindegewebes, Wasser anzulagern. Falten sind ein sichtbares Zeichen dafür.

Ältere Menschen haben einen geringeren Wassergehalt im Körper als jüngere.

TAB. 1: WASSERGEHALT IN EINIGEN GEWEBEN, ORGANEN UND KÖRPERFLÜSSIGKEITEN

Zahnschmelz	0,2	Herz	79,3
Skelett	22,0	Blut	80,0
Knorpel	55,0	Niere	83,0
Leber	70,0	Magen und Darmsaft	97,0
Haut	72,0	Schweiß	99,5
Muskeln	76,0	Speichel	99,5
Lunge	79,1		

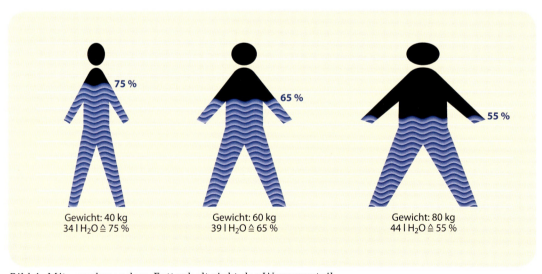

Gewicht: 40 kg — 34 l H$_2$O ≙ 75 %
Gewicht: 60 kg — 39 l H$_2$O ≙ 65 %
Gewicht: 80 kg — 44 l H$_2$O ≙ 55 %

Bild 1: Mit zunehmendem Fettgehalt sinkt der Wasseranteil

1 Wasser als wichtiger Bestandteil unseres Körpers

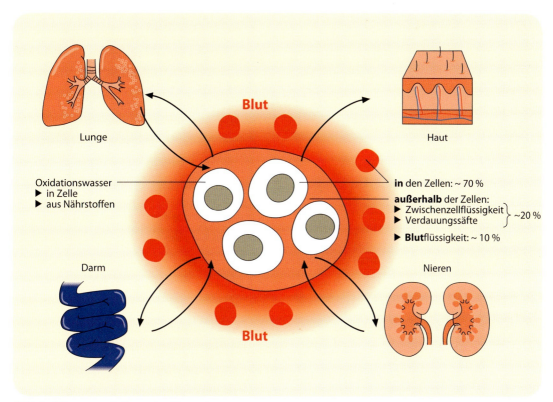

Bild 1: Wasserverteilung im Organismus

Wasser in den Zellen
- hält die Zellen „in Form". Durch den Innendruck des Wassers bleiben sie straff,
- löst Inhaltsstoffe wie z. B. Mineralstoffe,
- ermöglicht das Ablaufen chemischer Reaktionen.

Oxidationswasser
Rund 300 ml Wasser entstehen täglich bei der Oxidation, also der „Verbrennung" der Nährstoffe, bei der in den Zellen Energie gewonnen wird.
Beispiel: Reaktionsgleichung für die Energiegewinnung aus Glucose.

$$C_6H_{12}O_6 + 6\,O_2 \rightarrow 6\,CO_2 + 6\,H_2O + \text{Energie}$$

Wasser außerhalb der Zellen
- ist Bestandteil der Blutflüssigkeit für den „Ferntransport" von Stoffen, also dem Transport über längere Strecken;

- ist Bestandteil der Gewebsflüssigkeit; sie befindet sich in unmittelbarer Umgebung der Zellen und ist für den „Nahtransport" von Stoffen verantwortlich. Die Gewebsflüssigkeit übernimmt vom Blut frischen Nachschub an lebensnotwendigen Stoffen, reicht diese an die Zellen weiter und übernimmt von dort Abbauprodukte des Zellstoffwechsels;

- ist auch das Wasser im Verdauungstrakt. Aus Speichel, Magen, Bauchspeicheldrüse, Galle und Dünndarm ergießen sich täglich ca. 8 Liter Flüssigkeit in den Verdauungstrakt. Diese Flüssigkeit wird jedoch auf dem Wege eines körpereigenen „Recyclings" im unteren Dünndarm und im Dickdarm wieder in das Blut zurückgeführt.

Die Bilanz muss stimmen

Schon ein Verlust von 15% des Körperwassers ist lebensgefährlich. Wasserzufuhr und -ausscheidung müssen deshalb einander die Waage halten:

TAB. 1: WASSERAUFNAHME UND –AUSSCHEIDUNG

WASSERAUFNAHME	
• über Getränke	ca. 1,3 l /Tag
• über feste Speisen	ca. 1,0 l /Tag
• Oxidationswasser	ca. 0,3 l/Tag
WASSERAUSSCHEIDUNG	
• über die Nieren	ca. 1,5 l/Tag
• über den Darm	ca. 0,2 l/Tag
• über Lunge und Haut	ca. 0,9 l/Tag

Der Wasserbedarf kann durch verschiedene Einflüsse erhöht werden:

- Trockenes, heißes Klima erhöht die Wasserabgabe durch die Haut und die Atemluft.

- Körperliche Arbeit erhöht in gleicher Weise die Wasserabgabe.

- Gesalzene Speisen erhöhen die Elektrolytkonzentration im Blut; zur Normalisierung wird Wasser gebraucht.

- Hohe Proteinzufuhr oder Krankheitszustände mit Fieber, Durchfall usw. erhöhen ebenfalls den Wasserbedarf.

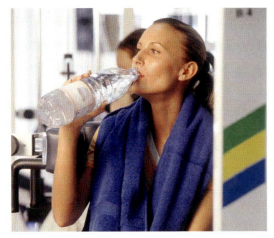

Bild 1: Auch Sportler müssen mehr trinken

⊙ Auf einen Blick

▶ **AUF EINEN BLICK: WOZU WIR WASSER BRAUCHEN**

- Wasser ist Baustoff als Zellflüssigkeit und Bestandteil der Körperflüssigkeiten.
- Wasser ist Lösungsmittel für wasserlösliche Nahrungsbestandteile und körpereigene Substanzen.
- Wasser ist Transportmittel für gelöste Nahrungsbestandteile und körpereigene Stoffe.
- Wasser regelt die Körpertemperatur.

Und jetzt Sie!!!

1. Der menschliche Organismus besteht zu etwa 60 % aus Wasser. Erläutern Sie, wie und warum der Wassergehalt einer 65-jährigen Frau von diesem Durchschnittswert abweicht.

2. Nennen und erläutern Sie drei Bedingungen, die den Wasserbedarf eines Menschen erhöhen können.

3. In der folgenden Tabelle sind die Zeilen durcheinandergeraten. Bringen Sie die zueinandergehörenden Begriffe wieder zusammen und erläutern Sie die Zusammenhänge.

Niere	Oxidationswasser
Magensaft	Lösungsmittel
z. B. aus Glukose	Gleich viel Aufnahme und Abgabe
Übergewichtige	Wasser außerhalb der Zelle
Ausgeglichene Bilanz	Eineinhalb Liter pro Tag
Erhöhter Wasserbedarf	Geringerer Wassergehalt
Nahrungsbestandteile	Heißes Klima
Getränke	Wasserausscheidung

2 Wasser als Lebensmittel

Trinkwasser: die einfachste Art, den Durst zu löschen

Was das Lebensmittelgesetz von Trinkwasser fordert

Es soll sein:
- Appetitlich
- Klar
- Farblos
- Geruchlos
- Frei von Stoffen, die es später trüben könnten (Eisen- und Mangansalze)
- Hygienisch einwandfrei

In Trinkwasser sind sehr geringe Mengen an Salzen gelöst, die in Form von Ionen vorliegen. Manche Ionenarten dürfen jedoch in Wasser nicht vorkommen; ihr Auftreten ist ein Hinweis auf Verunreinigungen. So deuten Ammonium $(NH_4)^+$, Nitrit $(NO_2)^-$ und Phosphat $(PO_4)^{3-}$ darauf hin, dass Trinkwasser mit Fäkalien in Berührung gekommen ist.
Nitrat $(NO_3)^-$-haltiges Wasser kann Kleinkindern gefährlich werden. Es muss bei der Verwendung solchen Wassers mit einer Erkrankung an Cyanose gerechnet werden, die besonders leicht bei Säuglingen in den ersten drei Lebensmonaten auftritt.

Info

▶ **WAS IST CYANOSE?**

Es kommt bei dieser Krankheit zu einer teilweisen Blockierung des Hämoglobins und damit der Sauerstoffversorgung. Die Erkrankten laufen blau an (cyan = blau).

Säuglingsnahrung darf nur mit nitratarmem Wasser zubereitet werden.

2.1 Wasser in der Küche

Gefrierpunkt und Siedepunkt: Wasser als Garmedium

Wasser ist bei Zimmertemperatur eine Flüssigkeit. Wie andere flüssige Stoffe auch kann es jedoch seinen Aggregatzustand ändern. Bei 0 °C gefriert es zu Eis. Das gilt allerdings nur für reines Wasser. Der Gefrierpunkt wässriger Lösungen von z. B. Zucker oder Salz liegt niedriger, je mehr Stoff gelöst ist, desto tiefer. Diese Gefrierpunktserniedrigung ist auch beim Einfrieren von Nahrungsmitteln zu beobachten. Wegen der enthaltenen gelösten Substanzen gefrieren sie in einem Temperaturbereich zwischen –2 °C und –7 °C.

Wasser siedet bei 100 °C, wenn der Druck über der Wasseroberfläche dem normalen Atmosphärendruck entspricht (1 bar). Bei dieser Temperatur lassen sich viele Nahrungsmittel problemlos garen.

Der Siedepunkt erhöht sich bei Überdruck. Das nutzt man beim Dampfdrucktopf: Höhere Temperatur sorgt für schnelles und damit vitaminschonendes Garen.

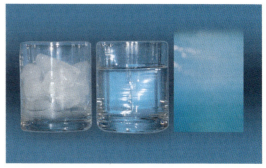

Bild 1:
Wasser bei verschiedenen Temperaturen

Wasser als Lösungsmittel

Wasser ist für viele Nahrungsmittel ein gutes Lösungsmittel. Das nutzt man gezielt aus, z. B. beim Bereiten von Tee. Das Wasser löst dabei wunschgemäß Inhaltsstoffe aus dem Nahrungsmittel heraus. Dieses Herauslösen nennt man auch Extrahieren.

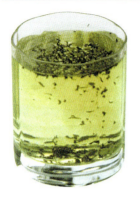

Bild 1: Aus Teeblättern werden gewünschte Inhaltsstoffe extrahiert

Unerwünscht hingegen ist, wenn es durch die Einwirkung von Wasser, z. B. beim Waschen, zu Verlusten von Vitaminen, Mineralstoffen oder Geschmacksstoffen kommt.

Wasser als Quellmittel

Große Moleküle wie Stärke oder Eiweiß sind zwar in Wasser nicht löslich, können aber Wassermoleküle einlagern und dadurch ihr Volumen vergrößern, ein Vorgang, den man als Quellung bezeichnet. Er ist temperaturabhängig und verläuft in der Wärme schneller. Quellen können alle Nahrungsmittel, die Stoffe wie Eiweiß oder Stärke enthalten, z. B. Hülsenfrüchte oder Teig.

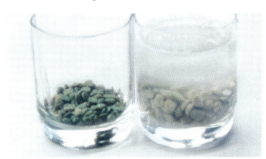

Bild 2: Hülsenfrüchte können sehr viel Wasser aufnehmen.

3 Getränke

Mineralwasser

Natürliches Mineralwasser
wird aus natürlichen, unterirdischen Quellen gewonnen und dort auch direkt in die für den Endverbraucher bestimmte Behältnisse abgefüllt. Es muss einen Mindestgehalt an Mineralstoffen aufweisen.
Natürlichem Mineralwasser darf nur Kohlensäure zugesetzt werden. Darüber hinaus darf ihm Eisen und Schwefel entzogen werden. Diese Veränderungen müssen auf dem Etikett angegeben sein.
Nur natürliche Mineralwässer dürfen zusätzliche Bezeichnungen wie „Sprudel", „Quelle" oder Hinweise auf die geografische Herkunft tragen.

Heilwasser
hat aufgrund seiner Zusammensetzung krankheitsvorbeugende oder heilende Wirkung. Es muss amtlich zugelassen sein und ist kein Lebensmittel, sondern ein frei verkäufliches Arzneimittel.

Quellwasser
muss ebenfalls am Quellort abgefüllt sein, darf aber aus verschiedenen Quellen stammen. Sein Gehalt an Mineralstoffen unterliegt keiner besonderen Kontrolle.

Tafelwasser
ist ein Gemisch aus verschiedenen Wasserqualitäten. Trinkwasser, Mineralwasser und Quellwasser werden gemischt, Mineralstoffe und ggf. Kohlensäure werden künstlich zugefügt.

Fruchtgetränke

Fruchtgetränke sind flüssige Auszüge aus frischem Obst bzw. Gemüse. Um Kosten für den Transport zu sparen, werden sie häufig im Erzeugerland konzentriert. Im Verbraucherland verdünnt man sie dann wieder durch Zusatz von Wasser. Vor oder beim Abfüllen werden sie pasteurisiert.

Info

▶ Für alle Fruchterzeugnisse gilt:
Sie dürfen keine chemischen Konservierungsstoffe enthalten. Ein Zusatz von Vitamin C zur Verbesserung der Haltbarkeit ist erlaubt.

1 Wasser als wichtiger Bestandteil unseres Körpers

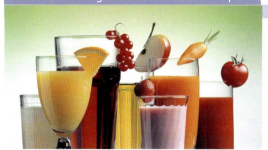

Bild 1: Fruchtgetränke

Fruchtsaft
Er ist unter den verschiedenen Arten von „flüssigem Obst" das Spitzenprodukt. Alles, was unter dieser Bezeichnung in den Handel kommt, muss tatsächlich reiner Saft sein, also vollständig aus gepresstem Obst bestehen. Bei Fruchtsäften aus Konzentrat ist es gesetzlich zugelassen, eventuellen Mangel an Fructose durch Zucker auszugleichen; bis zu 15 g pro Liter sind erlaubt.

Fruchtnektar
Nektar ist eine Mischung aus Fruchtsaft, eventuell auch Fruchtmark, mit Wasser und Zucker. Dabei ist ein Mindestfruchtanteil von 25 % vorgeschrieben. Der tatsächliche Fruchtgehalt muss auf dem Etikett vermerkt sein.
Bei Nektaren gibt es Unterschiede:
Nektare aus Früchten, deren Saft auch "pur" gut schmeckt, wie z. B. Orangen, Äpfel, Birnen, Aprikosen oder Pfirsiche. Auch bei ihnen muss der Fruchtsaftgehalt angegeben sein.
Nektare aus Früchten mit saurem Saft, die ohne einen Zucker-Zusatz nicht sehr schmackhaft wären. Die bekanntesten Sorten sind Sauerkirsch- und schwarzer Johannisbeernektar. Man bezeichnete sie früher als Süßmost, eine Bezeichnung, die sie auch heute noch tragen dürfen.

Fruchtsaftgetränke
Sie sind durststillende Erfrischungsgetränke, deren Grundlage ein Tafelwasser ist. Ihm werden Fruchtsaft, Fruchtsaftgemische oder Dicksäfte zugesetzt. Der Fruchtsaftgehalt muss auch hier vermerkt sein. Er ist sehr unterschiedlich. So benötigen Fruchtsaftgetränke aus Kernobst oder Weintrauben einen Saftanteil von 30 %, während der Orangensaft nur 6 % aufweisen muss.

Gemüsesäfte
- *Gemüsesaft* ist das unverdünnte Saftprodukt, lediglich Geschmackszutaten sind erlaubt.
- *Gemüse-Cocktail* ist eine Mischung verschiedener Gemüsesäfte.
- *Gemüsetrunk* ist ein aus Gemüsesaft und Trinkwasser gemischtes Getränk.

Teegetränke
bestehen aus Tee-Extrakt, Zucker und Geschmackszusätzen.
Auch Mischungen aus Teegetränken und Fruchtsäften sind im Handel.

Limonaden
Die Bezeichnung Limonade stammt von der Limone oder Zitrone. Früher verstand man darunter nichts anderes als Zitronensaft, vermischt mit Zucker und Wasser. Heute kann Limonade auch andere Fruchtsäfte enthalten.
Tonic water
Es enthält Zitrusauszüge und einen Chininzusatz von höchstens 0,085 g pro Liter. Chinin ist ein Auszug aus Chinarinde. Der Zusatz muss deklariert sein.
Koffeinhaltige Limonaden
Neben Frucht- und Pflanzenauszügen, meist von der Kola-Nuss (Cola-Getränke), enthalten sie Koffein (höchstens 25 mg pro Liter). Der Gehalt muss deklariert sein.
Brausen
Sie sind nachgemachte Fruchtsaftgetränke und enthalten statt natürlicher Fruchtauszüge künstliche Essenzen. Der Zucker ist oft durch Süßstoffe ersetzt.

Cool und abgefahren: Knallbunte Muntermacher
Nicht nur langweilig den Durst löschen, nein, Power ist gefragt, Flügel für Körper und Geist – das versprechen neue Trendgetränke. Was haben sie tatsächlich zu bieten?

Energy Drinks
Rein rechtlich sind sie koffeinhaltige Limonaden. Mit rund 60 bis 80 mg pro Dose liefern sie ungefähr so viel Koffein wie eine Tasse Kaffee. Und damit ist das Erfolgsgeheimnis praktisch schon gelüftet:

- *Koffein* regt den Stoffwechsel an und verbessert Reaktions- und Konzentrationsfähigkeit.
- *Kohlensäure* beschleunigt und verbessert die Resorption von Koffein.
- *Taurin* ist eine körpereigene Substanz. Es könnte sein, dass Taurin ebenfalls anregend wirkt oder die Koffeinwirkung beeinflusst. Genaueres dazu wird noch erforscht.
- *Glucuronolacton* kann ebenfalls im Körper gebildet werden. Es dient dazu, Schadstoffe schneller aus dem Stoffwechsel zu entfernen. Ob Glucuronolacton aus Getränken deshalb leistungssteigernd wirkt, konnte bislang noch nicht nachgewiesen werden.
- *Zucker* sorgt dafür, dass die Bezeichnung Energy Drink auch zutrifft: Etwa 30 g Zucker enthält die Dose im Schnitt. Das sind etwa zweieinhalb Esslöffel.
- Außerdem sind eine Fülle weiterer Stoffe enthalten, wie Vitamine, Farb- und Aromastoffe, Konservierungsstoffe usw.

Energy Drinks wirken aufputschend und leistungssteigernd. Für Kinder und Jugendliche sind sie daher ungeeignet.

Isotonische Getränke
Isotonische Getränke sollen dem Organismus, z. B. nach dem Sport, verlorene Flüssigkeit und Mineralstoffe ersetzen. Außer Zucker enthalten sie Mineralstoffe, Vitamine und Geschmacksstoffe, manchmal auch Kohlensäure.

InfoPlus
Isotonische Getränke weisen ungefähr den gleichen Salzgehalt auf wie Blut. Dadurch soll eine schnellere Resorption erfolgen. Das ist aber falsch. Resorption erfolgt auch durch Osmose. Optimal für eine schnelle Resorption sind daher hypotonische Getränke. Sie enthalten Salz in geringerer Konzentration als Blut.

Tipps
Die beste und kostengünstigste Methode, durch Schwitzen verursachte Wasser- und Mineralstoffverluste auszugleichen, ist Apfelsaftschorle mit Mineralwasser im Verhältnis Apfelsaft : Wasser = 1 : 2.

Light-Getränke
Sie enthalten statt Zucker Süßstoffe und damit deutlich weniger Energie als zuckerhaltige Getränke. Beim Konsum sollte darauf geachtet werden, dass Süßstoffe nicht unbedenklich sind (s. S 296)

⊙ Auf einen Blick

TAB1: AUF EINEN BLICK: LEBENSELIXIER WASSER	
WOZU MAN ES BRAUCHT	
Im Körper: • als Baustoff für jede Zelle, • als Lösungs- und Transportmittel für lebenswichtige Stoffe, • für die Konstanthaltung der Körpertemperatur.	*In der Küche:* • als Garmedium, • als Lösungsmittel, • als Quellmittel.
WIE DIE BILANZ IM GLEICHGEWICHT BLEIBT	
Aufnahme von Wasser durch • Getränke • feste Nahrung • Oxidationswasser.	*Abgabe* von Wasser über • Niere • Darm • Lunge und Haut.
WIE MAN ES TRINKT	
Als Mineralwasser • natürliches Mineralwasser, höchste Qualität • Quellwasser • Tafelwasser. Gehalte an Kohlensäure und Mineralstoffen sind unterschiedlich und werden auf dem Etikett angegeben.	*Als Fruchtgetränke* • Fruchtsaft, höchster Fruchtanteil • Fruchtnektar • Fruchtsaftgetränk. *Als Limonaden* Künstlich hergestellte Getränke aus Wasser, Zucker und Geschmackszusätzen.

1 Wasser als wichtiger Bestandteil unseres Körpers

Und jetzt Sie!!!

1. Unterscheiden Sie Fruchtsaft, Fruchtnektar, Fruchtsaftgetränk.

2. Begründen Sie, dass es auch ein Nachteil sein kann, dass Wasser als Lösungsmittel wirkt. Leiten Sie daraus drei Empfehlungen zur schonenden Nahrungszubereitung ab.

3. Welches der folgenden Getränke würden Sie als Tischgetränk zu einem Mittagessen empfehlen, welche halten Sie für weniger geeignet? Begründen Sie.
   a) Natürliches Mineralwasser,
   b) Orangenfruchtsaftgetränk,
   c) Orangensaft,
   d) Zitronenlimonade,
   e) Apfelsaftschorle (1/3 Saft, 2/3 Mineralwasser).

4. Vergleichen Sie anhand folgender Tabelle die drei angegebenen Getränke. Kommen Sie zu einer Trinkempfehlung.

	ENERGY-DRINK 1 DOSE 0,25 l	KAFFEE 1 TASSE 0,125 l	APFELSAFT-SCHORLE 1 GLAS 0,2 l
Energie	600 kJ	-	200 kJ
Zucker	30 g	-	10 g
Koffein	80 mg	80 mg	-

5. **Aufgabe für Rätselfreunde:**
   Gesucht wird: Ein Getränk, das nahezu allen Ansprüchen gerecht wird.

   a) einfachste Qualität von Mineralwasser. Dritter von 11 Buchstaben.

   b) Organ, über das am meisten Wasser ausgeschieden wird. Vierter von fünf Buchstaben.

   c) Gefühl, das signalisiert, dass man trinken sollte. Zweiter von fünf Buchstaben.

   d) Erkrankung, die durch zu viel Nitrat im Wasser auftreten kann. Erster von sieben Buchstaben.

   e) Mineralwasser, das gegen bestimmte Beschwerden hilft. Erster von 10 Buchstaben.

   f) Fachbegriff für „Herauslösen". Dritter von 11 Buchstaben.

   g) Nahrungsinhaltsstoff, der den Wasserbedarf erhöht. Erster von vier Buchstaben.

   h) Bezeichnung für das Verhältnis von Wasseraufnahme und -ausscheidung. Vierter von sechs Buchstaben.

   i) Nektare werden aus .... hergestellt. Erster von acht Buchstaben.

   j) Getränk, dem man Chinin zusetzt. Erster von 10 Buchstaben.

   k) Ein Getränk, das ungefähr den gleichen Salzgehalt wie Blut hat, ist .... Zweiter von 10 Buchstaben.

   l) Andere Schreibweise für Koffein. Erster von sieben Buchstaben.

   m) Wo Wasser als Garmedium und als Quellmittel Verwendung findet. Vierter von fünf Buchstaben.

   n) Wasser, das im Organismus bei der Verbrennung von Nährstoffen entsteht. Erster von 16 Buchstaben.

   o) Englische Bezeichnung für Getränk. Zweiter von fünf Buchstaben.

   p) Transportflüssigkeit des Körpers für Sauerstoff und Nährstoffe. Zweiter von vier Buchstaben.

   q) Punkt, den Wasser bei Null Grad Celsius erreicht. Zweiter von 12 Buchstaben.

   Die gesuchten Buchstaben in der Reihenfolge von a) bis q) ergeben das Lösungswort.

Gruppenarbeit: Lebenselixier Wasser

Stationenlernen:

Es gibt 5 Stationen A, B, C, D, E
und 6 Gruppen 1, 2, 3, 4, 5, 6.
Jede Gruppe bearbeitet jede Station und die entsprechenden Aufgaben. Jede Gruppe hat außerdem eine spezielle Aufgabe, die nur sie bearbeitet.

Station A: Wasser im Organismus
– wozu man es braucht – I –
Bauen, Lösen, Transportieren

1. Führen Sie diese Versuche durch:
a) Sie brauchen dazu: Blattgelatine, Wasser, Waage, Becherglas.
Wiegen Sie ein halbes Blatt Gelatine ab. Legen Sie dieses dann in das Becherglas und geben Sie so viel Wasser zu, dass die Gelatine bedeckt ist. Nach etwa 10 Minuten drücken Sie die Gelatine gut aus und wiegen Sie erneut. Notieren sie die erhaltenen Zahlenwerte.

Info:
Gelatine wird aus tierischem Gewebe hergestellt.

b) Sie brauchen dazu: Traubenzucker, die Aminosäure Glycin oder Alanin, Wasser, zwei Reagenzgläser im Ständer, Spatel.
Füllen Sie die Reagenzgläser etwa 5 cm hoch mit Wasser. Geben Sie in jedes Glas eine kleine Spatelspitze einer der zwei Substanzen. Notieren Sie Ihre Beobachtungen.

Info:
Jede einzelne Zelle im Organismus muss ständig mit Bau- und Betriebsstoffen versorgt werden.

2. Informieren Sie sich über die Aufgaben von Traubenzucker und von Aminosäuren im Körper.

3. Finden Sie mindestens drei weitere Beispiele für Aufbau-, Transport- und Lösungsvorgänge im Organismus.

4. Extraaufgabe nur für Gruppe 1:
- Schreiben Sie die Aufgaben jeweils auf eine Metaplankarte.
- Erklären Sie Ihren MitschülerInnen die Bedeutung dieser Funktionen des Wassers.

Station B: Wasser im Organismus
– wozu man es braucht – II –
Wärme erhalten und davor schützen

1. Führen Sie diese Versuche durch:
a) Sie brauchen dazu: Wasser, Heizplatte, 2 Bechergläser, 50 g-Metallgewicht.
Füllen Sie ein Becherglas mit 100 ml Wasser, ein anderes Becherglas mit 50 ml Wasser und dem Metallgewicht. Erhitzen Sie beide Bechergläser und messen Sie jeweils den Temperaturverlauf alle 30 Sekunden über einen Zeitraum von 5 min. Erstellen Sie ein Diagramm.
Wichtig: Um vergleichbare Ergebnisse zu erhalten, ist es wichtig, dass auch die Wärmezufuhr bei beiden Teilversuchen gleich ist. Führen Sie die beiden Versuche deshalb nacheinander durch und halten Sie die Wärmezufuhr konstant.

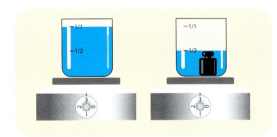

Bild 1: Versuchsaufbau

Info:
**In Metallen sind Elektronen leicht beweglich. Metalle leiten daher die Hitze sehr gut. In Wasser sind die Elektronen fester gebunden. Wasser leitet daher die Wärme nicht so gut wie Metall.
Was mit unserer Körpertemperatur passieren würde, wenn unser Körper statt aus Wasser hauptsächlich aus Metall bestünde, können Sie auch aus Ihrem Diagramm herleiten.**

1 Wasser als wichtiger Bestandteil unseres Körpers

b) Sie brauchen dazu: zwei Thermometer, Wattebäusche, Fön, Stativmaterial.
Befestigen Sie zwei Thermometer vorsichtig an einem Stativ. Umwickeln Sie die Spitze des einen Thermometers mit einem trockenen, die des anderen Thermometers mit einem nassen Wattebausch.
Schalten sie den Fön auf die niedrigste Stufe (kalt) und fönen Sie möglichst gleichmäßig beide Wattebäusche. Messen Sie jeweils die Temperatur nach 30 Sekunden über einen Zeitraum von 5 Minuten. Erstellen Sie ein Diagramm.

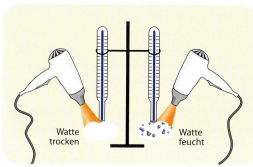

Bild 1: Versuchsaufbau

Info:
Damit Wasser vom flüssigen in den gasförmigen Zustand übergehen kann, muss Wärmeenergie zugeführt werden. Diese notwendige Wärme entzieht das Wasser beim Verdunsten seiner Umgebung.
Bevor der Körper überhitzt wird, beginnt er zu schwitzen. Für die Verdunstung wird Wärme verbraucht, die Haut somit abgekühlt.

2. Informieren Sie sich auf den Seiten 258 und 259 mithilfe der Infotexte bei den Versuchen über die entsprechenden Aufgaben des Wassers im Organismus

3. Extraaufgabe nur für Gruppe 2:
- Schreiben Sie jede Aufgabe von Wasser auf eine Metaplankarte.
- Erläutern Sie mithilfe der Versuchsergebnisse Ihren MitschülerInnen, wozu unser Körper Wasser benötigt.

Station C: Wasser in der Küche – wozu man es benutzt – I – Extrahieren

1. Führen sie diese Versuche durch
a) Sie brauchen dazu: Zwei Beutel Früchtetee, zwei Trinkgläser, Wasser, Kochplatte.
Geben Sie jeweils einen Teebeutel in ein Glas. Erhitzen Sie etwa 1/4 l Wasser bis zum Kochen und geben Sie es in eines der Gläser. Auf den anderen Teebeutel gießen Sie gleichzeitig kaltes Wasser. Vergleichen Sie Farbintensität und Färbegeschwindigkeit in beiden Gläsern. Notieren Sie Ihre Beobachtungen.

Info:
Die kleinsten Teilchen von Stoffen, die Moleküle, bewegen sich ständig. Je stärker man einen Stoff erhitzt, desto schneller bewegen sich die Teilchen, desto schneller vermischen sie sich auch.

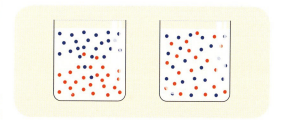

b) Sie brauchen dazu: Einige Stängel frische Petersilie, ca. 50 ml destilliertes Wasser, Becherglas, Thermometer, Kochplatte
Erwärmen Sie das destillierte Wasser bis auf ca. 30 °C. Geben Sie die Petersilienstängel hinein und lassen Sie das Glas bei Zimmertemperatur über Nacht stehen.
Untersuchen Sie am nächsten Tag das Einweichwasser auf Farb- und Geschmacksveränderung. Notieren Sie Ihre Beobachtungen.

Info:
Farb-, Geschmacks- und Mineralstoffe, einfache Kohlenhydrate sowie einige Vitamine und Eiweiße sind wasserlöslich.

2. Begründen Sie, warum man Tee mit heißem Wasser aufgießt.

- Finden Sie mindestens drei weitere Lebensmittel(gruppen), die man durch Extrahieren (Herauslösen) von Inhaltsstoffen zubereitet.

3. Zusatzaufgabe nur für Gruppe 3:
Nicht alle „Lösungsaktivitäten" von Wasser sind gewollt.
- Suchen Sie Beispiele für Arbeitsweisen in der Küche, bei denen unbeabsichtigt Nahrungsinhaltsstoffe gelöst werden, und finden Sie mindestens 5 Regeln, durch deren Befolgung dies vermieden werden kann.
- Schreiben Sie diese Regeln in Stichworten auf Metaplankarten und erläutern Sie diese Ihren MitschülerInnen.

Station D: Wasser in der Küche – wozu man es benutzt – II-
Quellen und Garen

1. Führen sie diese Versuche durch
Sie brauchen dazu: Jeweils 20 g Reis und geschälte, fein gewürfelte Kartoffel, Wasser, Bechergläser, Messzylinder, Kochplatte.
Wiegen Sie den Reis ab, geben Sie 45 ml Wasser zu und erhitzen Sie beides zusammen langsam bis zum Sieden. Garen Sie den Reis bei niedriger Temperatur ca. 20 Minuten unter gelegentlichem Rühren. Gießen Sie den Reis ab und wiegen Sie ihn.
Notieren Sie Ihr Ergebnis.

Wiederholen Sie den Versuch, indem Sie statt Reis feingewürfelte Kartoffeln verwenden.

Info:
- Durch Erhitzen werden Cellulosemoleküle in kleinere Ketten gespalten.
- Stärke lagert Wasser an.
- Verdauungssäfte bestehen aus Wasser und Enzymen.

2. Informieren Sie sich, welche Vorgänge beim Erhitzen von Reis und Kartoffeln ablaufen.

3. Zusatzaufgabe nur für Gruppe 4:
- Fertigen Sie ein anschauliches Schema, z. B. mithilfe von Metaplankarten und einem Plakat, aus dem ersichtlich wird, dass Reis mit Wasser gegart werden muss, um verdaulich zu sein.
- Erläutern Sie Ihren MitschülerInnen, warum „Grillreis" kein Erfolg auf der Speisekarte ist.

Station E: Wasser als Getränk
- hier darf gekostet werden -
Mineralwässer und Fruchtsaftgetränke

Sie brauchen dazu:
Eine Auswahl von Mineralwässern und Fruchtsaftgetränken unterschiedlicher Qualität.

1. Informieren Sie sich über die verschiedenen Arten von Mineralwasser, die im Handel sind. Finden Sie aus den bereitgestellten Mineralwässern jeweils mindestens ein Beispiel für jede Qualität.

2. Informieren Sie sich auf der Seite 255 über die Inhaltsstoffe von Fruchtsäften, Fruchtnektaren, Fruchtsaftgetränken und Limonaden. Finden Sie aus den bereitgestellten Getränken jeweils mindestens ein Beispiel für jede Qualität.

3. Zusatzaufgabe nur für Gruppe 5:
Sie brauchen dazu: Vier leere Mineralwasserflaschen, von denen die Etiketten abgelöst wurden. Kleine Probierbecher.
Auf den Flaschen werden Aufkleber mit den Zahlen Eins bis Vier angebracht.
Nun wird jeweils eingefüllt:
- destilliertes Wasser
- stilles Wasser natriumarm
- stilles Wasser, hoher Natriumgehalt
- kohlensäurehaltiges Mineralwasser

(Bitte notieren: welches Wasser in welcher Flasche)
- Lassen Sie Ihre MitschülerInnen kosten. Wer schmeckt heraus, welches Wasser jeweils im Probierbecher ist?
- Schreiben Sie die Arten von Mineralwässern auf Metaplankarten und erläutern Sie Ihren Mitschülern die Unterschiede.

4. Zusatzaufgabe nur für Gruppe 6

Sie brauchen dazu: Vier leere Mineralwasserflaschen, von denen die Etiketten abgelöst wurden. Kleine Probierbecher.
Auf den Flaschen werden Aufkleber mit den Zahlen Eins bis Vier angebracht.
Nun wird jeweils eingefüllt:
- Orangenlimonade
- Orangenfruchtsaftgetränk
- Orangennektar
- Orangensaft

(Bitte notieren: welches Getränk in welcher Flasche)

- Lassen Sie Ihre MitschülerInnen kosten. Wer schmeckt heraus, welches Getränk jeweils im Probierbecher ist?

- Schreiben Sie die Arten von Fruchtgetränken auf Metaplankarten und erläutern Sie Ihren MitschülerInnen die Unterschiede.

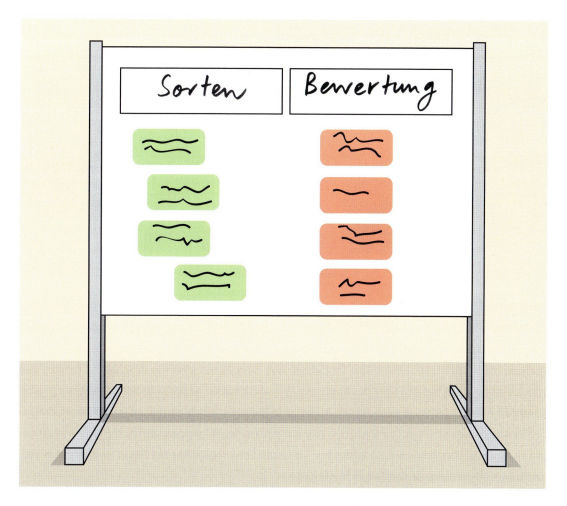

Bild 1: Metaplanwand/- karten

Teil 8: Würzmittel

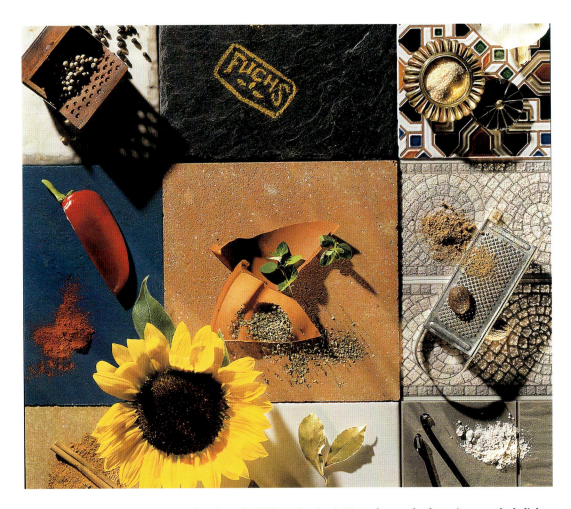

Mit ihren vielfältigen Aromen und Farben sind Würzmittel seit Menschengedenken ein unentbehrlicher Bestandteil des Speisezettels. Aber nicht allein das regionale Angebot war gefragt: Kräuter und Gewürze gehörten schon vor Jahrtausenden zu den ersten Handelsgütern der Welt. In ägyptischen Grabkammern wurde bereits 3500 Jahre v. Chr. Zimt verwendet. Zimt wächst aber nur in Sri Lanka. Es muss also damals schon einen Seeweg über das arabische Meer nach Indien gegeben haben. Handelswege über Land gab es wahrscheinlich noch früher. Araber und Phönizier brachten Nelken und Muskatnüsse ins antike Athen und nach Rom. Der Gewürzhandel war auch in den folgenden Jahrhunderten ein wichtiger Motor für Entdeckungsfahrten. So entdeckte Christoph Columbus auf seiner Suche nach dem Gewürzreichtum Indiens den amerikanischen Kontinent.

Die meisten Kräuter und Gewürze stammen ursprünglich aus dem Orient: Lorbeer, Thymian, Dill und Pfefferminze, Pfeffer, Kümmel, Fenchel sind nur einige von vielen Geschmacksverbesserern, die uns längst vertraut geworden sind.

1 Kräuter

Kräuter sind Pflanzen, deren Blüten, Blätter, Samen und/oder Stängel zum Würzen verwendet werden.

KRÄUTER	VERWENDETE PFLANZENTEILE	AROMA/VERWENDUNG	BESONDERHEITEN
Krause Petersilie	Blätter Stängel	Frisch – würzig. Passt zu fast allen Gerichten, besonders zu Fisch, Gemüse, Kartoffeln, Pilzen. Zum Garnieren	Petersilie hat einen hohen Vitamin C- Gehalt. Roh gegessen vermindert sie Mundgeruch.
Schnittlauch	Blätter	Mild – zwiebelähnlich Für: Salate, Fleisch- und Gemüsebrühen, Eierspeisen, Gemüse, Quark	Schnittlauch enthält viel Eisen und Vitamin C.
Pimpinelle	Blätter Stängel	Frisch – gurkenähnlich Frisch zu grünem Salat, Tomaten- und Gurkensalat. Quark. Zum Garnieren	
Dill	Blätter Samen	Süßlich– scharf Für: Fischsaucen, Lamm, Kartoffelgerichte, grüne Salate und Gemüsesalate, Gurken, Quark	Beim Einfrieren intensiviert sich das Aroma. Ein Dilltee vor dem Zubettgehen fördert den Schlaf.
Bohnenkraut	Blätter	Würzig Für: Fleisch-, Fisch- und Eiergerichte. Ergänzt perfekt den Geschmack von Bohnen	Verliert beim Einfrieren an Aroma.
Kresse	Stängel mit Blättern	Scharf – pfeffrig Nur frisch zu Salaten, Eiergerichten, Fisch, Quark. Zum Garnieren	Besonders reich an Eisen, Jod und Vitamin C. Saft wirkt gegen unreine Haut.

Würzmittel

KRÄUTER	VERWENDETE PFLANZENTEILE	AROMA/VERWENDUNG	BESONDERHEITEN
Zitronenmelisse	Blätter, Stängel	Frisch, nach Zitrone duftend. Für: Getränke, Obst- und Gemüsesalate, Tee, Fisch- und Fleischgerichte, Saucen. Zum Garnieren.	Melissentee hat eine beruhigende, kopfschmerzlindernde Wirkung
Majoran	Zweige, Blätter	Stark aromatisch, würzig. Für: Fleisch-, Wurst-, Geflügel- und Kartoffelgerichte.	Beim Erhitzen intensiviert sich, beim Einfrieren verringert sich das Aroma. Hausmittel gegen Erkältungen und Halsweh.
Oregano (wilder Majoran)	Blätter, Stängel	Noch intensiver als Majoran. Für: Gemüse, kräftige Eintöpfe, Pizza, Tomatengerichte, Salate	
Basilikum	Blätter, Stängel	Kräftig. Für: Gerichte mit Tomaten, Eiern, Pilzen, Nudeln. Zum Garnieren	Hilft bei Magenbeschwerden, Blähungen und Verdauungsstörungen. Die Pflanze soll auch lästige Fliegen fernhalten.
Rosmarin	Zweige, Blätter	Starkes, würziges Aroma. Für: Lamm- und andere Fleischgerichte.	Rosmarin fördert die Verdauung und die Blutzirkulation
Gartenthymian	Zweige, Blätter	Herb-aromatisch. Für: Fleisch- und Fischgerichte, Kartoffelspeisen, Tomatengerichte.	Beim Einfrieren intensiviert sich das Aroma. Eine Tasse heißen Thymiantees verhilft zu ruhigem Schlaf.
Salbei	Blätter	Kräftiges, bitteres Aroma. Für: Gebratenes Fleisch, Salate, Tomatengerichte	Beim Einfrieren intensiviert sich das Aroma. Salbei hat blutreinigende, appetitanregende und entzündungshemmende Wirkung. Salbeitee hilft gegen Husten und Erkältungen.

1 Kräuter

Verwendung frischer Kräuter
- Kräftig schmeckende Kräuter wie Rosmarin, Majoran oder Thymian sparsam verwenden. Am besten gart man ganze Zweige mit und nimmt sie vor dem Anrichten heraus.
- Feine Kräuter mit empfindlichem Aroma wie Dill, Petersilie, Schnittlauch, Zitronenmelisse kann man reichlich zugeben. Sie sollten aber erst kurz vor dem Anrichten zugesetzt werden, damit sich ihre Duft- und Geschmacksstoffe und auch die enthaltenen Vitamine nicht verflüchtigen.

Verwendung getrockneter Kräuter
- Getrocknete Kräuter müssen Flüssigkeiten aufnehmen, um ihr volles Aroma entfalten zu können. Entweder vorher 10 bis 15 Minuten in etwas Wasser stehen lassen oder einige Zeit mitgaren.
- Weil sie weniger intensiv schmecken, muss man sie reichlicher verwenden als frische Kräuter.
- Zwischen den Fingern zerrieben entfalten getrocknete Kräuter ein intensiveres Aroma.

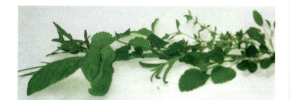

Bild 1: Kräuterband

Und jetzt Sie!!!

1. Zu welchen Gerichten verwenden Sie
   - Petersilie?
   - Dill?
   - Basilikum?

2. Welche Kräuter verwenden Sie
   a) für einen grünen Salat?
   b) für einen Tomaten-Mozzarella-Salat?
   c) für einen Bohnen-Karotten-Eintopf?
   d) für Gulasch?

3. Welche Unterschiede sollten Sie bei der Verwendung frischer und getrockneter Kräuter beachten?

4. Mit welchen Kräutern müssen Sie sparsam umgehen, welche dürfen Sie großzügiger verwenden? Begründen Sie jeweils.

5. „Eure Nahrungsmittel sollen Eure Heilmittel sein und Eure Heilmittel sollen Eure Nahrungsmittel sein." (Hippokrates). Begründen Sie, dass man mit dem Verzehr von Kräutern diese Empfehlung sehr gut befolgt.

Rezept

MENGE FÜR 4 PERSONEN	GRÜNE SAUCE	
jeweils 1 Bund Schnittlauch, Petersilie, Basilikum, Borretsch, Dill, Kerbel, Estragon 1/2 Kästchen Kresse	Kräuter abspülen und zerkleinern	Schmeckt hervorragend zu gekochten Eiern und Pellkartoffeln.
1 kleine Zwiebel	schälen zerkleinern	
125 g Quark 200 g Crème fraîche oder Schmand	zusammen mit Kräutern und Zwiebeln pürieren	
Salz, Pfeffer, etwas Zucker	pürierte Masse abschmecken	

2 Gewürze

Wünscht man jemanden dahin „wo der Pfeffer wächst", so spricht das weniger gegen den Pfeffer als für die Entfernung, die man zwischen sich und den Betreffenden legen möchte.
Entstanden ist diese Redensart im 19. Jahrhundert. Frankreich verbannte damals seine Verbrecher auf die Teufelsinsel „Ile de diable", die zu Guayana gehörte. Auf der Rückreise brachten die Schiffe den dort geernteten Pfeffer mit – bei dem es sich allerdings in Wirklichkeit um Chili handelte.

Gewürze sind Samen, Blüten, Früchte, Wurzeln, Blätter, Rinden, Zwiebeln oder Säfte von Pflanzen. Ihre Aromastoffe dienen dazu, Gerichte schmackhafter zu machen.

GEWÜRZE	VERWENDETE PFLANZENTEILE	AROMA/VERWENDUNG	BESONDERHEITEN
Pfeffer	Frucht	Weißer Pfeffer: mild Schwarzer Pfeffer: kräftig Grüner Pfeffer ist mild-aromatisch und wird stets als ganzes Korn verwendet. Pfeffer passt zu fast allen pikanten Gerichten.	Das Aroma des weißen Pfeffers wird beim Erhitzen intensiver. Wirkt appetitanregend und antibakteriell.
Muskat	Samen Blüte	Feurig-würziger Geschmack, besonders wenn es erst kurz vor der Verwendung gemahlen wird. Für: Spinat, helle Saucen, Suppen. Muskatblüte für süße Speisen und Liköre.	Verliert beim Erhitzen an Aroma.
Kümmel	Samen	Streng, leicht brennend. Für: Eintöpfe, fette Fleischgerichte, Kohl- und Krautgerichte, Pellkartoffeln, Brot und Backwaren, Schnaps.	Verliert beim Erhitzen an Aroma. Macht schwer verdauliche Gemüse wie Weißkohl und Wirsing bekömmlicher.
Wacholderbeeren	Früchte	Würzig, leicht bitter harzig. Für: Beizen, Marinaden, Sauerbraten, Sauerkraut, Sud für Kochfisch, Wildgerichte.	

2 Gewürze

GEWÜRZE	VERWENDETE PFLANZENTEILE	AROMA/ VERWENDUNG	BESONDERHEITEN
Lorbeer	Blätter	Starkes, kräftiges Aroma Für: Sauerbraten, Wild, Sauerkraut, Fischgerichte.	Verliert beim Erhitzen an Aroma.
Paprika	Frucht	Delikatess-Paprika: mild Edelsüß-Paprika: mittelscharf Rosen-Paprika: scharf Für: Gulasch, Geflügel, pikanten Quark, Salate, Saucen.	Fördert: Speichelproduktion, Nebennierenaktivität, Schweißabsonderung
Curry		Scharf-aromatisch, nur leicht brennend, Für: Fisch, Saucen, helle Fleisch- und Reisgerichte	Mischgewürz aus Kurkuma, Pfeffer, Paprika, Nelken, Muskat, Zimt. Wirkt gegen Durchfall und antibakteriell.
Nelken	Blütenknospe	Sehr intensiv würzig, deshalb nur sparsam einzusetzen. Können gemahlen oder ganz verwendet werden. Für: Fleischgerichte, Kompott, Marinaden, Rot- und Grünkohl, Süßspeisen.	wirken desinfizierend, verdauungsfördernd, schmerzlindernd, halten Fliegen und Motten fern.
Zimt	Rinde	Kräftig-würziges Aroma, feurig-süßer Geschmack. Für: Aufläufe, Backwaren, Kompott, Konfitüren.	wirkt verdauungsanregend, gegen Erkältungen
Zwiebeln	Zwiebeln Blätter	Scharfer, intensiver Geschmack. Für: Fleischgerichte, Salate, Gemüse, Zwiebelkuchen	Zwiebeln und Knoblauch sind besonders reich an Sekundären Pflanzenstoffen. s. S. 211
Knoblauch	Zwiebel	scharfer, zwiebelähnlicher Geschmack. Für: Salate, Fleisch- und Fischgerichte, Tomatengerichte, Knoblauchbutter, Gemüse, Saucen.	

Wer noch nicht ganz sicher im Umgang mit Gewürzen ist, für den gibt es eine Vielfalt fertiger Gewürzmischungen, die bereits in sich abgerundet sind, z. B. Grillgewürz, Gulaschgewürz, Bratkartoffelgewürz usw.

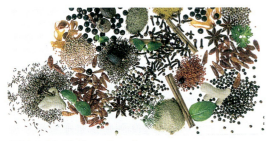

Bild 1: Vielfalt an Gewürzen

Wie man Gewürze verwendet
- Wenn möglich, Gewürze unzerkleinert aufbewahren und bei Bedarf frisch mahlen oder reiben, geht problemlos bei Pfeffer und Muskatnuss.
- Wenn Gewürze wie Wacholderbeeren oder Piment besonders intensiv wirken sollen, leicht zerquetschen.
- Gewürze sind meist noch kräftiger im Aroma als Kräuter, deshalb vorsichtig würzen und sorgfältig abschmecken, damit die Speisen ihren Eigengeschmack behalten.

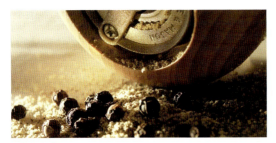

Bild 2: Pfeffer

Warum gelungenes Würzen auch gut für den Organismus ist
Eine gut gewürzte, appetitlich duftende Mahlzeit regt die Tätigkeit der Verdauungsorgane an. Diese produzieren verstärkt enzymhaltige Verdauungssäfte. Auch Magensäure wird verstärkt gebildet. Die Nahrung wird dadurch leichter abgebaut und vom Körper besser verwertet.

Und jetzt Sie!!!

1. Einige Gewürze sind mehr als Geschmackstoffe. Beschreiben Sie weitere Wirkungen von
- Pfeffer,
- Kümmel,
- Nelken,
- Zimt,
- Zwiebel.

2. Worauf müssen Sie bei der Verwendung von Muskat, Kümmel und Lorbeer achten?

3 Andere Würzmittel

3.1 Essig

Auch Essig ist ein uraltes Würzmittel. Schon vor 5000 Jahren beherrschten die alten Kulturvölker die Kunst, durch Vergären von Alkohol Essig herzustellen.

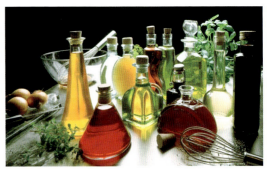

Bild 3: Kräuteressige

Die wichtigsten Essigsorten
- Weinessig ist ausschließlich aus Wein hergestellt.
- Kräuteressig wird zusätzlich durch Kräuter wie Dill, Estragon oder Melisse aromatisiert.
- Obstessig wird aus Obst, meist Äpfeln, hergestellt.

3 Andere Würzmittel

> **Info**
>
> ▶ **ESSIG: KONSERVIERUNGS- UND HAUSMITTEL**
>
> Nicht nur Würzmittel, wegen seiner keimtötenden Eigenschaften ist Essig auch ein natürliches Konservierungsmittel.
> Apfelessig ist überdies ein Hausmittel. Er wirkt belebend, regt die Darmtätigkeit an, stärkt die Immunabwehr, fördert die Durchblutung und senkt erhöhte Blutfettwerte.

3.2 Speisesalz (Kochsalz)

Kochsalz ist zwar in zahlreichen Nahrungsmitteln enthalten, ist aber dennoch ein unentbehrliches Würzmittel für das Zubereiten von Speisen. Es wird entweder in Salzstöcken bergmännisch abgebaut oder aus Meerwasser bzw. durch Auslaugen von Steinsalzlagern gewonnen. Entsprechend ist das Angebot des Handels:
- Steinsalz gewinnt man durch Vermahlen und Sieben von Steinsalzbrocken. Es wird als grobes Salz gehandelt.
- Meersalz kristallisiert beim Verdampfen von Meerwasser in großen, flachen Becken aus. Es ist besonders reich an Spurenelementen.
- Siede- oder Salinensalz wird durch Eindampfen von Sole gewonnen, das ist die nach dem Auslaugen von Salzlagern entstandene Flüssigkeit.
- Jodiertes Speisesalz ist Kochsalz, das mit Natrium-, Calcium- oder Kaliumjodid versetzt wurde. Auch fluoridiertes und/oder mit Folsäure angereichertes Speisesalz ist mittlerweile im Handel.

> **Info**
>
> ▶ **KOCHSALZ: WÜRZT UND KONSERVIERT**
>
> Auch Kochsalz hat neben seiner würzenden eine konservierende Wirkung. Ein Zuviel an Kochsalz wird in Zusammenhang gebracht mit dem Auftreten von Bluthochdruck.

3.3 Senf

Er wird aus Senfkörnern durch Vermahlen und Vermischen mit Essig, Salz und Gewürzen hergestellt.
Senf verbessert die Bekömmlichkeit von Speisen.
Die Schärfe des Senfes ist abhängig von der Sorte der Senfkörner: Gelbe Senfkörner ergeben einen milden Senf. Je mehr braune Senfkörner vermahlen wurden, desto schärfer der Senf.

Senfsorten
- Milder und mittelscharfer Senf sind die gängigsten Senfsorten. Sie eignen sich als Zutat für Saucen und zu Würstchen.
- Scharfer Senf passt zu Braten und fettem Fleisch und als Zutat für scharfe Saucen.
- Süßer Senf. Mit Zucker und Kräutern hergestellt passt er zu Weißwurst und Leberkäse.

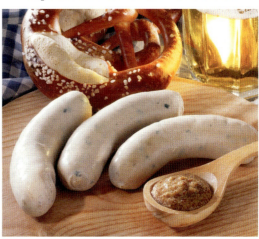

Bild 1: Weißwurst mit Senf

3.4 Tabascosauce

Sie ist ein Konzentrat aus der scharfen Chilischote mit Zusatz von Essig und Salz. Man sollte sie nur tropfenweise verwenden, da sie äußerst scharf ist!
Sie wird verwendet für Fisch- und Fleischgerichte, scharfe Saucen und Suppen.

3.5 Sojasauce

Sojasauce gilt als die älteste Würzsauce der Welt. Sie besteht aus gekochten, gemahlenen und dann vergorenen Sojabohnen mit verschiedenen Gewürzen vermischt.
Sojasauce ist besonders gut für die asiatische Küche geeignet.

3.6 Worcestershire-Sauce

Sie ist eine englische Würzsauce aus Malzessig, Sojabohnen, Zucker, Tamarindenmus, Sirup, Salz, Chili, Nelken, Sherry und vielem mehr. Das genaue Rezept ist ein streng gehütetes Geheimnis. Sie wird (auch nur tröpfchenweise) für Ragout fin, Suppen, Saucen, Fisch- und Fleischgerichte verwendet.

3.7 Fleischextrakt

Dieses Produkt ist eingedickte Fleischbrühe und vielfach ein Grundbestandteil kochfertiger Suppen und Eintöpfe.

3.8 Ketchups

Grundzutat für alle Ketchups sind reife Tomaten. Unterschiedliche Anteile von Gewürzen wie Zucker, Essig, Zwiebeln, Salz, Piment, Muskat, Basilikum, Curry, Chili und andere begründen die verschiedenen Sorten wie z. B.

- Tomaten-Ketchup
- Curry-Ketchup
- Gewürz-Ketchup
- Zwiebel-Ketchup.

Und jetzt Sie!!!

1. Welche Würzstoffe können Sie für folgende Gerichte verwenden?
- Rindergulasch mit Kartoffeln und Rotkohl,
- Hühnerfrikassee
  mit Reis und Tomatensalat,
- Pizza
- Quark-Apfel-Auflauf
  mit Rotwein-Sauerkirsch-Sauce.

2. Nennen Sie Würzmittel, mit denen man vorsichtig umgehen sollte und solche, bei denen man großzügig sein darf. Begründen Sie jeweils.

3. Erklären Sie, wodurch die verschiedenen Senfsorten entstehen.

4. Für Rätselfreunde: Gesucht wird:
Ein Gewürz: Um ein Pfund davon zu erhalten, braucht man – je nach Qualität – zwischen 80 000 und 200 000 Blüten einer Krokusart. Kein Wunder: es ist das teuerste Gewürz der Welt. Kleine Kinder besingen es gerne.

a) Würzpaste, deren Schärfe von der Art der verwendeten gemahlenen Körner abhängig ist.
Erster von vier Buchstaben
b) Kraut gegen Husten und Erkältung und natürlich auch zum Würzen.
Zweiter von sechs Buchstaben
c) Man schickt jemanden, den man nicht mag, dorthin wo er wächst. Im Altertum war er aber sogar Zahlungsmittel.
Zweiter von sieben Buchstaben
d) Ein Gewürzgemisch, das sogar als Namensgeber einer Wurst Karriere machte.
Dritter von fünf Buchstaben
e) Er ist eines der wertvollsten Gewürze. Leider riecht man ihn noch am nächsten Tag und das mögen viele Leute gar nicht.
Sechster von neun Buchstaben
f) Kraut, das mit seinem Namen schon darüber informiert, zu welchem Nahrungsmittel es am besten passt.
Vierter von elf Buchstaben.
Die gesuchten Buchstaben von a bis f fortlaufend gelesen ergeben das Lösungswort.

Teil 9: Haltbarmachen von Nahrungsmitteln

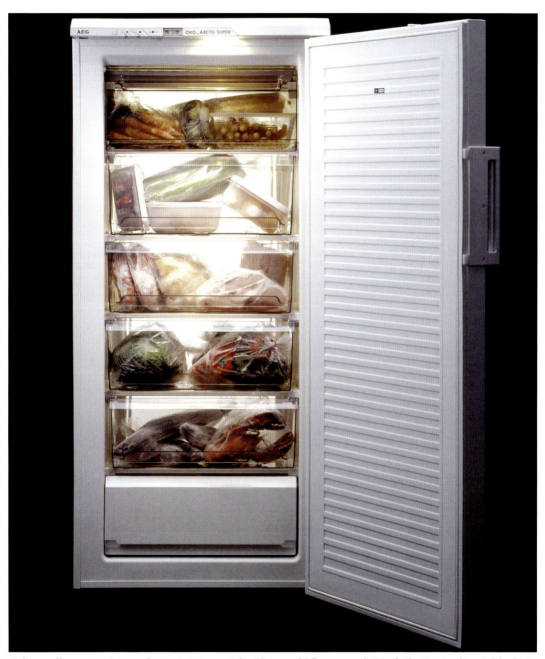

Nahezu alles, was wir verzehren, entstammt der Tier- und Pflanzenwelt. Nach der Ernte, dem Schlachten oder der Verarbeitung sind die entsprechenden Organismen zwar nicht mehr lebendig, aber auch nicht „tot" wie eine Steinmauer oder ein Stück Metall, sondern noch immer Schauplatz zahlreicher chemischer und auch physikalischer Prozesse.

1 Wie Nahrungsmittel sich beim Lagern verändern

Während des Lagerns von Nahrungsmitteln setzen nach und nach tief greifende Veränderungen ein, die oft eine Wertminderung bedeuten und bis zum totalen Verderb führen können.

1.1 Physikalische Vorgänge

Physikalische Vorgänge beruhen meist auf einem Austausch von Stoffen zwischen Nahrungsmittel und Umgebung. Die Inhaltsstoffe verändern sich dabei normalerweise nicht. Dennoch kann es zu erheblichen Qualitätsverlusten kommen.

Wasserverlust
Das Nahrungsmittel gibt Wasser an seine Umgebung ab, trocknet also aus.
- Obst und Gemüse werden welk,
- Brot, Käse usw. werden hart.

Wasseraufnahme
Das Nahrungsmittel nimmt Wasser aus der Umgebung auf.
- Salz, Zucker und Mehl klumpen,
- Kleingebäck wird weich.

Verlust von Aromastoffen
Die in Nahrungsmitteln enthaltenen Aromastoffe sind größtenteils leicht flüchtige Verbindungen. Sie werden insbesondere bei längerer Lagerung an die Umgebung abgegeben. Das beeinträchtigt die geschmackliche Qualität. Beispiele dafür sind:

- Aromaverlust bei Gewürzen und getrockneten Kräutern,
- Aromaverlust bei Kaffee und Tee.

1.2 Chemische Vorgänge

Nahrungsmittel können sich auch chemisch verändern. Insbesondere der Luftsauerstoff schädigt oft durch Oxidation die Inhaltsstoffe. Das bedeutet meist eine Verminderung des Nährwertes. Beispiele dafür sind:

- Ranzigwerden von Fetten,
- Oxidation empfindlicher Vitamine.

Biochemische Vorgänge
Dabei werden biologische Substanzen des Lebensmittels aktiv. Bei Verderbnisvorgängen spielen vor allem Enzyme eine Rolle.

Info

▶ **AUSTROCKNEN WIRD BEGÜNSTIGT DURCH:**

- hohe Raumtemperatur,
- geringe Luftfeuchtigkeit,
- Lagern ohne Verpackung.

▶ **WASSERAUFNAHME WIRD BEGÜNSTIGT DURCH:**

- hohe Luftfeuchtigkeit,
- Lagern ohne Verpackung.

Info

▶ **WAS SIND ENZYME?**

Enzyme steuern in allen lebenden Organismen die Stoffwechselvorgänge. Man bezeichnet sie daher auch als Biokatalysatoren. Sie sind meist auf bestimmte biochemische Umsetzungen spezialisiert.

Beispiele für die Aktivität von Enzymen:
- Spaltung von Fetten in Glycerin und Fettsäuren durch Lipasen,
- Eiweißspaltung durch Proteasen,
- Oxidation von Fetten durch Lipoxidasen.

1.3 Mikrobiologische Vorgänge

Viele Lebensmittel sind ideale Nährböden für Mikroorganismen.

Hefen
Von Hefen befallen werden vor allem saure und kohlenhydratreiche Nahrungsmittel. In der Natur findet man sie hauptsächlich auf Obst. Daraus hergestellte Produkte sind besonders gefährdet. Hefen können ohne Luftsauerstoff wachsen und entwickeln sich besonders schnell bei Temperaturen von 25 °C.

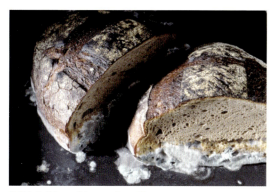

Bild 1: Verschimmeltes Brot

Schimmelpilze
Man findet sie auf kohlenhydrat- und eiweißhaltigen Nahrungsmitteln. Schimmelpilze sind weniger widerstandsfähig gegen Hitze und brauchen unbedingt Sauerstoff, um wachsen zu können. Manche von ihnen scheiden Gifte, z. B. Aflatoxine, aus und sind daher besonders gefährlich.

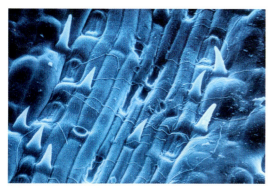

Bild 2: Schimmelpilz – stark vergrößert

Bakterien
Sie vermehren sich schnell im neutralen bis leicht alkalischen Milieu. Vielfach sind sie Verursacher von Fäulnisprozessen. Zu ihnen zählen so gefährliche Vertreter wie Salmonellen oder das Chlostridium botulinum.

Und jetzt Sie!!!

1. Wodurch unterscheiden sich grundsätzlich physikalische und chemische Vorgänge bei der Lebensmittellagerung?

2. Nennen Sie jeweils zwei Beispiele für physikalische, chemische/biochemische und mikrobiologische Vorgänge, die beim Lagern von Lebensmitteln ablaufen. Inwieweit ist jeweils die Genussfähigkeit beeinträchtigt?

3. Welche Qualitätseinbußen (ggf. auch Nährstoffverluste) sind zu erwarten, wenn
   a) Butter offen mehrere Stunden auf dem Frühstückstisch stehen bleibt,
   b) Blumenkohl unverpackt auf einem Regal in der Küche aufbewahrt wird.

4. Warum werden Enzyme auch Biokatalysatoren genannt?
   Informieren Sie sich auf Seite 348 genauer über die Wirkungsweise von Enzymen.

5. Finden Sie im folgenden Buchstabenfeld (waagrecht, senkrecht oder diagonal sieben Begriffe, die im Zusammenhang mit „Lagerung von Lebensmitteln" stehen und erläutern Sie diese.

H	N	I	Z	P	J	K	N	B	A
V	E	R	P	A	C	K	E	N	W
R	U	F	S	W	Ö	M	G	P	A
S	T	F	E	N	Z	Y	M	E	S
Y	R	A	N	Z	I	G	N	A	S
U	A	L	N	L	C	B	I	O	E
H	L	G	E	R	I	U	P	Q	R

2 Verfahren zur Konservierung

Dem Verderb von Nahrungsmitteln versucht man durch die Konservierung entgegenzuwirken. Ziel dabei ist, den Verderb aufzuhalten und zu verhindern, aber auch, Nähr- und Genusswert weitgehend zu erhalten.

TAB. 1: METHODEN DER HALTBARMACHUNG

PHYSIKALISCHE METHODEN	CHEMISCHE METHODEN
Konservieren durch Kälte • Kühlen • Tiefgefrieren	Säuern • Zusatz von Genusssäuren • Natürliche Säuerung
Konservieren durch Hitze • Sterilisieren • Pasteurisieren	Pökeln • Mit Kochsalz und Salpeter • Mit Pökelsalz
Konservieren durch Trocknen • Walzentrocknung • Sprühtrocknung • Gefriertrocknung	Räuchern • Kalträuchern • Heißräuchern
Bestrahlen	Zuckern
Vakuum	Salzen
	Einlegen in Alkohol

2.1 Physikalische Verfahren

Diese Verfahren sind besonders schonend, weil sie die Inhaltsstoffe der Nahrungsmittel nur wenig oder gar nicht verändern.

2.1.1 Konservieren durch Kälte

Diese Methode ist fast so alt wie die Menschheit. Bereits seit Jahrtausenden konservieren die Bewohner arktischer Gebiete ihre Fang- und Jagdbeute im ewigen Eis. Physikalisch gesehen bedeutet diese Art der Haltbarmachung einen Entzug von Wärmeenergie.

Wirkung auf nahrungsmitteleigene Enzyme
Enzyme steuern in den Zellen biochemische Reaktionen. Ihre Aktivität ist temperaturabhängig. Dabei gilt: Je niedriger die Temperatur, desto langsamer die Reaktionsgeschwindigkeit. Bei –20 °C ist diese sehr stark herabgesetzt. Unter diesen Bedingungen gelagerte Nahrungsmittel können in puncto Qualität ohne weiteres mit Frischware mithalten.

Auswirkungen auf Mikroorganismen
Lebende Organismen, auch Mikroorganismen, überstehen einen „Kälteschock" meist nicht; sie „erfrieren". Unterhalb von –10 °C entwickeln sich überhaupt keine Bakterien, Hefen oder Pilze mehr. Ihre Dauerformen jedoch, insbesondere Sporen von Bakterien, sind widerstandsfähiger und werden nur zum Teil abgetötet. Ein tiefgefrorenes Nahrungsmittel ist also nicht steril. Während des „Kälteschlafs" können Sporen zwar nicht auskeimen, nach dem Auftauen werden sie aber wieder aktiv. Aufgetaute Nahrungsmittel sollten daher gleich verarbeitet werden.

Kühlen
Die Anwendung von Kälte bis hinab zum Gefrierpunkt des Zellsaftes, meist bei Temperaturen von –1 bis +4 °C, bezeichnet man als Kühl- oder Kaltlagerung.
Viele Nahrungsmittel setzen während der Kühllagerung ihre Stoffwechselvorgänge fort. Sie laufen zwar verlangsamt ab, werden aber

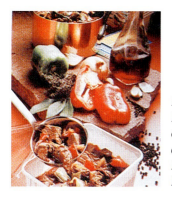

Bild 1: Kälte eignet sich auch zum Konservieren von Fertiggerichten

nicht gestoppt. Das gilt ebenfalls für physikalische Vorgänge – z. B. Austrocknen. Auch Mikroorganismen bleiben aktiv. Dieser Art der Konservierung sind also Grenzen gesetzt.

Anwendung des Kühlens im Haushalt:
Als kurzfristiger Vorrat werden vor allem kühl gelagert:
- Fleisch, Fisch,
- Milch, Milchprodukte, Eier,
- Obst, Gemüse,
- gegarte Speisen.

Tipps
- Nahrungsmittel gut verpackt lagern, so wird das Austrocknen verhindert.
- Leicht verderbliche Produkte, z. B. Fleisch, an der kühlsten Stelle lagern.
- Kühlschrank regelmäßig abtauen, damit er volle Leistung bringt.

TAB. 1: EMPFOHLENE LAGERDAUER IM KÜHLSCHRANK

LEBENSMITTEL	LAGERDAUER (TAGE)
Fleisch, roh	2 – 5
Hackfleisch, roh	bis 1/2
Fisch, roh	bis 1
Milch, Sahne	4 – 5
Joghurt	4 – 6
Eier, roh	21 – 28
Gemüse, roh	3 – 8
Blattgemüse, roh	1 – 3
Obst, roh	2 – 10

Tiefgefrieren
Das Tiefgefrieren unterscheidet sich vom Kühlen vor allem in zwei Punkten:
- Die im Nahrungsmittel enthaltene Flüssigkeit ist gefroren.
- Die Lagertemperaturen sind so tief gewählt, dass zahlreiche Mikroorganismen, auch in ihrer Dauerform, absterben und die meisten Enzyme blockiert sind.

Schon bei –20 °C beträgt die Geschwindigkeit enzymatischer Reaktionen nur noch 1 % im Vergleich zu der bei Raumtemperatur. Um bei pflanzlichen Nahrungsmitteln jegliche Enzymaktivität auszuschalten, werden sie vor dem Einfrieren meistens noch blanchiert.

Info

▶ **WAS VERSTEHT MAN UNTER „BLANCHIEREN"**

Beim Blanchieren wird das Gemüse ein bis fünf Minuten lang in kochendes Wasser gegeben und anschließend mit kaltem Wasser abgeschreckt. Dadurch behält das Gemüse seine kräftige Farbe und bleibt bissfest.

Info

▶ **AUSWIRKUNGEN DES TIEFGEFRIERENS AUF DIE NÄHRSTOFFE**

- Proteine werden denaturiert und sind so leichter verdaulich.
- Die Bioverfügbarkeit mancher Mikronährstoffe, z. B. Eisen und B-Vitamine, verbessert sich.
- Beim Lagern können Vitamine verloren gehen.

TAB. 2: VITAMINVERLUSTE NACH 6 – 9 MONATEN

VITAMIN	VERLUSTE
ß-Carotin	Bis zu 20 %
Vitamin B_1	Bis zu 20 %
Vitamin B_2	Bis zu 15 %
Vitamin C	Bis zu 50 %

Haltbarmachen von Nahrungsmitteln

Anwendung des Gefrierens im Haushalt:
Als langfristiger Vorrat werden im Gefriergerät vor allem gelagert:
- Fleisch, Fisch
- Backwaren
- Gemüse, Obst
- industriell vorgefertigte Tiefkühlkost
- gegarte Speisen.

Einfrieren

In der Industrie wird das Gefriergut meist auf −2 °C gekühlt und dann bei −40 bis −50 °C „schockgefroren", die Gefriergeschwindigkeit soll mindestens 5 cm pro Stunde betragen.

Das schnelle Herunterkühlen ist notwendig, weil sich dann nur winzige Eiskristalle in den Geweben bilden. So bleiben die Zellwände weitgehend geschont und das Nahrungsmittel behält seine ursprüngliche Beschaffenheit.

Beim langsamen Gefrieren würden die Kristalle sehr langsam zu großen Gebilden heranwachsen und die Zellstrukturen zerstören.

Für das Einfrieren im Haushalt sind solche Geräte zweckmäßig, die mit einem Vorfroster (−25 °C) oder einem Schockgefrierfach (−35 °C) ausgestattet sind.

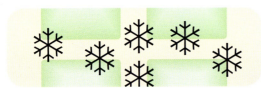

Bild 1: Langsames Einfrieren

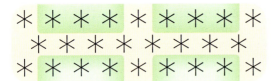

Bild 2: Schnelles Einfrieren

Tiefgekühlt gelangen die Produkte über mehrere Stationen vom Hersteller zum Verbraucher. Um ein Antauen zu verhindern, darf dabei eine Temperatur von −18 °C zu keinem Zeitpunkt überschritten werden. Tiefkühlkette nennt man diesen Transportweg. Er garantiert, dass die Ware in der gewünschten Qualität ihr Ziel erreicht.

Tipps
- Nur ganz frische Rohware bester Qualität einfrieren.
- Nur „gefriertaugliche" Nahrungsmittel einfrieren.
- Fettarme Nahrungsmittel bevorzugen.
- Gemüse vor dem Einfrieren blanchieren.
- Vorbereitungsarbeiten wie Putzen, Zerkleinern, Blanchieren und Verpacken rasch und schonend erledigen; das schont empfindliche Inhaltsstoffe.
- Geeignete Verpackung verwenden.
- Verpackung mit Einfrierdatum und Inhalt versehen.

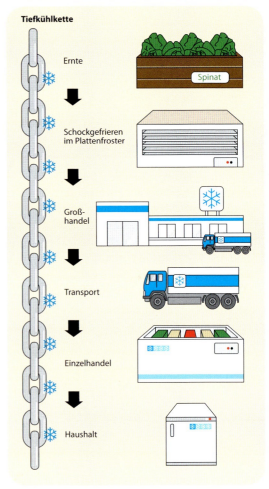

Bild 3: Die Tiefkühlkette

TAB. 1: LAGERDAUER VON LEBENSMITTELN BEI TEMPERATUREN VON −18 °C BIS −20 °C

NAHRUNGSMITTEL	LAGERDAUER (MONATE)	NAHRUNGSMITTEL	LAGERDAUER (MONATE)
Rindfleisch	9–12	Blumenkohl	8–10
Schweinefleisch, mager	5–7	Brechbohnen	9–12
Schweinefleisch, fett	4–5	Erbsen, grün	9–12
Hackfleisch, mager	4–6	Grünkohl	8–10
Hackfleisch, fett	2–3	Möhren	8–10
Hähnchen	8–12	Paprika	6–8
Fisch, mager	4–8	Petersilie	6–8
Fisch, fett	1–4	Rosenkohl	10–12
Butter	6–8	Spinat	10–12
Hartkäse	2–4	Pommes frites	6–8
Quark	10–12	Erdbeeren	10–12
Speiseeis	5–7	Himbeeren	10–12
Brot	4–6	Kirschen, süß	8–12
Torten	2–3	Kirschen, sauer	10–12
Mürbeteig	2–3	Zwetschen	10–12

2.1.2 Konservieren durch Hitze

Beim Konservieren durch Kälte wird dem Nahrungsmittel Wärmeenergie entzogen. Die Hitzekonservierung verfährt nach genau dem entgegengesetzten Prinzip; man führt Wärmeenergie zu.

Wirkung auf nahrungsmitteleigene Enzyme
Enzyme zählen zu den hitzeempfindlichen Substanzen. Bei Anwendung höherer Temperaturen wird ihr Molekülverband verändert, und zwar so tiefgreifend, dass sie nicht mehr aktionsfähig sind, ihre Wirksamkeit also aufgehoben ist. Man sagt auch: Enzyme werden durch Hitzeeinwirkung inaktiviert.

Wirkung auf Mikroorganismen
Wie alle Lebewesen sind auch Mikroorganismen temperaturempfindlich. Selbst die widerstandsfähigen unter ihnen erleiden bei Temperaturen zwischen 100 und 130 °C den Hitzetod. Je nachdem, welche Temperaturen eingesetzt werden, unterscheidet man zwei Verfahren.

Sterilisieren

Beim Sterilisieren rückt man Eigenenzymen und Mikroorganismen sehr radikal zu Leibe. Die angewandten Temperaturen liegen zwischen 100 und 130 °C. Dieses Verfahren eignet sich ganz besonders für all diejenigen Nahrungsmittel, deren Konsistenz und Gefüge durch die hohen Temperaturen nicht sehr verändert wird; das sind insbesondere Gemüse, Obst und Fleisch.

Veränderungen von Inhaltsstoffen beim Sterilisieren:
- Verluste an hitzeempfindlichen Vitaminen wie Vitamin B_1, B_6, Vitamin C, Folsäure.
- Während des Lagerns weitere Verluste an Vitamin C.
- Veränderung der Farbe bei Nahrungsmitteln, die zur Bräunung neigen (Kartoffeln, Äpfel).

Zum Sterilisieren geeignet sind:
- Fleisch
- Gemüse
- Obst

Fisch zerfällt wegen seines geringen Bindegewebsanteils sehr leicht und muss schonender als beim üblichen Sterilisieren, d. h. bei niedrigen Temperaturen und kürzerer Einwirkungszeit, konserviert werden. Er ist daher auch weniger haltbar.

Haltbarmachen von Nahrungsmitteln

Industrielles Sterilisieren
Die Nahrungsmittel werden im strömenden Dampf oder im Autoklaven (geschlossener Druckkessel) erhitzt. Als Verpackung dienen Dosen aus verzinntem Weißblech, Alu-Dosen oder Gläser mit Schraubverschluss. Die Palette der industriell hergestellten Produkte umfasst Obst und Gemüse, aber auch Fleisch und Fertiggerichte.

Sterilisieren im Haushalt
Man sterilisiert im Einkochkessel oder im Backofen. Als Behälter dienen entweder Gläser mit Gummiring und Deckel oder Gläser mit Schraubverschluss (Twist off).

Info

Ende des 19. Jahrhunderts entwickelte der Chemiker Rudolf Rempel Gläser mit glatt geschliffenen Rändern, die mit Hilfe von Gummiringen und Blechdeckeln verschlossen werden konnten.
Seine Arbeit wurde von Albert Weck fortgeführt. Auf ihn ist der in Deutschland übliche Begriff „Einwecken" zurückzuführen.
Das Wort wurde später sogar in den Duden aufgenommen.

Seit die meisten Haushalte über Gefriergeräte verfügen, ist das Sterilisieren im Haushalt zurückgegangen und beschränkt sich vor allem auf Obstarten, die sich schlecht einfrieren lassen (z. B. Pfirsiche, Äpfel, Birnen). Gemüse werden nur noch selten „eingekocht".

Haltbarkeit
Sachgemäß sterilisierte Nahrungsmittel sind praktisch keimfrei und daher besonders lange lagerfähig. Allerdings hat diese lange Haltbarkeit ihren Preis.

Beim Sterilisieren werden hitzeempfindliche Inhaltsstoffe verändert, zum Teil sogar zerstört, und während der Lagerung treten weitere Verluste auf.

TAB. 1: STERILISIERBEDINGUNGEN FÜR OBST UND GEMÜSE

NAHRUNGSMITTEL	TEMPERATUR IN °C	EINKOCHZEIT GLAS, 1 l	EINKOCHZEIT DOSE, 850 ml
Blumenkohl	100	110	90
Bohnen	100	120	120
Erbsen	100	120	120
Gurken	75	25	25
Äpfel	100	20	-
Apfelmus	100	20	-
Birnen, hart	100	20	-
Birnen, weich	100	30	-
Pfirsiche	100	10	-
Rhabarber	80	25	25

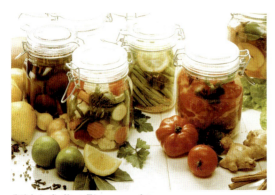

Bild 1: Selbst Eingemachtes

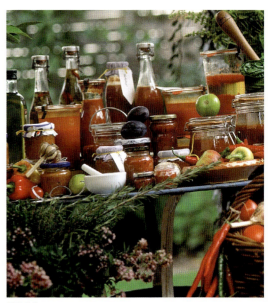

*Bild 2:
Eingemachtes wie zu Großmutters Zeiten*

Pasteurisieren
Dieses Verfahren arbeitet bei Temperaturen unter 100 °C und ist daher „milder" in seiner Wirkung. Man verwendet es für empfindliche Nahrungsmittel wie Obst- und Gemüsesäfte, die beim Sterilisieren farbliche Veränderungen oder geschmackliche Einbußen erleiden würden. Die Nahrungsmittel werden in geeigneten Behältern auf 80 °C erhitzt, sofort wieder abgekühlt, in Kunststoff- oder Glasbehälter abgefüllt und luftdicht verschlossen.

Wirkung auf nahrungsmitteleigene Enzyme
Enzyme werden wie beim Sterilisieren inaktiviert.

Wirkung auf Mikroorganismen
Sehr hitzeempfindliche Mikroorganismen, vor allem Hefen und Schimmelpilze, werden abgetötet. Von den robusteren Mikroorganismen dagegen übersteht ein Teil die Hitzebehandlung; die „Überlebenden" können sich ungehindert wieder vermehren und führen schließlich doch zum Verderb.

Haltbarkeit
In der Haltbarkeit gibt es je nach Art des Nahrungsmittels große Unterschiede. Milch ist besonders empfindlich und hält sich auch bei Kühllagerung nur wenige Tage (Mindesthaltbarkeitsdatum beachten). Pasteurisierte Obst- und Gemüsesäfte halten sich dagegen bis zu einem Jahr.

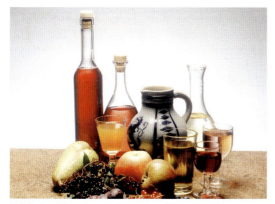

Bild 1: Obst und Gemüsesäfte werden meist pasteurisiert

2.1.3 Konservieren durch Trocknen

Alle Lebensvorgänge, aber auch viele andere chemische Reaktionen, sind an die Anwesenheit von Wasser gebunden, weil die beteiligten Stoffe nur in gelöster Form miteinander in Reaktion treten können. Verringert man die Wasserkonzentration, so verlaufen solche wasserabhängigen Prozesse zunächst langsamer und kommen schließlich, wenn ein gewisser Trocknungsgrad erreicht ist, ganz zum Stillstand.

Nahrungsmittel sind Schauplatz zahlreicher biochemischer Reaktionen und meist ideale Nährböden für Mikroorganismen. Beide Vorgänge sind nur bei einem Mindestgehalt an Feuchtigkeit (ab ca. 10 %) möglich. Das gilt ganz besonders für die Mikroorganismen; sie benötigen zum Wachsen Nährstoffe in gelöster Form.
Der Entzug von Wasser durch natürliche oder künstliche Trocknung ist also ein wirksamer Schutz von Nahrungsmitteln, vor allem gegen mikrobiellen Verderb.

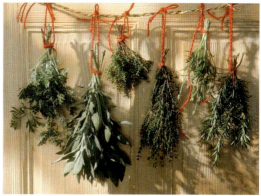

Bild 2:
Die einfachste Art, Lebensmittel zu trocknen

Manche Nahrungsmittel sind bereits in ihrem natürlichen Zustand wasserarm und deshalb gut haltbar, z. B. Mehl, Grieß, Teigwaren oder Reis. Andere werden nachträglich zur Verbesserung der Haltbarkeit getrocknet; hauptsächlich Milch, Eier, Obst, Gemüse, Kartoffeln und Fleisch. Daneben gibt es getrocknete Halbfertig- und Fertigprodukte wie Kaffeepulver oder Trockensuppen.

Walzentrocknung

Sie wird vor allem für flüssige und breiige Nahrungsmittel verwendet. Man trägt das Trockengut in dünner Schicht auf große, leicht beheizte Walzen auf. Es trocknet während eines Umlaufs und wird durch einen Schaber abgenommen.

Haltbarkeit
Wasser- und luftdicht verpackt sind die Nahrungsmittel bis zu einem Jahr haltbar.

Sprühtrocknung

Dieses Verfahren empfiehlt sich bei flüssigen Nahrungsmitteln, deren Eiweiß geschont werden soll, z. B. Eier oder Milch. Das Trockengut wird durch eine Düse zu feinsten Tröpfchen zerstäubt. Durch diesen Flüssigkeitsnebel schickt man einen heißen Luft- oder Gasstrom, der die Feuchtigkeit mit sich fortführt.

Haltbarkeit
Die Haltbarkeit entspricht der von walzengetrockneten Produkten.

Info
▶ **NACHTEILE DER WALZEN- UND SPRÜHTROCKNUNG:**

- Aussehen und Beschaffenheit verändern sich.
- Farbveränderungen durch teilweisen Abbau von Chlorophyll sind möglich.
- Bräunungsreaktionen können eintreten.
- Ungesättigte Fettsäuren können oxidiert werden.
- Vitamin-C-Verluste bis zu 50 %.

Gefriertrocknung

Dieses Verfahren unterscheidet sich in einem grundsätzlichen Punkt von den bisher beschriebenen. Das Wasser im Trockengut ist nicht flüssig, sondern gefroren. Das gefrorene Nahrungsmittel wird dann einem hohen Unterdruck ausgesetzt. Der übt nun auf die gefrorene Flüssigkeit, auf das Eis also, eine enorme Saugwirkung aus. So stark, dass das feste Eis, ohne zwischendurch flüssig zu werden, direkt in den dampfförmigen Zustand übergeht. Um das Verdampfen zu beschleunigen, wird etwas Wasser zugeführt, aber nur so viel, dass die Eiskristalle nicht zum Schmelzen gebracht werden.

Info
▶ **DEFINITION ZUM VERDAMPFEN VON EIS:**

Den direkten Übergang eines Stoffes vom festen in den gasförmigen Zustand bezeichnet man als Sublimation.

Prozessablauf im Überblick:
Tiefgefrieren des Nahrungsmittels.
Anlegen eines Unterdrucks (Vakuum) und Zufuhr von Wärme.
„Absaugen" des Eises; das Eis verdampft (Sublimation).

Rein äußerlich sieht man den Nahrungsmitteln während dieses Vorgangs keine Veränderung an; sie behalten ihre Form. Dabei geht der „Eiskern" immer weiter zurück. Gleichzeitig überwiegt der eisfreie trockene Kern immer mehr. Zurück bleibt ein poröses, wasserarmes Trockengut.

Haltbarkeit
Die Gefriertrocknung ist ein besonders schonendes Verfahren. Geschmacks-, Duft-, Farb- und Aromastoffe bleiben weitgehend erhalten. Wegen des hohen Unterdrucks ist außerdem die Sauerstoffkonzentration relativ gering, sodass oxidationsempfindliche Stoffe, z. B. Vitamin C, sehr gut erhalten bleiben.

TAB. 1: VITAMIN- UND MINERALSTOFFGEHALTE IN JEWEILS 100 G TROCKENOBST

NÄHRSTOFF	ROSINEN	PFLAUMEN	ÄPFEL
Vit. B_1	0,12 mg	0,13 mg	0,1 mg
Vit. B_2	0,06 mg	0,10 mg	0,1 mg
Vit. C	0,50 mg	1,47 mg	0,8 mg
Calcium	1,0 mg	3,4 mg	12,0 mg
Eisen	31,0 mg	35 mg	30,0 mg

Die Verpackung
Wegen ihrer lockeren Struktur sind gefriergetrocknete Produkte empfindlich gegen mechanische Einflüsse. Auch können Luftsauerstoff und Feuchtigkeit leicht eindringen.

Geeignete Verpackungen für gefriergetrocknete Nahrungsmittel:

- Dosen aus Weißblech oder Aluminium
- Becher aus Alufolie
- Mehrschichtfolien
- mit Polyethylen beschichtete Behälter.

Sehr empfindliche Nahrungsmittel werden im Vakuum oder unter Inertgas verpackt.

> **Info**
> ▶ **WAS SIND INERTGASE?**
>
> Gasförmige Stoffe, die so reaktionsträge sind, dass sie als „Schutzgase" für empfindliche Nahrungsmittel dienen können.

2.1.4 Haltbarmachen durch Bestrahlen
Das Bestrahlen mit ionisierenden Strahlen ist in rund 40 Ländern der Welt zugelassen. Verwendet werden dabei Gamma-Strahlen, die beim Zerfall von radioaktivem Kobalt 60 oder Cäsium 137 entstehen.

Nach Deutschland dürfen nur bestrahlte getrocknete Kräuter und Gewürze eingeführt werden. Die Produkte müssen mit dem Hinweis „mit ionisierenden Strahlen behandelt" versehen sein. In Deutschland ist die Bestrahlung verboten.

2.1.5 Vakuumverpacken
Die Lebensmittel werden in Folie verpackt und danach die Luft abgesaugt. Ohne die Anwesenheit von Sauerstoff erhöht sich die Lagerfähigkeit und Geschmack sowie Aroma bleiben besser erhalten.

2.2 Chemische Methoden

Diese Verfahren haben Tradition. Bereits seit alters her wurde eingesalzen, gepökelt, gesäuert, geräuchert oder in Alkohol eingelegt.
Die chemische Konservierung bedeutet gleichzeitig eine Zubereitung der betreffenden Nahrungsmittel. Die Veränderungen von Geschmack, Aroma und Struktur sind in den meisten Fällen erwünscht. So sind geräucherter Schinken oder zu Sauerkraut verarbeiteter Weißkohl keine „Notlösungen", sondern schmackhafte Nahrungsmittel.
Um die Haltbarkeit noch weiter zu verbessern, kombiniert man oftmals zwei oder auch mehrere Verfahren.

2.2.1 Salzen und Pökeln
Dabei nutzt man die konservierende Wirkung von Salzen. Je nach Art der Salze wird zwischen Salzen und Pökeln unterschieden.

Salzen
Salzen ist das Einreiben von Nahrungsmitteln mit Kochsalz oder Einlegen in eine 15%-ige Kochsalzlösung.
Kochsalz ist stark hygroskopisch. Es entzieht daher den Nahrungsmitteln Wasser und nimmt den Mikroorganismen damit eine wichtige Lebensgrundlage. Ihr Wachstum ist nun gehemmt. Abgetötet werden sie jedoch nicht. Gleichzeitig kommt es zu typischen Geruchs- und Geschmacksveränderungen.

Haltbarkeit
Gesalzene Nahrungsmittel sind nur begrenzt haltbar. Sie werden daher in den meisten Fällen anschließend noch geräuchert.

> **Info**
>
> Im Haushalt wird praktisch nicht mehr eingesalzen. Die Industrie wendet dieses Verfahren noch bei Fleisch und Fisch an.

Pökeln
Pökeln dient dem Konservieren von Fleisch.

Pökeln mit Kochsalz und Salpeter
Das Fleisch wird in eine 15%ige Kochsalzlösung eingelegt. Außerdem werden 1 bis 2 % Salpeter (bezogen auf die Kochsalzmenge) und etwas Zucker zugesetzt.
Das Kochsalz wirkt auch hier wasseranziehend. Der wirksame Bestandteil des Salpeters ist das Nitrat ($NO_3)^-$. Es wird durch Enzyme zu Nitrit ($NO_2)^-$ umgewandelt. Dieses reagiert mit dem Fleischfarbstoff zu einer intensiv rot gefärbten, hitzebeständigen Verbindung. Sie gibt Pökelware die typische Farbe.
Zucker mildert den leicht bitteren Geschmack von Salpeter, erleichtert den Eintritt von Kochsalz in das Gewebe und fördert die Bildung des Pökelrots.

> **Info**
> ▶ **BEWERTUNG VON GESALZENEN UND GEPÖKELTEN NAHRUNGSMITTELN**
> Salzen und Pökeln sind keine nährstoffschonenden Konservierungsverfahren:
> • Wasserverluste bis zu 50 % können auftreten.
> • Beim Auslaugen gehen wertvolle Inhaltsstoffe zum Teil verloren.

Pökeln mit Pökelsalz
Als Pökelsalz dient Kochsalz, das 0,5 bis 0,6 % Natriumnitrit enthält. Es wirkt schneller, denn das Nitrit muss nicht erst gebildet werden. Nitrite gehören zu den gesundheitsschädlichen Stoffen und dürfen daher nicht in beliebigen Mengen zugesetzt werden. Es muss so dosiert sein, dass die gesamte Menge an Nitrit verbraucht wird. Die Verwendung von Pökelsalz ist im Nitritgesetz geregelt.

Haltbarkeit
Wird das Pökeln nicht mit anderen Verfahren kombiniert, ist die Haltbarkeit gepökelter Nahrungsmittel nur gering.

2.2.2 Räuchern
Beim Räuchern hängt man die Nahrungsmittel in den Rauch eines Feuers aus Buchen-, Eichen- oder Erlenholzspänen. Erlaubt ist dabei auch der Zusatz von Gewürzen.

Kalträuchern
Dabei wirkt Rauch mit einer Temperatur von 12 bis 28 °C ein. Die Räucherdauer ist unterschiedlich. Ganze Schinken benötigen bis zu vier Wochen, Fische bis zwei Tage.
Kaltgeräuchert werden vor allem: Speck, Schinken, Rohwurst und Fisch.

Heißräuchern
Der Rauch ist 70 bis 100 °C heiß. Die Räucherdauer beträgt wenige Stunden.
Heißgeräuchert werden vor allem: Brüh- und Kochwurst sowie Fisch.

Haltbarkeit
Kaltgeräucherte Nahrungsmittel wurden meistens vorher gesalzen und gepökelt und sind dann bis zu zwei Monate haltbar.
Heißgeräucherte Nahrungsmittel sind auch kühl gelagert nur etwa eine Woche haltbar.

Was das Räuchern bewirkt
• Der Wassergehalt sinkt um 10 bis 40 %, besonders an der Oberfläche.
• Mit dem Rauch werden keimtötende Stoffe entwickelt, die in das Räuchergut eindringen (Methanol, Aceton, Phenole, Kresole).
• Bis auf Vitamin-B-Verluste (max. 25 %) treten keine Wertminderungen auf.

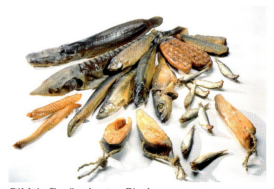

Bild 1: Geräucherter Fisch

2.2.3 Zuckern

Zucker gehört auch zu den hygroskopischen Stoffen und stoppt das Wachstum von Mikroorganismen.

Konfitüren, Marmeladen, Gelees

Zerkleinertes Obst, Obstmus oder -saft werden mit Zucker und einem Verdickungsmittel gekocht, in Gläser gefüllt und sofort verschlossen. Die Nährstoffverluste sind vor allem von der Kochdauer abhängig - je kürzer, desto geringer. Mit den heutigen Geliermitteln sind Obsterzeugnisse in wenigen Minuten, also vitaminschonend, zubereitet.

> **Info**
>
> ▶ **WAS SIND GELIERMITTEL?**
> Sie bilden mit Flüssigkeiten schnittfeste Gele und geben Konfitüren, Marmeladen und Gelees die nötige Festigkeit.

Tipps
- Nur einwandfreies, reifes Obst verwenden.
- Nur so viel Obst kaufen oder ernten, wie man noch am selben Tag verarbeiten kann.
- Obst erst kurz vor dem Zubereiten zerkleinern; das schont die Nährstoffe.
- Nur kleinere Mengen auf einmal verarbeiten (max. 1 kg); das ermöglicht kurze Garzeiten und optimale Nährstoffschonung.

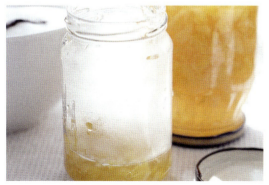

Bild 1: Obsterzeugnisse müssen sofort abgefüllt werden

2.2.4 Säuern

In saurer Lösung entwickeln sich Mikroorganismen entweder nur langsam oder sind in ihrem Wachstum gehemmt. Ansäuern wirkt also dem mikrobiellen Verderb entgegen.

Zusatz von Genusssäuren

Man setzt eine „körperverträgliche" Genusssäure zu, meistens Essigsäure. Geeignet sind auch Wein- oder Zitronensäure. Geschmack und Aroma werden durch die Säure bestimmt und durch Gewürze abgerundet.
Gesäuert werden: Essiggemüse (Mixedpickles), Essigfrüchte (Essigpflaumen) und Fisch.

Natürliche Säuerung

Spezielle Bakterienarten bilden im Nahrungsmittel selbst die konservierende Säure. Die größte Bedeutung haben dabei Milchsäurebakterien. Sie sind entweder als natürliche Bakterien bereits auf dem Nahrungsmittel vorhanden oder man beimpft mit extra gezüchteten Bakterienkulturen.
Milchsäurebakterien vergären Zucker zu Milchsäure. Sie spielt eine Rolle bei der Zubereitung z. B. von: Sauerkraut, sauren Gurken, Dillgurken oder Perlzwiebeln.

Während der Säuerung verändern sich durch die Aktivität der Bakterien Struktur und Zusammensetzung des Kohlenhydrat- und Proteinanteils. Das Gesamtgefüge wird dadurch lockerer und die Bekömmlichkeit verbessert.
Die Vitamine bleiben bei natürlich gesäuerten Nahrungsmitteln weitgehend erhalten, auch das empfindliche Vitamin C.

Haltbarkeit

Die Haltbarkeit ist bei beiden Säuerungsarten in etwa gleich. Die Säuerung bewirkt keine vollkommene Sterilisierung. Ohne Zusatzbehandlung sind gesäuerte Nahrungsmittel daher nur ca. 6 Monate haltbar, auch bei kühler Lagerung.

Eine längere Lagerfähigkeit von bis zu 2 Jahren lässt sich nur durch zusätzliches Sterilisieren erreichen.

2.2.5 Einlegen in Alkohol

Auch wenn Alkohol in den Ernährungsgewohnheiten unserer Gesellschaft als Genussmittel seinen festen Platz hat, physiologisch gesehen handelt es sich bei dieser Substanz um ein Gift; insbesondere hochprozentiger Alkohol wirkt schädlich auf lebende Organismen. Auch Mikroorganismen sind empfindlich gegen seine toxische Wirkung. Alkoholhaltige Flüssigkeiten über 14 Vol.-% wirken keimtötend, verhindern also den mikrobiellen Verderb.

Das Einlegen in Alkohol ist daher auch eine Möglichkeit, Nahrungsmittel haltbar zu machen. Diese Methode wird hauptsächlich zur Konservierung von Früchten angewendet. Man übergießt sie mit hochprozentigen alkoholischen Getränken, wie z. B. Rum, Arrak, Weinbrand oder Armagnac.

Die Früchte werden dabei allerdings stark verändert. Sie werden durch die wasserentziehende Wirkung von Alkohol fester im Fleisch und nehmen außerdem eine dunklere Farbtönung an.

Haltbarkeit
In Alkohol eingelegte Früchte sind, bei kühler Lagerung, bis zu zwei Jahre haltbar.

Und jetzt Sie!!!

1. Begründen Sie anhand dreier Beispiele, dass es sinnvoll sein kann, Lebensmittel zu konservieren.

2. Erläutern Sie, wie sich das Verfahren des Tiefgefrierens von dem des Kühlens unterscheidet. Wie wirkt sich dies auf die Haltbarkeit, z. B. von Gemüse aus?

3. Frau P. hat im Gefrierfach ihres Kühlschrankes Schnitzelfleisch eingefroren. Beim Auftauen wird aus dem Fleisch sehr viel Fleischsaft frei. Die gegarten Schnitzel sind trocken und zäh. Erklären Sie, was Frau P. möglicherweise falsch gemacht hat.

4. Beschreiben Sie die Auswirkungen von Hitze auf nahrungsmitteleigene Enzyme und auf Mikroorganismen.

5. Vergleichen Sie in einer Tabelle die Konservierungsverfahren „Sterilisieren" und „Pasteurisieren" hinsichtlich folgender Kriterien:
   - angewandte Temperaturen
   - Vitaminerhalt
   - Farberhalt
   - Haltbarkeit

6. Erläutern Sie die Bedeutung des Trocknens für die Lebensmittelkonservierung.

7. Stellen Sie das Prinzip der Gefriertrocknung in einem Schaubild dar. Nennen Sie drei Vorteile, die die Gefriertrocknung gegenüber den anderen Trockenverfahren hat.

8. Informieren Sie sich über Nitrit und seine Wirkungen und nehmen Sie dann Stellung zu der Frage: Wie notwendig, wie empfehlenswert ist das Konservierungsverfahren „Pökeln"?

9. Begründen Sie, warum man durch Räuchern eine konservierende Wirkung erzielt.

10. Unterscheiden Sie die zwei Möglichkeiten des Säuerns. Wie verändern sich die Nährstoffe bei dieser Art des Konservierens? Suchen Sie weitere Beispiele für Lebensmittel, die gesäuert werden.

11. Erläutern Sie zwei Wirkungen von Alkohol, die zur Konservierung von Lebensmitteln führen.

3 Vorratshaltung

Auch wenn die Supermärkte normalerweise täglich geöffnet sind, in jedem Haushalt sollte dennoch stets eine ausreichende Menge an Lebensmitteln als Vorrat gelagert werden, damit unvorhergesehene Versorgungsengpässe überbrückt werden können. In der folgenden Aufstellung ist ein Notvorrat angegeben, mit dem eine Person gut zwei Wochen auskommen kann.

TAB. 1: BEISPIEL FÜR EINEN NOTVORRAT – BERECHNET FÜR EINE PERSON

LEBENSMITTEL	MENGE	LAGERDAUER
Fleisch-, Fisch- und Wurstkonserven	2 kg	2 Jahre
Fertiggerichte und Suppenkonserven	4 kg	2 Jahre
Obst und Gemüsekonserven	2 kg	1 – 2 Jahre
Marmelade, Honig	0,5 kg	1 Jahr
Kondensmilch (Dosen)	5 à 170 g	6 – 12 Monate
Milchpulver	0,5 kg	6 – 12 Monate
Hartkäse	0,25 kg	2 Monate
Speiseöl, Streichfette, Butterschmalz	0,5 kg	6 – 12 Monate
Dauerbrot, Knäckebrot, Zwieback, Hartkekse	2 kg	1 Jahr
Nährmittel (Haferflocken, Teigwaren)	0,5 kg	1 Jahr
Zucker	0,5 kg	unbegrenzt
Salz, Gewürze	0,25 kg	unbegrenzt
Mineralwasser	30 l	mehrere Jahre
Vitaminisierte Gemüse- und Obstsäfte	5 l	1 – 2 Jahre
Kaffee	nach Bedarf	1 Jahr
Tee	nach Bedarf	3 Jahre
Kakao	nach Bedarf	1/2 Jahr
Babynahrung	nach Bedarf	siehe Mindesthaltbarkeitsdatum

Und jetzt Sie!!!

1. Welche Nahrungsmittel sich im Vorratsschrank befinden, hängt von deren Haltbarkeit, zum größeren Teil aber von den Nahrungsvorlieben der jeweiligen Konsumenten ab.

2. Erstellen Sie eine Einkaufsliste für den Vorratsschrank einer vierköpfigen Familie. Hinweise:

a) Gehen Sie bei der Zusammenstellung von Ihren Vorlieben und Gewohnheiten aus.

b) Aus dem Vorrat soll sich die Familie im Notfall eine Woche versorgen können, ohne einkaufen zu müssen.

Teil 10: Zusatzstoffe in Nahrungsmitteln

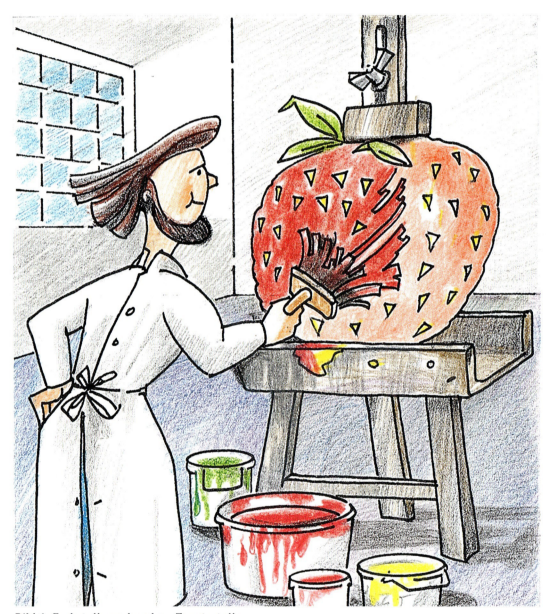

Bild 1: Farbstoffe und andere Zusatzstoffe

Bunte Süßigkeiten, Kartoffelfertiggerichte, Mayonnaise, viele der Nahrungsmittel, die wir heute schnell und preiswert im Supermarkt kaufen können, waren früher noch unbekannt oder mussten zeit- und arbeitsaufwendig zum sofortigen Gebrauch hergestellt werden.
Dass Lebensmittel in großen Mengen, mit ausreichender Haltbarkeit und zugleich ansprechendem Aussehen und Geschmack, angeboten werden können, ist erst durch Zusatzstoffe möglich geworden.

1 Allgemeinwissen zu Zusatzstoffen

1.1 Was sind eigentlich Zusatzstoffe?

Das sind Stoffe, die Lebensmitteln zugesetzt werden, um gewünschte technologische Änderungen zu erreichen, also z. B. um zu konservieren oder zu färben.
Sie dürfen nur verwendet werden, wenn sie technisch notwendig und gesundheitlich unbedenklich sind und den Verbraucher nicht täuschen.

1.2 Wie sicher ist es, dass die Zusatzstoffe wirklich unschädlich sind?

Noch bis ins 20. Jahrhundert hinein war es üblich, Zusatzstoffe erst dann zu verbieten, wenn ihre Giftigkeit erwiesen, also ein Schaden bereits eingetreten war. Heute gilt folgende Regelung:
Will ein Hersteller einen neuen Zusatzstoff auf den Markt bringen, so muss er zunächst beweisen, dass sein neues Produkt besser geeignet ist als die bereits vorhandenen und dass es in den verwendeten Mengen unschädlich ist.

Hat sich ein neuer Stoff als unschädlich und seine Einführung als sinnvoll erwiesen, so wird er zugelassen. Die nach gründlicher Prüfung erlaubten Zusatzstoffe werden in der so genannten Positivliste aufgeführt.
Nur die in der Positivliste aufgeführten Zusatzstoffe sind erlaubt, alle anderen sind verboten.

Ob und welche Zusatzstoffe in einem Lebensmittel enthalten sind, erkennt der Verbraucher auf der Packung:
Zusatzstoffe müssen
- mit dem Klassennamen, z. B. „Konservierungsstoff", und zusätzlich
- mit der Verkehrsbezeichnung oder der so genannten E-Nummer gekennzeichnet sein. Die entsprechende Information kann also z. B. lauten:

- Konservierungsstoff Sorbinsäure oder
- Konservierungsstoff E 200.

Bei losen Waren müssen die enthaltenen Inhaltsstoffe separat, z. B. auf einem sich daneben befindenden Schild, angegeben werden.

1.3 Wie die Unschädlichkeit eines Stoffes ermittelt wird

Die Testsubstanz wird an Versuchstiere verfüttert. Dahinter steckt die Überlegung, dass der tierische Organismus dem menschlichen verwandt ist. Man geht also davon aus, dass ein Stoff, der dem Tier nicht schadet, mit hoher Wahrscheinlichkeit auch für den Menschen unschädlich ist.
Durch verschieden hohe Konzentrationen im Futter findet man heraus, wie viel von der neuen Substanz für das Versuchstier noch unschädlich ist. Das ist der so genannte NO-EFFECT-LEVEL:

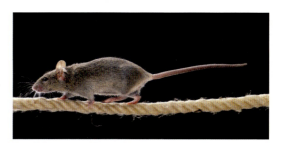

Bild 1: Versuchstier

> **Info**
>
> ▶ **NO-EFFECT-LEVEL (KURZ: NEL)**
> Zur Sicherheit dividiert man den erhaltenen Wert noch durch 100 und erhält dann den:
> Acceptable daily intake: ADI. Der ADI-Wert bezeichnet also die Menge der jeweiligen Substanz, die einem Menschen mit normalen Verzehrgewohnheiten täglich zugemutet werden darf.

Beispiel:
Ratten erhielten Futter, das mit Schwefeldioxid angereichert war. Bis zu einer Konzentration von 70 mg pro Kilogramm Körpergewicht wurden keine Gesundheitsschäden beobachtet:
• der NEL beträgt 70 mg/kg Körpergewicht.

Zur Sicherheit: Division durch 100:
• ADI = $\dfrac{70\,\text{mg/kg Körpergewicht}}{100}$

Der ADI für Schwefeldioxid beträgt 0,7 mg/kg Körpergewicht, das heißt:
Man geht davon aus, dass einem gesunden Erwachsenen, der 70 kg wiegt, 49 mg Schwefeldioxid täglich nicht schaden.

TAB. 1: ADI-WERTE EINIGER ZUSATZSTOFFE

Benzoesäure	0-0,5 mg/kg
Sorbinsäure	0-25 mg/kg
BHA	0-0,5 mg/kg
Diphosphate	0-70 mg/kg
Tartrazin	0-7,5 mg/kg
Erythrosin	0 - 1 mg/kg
Cyclamat	0-7 mg/kg
Aspartam	0-40 mg/kg
Mononatriumglutamat	0-120 mg/kg

Und jetzt Sie!!!

1. Wozu dienen Zusatzstoffe?

2. Was versteht man unter einer Positivliste? Warum wurde sie erstellt?

3. Der NEL eines Zusatzstoffes beträgt 0,5 mg pro Kilogramm Körpergewicht. Wie hoch ist der ADI-Wert dieses Zusatzstoffes? Erläutern Sie, wie und warum dieser Wert so festgelegt wird.

4. Verfassen Sie eine kurze Info zum Thema Zusatzstoffe. Orientieren Sie sich dabei an den Begriffen „technisch wichtig", „Gesundheit", „Positivliste", „NEL", „ADI".

2 Konservierungsstoffe

Natürliche Stoffe mit konservierender Wirkung, z. B. Zucker, Salz und Milchsäure, sind schon seit Menschengedenken bekannt. Jahrhunderte lang hatte man sich mit den beschränkten Möglichkeiten der „natürlichen" Lebensmittelkonservierung begnügt. Man lebte mehr schlecht als recht damit: Einbußen in Aussehen und Geschmack der Nahrungsmittel mussten in Kauf genommen werden; der Verlust wichtiger Inhaltsstoffe während der Konservierung ließ Mangelkrankheiten zu einem alltäglichen Problem werden.

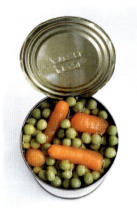

Bild 1:
Beim Einkochen verlieren Lebensmittel Farbe und Vitamine

Mit dem Beginn der Industrialisierung, etwa ab Mitte des 19. Jahrhunderts, reichten diese Methoden zur Lebensmittelhaltbarmachung erst recht nicht mehr aus. Viel mehr Menschen lebten nun in den Städten, auf engem Raum, ohne die Möglichkeit, selbst Nahrungsmittel anzupflanzen.
Die Versorgung mit Lebensmitteln musste von zum Teil weit entfernten landwirtschaftlichen Betrieben her erfolgen. Eine ausreichende Haltbarkeit der Lebensmittel war daher Voraussetzung für den Transport. Neue Konservierungsmethoden waren gefragt. Ein schier unerschöpfliches Tätigkeitsgebiet für Lebensmittelchemiker.
Tatsächlich fand man innerhalb von wenigen Jahrzehnten eine Vielzahl von Stoffen, die die

2 Konservierungsstoffe

Haltbarkeit von Lebensmitteln verbesserten: Salzsäure und Chlorate, Fluss-Säure und Fluoride, Formaldehyd. In diesen Pioniertagen war man mit der Auswahl möglicher Konservierungsstoffe nicht zimperlich. Die Folgen waren so verheerend, dass auf dem Internationalen Hygiene-Kongress 1900 in Paris kurzerhand die Forderung nach einem völligen Verbot sämtlicher Konservierungsstoffe erhoben wurde.

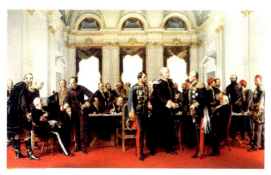

Bild 1: Hygiene-Kongress, 1900

Es kam zu keinem Verbot, und es dauerte noch bis 1959, bis in der Bundesrepublik Deutschland die Verwendung von Konservierungsstoffen gesetzlich geregelt wurde. Seitdem ist nur noch eine begrenzte Anzahl dieser Substanzen auf genau festgelegten Anwendungsgebieten gestattet, aber:

Info

Trotz weltweiten Einsatzes von Konservierungsstoffen gehen auch heute noch schätzungsweise 20 % der erzeugten Nahrungsmittel durch Verderb oder Schädlingsbefall verloren.

Info

▶ **WIRKUNG CHEMISCHER KONSERVIERUNGSSTOFFE AUF MIKROORGANISMEN:**

- Sie greifen die Zellmembranen der Mikroben an, zerstören sie oder dichten sie ab.
- Sie blockieren deren Enzyme.

2.1. Schweflige Säure

Obwohl die konservierende Wirkung von schwefliger Säure schon lange bekannt ist, wurde das „Schwefeln" von Wein erst im Mittelalter allgemein üblich. Sie wurde damals oft in viel zu hohen Dosierungen eingesetzt, weshalb man im Köln des 15. Jahrhunderts die Weinschwefelung sogar verbot.

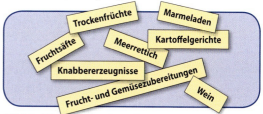

Bild 2: Hier wird schweflige Säure eingesetzt

Schweflige Säure kann schon in relativ geringen Mengen gesundheitsschädlich wirken. Mit einem Glas Wein ist die zulässige Höchstmenge pro Tag zuweilen bereits überschritten. Dennoch gehört diese Substanz immer noch zu den meistgenutzten Konservierungsstoffen. Der Grund: Man hat bis heute keinen vollwertigen Ersatz gefunden. Schweflige Säure wirkt nicht nur gegen Mikroorganismen, sondern verhindert das unerwünschte Bräunen verschiedener Nahrungsmittel, wie z. B. von geschälten Äpfeln und Kartoffeln oder von Trockenobst. Ein relativ hoher Gehalt ist daher, außer im Wein, in Trockenfrüchten, Trockengemüsen, zerkleinertem Meerrettich oder in Kartoffelerzeugnissen erlaubt.

Einsatz der Schwefligen Säure in Form von:
- Na-, K- oder Ca-Salz
- Schwefeldioxid:
$SO_2 + H_2O \rightarrow H_2SO_3$
Schwefeldioxid + Wasser → Schweflige Säure

Wirkungen der Schwefligen Säure im Organismus:
- Sie schädigt das Nervensystem und innere Organe.
- Sie hemmt Enzyme.
- Sie verursacht Wachstumsstörungen.

Wirkungen der Schwefligen Säure im Nahrungsmittel:
- Sie hemmt das Wachstum von Mikroorganismen.
- Sie zerstört Vitamin B_1.
- Sie stabilisiert die Vitamine A und C.

2.2 Sorbinsäure

Sie ist beinahe das perfekte Konservierungsmittel, denn

- Sie kann im Organismus wie eine normale ungesättigte Fettsäure abgebaut werden und ist deshalb unschädlich.
- Sie ist sehr vielseitig in ihrer Anwendung, weil sie auch weniger saure Lebensmittel zuverlässig konserviert.
- Farbe, Geschmack, Geruch und Vitamingehalt des konservierten Lebensmittels ändern sich durch Sorbinsäure nicht.

Sorbinsäure ist daher für die Konservierung fast aller Nahrungsmittel zugelassen, z. B. für Brot und Backwaren, Käse, Gemüse, Fleisch- und Fischerzeugnisse.

Einsatz der Sorbinsäure in Form von
- Na-, K- oder Ca-Salz
- Sorbinsäure

Wirkung der Sorbinsäure im Nahrungsmittel:
- Sie hemmt das Wachstum von Mikroorganismen, insbesondere von Schimmelpilzen.

2.3 Benzoesäure

Benzoesäure gehört zu den Konservierungsstoffen, die man nicht so gerne einsetzt und – wann immer möglich – durch Sorbinsäure ersetzt.

Sie wirkt nur in sauren bzw. gesäuerten Lebensmitteln und ist zugelassen z. B. für Mayonnaisen und daraus hergestellte Feinkostprodukte wie Wurstsalat, saure Gemüse- und Obstkonserven.

Einsatz der Benzoesäure in Form von:
- Na-, K- oder Ca-Salz
- Benzoesäure

Wirkungen der Benzoesäure im Organismus:
- Sie ist wasserunlöslich und muss, um ausgeschieden werden zu können, in der Leber erst wasserlöslich, d. h. ungiftig gemacht werden.
- Asthmatiker und Menschen, die auf Aspirin allergisch reagieren, sind oft auch gegen Benzoesäure allergisch.

Wirkungen der Benzoesäure im Nahrungsmittel:
- Sie hemmt das Wachstum von Mikroorganismen, vor allem von Schimmelpilzen und Hefen.
- Sie schützt in Kombination mit Schwefeldioxid vor enzymatischem und bakteriellem Verderb.

2.4 Ortho-Phenylphenol

Um Schimmelbildung während des Transportes und der Lagerung zu vermeiden, darf die Oberfläche von Zitrusfrüchten mit dieser Substanz behandelt werden. Die Schalen dürfen danach nicht mehr verzehrt werden. Obwohl dabei nur die Fruchtoberfläche behandelt wird, dringen geringe Mengen auch in das Fruchtfleisch ein.

Wirkungen von Orthophenylphenol im Organismus:
- Es ist praktisch wasserunlöslich und muss über die Leber entgiftet werden.
- Im Tierversuch, allerdings bei weit überhöhten Konzentrationen, wurden Nieren- und Leberschäden beobachtet.

Wirkungen von Orthophenylphenol im Nahrungsmittel:
- Es unterdrückt das Wachstum von Schimmelpilzen.
- Es wirkt antibakteriell.

3 Antioxidantien

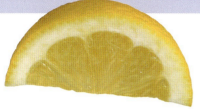

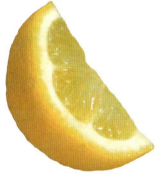

Bild 1: Zitronen

Konservierungsstoffe sind im weitesten Sinne auch die Antioxidantien. Sie hemmen jedoch nicht das Wachstum von Mikroorganismen, sondern verhindern die Reaktion oxidationsempfindlicher Inhaltsstoffe mit Luftsauerstoff.

3.1 Natürliche Antioxidantien

Viele Nahrungsmittel enthalten natürlicherweise Antioxidantien, die sie eine gewisse Zeit vor der Oxidation schützen. Nahe liegend ist daher, deren Konzentration zu erhöhen, um auf diese Weise den natürlichen Schutz zu verbessern.

Wirkung von Antioxidantien im Lebensmittel:
Sie verhindern:
- die Autoxidation von Fett oder Fettsäuren
- die Oxidation von Vitamin C.

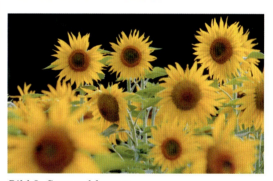

Bild 2: Sonnenblumen

3.1.1 Vitamin E (Tocopherole)

Unter dem Begriff Vitamin E fasst man eine ganze Gruppe fettlöslicher Substanzen zusammen, die Vitaminwirkung aufweisen. Diese Stoffe werden zur Haltbarmachung von Fetten eingesetzt. Sehr viele Margarinesorten und Öle sind mit Vitamin E angereichert.
In außergewöhnlich hohen Mengen genossen, wie z. B. bei einer Zufuhr über Medikamente, lässt sich zwar eine Hypervitaminose nicht ausschließen (s. S. 191), die normalerweise verwendeten Mengen liegen aber weit unter der kritischen Dosis.

Und jetzt Sie!!!

1. Vergleichen Sie chemische und natürliche Lebensmittelkonservierung, z. B. im Hinblick auf: Erhaltung des Nährwertes, mögliche schädliche Stoffe, Auswirkungen auf das Lebensmittel. Hinweis: Lösung dieser Aufgabe bitte als Tabelle.

2. Trockene Weißweine dürfen höchstens 210 mg Schwefeldioxid pro Liter enthalten. Wie viel eines solchen Weines darf eine Frau (60 kg) höchstens trinken, wenn sie den ADI-Wert nicht überschreiben möchte? Hinweis: ADI-Wert von Schwefeldioxid: 0,7 mg pro Kilogramm Körpergewicht.

3. Ordnen Sie folgende Begriffe den beiden Spalten zu:

SORBINSÄURE	BENZOESÄURE

allergische Reaktion,
Einsatz als Kaliumsalz,
Schutz vor bakteriellem Verderb,
gut abbaubar, farberhaltend,
bedenklich
vielseitig verwendbar,
Vorteile überwiegen,
Nachteile überwiegen

3.1.2 Vitamin C (Ascorbinsäure)

Vitamin C wirkt hauptsächlich in der Weise, dass es vorhandene Antioxidantien verstärkt bzw. auffrischt. Es ist unschädlich und hat außerdem die Vorteile,
- dass die als bedenklich geltenden Stoffe Schwefeldioxid und Nitrit nur in geringeren Mengen eingesetzt zu werden brauchen,
- dass es die krebserregende Wirkung der Nitrosamine abschwächt.

> **Info**
>
> ▶ **VITAMIN-C-PRODUKTION**
> Es werden jährlich etwa 35000 bis 40000 Tonnen Vitamin C produziert. Davon werden
> • 30 % zu Vitamin C- und Multivitaminpräparaten verarbeitet.
> • 70 % als Antioxidationsmittel eingesetzt.

3.2 Synthetische Antioxidantien

Butylhydroxianisol (BHA) und Butylhydroxitoluol (BHT)
Diese beiden Stoffe haben ähnliche Eigenschaften und werden auch in ähnlicher Weise eingesetzt. Sie sind fettlöslich und können daher vom menschlichen Organismus nur sehr langsam ausgeschieden werden. Bei hohen Konzentrationen im Tierfutter konnten Organveränderungen und Stoffwechselstörungen beobachtet werden. Der ADI-Wert liegt deshalb sehr niedrig.

> **Und jetzt Sie!!!**
>
> 1. Informieren Sie sich im Teil „Fett – viel Energie auf wenig Raum" auf S. 94 darüber, welche Fette besonders oxidationsanfällig sind.
>
> 2. Überprüfen Sie die Eignung folgender Antioxidantien für den Einsatz in einem Speisefett
> - Vitamin E
> - Vitamin C
> - BHA.

4 Farbstoffe

Lebensmittel, die von ihrem eigenen Farbstoff verloren haben oder solche, die von sich aus nicht farbig sind, werden durch Farbstoffe für das Auge des Verbrauchers attraktiv gemacht.

> **Info**
>
> ▶ **FARBSTOFFE:**
>
> Zusatzstoffe mit langer und zum Teil wenig rühmlicher Vergangenheit.
>
> | | |
> |---|---|
> | 400 v. Chr. | Weißfärbung von Mehl in Griechenland. |
> | 300 n. Chr. | Grünes Gemüse in Rom durch Kupferverbindungen. |
> | 1537 | Kornblumenblau, Veilchenblau und Safran (gelb) gab es in der Apotheke zu kaufen. |
> | 1700 | Erste Berichte über Vergiftungen durch Lebensmittelfärbung mithilfe giftiger Pflanzenteile. |
> | 1742 | Erster Erlass in Frankreich, der die Lebensmittelfärbung nur mit „als ungiftig erkannten Pflanzenteilen" erlaubte. |
> | 1860 | Entdeckung, dass gewisse Metallverbindungen gut färben, z. B. Kupferarsenat für grünen Pudding |
> | 1887 | Farbengesetz in Deutschland. Farbstoffe kamen auf eine Negativliste. Verboten wurde z. B. Quecksilbersulfit, das für die Färbung von Käse verwendet worden war. |
> | 1937 | Erster synthetischer Farbstoff: Buttergelb, heute als Krebs erzeugend verboten. |

4 Farbstoffe

„Das Auge isst mit". „Bei diesem Anblick vergeht mir der Appetit". Solche Redensarten lassen keinen Zweifel: Nahrungsmittel, über die sich schon das Auge freut, bekommen auch dem Magen besser. Wissenschaftliche Untersuchungen bestätigen das. Durch den Anblick appetitlicher Speisen wird die Produktion der Verdauungssäfte angeregt. Das erklärt die Verwendung von Farbstoffen. Jedoch nicht alles, was gut aussieht, ist auch gesund. In den vergangenen Jahrhunderten hat diese „Lebensmittelkosmetik" sogar Menschenleben gekostet.

> **Info**
>
> Seit 20.7.2010 müssen Lebensmittel, die bestimmte Farbstoffe enthalten, den Hinweis „kann Aktivität und Aufmerksamkeit von Kindern beeinträchtigen" enthalten. Betroffen sind die Farbstoffe Tartrazin (E 102), Chinolingelb (E 104), Gelborange S (E 110), Azorubin (E 122), Cochenillerot A (E 124) und Allurarot AC (E 129).

4.1 Natürliche Farbstoffe

Relativ häufig verwendet man zum Färben von Nahrungsmitteln natürliche Farbstoffe. Die heute angewendeten sind fast alle auch in hohen Konzentrationen unschädlich.

Azofarbstoffe

Sie sind im Hinblick auf mögliche gesundheitliche Schädigungen besonders verrufen. Kennzeichnend für sie ist die Azogruppe –N = N– im Molekül.

Tartrazin: Diese Substanz gilt als der häufigste Allergieauslöser unter allen Farbstoffen. Menschen, die gegen Aspirin empfindlich sind, sind oft auch gegen Tartrazin allergisch.

Gelborange S: Mit Gelborange S ließen sich im Tierversuch Nierentumore erzeugen. Menschen, die allergisch auf Aspirin oder Benzoesäure reagieren, vertragen Gelborange S oft auch nicht.

Erythrosin: Wie schafft man es, Kirschen so zu färben, dass sie im Obstsalat nicht gleich abfärben?
Es gibt nur einen Farbstoff, dem das gelingt: Erythrosin

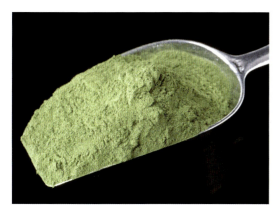

Bild 1: Natürlich färben

4.2 Synthetische Farbstoffe

Synthetische Farbstoffe sind einfach und günstig herzustellen. Sie garantieren bei jedem neuen Produktionsprozess und auch nach längerer Lagerung immer gleich bleibende Farbintensität.
Allerdings sind sie nicht unumstritten, denn einige von ihnen können Allergien hervorrufen oder stehen im Verdacht, den Organismus auf andere Weise zu schädigen.

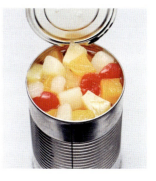

Bild 2: Nur die Kirschen sollten rot sein

Erythrosin besteht zu über der Hälfte seines Molekulargewichtes aus Jod. Eine Jod-Überversorgung ist deshalb möglich und im Tierversuch auch schon nachgewiesen.

Zusatzstoffe in Nahrungsmitteln

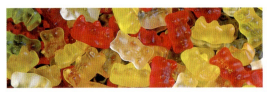

Bild 1: Gefärbte Lebensmittel

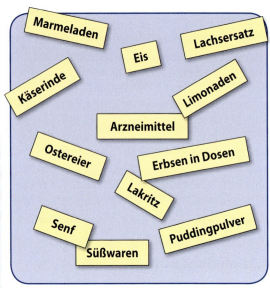

Bild 2: Was alles gefärbt wird

InfoPlus

**ZUSATZSTOFFE IM ZWIELICHT –
PSEUDOALLERGISCHE REAKTIONEN (PAR)**

Allergische Reaktionen im Zusammenhang mit Nahrungsmitteln haben in den letzten 20 Jahren sprunghaft zugenommen. Lebensmittelzusatzstoffe gelten dabei als eine der Substanzengruppen, die in der Lage sind, so genannte pseudoallergische Reaktionen auszulösen. Eine pseudoallergische Reaktion unterscheidet sich nur im medizinischen Entstehungsprozess, nicht aber im Erscheinungsbild von einer echten Allergie. Häufige Symptome sind dabei das Anschwellen von Lippen und Augenlidern, manchmal treten auch Hautekzeme auf. Eine Heilung dieser Überempfindlichkeit ist bislang noch kaum möglich. Das oberste Prinzip heißt daher: Weglassen des Stoffes, auf den der Körper empfindlich reagiert.

Es empfiehlt sich:
- Die Zutatenliste auf verpackten Lebensmitteln zu beachten. Zusatzstoffe müssen dort mit ihrer E-Nummer aufgeführt sein.
- Auf vorgefertigte Gerichte lieber zu verzichten, die Speisen möglichst selber zuzubereiten.
- Beim Auswärts-Essen nur Speisen wählen, die das Allergen mit großer Sicherheit nicht enthalten. Farbstoffe, die im Zusammenhang mit Allergien und Pseudoallergien häufig genannt werden:
- Tartrazin (E 102), gelb
- Chinolingelb (E 104)
- Gelborange S (E 110)
- Azorubin (E 122), rot
- Amaranth (E 123), rot
- Cochenillerot A (E 124), rot
- Cochenille (E 120), rot
- Erythrosin (E 127), rosa
- Brillantschwarz (E 151)

Und jetzt Sie!!!

1. Wie wichtig ist der Einsatz von Farbstoffen in Nahrungsmitteln? Nennen Sie Argumente für und gegen die Lebensmittelfärbung und kommen Sie zu einer Empfehlung für den Verbraucher.

2. Welche Aufschrift finden Sie auf der Packung eines Lebensmittels, das den Farbstoff Tartrazin enthält? (Zwei Möglichkeiten).

3. Nehmen Sie Stellung zu folgender Behauptung:
   Farbstoffe bewirken nicht nur besseres Aussehen, sondern auch bessere Bekömmlichkeit von Speisen.

4. Ordnen Sie aus dem folgenden „Wortsalat" jeweils zwei passende Begriffe einander zu und begründen Sie Ihre Entscheidung.
   •Gummibärchen •Azofarbstoffe •ohne künstliche Farbe nur ein Flop •Johannisbeersaft •synthetische Farben •Allergie •natürlich ist unbedenklich •Farbauffrischung •immer gleich intensiv •Erbsen in der Dose

5 Geschmacksstoffe

Neben der Nährstoffzusammensetzung und der Qualität der Nahrungsmittel steht der Geschmack der Speisen im Vordergrund.

> **Info**
>
> ▶ **GESCHMACKSSINN**
>
> Mit der Zunge kann der Mensch lediglich fünf Haupt-Geschmacksrichtungen unterscheiden:
> - süß
> - sauer
> - salzig
> - bitter
> - umami (von japanisch „umai", d. h. „fleischig, herzhaft".
>
> Darüber hinaus unterscheidet man noch die Nebenqualitäten:
> - alkalisch
> - metallisch
> - scharf
>
> Alles, was man sonst als „Geschmack" empfindet, wird in Wirklichkeit über die Nase, also den Geruchssinn, wahrgenommen.

5.1 Zuckerersatzstoffe

Schon Säuglinge bevorzugen Süßes vor allen anderen Geschmacksrichtungen. Die Vorliebe für Süßes wird beim Menschen offensichtlich sehr früh angelegt. Zucker im Übermaß aber ist problematisch, nicht nur für Diabetiker. Kariöse Zähne und Fettpölsterchen legen ein beredtes Zeugnis davon ab.
Aber „süß" muss ja nicht unbedingt „zuckersüß" sein!

5.1.1 Zuckeraustauschstoffe

Der bekannteste Vertreter dieser Gruppe ist die Fructose. Sie ist ein Monosaccharid wie die Glucose. Zu ihren Verwandten gehören auch die Zuckeralkohole. Sorbit, Mannit und Xylit sind beliebte Süßungsmittel, z. B. für Kaugummis.

Diabetiker ersetzen Zucker schon lange durch Zuckeraustauschstoffe. Der Organismus kann sie nämlich auch verwerten, ohne dass Insulin in ausreichender Menge vorhanden sein müsste. Von den Bakterien des Zahnbelages werden Zuckeralkohole nur in geringem Maß vergoren. Sie sind daher nicht, wie Zucker, kariogen.

TAB. 1: SÜSSKRAFT DER ZUGELASSENEN ZUCKERAUSTAUSCHSTOFFE

VERGLEICHSSUBSTANZ: SACCHAROSE MIT DEM WERT 100	
Fructose	120
Sorbit (E420)	50
Mannit (E421)	70
Isomalt (E953)	50
Maltit (E965)	70
Lactit (E966)	40
Xylit (E967)	100

Da die Wasser anziehenden Zuckeraustauschstoffe über die Darmwand viel langsamer resorbiert werden als Zucker, lagern sie im Darm Wasser an, was zu Durchfall führen kann.

Um Durchfällen vorzubeugen:
- **nicht mehr als 60 g Fructose am Tag**
- **nicht mehr als 20 g Zuckeralkohol am Tag.**

TAB. 2: RESORPTIONSGESCHWINDIGKEITEN VON ZUCKERAUSTAUSCHSTOFFEN

VERGLEICHSSUBSTANZ: GLUCOSE MIT DEM WERT: 100 EINHEITEN	
(Lesebeispiel: 50 Einheiten sind halb so schnell wie 100 Einheiten)	
Fructose	50
Sorbit	7
Mannit	5
Xylit	10

Was Zuckeraustauschstoffe nicht leisten:
Zuckeraustauschstoffe werden, genau wie Glucose, über den Citronensäurecyclus abgebaut, wobei Kohlendioxid, Wasser und Energie in vergleichbaren Mengen wie beim Glucoseabbau frei werden. Übergewichtige, die sich von Zuckeraustauschstoffen eine Energieeinsparung erhoffen, irren sich.

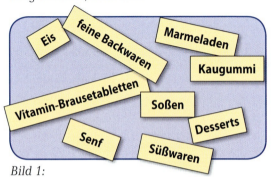

Bild 1:
Wo Zuckeraustauschstoffe eingesetzt werden

5.1.2 Süßstoffe
Süßstoffe sind Substanzen mit völlig anderer chemischer Struktur und anderen Eigenschaften als Zuckeraustauschstoffe.
- sie liefern keine oder nur sehr wenig Energie,
- sie sind appetitanregend,
- ihre Süßkraft ist deutlich höher als die des Rohrzuckers,
- sie sind nicht kariogen.

TAB.1: SÜSSKRAFT DER ZUGELASSENEN SÜSSSTOFFE

VERGLEICHSSUBSTANZ: SACCHAROSE MIT DEM WERT 100	
Saccharin (E 954)	300
Cyclamat (E 952)	30
Aspartam (E 951)	200
Acesulfam K (E 950)	200
Neohesperidin DC (E959)	400
Thaumatin (E957)	3000

Saccharin
Saccharin ist der erste industriell hergestellte Süßstoff. Es wird vom menschlichen Organismus nicht verstoffwechselt, daher unverändert wieder ausgeschieden. Seine Nachteile: Ein unangenehmer metallischer Beigeschmack in höheren Konzentrationen und keine Hitze- und Säurebeständigkeit.

Cyclamat
Cyclamat verlässt den Organismus ebenfalls sehr schnell ohne Abbau. In den USA wurde Cyclamat verboten, nachdem bei sehr hohen Konzentrationen Blasenkrebs beobachtet wurde. Diese Studien sind jedoch mittlerweile umstritten. Bei uns ist Cyclamat in geringen Konzentrationen zugelassen.

Aspartam (Nutra Sweet)
Dieser erst 1965 entdeckte Süßstoff, der nicht koch- und backfest ist, besteht aus zwei Aminosäuren, ist also ein Dipeptid. Im Organismus wird er in seine Bestandteile gespalten. Dabei entstehen geringe (und deshalb ungefährliche) Mengen an Methanol. Nach langjährigen Tierversuchen geht man heute davon aus, dass Aspartam in den üblicherweise eingesetzten Mengen unschädlich ist. Aufgrund der hohen Süßkraft wird mengenmäßig nur wenig Aspartam eingesetzt, sodass der Energiegehalt trotz des Abbaues im Proteinstoffwechsel zu vernachlässigen ist.

Acesulfam K
Ein sehr stabiler Süßstoff, der unverändert vom Organismus wieder ausgeschieden wird und nach bisherigen Erkenntnissen keine gesundheitlichen Risiken birgt. Acesulfam K kann auch zum Kochen und Backen verwendet werden.

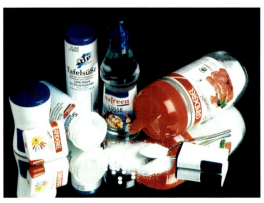

Bild 2: Verschiedene Süßstoffe

Neohesperidin DC
Das ist ein Süßstoff, der aus Zitrusschalen gewonnen wird. Er wird unverändert über die Nieren ausgeschieden. Er ist gut wasserlöslich, hat aber einen charakteristischen mentholartigen Beigeschmack, sodass er nur in wenigen Nahrungsmitteln eingesetzt werden kann.

Thaumatin
Dieses Proteingemisch lässt sich aus dem Samen einer afrikanischen Pflanze gewinnen. Thaumatin ist nicht zum Kochen und Backen geeignet. Es wird ebenfalls unverändert mit dem Urin ausgeschieden. Traditionell hergestelltes Thaumatin ist noch recht teuer.

Stevia-Extrakt
Das südamerikanische Stevia-Kraut ist etwa 300-mal süßer als Zucker. Es liefert keine Energie und ist nicht kariogen.
Ein Extrakt aus dieser Pflanze ist seit Dezember 2011 als Süßstoff unter den Nummer E 960 zugelassen. Eine tägliche Aufnahmemenge von 4mg/kg gilt als unbedenklich.

> **Info**
>
> Süßstoffe sind geeignet:
> - für Diabetiker,
> - für Übergewichtige und
> - gegen Karies.
>
> Übermäßig hohe Mengen sollte man sicherheitshalber vermeiden. Um Nachteile einzelner Süßstoffe zu vermeiden, werden sie häufig als Kombinationsprodukte angeboten.

5.2 Kochsalz-Ersatzstoffe

Bei Bluthochdruck, Ödemen und bestimmten Nierenerkrankungen wird eine natriumarme Kost verordnet. Um die häufig als fade empfundene Kost geschmacklich aufzuwerten, können ähnlich schmeckende Salze, die kein Natrium enthalten, eingesetzt werden: Kalium-, Calcium- und Magnesiumsalze z. B. von Kohlensäure, Milchsäure, Weinsäure.

5.3 Geschmacksverstärker (Glutamat)

Viele Lebensmittel verlieren während der Verarbeitung, z. B. durch Erhitzen oder Trocknen, an Geschmack. Die Aminosäure Glutaminsäure und ihre Salze intensivieren den noch vorhandenen Eigengeschmack. Besonders in Verbindung mit Kochsalz ergibt sich ein fleischartig würziger, abgerundeter Geschmack, der als angenehm empfunden wird.

Glutamat wird über die Geschmacksrezeptoren der Qualität „umami" besonders gut vermittelt.

Glutamate werden sehr häufig eingesetzt, z. B. in Fertiggerichten, Tiefkühlprodukten, Konserven, Knabberartikeln, Gewürzmischungen.

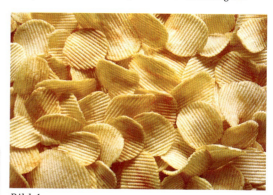

Bild 1:
Kartoffelchips können Glutamat enthalten

> **Info**
>
> ▶ „CHINARESTAURANT-SYNDROM"
>
> Glutamate werden häufig in Zusammenhang gebracht mit Krankheitssymptomen wie Kopf- und Gliederschmerzen, Nackentaubheit und Übelkeit. Man bezeichnet diese Symptome als „Chinarestaurant-Syndrom".
>
> Neuere Untersuchungen deuten jedoch darauf hin, dass nicht Glutamate, sondern eine andere Aminosäure – Histidin – ursächlich für diese Beschwerden sind. Möglicherweise handelt es sich auch um Allergien oder Pseudoallergien, eine abschließende Bewertung steht noch aus.

Auf einen Blick

Zusatzstoffe werden Lebensmitteln zugegeben um
- die Haltbarkeit zu verlängern,
- Farbe oder Geschmack zu beeinflussen oder
- die Beschaffenheit z. B. die Konsistenz zu verändern.

Ihr Einsatz ist nur bis zu bestimmten Konzentrationen und jeweils nur für bestimmte Lebensmittel erlaubt.

Konservierungsstoffe verzögern den Verderb durch Mikroorganismen. Sorbinsäure wird im Körper wie eine Fettsäure abgebaut, gilt daher als unbedenklich. Benzoesäure und Schweflige Säure gehören zu den eher kritischen Zusatzstoffen.

Antioxidantien wirken der Oxidation durch Luftsauerstoff entgegen. Natürliche Antioxidantien sind die Vitamine E und C. Sie sind auch in höheren Konzentrationen unschädlich.

Farbstoffe ersetzen natürliche, z. B. bei der Herstellung verlorengegangene Farben oder bewirken die eigentliche Färbung z. B. bei Bonbons. Natürliche Farbstoffe sind unbedenklich. Azofarbstoffe stehen im Verdacht, (Pseudo)Allergien auslösen zu können.

Zuckerersatzstoffe sind nicht kariogen und können insulinunabhängig abgebaut werden.
- Zuckeraustauschstoffe sind Fructose und Zuckeralkohole. Sie sind ähnlich süß wie Zucker und liefern nahezu gleich viel Energie.
- Süßstoffe sind viel süßer als Zucker und liefern keine Energie.

Kochsalzersatzstoffe sind Salze, die ähnlich wie Kochsalz schmecken und bei natriumarmer Kost eingesetzt werden.

Glutamate verstärken die Wirkung vorhandener Geschmacksstoffe. Sie werden vor allem in Fertiggerichten eingesetzt.

Und jetzt Sie!!!

1. Welche Süßungsmittel würden Sie empfehlen
   - für Diabetiker?
   - zur Vorbeugung von Zahnkaries?
   - zur Vorbeugung vor Übergewicht?

   Begründen Sie jeweils.

2. Da Kinder einerseits viel trinken, andererseits auch nicht zu viel Zucker bekommen sollen, kocht Frau S. im Sommer für ihre Kinder Tee, den sie mit Süßstoff süßt.

   Ihre zehnjährige Tochter wiegt 32 kg. Sie trinkt im Laufe des Tages einen Liter Tee. Überprüfen Sie, wie viel Cyclamat das Mädchen an diesem Tag aufnimmt und kommen Sie zu einer Empfehlung für Frau S.

   Hinweise:
   a) Eine Süßstofftablette enthält 40 mg Cyclamat. Sie wird zum Süßen für ein Glas Tee (0,2 Liter) verwendet.
   b) Der ADI-Wert von Cyclamat beträgt 7 mg/kg Körpergewicht.

3. Bilden Sie kleine Gruppen von zwei bis drei Schüler/innen. Wie bei einem Abzählreim wird nun das Alphabet „durchgezählt". Beispiel: Gruppe 1 bekommt „A", Gruppe 2 bekommt „B" usw. rundum, bis der Buchstabe „Z" erreicht ist. Jede Gruppe erhält auf diese Weise mehrere Buchstaben zugeordnet.

Jede Gruppe sucht für jeden ihrer Buchstaben nun einen Begriff aus dem Kapitel „Zusatzstoffe in Lebensmitteln" und erläutert ihn zunächst innerhalb der Gruppe.
Jeder Begriff wird nun – mit markiertem Anfangsbuchstaben – deutlich und groß auf eine Karte geschrieben.

Die Präsentation erfolgt im Plenum an der Metaplanwand oder der Magnettafel. Die Begriffe werden in der Reihenfolge des Alphabets erläutert.

Teil 11: Schadstoffe in Nahrungsmitteln

August 2010:
Eine Studie von Ökotest ergab, dass in Deutschland gekaufte Tomaten praktisch unbelastet von Pestiziden sind. Das gilt auch für preisgünstige Tomaten aus dem Supermarkt.

Mai bis Juli 2011:
Etwa 3500 Menschen, vor allem in Norddeutschland, erkranken an schweren Durchfällen, mehr als fünfzig sterben. Den Verursacher, das EHEC Bakterium, vermutet man irrtümlich bei Gurken, Tomaten und Salat. Tatsächlich stammt er aus Sprossengemüse.

Januar 2012:
Der Bund für Umwelt und Naturschutz Deutschland (BUND) warnt vor lebensbedrohlichen, gegen Antibiotika resistenten Krankheitskeimen in Geflügel. Von 20 untersuchten Produkten waren elf belastet. Verantwortlich dafür: der Einsatz von Antibiotika in der Geflügelmast.

April 2012
Ein neuer Dioxinskandal. In einem Biohof in Minden/Westfalen findet man Eier, die den zulässigen Dioxingrenzwert um das drei- bis sechsfache übersteigen. Die Belastung ist damit deutlich höher als bei dem Dioxinskandal anderthalb Jahre zuvor.

Januar 2015:
Von 21 getesteten Hackfleischprodukten hat die Stiftung Warentest nur zehn als „gut" bewertet. Problematisch ist das häufige Auftreten krankmachender Bakterien und zum Teil sogar antibiotikresistenter Keime.

Jahr 2013:
Beanstandungen bei Lebensmittelproben gehen zurück: In den Produktgruppen „Schokolade, Kakao und kakaohaltige Erzeugnisse, Kaffee, Tee", „Zusatzstoffe" sowie „Obst und Gemüse" gibt es nach wie vor nur wenige Beanstandungen. Besonders positiv fiel die Gruppe „Nüsse, Nusserzeugnisse, Knabberwaren" im 5-Jahres-Vergleich auf. Hier sind die Beanstandungen von mehr als 11 Prozent im Jahr 2008 auf 6,1 Prozent im Jahr 2013 gefallen.

Jahr 2011:
Bei der Lebensmittelüberwachungsbehörde in Stuttgart wurden 878 Proben aus konventionellem Anbau auf Rückstände von Pflanzenschutzmitteln untersucht. Bei 3,6 % wurden die erlaubten Höchstmengen überschritten.

Januar 2011:
Zehntausende Hühnereier werden in Niedersachsen auf den Sondermüll gebracht, 8000 Hennen notgeschlachtet.
Ein Futtermittelhersteller räumt ein, im Futter technische Fette verarbeitet zu haben, wodurch Dioxin in die Tiere und in die Eier gelangte.

Dezember 2011:
In Italien fliegt ein Fälscherring auf: Mehr als 700 Millionen Kilogramm konventionell erzeugter Lebensmittel sollen als Bioware in den Handel gebracht worden sein, auch in Deutschland.

Januar 2010:
Rückstände von Pflanzenschutzmitteln werden in Lebensmitteln von Jahr zu Jahr seltener nachgewiesen. Dabei gibt es bei Proben deutscher Herkunft die wenigsten, bei Proben aus dem Nicht-EU-Ausland die meisten Höchstmengenüberschreitungen.

Ein uraltes Thema, dennoch nahezu täglich in den Schlagzeilen: Skandale und Skandälchen um unser Essen. Was ist dran an den Befürchtungen? Leben wir gefährlich mit unserer Nahrung? Richtig ist: Es gibt schädliche Inhaltsstoffe in unseren Lebensmitteln, aber wie gefährlich sie wirklich sind, lässt sich nur im Einzelfall beurteilen.

1 Wann ist ein Stoff ein Schadstoff?

Ganz spontan ist man versucht zu sagen: Natürlich dann, wenn er dem Organismus Schaden zufügen kann.

Dem könnte man entgegenhalten:
- Kochsalz ist lebenswichtig und wir nehmen es täglich auf. Ein Pfund Kochsalz auf einmal gegessen ist dagegen tödlich. Ist Salz deswegen ein Schadstoff?
- Der Kariesverursacher Zucker, ist er etwa ein Schadstoff?
- Essigsäure kann in hoher Konzentration ätzen und so erheblichen Schaden anrichten. Ist Essig ein Schadstoff?

Die Liste dieser Beispiele ließe sich noch weiter verlängern, denn jeder, auch der harmloseste Stoff, wird dann zum Schadstoff, wenn er im Übermaß genossen wird.

Wenn also im Folgenden über Schadstoffe gesprochen wird, dann geht es ausschließlich um Substanzen, die dem Menschen schon in geringen Mengen schaden können.

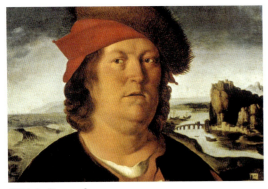

Bild 1: Paracelsus

„Alle ding sind gifft und nichts ist ohn gifft. Allein die dosis macht das ein ding kein gifft ist. Als ein Exempel: ein jetliche speiß und ein jetlich getranck so es über sein dosis eingenommen wirdt so ist es gifft."
Paracelcus, Physiker, Alchemist und Mediziner (1493—1541).

2 Pflanzenschutzmittel

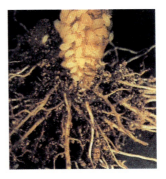

Bild 2: Läuse

Wer ab und zu im Garten arbeitet, kennt die alljährlich wiederkehrende Misere: Läuse im Salat, Schnecken im Blumenkohl, Käfer an den Kartoffelpflanzen, Unkraut wuchert, wo es nicht sofort entfernt wird und nimmt den Nutzpflanzen Licht und Nährstoffe. Was für den Kleingärtner vor allem lästig ist, kann für den Großlandwirt, der auf einen möglichst hohen Ertrag an Nahrungsmitteln hinarbeiten muss, einen Riesenverlust bedeuten. Um das zu verhindern, setzt die Landwirtschaft Pflanzenschutzmittel ein. Sie zerstören die Organismen pflanzlicher und tierischer Schädlinge.
Pflanzenschutzmittel werden auch als Pestizide bezeichnet.

Info

▶ **DIE PESTIZID-HÖCHSTMENGENVERORDNUNG**

Alle bei uns zugelassenen Pflanzenschutzmittel sind selbstverständlich auf ihre Zumutbarkeit für den Menschen überprüft. In welchen Konzentrationen die einzelnen Chemikalien in Nahrungsmitteln enthalten sein dürfen, ist in der Höchstmengenverordnung festgelegt.

Nachdem früher jedes einzelne EU-Mitgliedsland seine eigenen Vorschriften hatte, sind nun seit 2008 die erlaubten Rückstandshöchstmengen EU-weit vereinheitlicht worden.

Die Lebensmittelüberwachung untersucht stichprobenartig den Gehalt an Schadstoffen und zieht Nahrungsmittel mit zu hohen Werten aus dem Verkehr.

Darüber hinaus hat sich in den letzten Jahren in Sachen Pflanzenschutz einiges getan:
- Chlorierte Kohlenwasserstoffe und andere, extrem giftige Pestizide sind mittlerweile seit Jahren, z. T. schon seit Jahrzehnten, verboten. Sie sind in den Böden und damit in den Nahrungsmitteln praktisch nicht mehr nachweisbar.
- Computer helfen dabei, die nötigen Mengen an Pflanzenschutzmittel nur dort einzusetzen, wo sie gebraucht werden.
- Heute wird vorwiegend auf unschädlichere Pflanzenschutzmittel gesetzt: Pyrethroide z. B. sind Ester aus Alkoholen und organischen Säuren. Bei sachgemäßer Anwendung werden sie im Körper zu ungiftigen Verbindung abgebaut und ausgeschieden.
- In Lebensmitteln, die bei uns in den Handel kommen, werden Pflanzenschutzmittel heute, wenn überhaupt, nur noch in sehr geringen Mengen nachgewiesen.

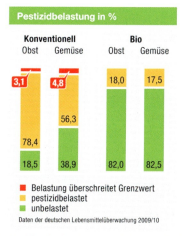

Bild 1: Pestizidbelastung in Obst und Gemüse

Warum Pestizide immer noch ein Thema sind
- Pflanzenschutzmittel haben die Aufgabe, pflanzliche oder tierische Schädlingsorganismen zu zerstören. Dass dabei auch der menschliche Organismus Schaden nimmt, kann einfach nicht 100prozentig ausgeschlossen werden.
- Selbst die vergleichsweise harmlosen Pyrethroide wirken bei Überdosierung als Nervengift. Voraussetzung für die Unschädlichkeit eines Mittels ist also außerdem die sachgemäße Anwendung.
- Pflanzenschutzmittel wirken nicht nur gegen Schädlinge, sondern töten auch Nützlinge, z. B. Bienen.
- Auch wenn die festgelegten Höchstmengen im Einzelnen nicht überschritten werden, problematisch kann es werden, wenn verschiedene Pestizide im Organismus zusammentreffen.

Um die erlaubten Höchstmengen an Rückständen nicht zu überschreiten, gehen Produzenten zuweilen dazu über, mehrere Pestizide in einem Lebensmittel einzusetzen. So wurden z. B. bei Trauben über zwanzig verschiedene Pestizide auf einer Probe nachgewiesen.
Es gibt Hinweise dafür, dass solche Kombinationen das Immunsystem des Menschen schwächen können.

Wie Pestizide vermieden werden
- Obst und Gemüse unter fließendem Wasser gut abwaschen
- Bei Kohlgemüse und Salat die äußeren Blätter entfernen
- Die Pestizidbelastung ist bei Obst und Gemüse aus Nicht-EU-Ländern im Durchschnitt deutlich höher. Gemüse aus Deutschland ist vergleichsweise wenig belastet. Deshalb: besser regional einkaufen und Lebensmittel der jeweiligen Saison bevorzugen.
- Bio-Lebensmittel sind deutlich geringer belastet, daher nach Möglichkeit Bioware bevorzugen.

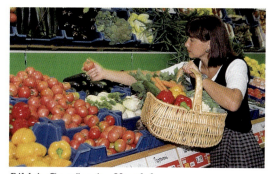

Bild 1: Gemüse im Handel

3 Düngemittel

Während ihres Wachstums entziehen Pflanzen dem Boden ständig wertvolle Mineralstoffe. Nach der Ernte ist er dann ärmer an diesen so lebenswichtigen Substanzen. Eine Möglichkeit, diesen Verlust auszugleichen, ist die Düngung. Bei uns wird zu diesem Zweck hauptsächlich Kunstdünger eingesetzt.

Künstliche Düngemittel, die sehr preisgünstig sind, können zur „Überdüngung" des Bodens genauso beitragen, wie die in der Massentierhaltung anfallende Gülle, wenn sie überreichlich auf Grünflächen aufgebracht wird. Insbesondere die auf diese Weise entstandenen hohen Nitratgehalte machen Sorge, weil sie durch Auswaschen des Bodens in das Grundwasser gelangen.

3.1 Nitrat
In die Nahrung gelangt, kann Nitrat dem Organismus auf zweierlei Weise schaden.

3.1.1 Reduktion zu Nitrit
Nitrate können zu Nitrit reduziert werden. Eine solche Umwandlung kann entweder in nitrathaltigen Nahrungsmitteln oder im Körper selbst stattfinden.

Die Umwandlung in nitrathaltigen Nahrungsmitteln ist vor allem im Zusammenhang mit Spinat von Bedeutung. In bereits zubereitetem Spinat können sich bestimmte Mikroorganismen entwickeln, deren Enzyme das Nitrat zu Nitrit reduzieren. Beim Verzehr von nitrithaltigem Spinat kann das giftige Nitrit dann seine schädliche Wirkung entfalten. Es beeinträchtigt das Bindevermögen des roten Blutfarbstoffes für Sauerstoff. Die Folge ist ein akuter Sauerstoffmangel. Zubereiteten Spinat sollte man daher gut gekühlt aufbewahren und ihn möglichst schnell verzehren. Kleinkinder dürfen keinen aufgewärmten Spinat bekommen. Für die Säuglingsernährung ist Spinat ungeeignet.

Info

▶ **(K)EIN THEMA AM RANDE:**

Paprika, Trauben, Erdbeeren... Aus heimischem Anbau höchstens einige Wochen im Jahr zu haben. Der Konsument wünscht aber die Vielfalt rund ums Jahr und die auch noch zu Dumpingpreisen. Rund um das Mittelmeer liegt die Lösung: Feuchtwarmes Klima und Gewächshäuser sorgen dafür, dass es in Deutschland für Obst und Gemüse keine saisonbedingten Ausfälle mehr gibt. Dass diese Produkte in dieser Menge und zu diesen Preisen nur mit viel Pflanzenschutz und Düngung zu erzeugen sind, dass qualifiziertes Arbeitspersonal zu diesen Bedingungen nicht zu haben ist, ist die Kehrseite der Medaille.

Erdbeeren zu Weihnachten, Weintrauben im Februar – wie wichtig ist dieser Komfort?

Und jetzt Sie!!!

1. Erläutern Sie mindestens vier Möglichkeiten, für sich selber die Belastung durch Pestizide möglichst gering zu halten.

2. Begründen Sie, dass das Problem „Pestizidrückstände auf Lebensmitteln" heute längst nicht mehr so gravierend ist wie z. B. vor dreißig Jahren.

3. Bilden Sie aus den folgenden Wörtern Begriffspaare und erläutern Sie Ihre Zuordnung:

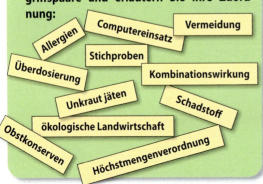

Allergien, Computereinsatz, Vermeidung, Stichproben, Überdosierung, Kombinationswirkung, Unkraut jäten, Schadstoff, Obstkonserven, ökologische Landwirtschaft, Höchstmengenverordnung

Aber auch im Körper selbst kann es zu einer Reduktion von Nitrat zu Nitrit kommen. Auch hier sind wiederum die Kleinsten der größten Gefahr ausgesetzt. So kann Säuglingsnahrung, die mit nitrathaltigem Trinkwasser zubereitet wurde, zu akuten Vergiftungserscheinungen führen.

Info

▶ **DIE GELTENDEN BESTIMMUNGEN:**

Seit 1985 ist als zulässiger Nitrat-Höchstwert im Trinkwasser 50 mg pro Liter festgelegt. Vergiftungsgefahr für Säuglinge besteht bereits ab 45 mg pro Liter. Mineralwasser, das den Vermerk: „für Säuglinge geeignet" trägt, darf höchstens 10 mg pro Liter enthalten.

3.1.2 Bildung von Nitrosaminen

Die aus den Nitraten gebildeten Nitrite können mit Aminogruppen, wie wir sie von den Aminosäuren her kennen, zu den außerordentlich giftigen Nitrosaminen reagieren. Diese erzeugen zum Teil schon in geringen Konzentrationen Krebs. Auch Nitrosamine können entweder in Nahrungsmitteln oder im Organismus entstehen.

Besonders leicht entstehen Nitrosamine:
- Bei starkem Erhitzen, Trocknen und Räuchern von Lebensmitteln. Hier entstehen vor allem die reagierenden Aminogruppen.
- Beim Pökeln von Fleisch- und Wurstwaren, denn Nitrit ist Bestandteil des Pökelsalzes.
- Bei der Verdauung von nitrithaltigen Lebensmitteln im Verdauungstrakt.

Info

▶ **GÜLLE: NITRAT-VERSEUCHER DES TRINKWASSERS**

Eine Errungenschaft moderner Viehställe neueren Datums: Die Tiere stehen nun nicht mehr, wie schon seit Jahrhunderten, auf Einstreu, sondern auf leicht zu reinigenden, durchlässigen Spaltenböden, durch die Urin und Kot auf ein darunter befindliches Transportsystem gelangen und leicht weggebracht werden können. Statt wie früher mit Stallmist, wird nun also vermehrt diese flüssige Gülle als Düngemittel ausgebracht. Sie kann besonders leicht ins Erdreich einsickern und ins Grundwasser gelangen. Übermäßige Düngung mit Gülle gilt deshalb auch als Hauptverursacher des mancherorts bedenklich hohen Nitratgehaltes im Trinkwasser.

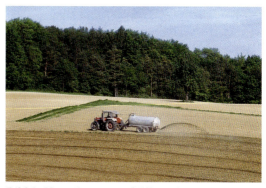

Bild 2: Verteilung von Gülle auf dem Feld

TAB. 1: NITRATGEHALT IN PFLANZLICHEN LEBENSMITTELN

HOCH	Eissalat, Kopfsalat, Spinat, Feldsalat, Endivie, Rucola, Rote Bete, Radieschen, Rettich, Stielmangold, Fenchel
MITTEL	Sellerie, Frühmöhren, Kopfkohl, Chinakohl, Grünkohl, Blumenkohl, Kohlrabi, Wirsing, Auberginen, Zucchini
NIEDRIG	Tomaten, Gurken, Paprika, Melonen, Rosenkohl, Erbsen, grüne Bohnen, Knoblauch, Zwiebeln, Porree, Kartoffeln

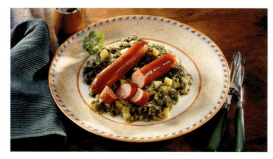

Bild 1: Gepökelte Würste

Quelle: aid-Verbraucherdienst 2003

3.1.3 Wie der Nitratgehalt in der Nahrung reduziert werden kann

- Nitratreiche Gemüse und gepökeltes Fleisch bzw. Fleischwaren nicht zu häufig verzehren.
- Blattstiele, Rippen und äußere Blätter von nitratreichem Gemüse entfernen. Sie enthalten die höchsten Nitratgehalte.
- Gemüse der Saison und Freilandgemüse kaufen. Sie enthalten weniger Nitrat. Dies gilt auch im Allgemeinen für Gemüse aus ökologischem Anbau.
- Säuglingen unter fünf Monaten keinen Spinat, Mangold oder Rote Bete geben.
- Kochwasser von nitratreichem Gemüse weggießen.
- Nitratreiches Gemüse sofort verzehren, nicht warm halten oder aufwärmen.
- Gepökelte Fleischerzeugnisse nicht braten oder grillen.
- Zusammen mit nitrathaltigen Lebensmitteln Säfte oder Salate verzehren. Vitamin C verringert die Bildung von Nitrosaminen aus Nitrit.

Bei Eigenanbau:
- darauf achten, nicht zu überdüngen,
- am Nachmittag ernten. Sonneneinstrahlung verringert den Nitratgehalt.

Und jetzt Sie!!!

1. **Nitrat selber ist eigentlich harmlos. Erst nach der Umwandlung zu Nitrit wird es problematisch.**

    1.1. Erläutern Sie die Wirkungsweise von Nitrit im Organismus. Gehen Sie dabei besonders auf die Gefährdung von Kleinkindern ein.

    1.2. Erklären Sie, warum das Ausbringen von Gülle eine umweltbelastende Maßnahme ist.

2. **Auf S. 307 sehen Sie das Foto eines Grillfestes. Finden Sie an diesem Beispiel Gefahrenquellen für Nitrosaminbelastung. Formulieren Sie drei Empfehlungen für die Gäste am Buffet.**

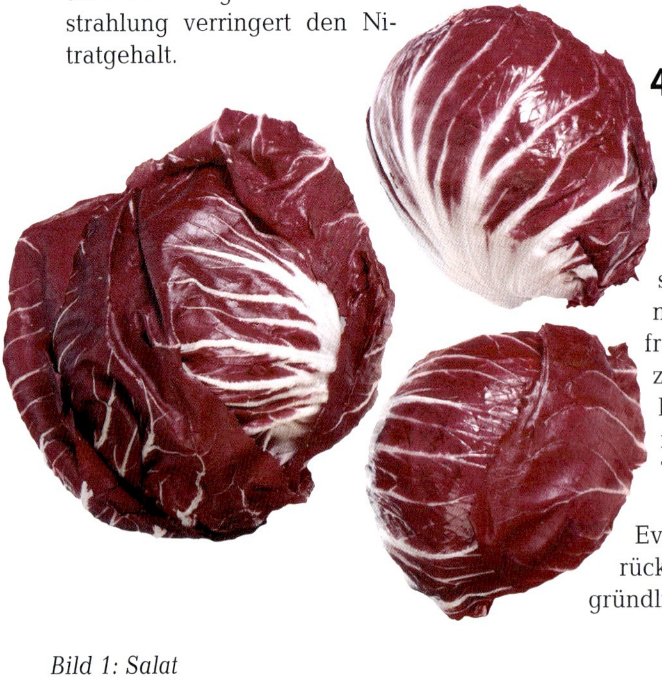

4 Schwermetalle

Blei, Cadmium und Quecksilber werden hauptsächlich bei technischen Prozessen freigesetzt. Verschärfte Umweltschutzbestimmungen für die Industrie, nicht zuletzt auch die Einführung bleifreien Benzins, haben mittlerweile aber zu einer deutlichen Verringerung der Belastung geführt, sodass Schwermetalle in der Nahrung heute wirklich „kein Thema mehr" sind.

Eventuell noch anhaftende Schwermetallrückstände auf Gemüse lassen sich durch gründliches Waschen entfernen.

Bild 1: Salat

5 Medikamente im Tierstall

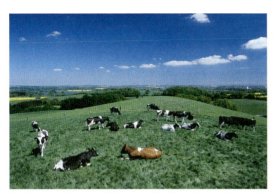

Bild 1: Kühe beim Weiden

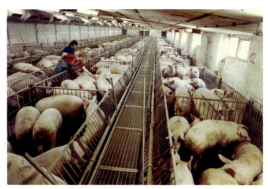

Bild 2: Intensivhaltung

Ein idyllisches Bild. Leider entspricht es der Wirklichkeit nur in den allerwenigsten Fällen. Die Erzeugung tierischer Nahrungsmittel hat sich in den letzten Jahrzehnten zu einer umsatzstarken und hart umkämpften Industrie entwickelt.

Platz ist Geld – und zwar gleich in mehrfacher Hinsicht: Ein größerer Stall kostet nicht nur mehr, die durch ihn ermöglichte größere Bewegungsfreiheit der Tiere verlangsamt auch deren gewünschte Gewichtszunahme. Die Fütterungszeit und damit die Produktionskosten sind vergleichsweise hoch.

Die Lösung heißt: Intensivhaltung. Das bedeutet, dass so viele Tiere wie möglich auf begrenztem Platz gehalten werden. Andere, auch für den Produzenten unliebsame Folgen bleiben dabei aber nicht aus:

- Die Tiere sind anfälliger für Krankheiten. Seuchen können sich in Windeseile ausbreiten.

- Die Tiere stehen unter Stress; sie werden aggressiv und verhaltensgestört. So wurde wiederholt von Kannibalismus, z. B. bei Schweinen, berichtet, d. h. die Tiere knabbern einander Ohren oder Schwänze an.

Um diese wenig erfreulichen Auswirkungen der Intensivhaltung zu unterbinden, werden Medikamente eingesetzt.

5.1 Antibiotika

Antibiotika sind, sowohl für den Menschen als auch für Tiere, hochwirksame, lebensrettende Medikamente, weil sie schon in kleinsten Mengen das Wachstum schädlicher Mikroorganismen verhindern.

In der Tierhaltung werden diese Stoffe nicht nur zur Heilung bereits aufgetretener Krankheiten, sondern auch – in kleinen Mengen – zur Vorbeugung eingesetzt.

Daneben bringen sie dem Fleischproduzenten noch weitere Vorteile. Sie erhöhen nämlich die Ausnutzung des Futters und fördern das Wachstum der Tiere. Stoffe mit solcher Wirkung nennt man auch Masthilfsmittel.

Nahrungsmittel, in denen Antibiotika nachgewiesen werden, dürfen nicht zum Verkauf kommen. Das bedeutet in der Praxis z. B.:

- Eine entsprechende Behandlung muss so rechtzeitig abgeschlossen sein, dass die gespritzten oder verfütterten Antibiotika bis zur Schlachtung des Tieres wieder abgebaut sind.

- Eier von antibiotikabehandelten Hühnern dürfen, je nach Art des verwendeten Mittels und der Behandlung, bis zu 60 Tagen nach der Anwendung nicht verkauft werden.

Schadstoffe in Nahrungsmitteln

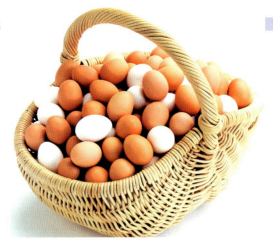

Bild 1: Eier

Derart rigorose Anordnungen des Gesetzgebers kommen nicht von ungefähr:
- Antibiotika lösen bei vielen Menschen gefährliche Allergien aus.
- Viele früher noch unheilbare Erkrankungen werden heute erfolgreich mit Antibiotika bekämpft. Diese unersetzliche Funktion gerät in Gefahr: Viele Mikroorganismen werden durch den ständigen Kontakt mit Antibiotika in geringen Dosierungen immun gegen diese Medikamente. Das gilt z. B. schon für einige Salmonellenarten.
- Die körpereigenen, nützlichen Mikroorganismen können durch Antibiotika geschädigt werden.

5.2 Beruhigungsmittel

Schnelle Gewichtszunahme der Tiere und damit Schlachtreife innerhalb möglichst kurzer Zeit ist das Ziel eines jeden Mastbetriebes. Machtkämpfe, Aggressivität, Rangeleien, jede Art von Bewegung, wie normalerweise bei Tieren üblich, kann dabei nur unerwünscht sein.
Für die Ruhigstellung der Masttiere sorgen spezielle Medikamente, die dem Futter zugesetzt werden. Diese Mittel eignen sich aber auch hervorragend dazu, die Tiere für den Weg zum Schlachthof und vor der Schlachtung zu beruhigen. Tierliebe ist dabei nicht unbedingt das Motiv.
Man will damit verhindern, dass die Energiereserve „Glykogen" im tierischen Organismus abgebaut wird. Ein Glykogenabbau würde die Fleischqualität beeinträchtigen. Die Gabe von Beruhigungsmitteln kann in diesem Fall aber für den Verbraucher gefährlich sein. Wird das Tier nämlich unmittelbar danach geschlachtet, so kann das Medikament im Organismus nicht mehr abgebaut werden und gelangt so nahezu unverändert mit der Fleischmahlzeit auf den Tisch. Deshalb sind auch bei diesen Mitteln Wartezeiten von einigen Stunden vorgeschrieben.

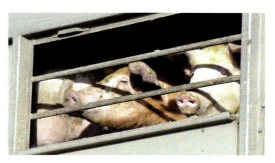

Und jetzt Sie!!!

1. Was versteht man unter Intensivhaltung? Erläutern Sie deren Folgen für die Tiere selber und für die Qualität des Nahrungsmittels Fleisch.

2. Diskutieren Sie die Notwendigkeit bzw. die Berechtigung des Einsatzes von Medikamenten in der Viehmast unter möglichst verschiedenen Gesichtspunkten, z. B.:

- wirtschaftliche und moralische Aspekte,

- Kontrollmöglichkeiten bei einzelnen Nahrungsmitteln und deren mengenmäßiger Verbrauch,

- daraus sich eventuell ergebende Gefahren für die Gesundheit,

- die tatsächliche Marktsituation (Essverhalten) oder: wie könnte der Einzelne langfristig zu einer Änderung beitragen.

6 Schadstoffe, die beim Zubereiten von Nahrungsmitteln entstehen

Grillen, Braten, Backen, Frittieren. Selbst mit den besten Zutaten kann hier noch einiges schief laufen.

6.1 Polycyclische Kohlenwasserstoffe

Beim Grillen von fetten Fleisch- oder Wurstwaren auf dem Holzkohlegrill ist es nahezu unvermeidlich, dass ab und zu Fett in die Glut tropft. Bei der hohen Hitze und unter Mitwirkung einiger Bestandteile des Brennmaterials entstehen dann aus den Fettmolekülen stark krebserregende Gifte, die so genannten polycyclischen Kohlenwasserstoffe. Sie können sich am Grillgut festsetzen. Das geschieht allerdings nur, wenn dieses in oder sehr dicht an der Glut gegart wird.

Die Art des verwendeten Brennmaterials spielt bei der Entstehung dieser Substanzen eine wesentliche Rolle: Zeitungspapier oder zum Beispiel Kiefernzapfen begünstigen die Bildung polyclischer Kohlenwasserstoffe.

Auch beim Räuchern von Wurst und Schinken entstehen zum Teil beachtliche Mengen der Giftstoffe. Wird geräucherte Wurst über offener Glut gegrillt, so ist die Aufnahme an polycyclischen Kohlenwasserstoffen deshalb besonders hoch.

Tipps

Ein abendliches Grillfest im Sommer auf der Terrasse oder im Garten.
Wer mag sich die Stimmung schon durch düstere Gedanken an krebserregende Stoffe vermiesen lassen. Deshalb:

- Mageres, ungeräuchertes und ungepökeltes Grillgut bevorzugen.
- Als Brennmaterial nur gut durchgeglühte Holzkohle verwenden.
- Möglichst in Alufolie grillen oder auf großen Abstand zwischen Glut und Grillgut achten. Besser noch: Grillgeräte verwenden, bei denen das Grillgut seitlich zur Glut angebracht wird.
- Schwarz verbrannte Stellen nicht mehr essen.
- Ölhaltige Marinaden abtupfen.
- Obst- und Frischkostsalate als Beilage verzehren; Vitamin C verringert die Nitrosaminbildung.

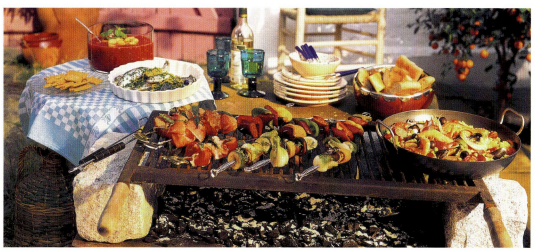

Bild 1: Grillfest

6.2 Acrolein

Wird Fett überhitzt, so färbt es sich zunächst braun, dann schwarz und verbreitet einen unangenehm stechenden Geruch.
Der Grund: In der Hitze spaltet sich das Fettmolekül in seine Bestandteile Glycerin und Fettsäuren. Von Glycerin wiederum wird Wasser abgespalten, es entsteht Acrolein. Acrolein ist ein starkes Gift. Es reizt die Schleimhäute und kann so bleibende Schädigungen vor allem der Atmungsorgane verursachen.

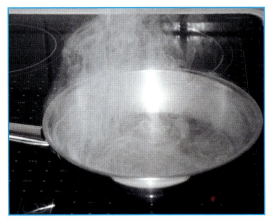

Bild 1: Pfanne mit rauchendem Fett

6.3 Acrylamid

Zu Beginn des Jahres 2002 erreichte die Verbraucher eine neue Schreckensmeldung. Ein bisher unbekannter Schadstoff wurde gefunden, ausgerechnet in Lieblingsgenüssen wie Pommes, Chips, Toast und anderen knusprigen, gebräunten Köstlichkeiten.

Am häufigsten wird Acrylamid aus gebratenen Kartoffeln, Pommes frites, Toastbrot, Kartoffelchips und Keksen aufgenommen. Der Acrylamidgehalt von Lebensmitteln hat sich z. B. durch veränderte Produktionsmethoden in der Industrie in den letzten Jahren leicht verringert.

Wie gefährlich ist Acrylamid?
Acrylamid löst im Tierversuch Krebs aus und wirkt erbgutverändernd.

Man muss nach dem derzeitigen Wissensstand davon ausgehen, dass auch kleinste Mengen gesundheitsschädlich sind, so dass es keinen ADI-Wert für die Aufnahme dieses Stoffes gibt.

Am häufigsten wird Acrylamid aus gebratenen Kartoffeln, Pommes frites, Toastbrot, Kartoffelchips und Keksen aufgenommen. Der Acrylamidgehalt von Lebensmitteln hat sich z.B. durch veränderte Produktionsmethoden in der Industrie in den letzten Jahren leicht verringert.

Wie lässt sich das Risiko verringern?
Acrylamid entsteht aus Zucker- und Eiweißbausteinen bei Temperaturen über 100 °C. Mehr Acrylamid entsteht:

- je höher die Zubereitungstemperatur,
- je niedriger der Wassergehalt des Lebensmittels,
- je stärker der Bräunungsgrad.

Nicht von ungefähr hat man daher im Zusammenhang mit der Verringerung der Acrylamidbelastung das Schlagwort geprägt:

„Vergolden statt Verkohlen".

- Kartoffel- und Getreideprodukte nur bei mittleren Temperaturen braten und backen. Auch Frittieren bei höchstens 175 °C
- Die Lebensmittel nicht zu stark bräunen.
- Bratkartoffeln enthalten weniger Acrylamid, wenn sie aus gekochten Kartoffeln zubereitet werden.
- Dicke Pommes bevorzugen, da sich Acrylamid hauptsächlich in den äußeren Bereichen bildet.
- Andere Zubereitungsarten für Kartoffeln wählen. Beim Dünsten bildet sich viel weniger Acrylamid. Pfannkuchen, Gratins und Kroketten enthalten mehr Flüssigkeit, daher weniger Acrylamid.

6 Schadstoffe, die beim Zubereiten entstehen

Und jetzt Sie!!!

1. Welche Zubereitungsfehler führen zur Bildung von
   - Polycyclischen Kohlenwasserstoffen,
   - Acrolein,
   - Acrylamid?

2. Welche der folgenden Köstlichkeiten eignen sich für die Beköstigung der Gäste bei einem Grillfest, welche sollte man besser weglassen? Begründen Sie jeweils.
   - Gemischter Salat
   - Schweinebauch
   - Wiener Würstchen
   - Orangensaft
   - Schweinerückensteak
   - Kasseler Kotelett (gepökelt)
   - Obstsalat.

3. Finden Sie im folgenden Buchstabenfeld (waagerecht, senkrecht oder diagonal) sieben Begriffe, die im Zusammenhang mit „Schadstoffen in Lebensmiteln" stehen und erläutern Sie diese.

H	T	Ä	S	E	R	W	B	R	U	A	I	IP	V	H
K	U	I	T	H	A	F	R	I	T	T	E	N	E	L
D	L	Z	A	Q	T	S	A	G	J	E	K	Y	R	M
A	G	W	B	G	S	Z	U	I	F	M	W	K	G	X
M	B	L	V	Y	E	L	N	F	X	W	U	N	O	L
A	C	R	Y	L	A	M	I	D	A	E	R	Z	L	E
R	N	C	B	X	J	R	H	B	G	S	S	D	D	
I	S	C	H	L	E	I	M	H	A	U	T	T	E	F
N	A	A	M	I	N	R	Ä	U	C	H	E	R	N	M
A	F	Ö	L	E	P	K	I	G	K	J	G	D	F	A
D	M	I	W	A		S	M	N	E	R	N	W	J	M
E	M	F	Z	S	T	N	R	I	N	A	R	R	G	D

4. Für Rätselfreunde: Gesucht wird: Die Bezeichnung für ein allseits beliebtes Ereignis, bei dem man aber eine ganze Menge falsch machen kann.

   a) Andere Bezeichnung für Schadstoff.
   Erster von vier Buchstaben

   b) Ein Grundnahrungsmittel. Dennoch, bei zu starker Bräunung entstehen Schadstoffe.
   Zweiter von vier Buchstaben.

   c) Schwermetall, das früher im Benzin war und viele Umweltprobleme verursacht hat.
   Vierter von vier Buchstaben

   d) Zu lange telefoniert und dabei das Fett in der Pfanne vergessen. Welchen Schadstoff enthält der Qualm?
   Fünfter von acht Buchstaben.

   e) Was man statt „Verkohlen" mit den Pommes tun sollte. *Sechster von neun Buchstaben.*

   f) Nicht in jedem Fleisch entstehen Nitrosamine. Wie heißt das Konservierungsverfahren, das die Nitrosaminbildung begünstigt?
   Erster von sieben Buchstaben. (Umlaut = zwei Buchstaben).

   g) Man benutzt sie zur Fortbewegung. Manche meinen aber auch, sie seien ein geeignetes Brennmaterial. Dann entstehen allerdings Schadstoffe. *Erster von zehn Buchstaben.*

   h) Geeignete Garmethode für Pommes.
   Zweiter von zehn Buchstaben.

   i) Lebensmittelinhaltsstoff. Wenn er in die Glut tropft, entstehen polycyclische Kohlenwasserstoffe.
   Dritter von vier Buchstaben.

   j) Nicht neu aber neu entdeckt. Schadstoff, der beim Erhitzen aus Zucker und Eiweiß entsteht.
   Vierter von neun Buchstaben.

   Das Lösungswort erhalten Sie, wenn Sie alle gefundenen Buchstaben in der Reihenfolge von a) bis j) aneinanderreihen.

7 Natürliche Gifte in Nahrungsmitteln

Schadstoffe in Nahrungsmitteln, wer denkt dabei nicht an Umweltschädigung als Ursache? Lebensmittel ohne chemische Zusätze sind nicht zuletzt aus diesem Grund heiß begehrt. Darüber gerät leicht in Vergessenheit, dass auch sie Schadstoffe enthalten können, die keinesfalls harmloser als die synthetischen Gifte sind.

7.1 Gifte, die in Nahrungsmitteln natürlicherweise vorhanden sind

Giftstoffe in rohen Bohnen

Viele Bohnenarten enthalten Eiweißstoffe, die schon in kleinen Mengen das Zusammenklumpen der roten Blutkörperchen bewirken und den Organismus auf diese Weise schwer schädigen. Phasin ist der bekannteste Vertreter dieser Substanzen.

Sie zeigen überdies alle verschieden starke Giftwirkungen, die sich als Darmschleimhautentzündung, Krämpfe oder Kaliummangel im Blut äußern können. Durch fünfzehnminütiges Kochen werden diese Stoffe zerstört. Gegarte Bohnen können also in dieser Hinsicht bedenkenlos verzehrt werden.

Schon fünf bis sechs rohe, grüne Bohnen können unter Umständen tödlich sein.

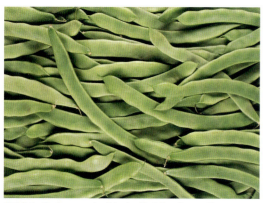

Bild 1: Bohnen sind kein Rohkostgemüse

Solanin

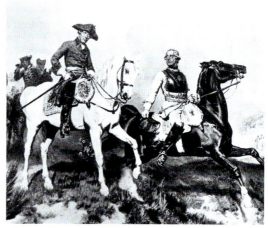

Bild 2: Friedrich der Große führte die Kartoffel in Preußen ein

Als Friedrich der Große im 18. Jh. die Kartoffel als Nahrungsmittel einführte, stieß er dabei auf großes Misstrauen bei seinem Volk. Das lag nicht nur an dem oft gehörten „Was der Bauer nicht kennt, isst er nicht", sondern auch an schlechten Erfahrungen aus vorherigen Jahrzehnten: Als Zierpflanze in Botanischen Gärten gab es die Kartoffel nämlich schon im 16. Jh. und man hatte durchaus schon ausprobiert, ob die Früchte dieser Pflanze essbar seien. Leider starben aber die Leute, die von den Früchten gegessen hatten. Schuld daran war das Gift Solanin.

Heute kommt niemand mehr auf die Idee, die grünen Früchte der Kartoffelpflanze zu essen. Solanin gibt es aber auch in kleineren Mengen in den grünen Teilen unreifer und keimender Kartoffeln, und zwar hauptsächlich direkt unter der Schale. Auch grüne Tomaten enthalten Solanin. Für Erwachsene ist Solanin erst in sehr hohen Mengen tödlich. Zu Vergiftungserscheinungen wie Kopfschmerzen und Übelkeit kann es aber leicht kommen. Solanin ist hitzestabil. Beim Garen von Kartoffeln bzw. beim Erhitzen von Tomaten wird es daher nicht zerstört.

7 Natürliche Gifte in Nahrungsmitteln

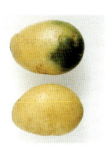

Bild 1:
Grüne Teile von Kartoffeln und Tomaten immer wegschneiden

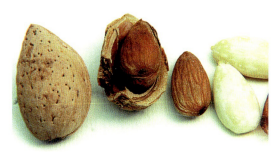

Bild 2: Nüsse

7.2 Giftstoffe, die auf Nahrungsmitteln „wachsen" können

Schimmelpilzgifte (Aflatoxine)

Im Jahre 1960 starben auf einer englischen Hühnerfarm plötzlich ca. 100.000 Truthühner, ohne dass man zunächst eine Ursache hätte erkennen können. Bei einer Untersuchung des Falles stellte sich heraus, dass die Tiere mit verschimmeltem Futter gefüttert worden waren. In diesem Futter fand man daraufhin einen Pilz, der Giftstoffe produzierte. Nach diesem Pilz: aspergillus flavus wurden die neu entdeckten Gifte Aflatoxine (Toxin = Gift) genannt.

Was „aspergillus flavus" am Wachsen hindert:
- Chemische Konservierungsstoffe
- Wasserentzug durch Zugabe von Salz oder Zucker (Marmelade, mit einem Zuckergehalt von über 50 %, kann nach großzügigem Entfernen des Schimmels noch verzehrt werden).

Aflatoxine verursachen:
- Krebs
- Leberschäden
- Erbschäden
- Schädigungen des Kindes im Mutterleib.

Die hitzebeständigen Aflatoxine zählen zu den stärksten Krebsgiften, die man in der Natur entdeckt hat. Man findet sie im Schimmelbelag auf Nüssen, Erdnüssen, Mandeln, aber auch auf Getreide, Obst und Gemüse.
Aufgrund ihrer guten Wasserlöslichkeit sitzen sie jedoch nicht auf dem sichtbaren Schimmelbelag fest, sondern breiten sich, für das Auge unsichtbar, im ganzen Lebensmittel aus. Besonders betroffen sind hier naturgemäß Nahrungsmittel mit hohem Wassergehalt, also z. B. Brot, Gemüse oder Obst.

Verschimmelte wasserhaltige Nahrungsmittel auch nach dem Entfernen des Schimmels nicht mehr essen.

Botulinustoxin

Die gefährlichste, weil oft tödlich verlaufende Lebensmittelvergiftung wird vom Botulinustoxin hervorgerufen.
Durch verbesserte Sterilisationsmethoden und die zunehmende Anwendung chemischer Konservierungsmittel ist diese Vergiftung glücklicherweise selten geworden. Konserven, vor allem hausgemachte eiweißreiche Konserven aus Fleisch und Hülsenfrüchten, enthielten früher oft das tödliche Gift. Von Gas aufgeblähte Deckel bei Konservendosen und zischendes Entweichen von Gas beim Öffnen von Glaskonserven deuten auf einen möglichen Befall mit Botulinustoxin hin.
Vergiftungssymptome treten nach etwa acht bis zwölf Stunden auf. Kopfschmerzen und Übelkeit sind die ersten Zeichen, gefolgt von Lähmungserscheinungen. Atemlähmung kann dann auch zum Tod führen.

Info

Schon Spuren von Botulinustoxin können tödlich sein. Es ist das stärkste bekannte natürliche Gift. Konserven, die eine Gasentwicklung zeigen, immer wegwerfen.

Schadstoffe in Nahrungsmitteln

> **Info**
>
> ▶ **VERGIFTUNG? – INFEKTION? – EINE ABGRENZUNG:**
>
> Lebensmittelvergiftung: Gifte, z. B. Aflatoxine werden mit der Nahrung aufgenommen.
> Lebensmittelinfektion: Bakterien, z. B. Salmonellen in der Nahrung verursachen eine Infektion.

Salmonellen

Salmonellen sind Bakterien und kommen in einigen wenigen Nahrungsmitteln, wie z. B. Enteneiern, natürlicherweise vor. Sie können aber auch im Dickdarm verschiedener Tierarten leben, von wo sie ins Muskelfleisch bzw. bei Geflügel in die Eier gelangen können. Geflügel, Hackfleisch und Wurstwaren sind besonders häufig von Salmonellen befallen. Wärme (ca. 37 °C) begünstigt das Wachstum.

Die Bakterien sind beständig gegenüber Tiefkühlung, können aber durch längeres Kochen zerstört werden.

Wie eine Salmonelleninfektion bemerkt wird

Sechs bis zwölf Stunden nach dem Verzehr der infizierten Nahrungsmittel treten die ersten Symptome auf: Erbrechen, Durchfall, Übelkeit, Kopfschmerzen und Fieber. Im Stuhl können Salmonellen dann auch nachgewiesen werden. Da die Bakterien auch im menschlichen Dickdarm über längere Zeit leben können, besteht bei Vergiftungen die Gefahr, dass die Betroffenen zu so genannten Dauerausscheidern werden. In ihrem Stuhl lassen sich dann über lange Zeit Salmonellen nachweisen. Um jede Möglichkeit einer Weiterübertragung auszuschließen, dürfen Dauerausscheider nicht in der Lebensmittelherstellung und in Küchen arbeiten. Aus dem gleichen Grund ist der Arzt verpflichtet, eine erkannte Salmonellenvergiftung dem zuständigen Gesundheitsamt zu melden.

Vermeidung einer Salmonelleninfektion

- Am besten alle Speisen weglassen, die mit rohen Eiern hergestellt werden, zum Beispiel Tiramisu. Falls man darauf nicht verzichten möchte, nur sehr frische Eier verwenden und die Speisen gleich nach der Herstellung verzehren.
- Beim Einkauf von Eiern darauf achten, dass die Schalen unbeschädigt sind.
- Frühstückseier müssen mindestens sieben Minuten kochen, Spiegeleier von beiden Seiten gebraten werden.
- Nicht nur Fleisch, Fisch, Wurst und Geflügel selbst, sondern auch den Arbeitsplatz und die zur Vorbereitung. Verwendete Geräte und sonstige Hilfsmittel, die mit dem Produkt oder dessen Saft in Berührung kommen, gründlichst mit heißem Spülwasser waschen.
- Auch andere Lebensmittel dürfen mit rohem Fleisch nicht in Berührung kommen. Salmonellen gehen schnell auf andere Speisen über.
- Geflügel, Fleisch, Fisch und Wurst, besonders in zerkleinerter Form, also z. B. Hackfleisch oder Wurstsalat, nur möglichst kurze Zeit und dann sehr kühl aufbewahren. Immer gut durchgaren.
- Auch bei der Zubereitung in der Mikrowelle müssen die Speisen gleichmäßig bei mindestens 70 °C durchgegart werden.
- Tiefgefrorenes muss immer im Kühlschrank aufgetaut und das Tauwasser dann weggegossen werden.
- Angetautes Speiseeis darf nicht mehr neu eingefroren, sondern muss weggeworfen werden.
- Vorsicht Dauerausscheider: auf größtmögliche Sauberkeit in Gemeinschaftstoiletten achten. Keine Gemeinschaftshandtücher benutzen.

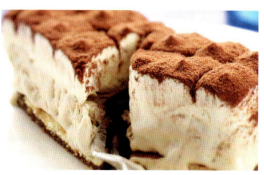

Bild 1: Tiramisu

Info

Mehr noch als Salmonellen sind Campylobacter Bakterien häufige Auslöser für Lebensmittelinfektionen. Mit Durchfall, Bauchschmerzen und Fieber ähneln sich die Symptome beider Erkrankungen. Tierische Nahrungsmittel, vor allem Geflügelprodukte sind die häufigsten Überträger.

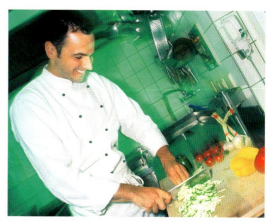

Bild 1: Sauberer Arbeitsplatz

Und jetzt Sie!!!

1. Wenn Toastbrot in noch warmem Zustand geschnitten und luftdicht verpackt wird, beginnt es oft schon kurz nach dem Kauf zu schimmeln. Frau M. wirft dann die Scheibe mit dem Schimmelbelag und zur Vorsicht auch noch die beiden angrenzenden Toastscheiben weg. Das übrige Brot, meint Frau M., ist noch einwandfrei und kann ohne Bedenken gegessen werden. Erklären Sie Frau M., warum ihre Ansicht falsch ist.

2. Frau K. geht auf dem Heimweg von der Arbeit noch schnell in der Metzgerei vorbei und kauft 250 g Hackfleisch fürs Abendessen. Zu Hause erwartet sie jedoch eine Überraschung: Ihr Mann lädt sie zum Essen ins Restaurant ein. Am nächsten Morgen entdeckt sie, dass sie vergessen hat, das Fleisch in den Kühlschrank zu legen. Sie beschließt, das Hackfleisch gleich zum Mittagessen zuzubereiten. Leider verspätet sich ihr Mann, sodass das Fleisch noch etwa eine halbe Stunde auf kleiner Flamme warm gehalten werden muss.

   2.1 Nennen Sie Situationen, die hier zur Entwicklung von Salmonellen beigetragen haben könnten. Begründen Sie jeweils.

   2.2 Wie hätte Frau K. jeweils vorbeugen können?

3. Woran erkennen Sie, dass eine Konserve möglicherweise mit Botulinustoxinen vergiftet ist?

8 Sind Lebensmittel aus ökologischem Anbau schadstoffärmer?

Pestizide

Während in der herkömmlichen Landwirtschaft mehr als 1200 Pflanzenschutzmittel zugelassen sind, beschränkt sich der ökologische Landbau auf einige wenige anorganische Kupfer- und Schwefelverbindungen. Rückstände von Pflanzenschutzmitteln sind daher bei ökologisch erzeugten Lebensmitteln nicht zu erwarten.

Allerdings wurden auch in konventionell erzeugten Nahrungsmitteln nur bei wenigen Proben Rückstände in höheren Konzentrationen festgestellt als erlaubt sind.

Düngemittel

Beim ökologischen Landbau kommen weder Mineraldünger noch Gülle zum Einsatz. Ökologisch erzeugtes Gemüse war daher in einigen Überprüfungen geringer mit Nitrat belastet. Übermäßig hohe Nitratgehalte sind aber auch bei konventionell erzeugtem Gemüse die Ausnahme und meist auf zu hohe Düngegaben zurückzuführen.

Medikamente

Ökologische Landwirtschaft verzichtet auf Intensivhaltung. Der Einsatz von Medikamenten ist daher sicherlich geringer, nicht aber ausgeschlossen. Dass Medikamente, z. B. Antibiotika, im Fleisch nicht mehr nachweisbar sein dürfen, gilt sowohl für ökologisch als auch für herkömmlich erzeugte Produkte. Diesbezügliche Gesetzesübertretungen sind für keine der beiden Anbaumethoden typisch oder tabu.

Andere Schadstoffe

Zubereitungsfehler, Pilzbefall, Salmonellen, das sind Faktoren, die völlig unabhängig vom Anbausystem auftreten oder nicht. Ökologisch erzeugte Lebensmittel unterscheiden sich also auch hier nicht von den herkömmlich produzierten.

Auf einen Blick

Schadstoffe in der Nahrung sind:
- Rückstände aus der landwirtschaftlichen Produktion: z. B. Pestizide, Düngemittel, Medikamente,
- durch fehlerhafte Zubereitung entstanden, z. B. polycyclische Kohlenwasserstoffe, Acrylamid,
- natürlicherweise vorhanden, z. B. Solanin, Schimmelpilze, Salmonellen,

Die Belastung aus der landwirtschaftlichen Produktion konnte deutlich gesenkt werden. So gibt es kaum noch Unterschiede in der Schadstoffbelastung bei Nahrungsmitteln aus ökologischem und konventionellem Anbau.

Die Belastung durch natürliche und bei der Zubereitung entstehende Schadstoffe lässt sich durch entsprechende Aufklärung der Verbraucher reduzieren.

Und jetzt Sie!!!

Zu Anfang dieses Kapitels wurde die Frage aufgeworfen: Leben wir gefährlich mit unserer Nahrung?
Versuchen Sie nun eine Beantwortung dieser Frage, indem Sie jede einzelne Schadstoffgruppe auf ihre Gefährlichkeit früher und heute überprüfen. Fassen Sie Ihre Ergebnisse in einigen Sätzen zusammen.

Teil 12: Pro Verbraucher: Qualität und Sicherheit

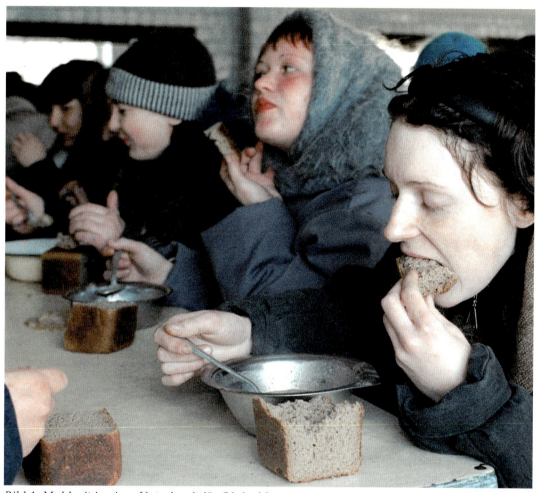

Bild 1: Mahlzeit in einer Unterkunft für Obdachlose

Aus dem Bericht eines Lagerhäftlings nach dem zweiten Weltkrieg:
„... Morgens gab es Schlehendornentee, natürlich ohne Zucker. Mittags eine Bohnen-, Erbsen- oder Kartoffelsuppe, in der nur wenig kleine Kartoffelstückchen oder Bohnenschalen mit sehr wenig Nudeln herumschwammen.... und das alles ohne Salz und Fett. Das einzige Fleisch in der Suppe waren die Käfer und Würmer aus den alten Bohnen oder Erbsen."

Was hier und heute selbstverständlich anmutet: Lebensmittel von hoher Qualität waren und sind nicht für jeden verfügbar. Und das gilt nicht nur für Randgruppen und nicht nur für Hungergebiete in der Welt. Bis vor einigen Jahrzehnten noch war es auch in Deutschland alltäglich, dass man seine Lebensmittel nicht für sich allein hatte: Käfer wurden ausgelesen, Brotschimmel oberflächlich abgekratzt. Die Speisekarte, vor allem im Winter, war eintönig, Vitamine Mangelware.

1 Lebensmittelqualität

1.1 Was ist Qualität?

Lebensmittelqualität, keine Frage, finden alle wichtig. Fragt man aber „was verstehen Sie eigentlich unter Qualität?", dann wird man nicht nur eine Antwort erhalten. Schmecken soll es natürlich, gut aussehen, „gesund" sein... Aber Qualität ist noch viel mehr.

> **Info**
>
> Nach einer internationalen Übereinkunft gilt: Qualität ist die Gesamtheit von Merkmalen einer Einheit bezüglich ihrer Eignung, festgelegte und vorausgesetzte Erfordernisse zu erfüllen.

Maßgebend für Qualität sind also nicht nur die Beschaffenheit oder Eigenschaften eines Lebensmittels, sondern auch die Erwartungen bzw. Anforderungen, die der Verbraucher an dieses Lebensmittel hat. Der Qualitätsbegriff lässt sich daher noch unterteilen.

1.1.1 Produktqualität

Sie beschreibt Kriterien, die von dem Produkt selber bestimmt werden bzw. von ihm abhängig sind.
Beispiele:
- Getreide ist reich an Ballaststoffen und enthält nahezu alle lebenswichtigen Nährstoffe. Es ist deshalb von hoher ernährungsphysiologischer Qualität.
- Frisches Obst sieht appetitlich aus, riecht gut und schmeckt frisch. Es erfüllt die Anforderungen an die kulinarischen Bedürfnisse des Verbrauchers.

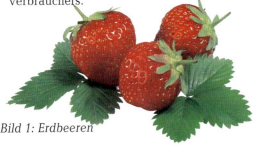

Bild 1: Erdbeeren

1.1.2 Prozessqualität

Sie umfasst Kriterien, die sich nicht auf das Lebensmittel selber, sondern vorzugsweise auf die Situation oder die Einstellungen des Verbrauchers beziehen.
Beispiele:
- Mit der Dose Energy Drink oder auch mit einem Glas Bier in der Hand „gehört man dazu". Bei Einladungen zum Essen zeigt man, was man kann und was man hat – Qualitätskriterien aus der Psychologie.

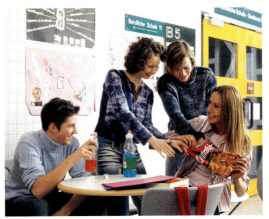

Bild 2: Jugendliche verzehren bestimmte Produkte, um dazuzugehören

- Für Pizza: Hefeteig herstellen, aus frischen Tomaten Sauce zubereiten, frisch gekaufte Pilze putzen, Käse raspeln – hat die berufstätige Hausfrau überhaupt so viel Zeit? Kann sie so gut kochen? Der Griff ins Tiefkühlregal befriedigt ihr Bedürfnis nach guter (sozio)ökonomischer Qualität.
- Erdbeeren aus Israel zu Weihnachten, Dreifachverpackungen, Massentierhaltung, Es mag wohl sein, dass die entsprechenden Lebensmittel ernährungsphysiologisch einwandfrei sind, ökologischen Kriterien genügen sie keinesfalls.
- Geschmack und Vielfalt ja. Aber bitte nicht auf Kosten anderer. Qualitätsbewusst ist auch, wer darauf achtet, dass die Lebensmittel aus „fairem" Handel stammen.

1 Lebensmittelqualität

👁 Auf einen Blick

KRITERIEN ZUR BEURTEILUNG VON LEBENSMITTELQUALITÄT

PRODUKTQUALITÄT

Physiologisch, z. B.
- Energiegehalt
- Gehalt an erwünschten und unerwünschten Inhaltsstoffen
- Verdaulichkeit
- Sättigungswert

Kulinarisch, z. B.
- Frische
- Geruch
- Farbe
- Aussehen
- Geschmack

PROZESSQUALITÄT

Psychologisch, z. B.
- Stimmung (Langeweile, Frust)
- Selbstverwirklichung, -bestätigung
- Prestige
- Geselligkeit
- Esskultur

Ökonomisch/Sozioökonomisch z. B.
- Preis
- Zeitaufwand
- Lagerfähigkeit/Haltbarkeit
- Einfache Zubereitung

Ökologisch, z. B.
- Umweltschonende Produktion, Verarbeitung und Vermarktung
- Artgerechte Tierhaltung

Politisch-sozial, z. B.
- gerechte Preise und
- menschenwürdige Arbeitsbedingungen für die Erzeuger

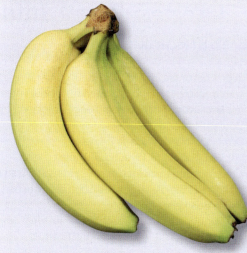

1.2 Woran lässt sich Qualität erkennen?

Bei unverpackten Lebensmitteln kann man Qualitätsmerkmale wie Frische oder Farbe meist gut beurteilen. Andere Qualitätskriterien sind kaum oder nicht erkennbar.
Die Aufschrift verpackter Lebensmittel enthält eine ganze Reihe von Hinweisen auf die Qualität.

1.2.1 Angaben, die gesetzlich vorgeschrieben sind

- Bezeichnung des Lebensmittels
- Nettofüllmenge
- Mindesthaltbarkeits- oder Verbrauchsdatum
- Herstelleradresse/Herkunft des Lebensmittels
- Zutatenliste
- Nährwertdeklaration

Diese Angaben, werden im nächsten Teilkapitel (s. S. 321ff) noch genauer beschrieben. Einige landwirtschaftliche Produkte wie Kartoffeln, Obst, Gemüse, Geflügel und Eier, werden in Handelsklassen eingeteilt. Die Handelsklasseneinteilung erfolgt jedoch aufgrund äußerer Kriterien. Eine ernährungsphysiologische Bewertung lässt sie nicht zu.

1.2.2 Freiwillige Angaben
Dazu gehören
Marken, z. B.
- Herstellermarken z. B. „Maggi", „Knorr", „Nestlé", „Langnese", „Campina", „Kraft"
- Handelsmarken, z. B. „Wiesenhof", „Purland"
- Discountmarken z. B. „ja", „classic"
- Ökomarken, z. B. „bioland", „Demeter"

Die Marke sagt nicht direkt etwas über die Qualität eines Lebensmittels aus. Da die Kunden diese Marke aber kennen und auch **wiedererkennen**, ergibt sich aus dieser Angabe ein gewisser Qualitätsdruck für den Hersteller. Wären sie einmal von geringerer Qualität, würde man Lebensmittel dieser Marke nicht mehr kaufen. Dies bedeutet jedoch nicht, dass billigere Lebensmittel ohne Marken von geringerer Qualität seien. Viele Hersteller von Markenlebensmitteln vertreiben ihre Produkte sogar anonym als „no-name"-Erzeugnisse und verdienen somit gleich doppelt.

Gütesiegel
- Das EU-Bio-Logo ist seit dem 1. Juli 2012 verbindlich für alle vorverpackten, ökologisch erzeugten Lebensmittel, die in einem EU-Mitgliedsstaat hergestellt werden und die strengen Normen der EG-Rechtsvorschriften für den ökologischen Landbau erfüllen. Unverpackte Bioprodukte, die aus der EU stammen oder importiert werden, können auf freiwilliger Basis mit dem Bio-Logo gekennzeichnet werden.

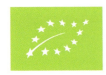

Bild 1:
EU-Bio Logo
© Europäische Union, 1995–2012

- Laut Bundesministerium für Ernährung, Landwirtschaft und Verbraucherschutz nutzen derzeit 4486 Unternehmen auf 70393 Produkten das deutsche Biosiegel. (Stand: 31.3.2015)

Dieses Siegel hat mittlerweile einen hohen Bekanntheitsgrad und genießt großes Vertrauen bei den Verbrauchern. Es bleibt auch nach der Einführung des EU-Siegels gültig und kann zusätzlich zu dem neuen EU-Logo verwendet werden

Die entsprechenden Lebensmittel sind mindestens unter Einhaltung der Regeln der EU-Öko-Verordnung oder nach strengeren Regeln produziert worden.

Bild 2: Biosiegel

Info

▶ **BIO IST NICHT GLEICH BIO**

Schon bevor die EG Öko-Verordnung in Kraft trat, waren ökologisch wirtschaftende Produzenten in Anbauverbänden zusammengeschlossen. In Deutschland sind dies:
Biokreis, Bioland, Biopark, Demeter, Ecoland, Ecovin, Gäa, Naturland, Verbund Ökohöfe.
Diese Verbände befolgen eigene, strengere Richtlinien als es Bio-Siegel bzw. EU-Logo vorschreiben. Einige Beispiele:

BIO-SIEGEL	ANBAUVERBÄNDE
Eigene Futterproduktion nicht zwingend.	Mindestens 50 % des Futters vom eigenen Hof.
Höhere Anzahl von Tieren auf dem Hof erlaubt.	Strengere Bedingungen für Tiertransporte und Transportentfernungen.
Mehr Zusatzstoffe erlaubt.	
Gülle und Geflügelmist aus konventioneller Haltung als Dünger erlaubt.	Gesamter Betrieb muss auf biologische Bewirtschaftung umgestellt sein.

1 Lebensmittelqualität

- Ein Gütesiegel kann auf Markenbutter vergeben werden. Es besteht aus einem stilisierten Adler in ovaler Umrandung mit der Aufschrift „In Deutschland geprüfte Markenware"

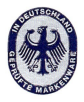

Bild 1:
Siegel-Adler

- QS-Siegel.

Der Begriff QS steht für **Q**ualität und **S**icherheit. Dieses Siegel wurde 2001 für Fleisch- und Fleischwaren geschaffen. Seit 2004 kann es auch für Obst, Gemüse und Kartoffeln verwendet werden. Über die Einhaltung der Vorschriften hinaus garantiert dieses Siegel z. B. auch, dass die Fleischerzeugung unter der Aufsicht eines Vertragstierarztes erfolgt.

Bild 2:
QS-Siegel

Preise und Auszeichnungen, z. B.
- Testergebnisse unabhängiger Warentester wie z. B. Stiftung Warentest
- DLG- Preise, z. B. bei Brot. Sie vermitteln dem Verbraucher die Information, dass er auch im Vergleich zu Konkurrenzprodukten ein hochwertiges Produkt erwirbt.

Zusätzliche Informationen, z. B.
Zubereitungsempfehlungen und Rezepte.
Sie dienen dazu, dem Verbraucher den Umgang mit dem entsprechenden Lebensmittel zu erleichtern und ihn so auch längerfristig als Kunden zu behalten.

Herkunftshinweise
Herkunftsgebiet bzw. das Herkunftsland dient häufig als Anhaltspunkt für eine bestimmte erwünschte oder unerwünschte Qualität.

- Hinweise auf bestimmte Regionen stehen für eine spezielle Rezeptur oder für ein besonderes Geschmackserlebnis: „Emmentaler Käse", „Nürnberger Lebkuchen", „Münchner Weißwurst", um nur einige zu nennen.
- Gesundheitliche Bedenken oder auch politische Ansichten können dazu führen, Lebensmittel zu bevorzugen oder zu meiden:

 - Fleisch aus Großbritannien war während und kurz nach der BSE-Krise durchaus kein Verkaufsschlager.

 - Verbraucher hingegen, die den Handel mit den Ländern der dritten Welt unterstützen wollen, achten auf das „Transfair-Zeichen".

1.3 Qualitätsveränderungen

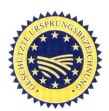 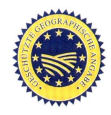

g. u. (geschützte Ursprungsbezeichnung): Das Produkt wird nur nach festgelegten Verfahren nur in einer Region erzeugt.

g.g.u. (geschützte geographische Angabe): Das Produkt steht in mindestens einem Zusammenhang zur geografischen Angabe, z. B. Herstellung erfolgt dort.

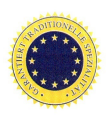 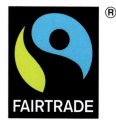

t.S. (garantiert traditionelle Spezialität): Produkt nach traditionellen Verfahren erzeugt. Keine geographische Angabe.

Fairtrade-Siegel.

Verarbeitung, Lagerdauer und unsachgemäße Behandlung wirken sich nachhaltig auf die Qualität von Lebensmitteln aus. Folgende Tabellen geben Auskunft über mögliche Veränderungen durch beabsichtigte und unbeabsichtigte Einflussnahmen physikalischer, chemischer und biologischer Art.

TAB. 1: QUALITÄTSVERÄNDERUNGEN DURCH PHYSIKALISCHE EINFLÜSSE

VERÄNDERUNGEN U. DEREN BEWERTUNG	GEGEBENENFALLS ZU VERHINDERN/ZU VERRINGERN DURCH
A: DURCH DRUCK	
• Dosen können verbeult werden → Gefahr: Metall aus der Dosenbeschichtung kann in das Lebensmittel übergehen. • Gemüse, Obst, Kartoffeln werden beschädigt: Biologischer Verderb wird erleichtert.	• Schonender Umgang mit Lebensmitteln und Verpackungen.
B: DURCH TEMPERATUR	
• Eiweiß gerinnt: Bessere Verdaulichkeit. • Stärke verkleistert mit Flüssigkeit: Bessere Verdaulichkeit. z. B. bei Brotherstellung. • Stärke wird zu Dextrinen gespalten: Geschmacksbildung. • Ballaststoffe zerreißen durch Hitze: Bessere Verdaulichkeit der entsprechenden Lebensmittel.	• Erwünschte Veränderungen.
• Mono- und Disaccharide gären.	• Geöffnete Obstsäfte immer kühlen und bald verbrauchen.
• Wärme begünstigt den mikrobiellen Fettverderb.	• Speisefette immer kühl aufbewahren.
• Fett zersetzt sich bei hoher Temperatur. Schädliche Stoffe entstehen.	• Zum Garen hitzebeständige Fette verwenden. • Frittierfett häufig austauschen.
• Vitamine werden z. T. zerstört.	• Lebensmittel nur so lange erhitzen wie zum Garen notwendig.
• Tiefgekühlte Lebensmittel tauen auf: Der Verderb wird beschleunigt.	• Auf Einhaltung der Gefriertemperatur achten.
• Wasser verdunstet aus Obst, Gemüse, Backwaren: Die Lebensmittel welken und trocknen aus.	• Wasserreiche Lebensmittel möglichst kurz und gut verschlossen aufbewahren.
• Eiweiß quillt auf: Bessere Verdaulichkeit z. B. bei Reifung und Gärung von Fleisch, größeres Volumen bei Gebäck durch Aufquellen des Klebereiweißes.	• Erwünschte Veränderung.
C: DURCH WASSER	
• Wasser begünstigt den mikrobiellen Verderb von Fett.	• Speisefette trocken aufbewahren.
• Stärke quillt auf: Bessere Verdaulichkeit z. B. Brotherstellung.	• Erwünschte Veränderung.
• Stärke quillt auf: Gelagertes Mehl klumpt.	• Mehl und Mehlerzeugnisse trocken aufbewahren.
• Lösliche Lebensmittelinhaltsstoffe: Proteine, Mono- und Disaccharide, Vitamine und Mineralstoffe lösen sich. Sie können beim Garvorgang verloren gehen.	• Lebensmittel schnell und unzerkleinert waschen. • Nicht im Wasser liegen lassen. • Garflüssigkeit verwenden
D: DURCH FREMDSTOFFE	
• Verunreinigungen beeinträchtigen Genusswert und ernährungsphysiologische Qualität.	• Auf saubere, geruchneutrale Lagerung achten.

1 Lebensmittelqualität

TAB. 1: QUALITÄTSVERÄNDERUNGEN DURCH CHEMISCHE EINFLÜSSE

VERÄNDERUNGEN U. DEREN BEWERTUNG	GEGEBENENFALLS ZU VERHINDERN/ZU VERRINGERN DURCH
A: OXIDATION	
Zerstörung von Vitaminen, Farbstoffen, Aromastoffen	Lebensmittel gut verpackt lagern.
Oxidation ungesättigter Fettsäuren	Fette mit ungesättigten Fettsäuren, z. B. kaltgepresste Öle, kühl und verschlossen lagern
B: HYDROLYSE	
Spaltung der Fettmoleküle. Fette werden ranzig.	Besonders wasserhaltige Fette wie Butter und Margarine kühl und verschlossen lagern.
C: SONSTIGE CHEMISCHE VORGÄNGE	
Beim Garen finden verschiedenste chemische Reaktionen statt, durch die aus den Rohstoffen das jeweils erwünschte Produkt wird.	Erwünschte Veränderung.
D: FREMDSTOFFE	
Zusatzstoffe, z. B Säuren, Dickungsmittel oder Farbstoffe verändern Eigenschaften.	Erwünschte Veränderung.

TAB 2: QUALITÄTSVERÄNDERUNGEN DURCH BIOLOGISCHE/BIOCHEMISCHE EINFLÜSSE

VERÄNDERUNGEN U. DEREN BEWERTUNG	GEGEBENENFALLS ZU VERHINDERN/ZU VERRINGERN DURCH
Milchsäurebakterien verändern Geschmack und Verdaulichkeit bei Milchprodukten und im Sauerteig des Brotes.	Erwünschte Veränderung.
Fäulnisbakterien und Salmonellen produzieren schädliche Stoffe. Die befallenen Lebensmittel sind verdorben.	Hygienische, trockene, saubere Lagerung.
Hefe bewirkt die Lockerung von Backwaren.	Erwünschte Veränderung.
Schimmelpilze und deren Stoffwechselprodukte sind giftig. Die befallenen Lebensmittel sind verdorben.	Hygienische, trockene, saubere Lagerung.
Schädlinge, z. B. Ratten oder Mehlmilben, beeinträchtigen Genuss- und Gesundheitswert von Lebensmitteln.	Dichte Verpackung.
Enzyme bauen Lebensmittel nach und nach ab. Dies geschieht z. B. erwünscht bei der Fleischreifung. Bei zu langer Einwirkung jedoch ist das Fleisch verdorben. Enzymatischer Abbau führt auch bei den meisten anderen Lebensmitteln zum Verderb.	Nicht zu lange Lagerung, regelmäßige Kontrolle.
Enzymatischer Abbau führt auch bei den meisten anderen Lebensmitteln zum Verderb.	

Und jetzt Sie!!!

1. Suchen Sie für die folgenden Begriffe jeweils mindestens zwei eigene Beispiele:
   - ernährungsphysiologische Qualität
   - sozioökonomische Qualitätskriterien
   - politische Qualitätskriterien.

2. Welche Information über die Qualität der entsprechenden Lebensmittel erhalten Sie durch a) Marken, b) Gütesiegel?

3. Da hat aber jemand nicht aufgepasst! Stellen Sie begründet richtig.
   - Produktqualität ist wichtiger als Prozessqualität
   - Nur das EU-Bio-Logo darf jetzt noch bei BIO-Lebensmitteln auf der Packung stehen.
   - Qualitätsveränderung heißt immer auch Qualitätsverschlechterung.
   - Sauerstoff ist wichtig, damit Lebensmittel ihre Qualität behalten.

2 Schutz des Verbrauchers – das Lebensmittelrecht

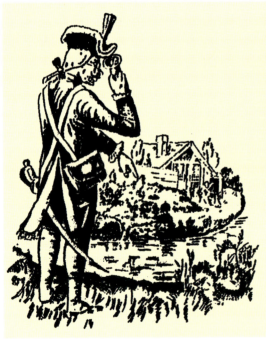

Bild 1: Bekanntmachung der Stadt Bern zum Beginn der Wasserversorgung um 1870

Dass Nahrungsmittel bestimmten Qualitätsanforderungen genügen müssen, versteht sich eigentlich von selber.
In der zweiten Hälfte des neunzehnten Jahrhunderts stieg aufgrund besserer Lebensbedingungen auch die Zahl der Menschen, die mit Nahrung versorgt werden mussten. Dadurch wurde es zunehmend notwendig, diesen Anspruch auch gesetzlich abzusichern.

2 Lebensmittelrecht

Info

▶ **CHRONIK DER LEBENSMITTELGESETZGEBUNG**

1876	Gründung des kaiserlichen Gesundheitsamtes
1879	Verkündung des ersten deutschen Lebensmittelgesetzes. Es führte erstmals zu einem vorbeugenden Verbraucherschutz hinsichtlich des Verkehrs mit Lebensmitteln und Gebrauchsgegenständen.
1894	Erlass einer speziellen Prüfungsordnung für Lebensmittelchemiker
1927	Neufassung des alten Lebensmittelgesetzes
1958	Verabschiedung eines Gesetzes zur Änderung und Ergänzung des bestehenden Lebensmittelrechtes. Erstmals wurde der Begriff der Fremdstoffe geprägt und auf derartige Substanzen das Verbotsprinzip angewendet.
1974	Verkündung Lebensmittel- und Bedarfsgegenständegesetzes (LMBG). Der internationalen Entwicklung folgend wurde der Begriff Fremdstoff durch „Zusatzstoff" (food additive) ersetzt.
2005	LMBG wird ersetzt durch das Lebensmittel-, Bedarfsgegenstände- und Futtermittelgesetzbuch LFGB. Mit dem neuen Gesetz wird das nationale Recht an das geltende europäische Recht angeglichen. Das Verbotsprinzip gilt nach wie vor. Für Tabakerzeugnisse gibt es nunmehr ein eigenes Gesetz.

Was ist das Verbotsprinzip?
Es besagt, dass zunächst einmal grundsätzlich der Zusatz von fremden Stoffen verboten ist. Erst mit spezieller Ausnahmegenehmigung dürfen sie zugesetzt werden. Die betreffenden Stoffe wurden ab 1958 in bestimmten Verordnungen ausdrücklich zugelassen, z. B.: Konservierungsstoff VO, Farbstoff VO.

2.1 Aufbau des Lebensmittelrechtes

Das LFBG bildet die allgemeine Rechtsgrundlage der Lebensmittelgesetzgebung. Darauf aufbauend wurden Folgeverordnungen erlassen, in denen Angaben z. B. über Qualitätsanforderungen oder Kennzeichnung der Zusatzstoffe genau definiert sind.

Allgemeine Verordnungen und Gesetze
Sie enthalten Vorschriften allgemeiner Art, die sich nicht auf bestimmte Produktgruppen, sondern den allgemeinen Umgang mit Lebensmitteln beziehen. Beispiele sind:
- Zusatzstoff-Zulassungsverordnung
- Höchstmengenverordnung für Rückstände in Lebensmitteln
- Lebensmittelkennzeichnungsverordnung.

Spezielle Verordnungen und Gesetze
Sie enthalten Richtlinien zu einzelnen Produktgruppen oder Lebensmitteln. Beispiele sind:
- Tierische Lebensmittel Hygieneverordnung
- Butterverordnung
- Verordnung über Teigwaren.

2.2 Wichtige Bestimmungen des LFGB

§ 1 Wie das LFGB Lebensmittel definiert
Lebensmittel im Sinne des Gesetzes sind Stoffe, die dazu bestimmt sind, in unverändertem, zubereitetem oder verarbeitetem Zustand vom Menschen verzehrt zu werden. Ausgenommen sind Stoffe, die überwiegend dazu bestimmt sind, zu anderen Zwecken als zur Ernährung oder zum Genuss verzehrt zu werden.

§ 2 Wie das LFGB Zusatzstoffe definiert
Lebensmittel-Zusatzstoffe sind Stoffe mit oder ohne Nährwert, die in der Regel weder selbst als Lebensmittel verzehrt noch als charakteristische Zutat eines Lebensmittels verwendet werden und die einem Lebensmittel aus technologischen Gründen beim Herstellen oder Behandeln zugesetzt werden, wodurch sie selbst oder ihre Abbau- oder Reaktionsprodukte mittelbar oder unmittelbar zu einem Bestandteil des Lebensmittels werden oder werden können.

§ 8 Verbote zum Schutz der Gesundheit
Es ist verboten:
1. Lebensmittel für andere derart herzustellen oder zu behandeln, dass ihr Verzehr geeignet ist, die Gesundheit zu schädigen.
2. Stoffe, deren Verzehr geeignet ist, die Gesundheit zu schädigen, als Lebensmittel in Verkehr zu bringen.

§ 17 Verbote zum Schutz vor Täuschung
Es ist verboten:
1. Zum Verzehr nicht geeignete Lebensmittel in den Verkehr zu bringen.

> **Vogelköpfchen in Kuchen**
> Eine ungewöhnliche „Beilage" hat eine junge Frau in dem Spinatkuchen entdeckt, den sie bei ihrem Bäcker gekauft hatte:
> Beim Verzehr stieß sie auf ein kirschgroßes Vogelköpfchen. Nach Angaben der Polizei stellte der Wirtschaftskontrolldienst fest, dass der Vogelkopf vermutlich bei der maschinellen Ernte in den Spinat geraten und weder beim Einfrieren noch beim Auftauen bemerkt worden war.

Bild 1: Zum Verzehr nicht geeignet

2. Nachgemachte Lebensmittel, d. h.:
- Lebensmittel, die in ihrer Beschaffenheit von der Verkehrsauffassung abweichen und dadurch in ihrem Wert oder in ihrer Beschaffenheit nicht unerheblich gemindert sind,
- Lebensmittel, die geeignet sind, den Anschein einer besseren als der tatsächlichen Beschaffenheit zu erwecken,

ohne ausreichende Kenntlichmachung in den Verkehr zu bringen.
Ein nachgemachtes Lebensmittel ist z. B. Kunsthonig. Er wird aus Haushaltszucker hergestellt und darf unter der Bezeichnung "Invertzuckercreme" in den Handel gebracht werden.

3. Zugelassene Zusatzstoffe oder zugelassene Bestrahlungen auch bei Kenntlichmachung so anzuwenden, dass sie geeignet sind, den Verbraucher über den geminderten Wert oder die geminderte Brauchbarkeit eines Lebensmittels zu täuschen.
Nudeln mit hohem Eigehalt sind schön gelb. Den gleichen Effekt erreicht man viel billiger mit dem Zusatz eines gelben Farbstoffs. Dem Verbraucher wird damit jedoch der – falsche – Eindruck einer besonders guten Nudelqualität vermittelt. Farbstoffzusatz ist deshalb hier verboten.

4. Lebensmittel unter irreführender Bezeichnung, Angabe oder Aufmachung gewerbsmäßig in den Verkehr zu bringen oder für Lebensmittel allgemein oder im Einzelfall mit irreführenden Darstellungen oder sonstigen Aussagen zu werben.

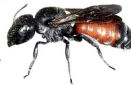

Bild 2: Irreführende Aufmachung

Eine groß abgebildete Honigbiene auf dem Etikett des Kunsthonig-Behälters könnte beim Verbraucher den Eindruck erwecken, es handle sich um echten Bienenhonig – eine irreführende Aufmachung, deshalb verboten.

2.3 Allgemeine Lebensmittelverordnungen

2.3.1 Lebensmittelinformations-Verordnung (LMIV)
Diese Verordnung ist eine der wichtigsten Ausführungsverordnungen zum LFGB und wurde 1981 in Kraft gesetzt. Sie gilt – von einigen Ausnahmen wie z. B. Kaffee abgesehen – für alle verpackten Lebensmittel.

> **Info**
>
> ▶ **DAS MUSS AUF JEDER VERPACKUNG STEHEN:**
>
> - Bezeichnung des Lebensmittels
> - Nettofüllmenge
> - Mindesthaltbarkeits- oder Verbrauchsdatum
> - Herstelleradresse/Herkunft des Lebensmittels
> - Zutatenverzeichnis
> - Nährwertdeklaration

- Die Angaben müssen in deutscher Sprache, leicht verständlich sein und eine festgelegte Mindestschriftgröße einhalten.

- Verkehrsbezeichnung, Mengenangabe und, bei Getränken, die mehr als 1,2 Vol% Alkohol enthalten, der Alkoholgehalt müssen „in einem Sichtfeld" stehen. Man muss sie also lesen können, ohne die Packung drehen zu müssen. Dieses Sichtfeld muss aber nicht die Vorderseite der Packung sein.

Für einige Lebensmittel müssen noch zusätzliche Angaben gemacht werden, z. B. bei Fruchtsäften, ob sie aus Konzentrat stammen, bei Milcherzeugnissen, ob sie homogenisiert sind usw.

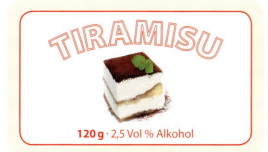

Bild 1: Angaben in einem Sichtfeld

Der Preis muss nicht unbedingt auf der Lebensmittelpackung, sondern kann auch auf einem getrennten Preisschild stehen. Man muss aber erkennen können, welcher Preis für welche Ware gilt. Zusammen mit dem Preis muss die Menge genannt werden.

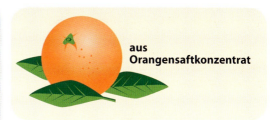

Bild 2: Zusätzliche Angaben

Die **Bezeichnung des Lebensmitels**, der „Name" des Lebensmittels, beschreibt unmissverständlich, was in der Packung enthalten ist, also z. B. „Frischeinudeln" oder „Eintopf aus Kartoffeln, Möhren, Bohnen ..."

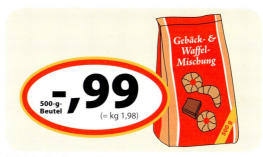

Bild 3: Preisangabe

Hersteller- oder Handelsmarken sind kein Ersatz für die Bezeichnung.
- Fantasienamen wie z. B. „Indianersalat" oder „Kunterbuntes Allerlei" dürfen nur zusätzlich verwendet werden.
- Fantasienamen, die in den allgemeinen Sprachgebrauch eingegangen sind, wie „Berliner" dürfen auch ohne zusätzliche Beschreibung verwendet werden.

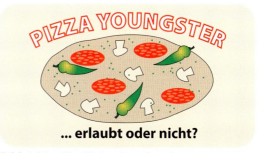

Bild 4: Verständliche Angaben?

Die **Angabe der Nettofüllmenge** erfolgt je nach Lebensmittel in „Milligramm", „Gramm" oder „Kilogramm" bzw. in „Millilitern" oder „Litern". **Ausnahme: Eis ist zwar fest, wird aber nach Volumen angegeben.**

- Bei einigen Lebensmitteln, z. B. Backwaren, Schokoladenfiguren, Obst, kann die Angabe auch in „Stück" erfolgen.

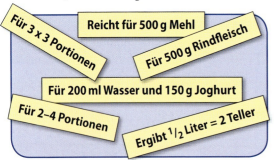

Bild 1: Die Ergiebigkeit

- Auf Packungen mit Konzentraten, z. B. Suppen, Brühen oder auf Backpulver und Puddingpulver ist die „Ergiebigkeit" angegeben.

- Wenn der Hersteller auf besonders wertvolle Inhaltsstoffe verweisen will, darf er das tun, muss dann aber den prozentualen Anteil der hervorgehobenen Zutat angeben.

- Auch bei „wertbestimmenden Inhaltsstoffen" (wie z. B. Fett in Milch, Menge der Salami auf Pizza) muss die Menge angegeben werden.

- Circa-Angaben oder Füllmengenbereiche sind nicht zulässig.

- Eine Besonderheit ist das sogenannte Abtropfgewicht. Beispiel: Ein Glas saure Gurken enthält außer den Gurken selber auch die Aufgussflüssigkeit, die das Gewicht erhöht. Bei solchen Lebensmitteln muss zusätzlich zum Gesamtgewicht auch das „Abtropfgewicht" angegeben werden.

Das Abtropfgewicht ist nicht die Flüssigkeit, die abtropft, sondern das, was nach dem Abtropfen noch übrig bleibt.

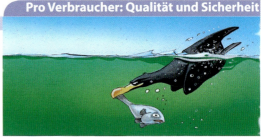
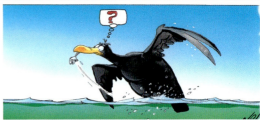

Bild 2: Abtropfgewicht

Das **Mindesthaltbarkeitsdatum** ist nur ein Hinweis darauf, wie lange das Lebensmittel seine typischen Eigenschaften mindestens behält.
- Findet man ein Produkt mit abgelaufenem Mindesthaltbarkeitsdatum, so kann man davon ausgehen, dass es in Ordnung ist, denn der Händler muss die einwandfreie Beschaffenheit seiner Waren ständig überwachen.
Solche Produkte können zum baldigen Verbrauch ohne Bedenken gekauft werden.
Stellt man dennoch zu Hause fest, dass ein Produkt verdorben ist, so kann man es dem Händler wieder zurückbringen.
- Das Mindesthaltbarkeitsdatum gilt nicht für bereits geöffnete Verpackungen.
Ist das Mindesthaltbarkeitsdatum nur gewährleistet, wenn bestimmte Bedingungen eingehalten werden, so sind diese Bedingungen auf der Packung anzugeben, z. B. „trocken lagern".
- Bei sehr leicht verderblichen Lebensmitteln wie z. B. frischem Hack – oder Geflügelfleisch wird statt des Mindesthaltbarkeitsdatums ein Verbrauchsdatum angegeben, d. h. ein Datum, bis wann das Lebensmittel verbraucht sein soll. Lebenmittel mit abgelaufenem Verbrauchsdatum dürfen nicht mehr verkauft werden.
- Auf Lebensmitteln, die kürzer als drei Monate haltbar sind, muss das genaue Datum (Tag, Monat, Jahr) der Mindesthaltbarkeit angegeben sein.

Die **Anschrift der Firma** wird angegeben, die für das Produkt verantwortlich ist. So werden Reklamationen ermöglicht. Bei einigen Lebensmitteln wie Fleisch, Fisch, Honig, Obst, Gemüse und Eiern muss zusätzlich das Herkunftsland ersichtlich sein. Lebensmittel tierischen Ursprungs tragen ein ovales Identitätskennzeichen. Damit kann der Hersteller identifiziert werden.

Das **Zutatenverzeichnis** ist mit einem Hinweis überschrieben, der das Wort „Zutaten" enthält.
- Die Zutaten müssen in absteigender Folge ihres Gewichtsanteils angegeben werden. Ganz oben steht die Zutat, von der am meisten verwendet wurde. Genaue Mengen brauchen nicht angegeben zu werden.
- Die Zutaten werden mit ihrer Bezeichnung genannt. Einige Stoffe werden mit dem Klassennamen und zusätzlich der Bezeichnung (oder der E-Nummer. s. S. 294) angegeben, z. B. Farbstoff E 150. Bei pflanzlichen Fetten ist die genaue Herkunftsbezeichnung verpflichtend, z. B. Palmöl.
- die häufigsten Auslöser von Unverträglichkeiten müssen besonders deutlich gekennzeichnet werden (z. B. farbig).

Diese Angaben müssen auch bei Lebensmitteln ohne Zutatenverzeichnis und bei unverpackten Lebensmitteln, z. B. an Frischtheken im Supermarkt für den Verbraucher leicht ersichtlich sein.

Für die Nährwertdeklaration werden die Energiegehalte, sowie die Gehalte an Fett, gesättigten Fettsäuren, Kohlenhydrate, Zucker, Eiweiß und Salz bezogen auf 100 g bzw. 100 ml aufgeführt. Richtwerte für die Tageszufuhr und der Gehalt an anderen Nahrungsinhaltsstoffen dürfen zusätzlich auf der Packung stehen.

Zusätzlich müssen gekennzeichnet sein
- Lebensmittelimitate wie z. B. Analogkäse,
- Zusammengefügtes Fleisch,
- Alkoholgehalt von über 1,2 Vol%,
- Erhöhter Koffeingehalt, z. B. bei Energydrinks, nicht aber bei Kaffee oder Tee
- Einfrierdatum gefrorener Lebensmittel

2.3.2 Die Lebensmittelhygieneverordnung – das HACCP-Konzept

Lebensmittel möglichst sicher herstellen und somit die Gesundheit der Verbraucher schützen - dafür ist sorgfältige Hygiene im Betrieb eine der wichtigsten Grundlagen.
Um vorbeugend Fehlerquellen erkennen und ausschließen zu können, wurde das so genannte HACCP-Konzept entwickelt.
HACCP steht für „Hazard Analysis Critical Control Points". Das bedeutet: jedes Unternehmen, das Lebensmittel produziert oder sonst mit Lebensmitteln arbeitet, muss selber dafür sorgen, dass kritische Punkte erkannt, beurteilt und entsprechende Sicherheitsmaßnahmen ergriffen werden. Die Durchführung der entsprechenden Schritte muss ausführlich dokumentiert werden.
Seit 2006 dürfen nur noch Lebensmittel, die den HACCP-Richtlinien entsprechen, in der EU auf den Markt kommen.

2.4 Lebensmittelüberwachung

Dafür, dass der gesetzlich geregelte Schutz für die Verbraucher gewährleistet ist, sorgt die Lebensmittelüberwachungsbehörde. Sie fällt in die Zuständigkeit der einzelnen Bundesländer. Beteiligt an der Überwachung sind Polizei, Gesundheits- und Veterinärämter sowie Lebensmitteluntersuchungsämter.

Die wichtigsten Aufgaben der Lebensmittelüberwachung:
- Stichprobenartige, unangemeldete Betriebskontrollen in Herstellungs- und Handelsbetrieben, in Gaststätten und Großküchen.

Hier werden z. B. die Einhaltung der Hygiene- und Gesundheitsvorschriften und sachgemäße Lagerung von Lebensmitteln überprüft.

- Stichprobenartige Entnahme von Lebensmittelproben vor allem in den Herstellungsbetrieben.

Liegt eine Beanstandung vor, werden die vom Gesetz vorgeschriebenen juristischen Schritte, z. B. ein Bußgeldverfahren, eingeleitet.

Info

▶ **DIE STATIONEN EINER LEBENSMITTELPROBE**

1. Entnahme der Probe,
2. Untersuchung der Probe im Lebensmitteluntersuchungsamt,
3. Abfassen eines Gutachtens durch den Untersuchenden,
4. Weiterleiten des Gutachtens an das zuständige Ordnungsamt.

Stationenlernen: Die Lebensmittelkennzeichnungsverordnung

Es gibt fünf Stationen (Nr. 1 bis Nr. 5) und fünf Gruppen (A, B, C, D, E). Jede Station wird von jeder Gruppe bearbeitet. Jede Gruppe präsentiert danach eine Station im Plenum.

Station 1
Allgemeines zu den Angaben auf der Packung

Sie brauchen: Lebensmittelpackungen, z. B. Kaugummi, falls vorhanden fremdsprachliche Packung, Dose von Gemüseeintopf o. ä., Metaplankarten und Stifte.

Ihre Aufgabe:
a) Lesen Sie den Text ab S. 324 unter „Lebensmittelkennzeichnungsverordnung" aufmerksam durch.
b) Lösen Sie folgende Aufgaben:
• Welches könnte der Grund sein, dass die LMIV nur für verpackte Lebensmittel gilt?
• Überprüfen Sie die Lebensmittelpackungen daraufhin, ob sie alle von Ihnen erarbeiteten Angaben in richtiger Weise enthält.

Nur für Gruppe A:
c) Schreiben Sie die Überschrift und die wichtigsten Punkte als Stichworte auf Metaplankarten.
d) Präsentieren Sie mithilfe der Stichworte die Inhalte dieser Station.

Station 2
Die Bezeichnung des Lebensmittels

Sie brauchen: Lebensmittelpackungen, z. B. von Pizza oder Tiramisu, Gemüseeintopf mit Phantasiebezeichnung, Metaplankarten und Stifte.

Ihre Aufgabe:
a) Lesen Sie den Text „Bezeichnung des Lebensmittels" auf S. 325 aufmerksam durch.
b) Beantworten Sie folgende Frage:
Auf einer Verpackung ist angegeben:

Brot
Ihr Knaller für die Mitternachtsparty

• Begründen Sie, warum diese Aufschrift so nicht erlaubt ist.
c) Darf man überhaupt „Hamburger" verkaufen? Begründen Sie.

Nur für Gruppe B:
d) Schreiben Sie die Überschrift und die wichtigsten Punkte als Stichworte auf Metaplankarten.
e) Präsentieren Sie mithilfe der Stichworte die Inhalte dieser Station.

Station 3
Die Angabe der Nettofüllmenge

Sie brauchen: z. B. Packungen von Backpulver, Beutelsuppe, Puddingpulver, Milch, Salamipizza, Dosenwürstchen, o, ä. Metaplankarten, Stifte.

Ihre Aufgabe:
a) Lesen Sie den Text „Nettofüllmenge" auf S. 326 aufmerksam durch.
b) Beantworten Sie folgende Fragen:
• Was versteht man unter „Ergiebigkeit"? Finden Sie Lebensmittel, bei denen die Mengenangabe durch die Ergiebigkeit erfolgt.

- Wann müssen Teilmengen gekennzeichnet sein? Finden Sie Lebensmittel, die auf diese Weise gekennzeichnet sind.

Nur für Gruppe C:
c) Schreiben Sie die Überschrift und die wichtigsten Punkte als Stichworte auf Metaplankarten.

d) Präsentieren Sie mithilfe der Stichworte die Inhalte dieser Station.

Station 4
Das Mindesthaltbarkeitsdatum

Sie brauchen: Lebensmittelpackungen von z. B. Frischmilch, H-Milch, Konserven, Tiefkühlprodukten, Hackfleisch, Metaplankarten, Stifte.

Ihre Aufgabe:
a) Lesen Sie den Text „Mindesthaltbarkeitsdatum" auf S. 326 aufmerksam durch.
b) Beantworten Sie folgende Fragen:

- Eine Schülerin kauft im Supermarkt einen Becher Buttermilch. Zu Hause bemerkt sie, dass die Milch zwar noch nicht verdorben, das Mindesthaltbarkeitsdatum aber schon abgelaufen ist. Sie bringt die Milch zurück und fordert den Supermarktleiter auf, ihr das Geld zurückzuzahlen oder zumindest einen Preisnachlass zu gewähren. Der Marktleiter meint, das abgelaufene Datum sei ja deutlich zu sehen gewesen und die Milch schließlich in Ordnung. Er könne daher ihre Reklamation nicht annehmen. Hat er recht?

- Wie lautet Ihre Antwort auf obige Frage, wenn die Schülerin statt Buttermilch 200 g Hackfleisch gekauft hätte?

- Eine Hausfrau kauft ebenfalls einen Becher Buttermilch. Sie hat jedoch darauf geachtet, dass das Mindesthaltbarkeitsdatum noch nicht abgelaufen ist. Zu Hause entdeckt sie Schimmel auf der Milch. Der Supermarktleiter sagt ihr, es sei ja nicht seine Schuld, schließlich sei das Haltbarkeitsdatum noch nicht abgelaufen, ihre Reklamation daher zwecklos. Hat er recht?

Nur für Gruppe D:
c) Schreiben Sie die Überschrift und die wichtigsten Punkte als Stichworte auf Metaplankarten.

d) Präsentieren Sie mithilfe der Stichworte die Inhalte dieser Station.

Station 5
Das Zutatenverzeichnis

Sie brauchen: Packungen von Schokoladengetränkpulver und anderen Lebensmitteln mit Zutatenliste.

Ihre Aufgabe:
a) Lesen Sie den Text „Zutatenverzeichnis" auf S. 327 aufmerksam durch.

b) Beantworten Sie folgende Fragen:
- Warum ist es wohl nicht verpflichtend, die genauen Mengen der Zutaten anzugeben, warum ist es dennoch sinnvoll, dass die Zutaten überhaupt bekannt gegeben werden?

- Überprüfen Sie die Zutatenliste des Schokoladengetränkes. Welche Information erhalten Sie?

Nur für Gruppe E:
c) Schreiben Sie die Überschrift und die wichtigsten Punkte als Stichworte auf Metaplankarten.

d) Präsentieren Sie mithilfe der Stichworte die Inhalte dieser Station.

Teil 13: „Schöne neue Welt der Nahrungsmittel"

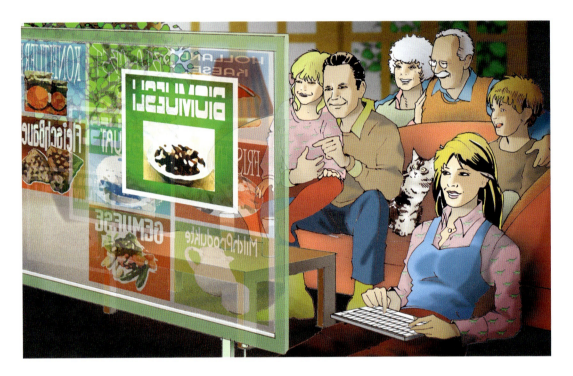

Blick in die Zukunft

Man schreibt das Jahr 2050. Supermärkte und kleine Lebensmittelläden sind schon längst aus dem Bild der Städte verschwunden. Niemand geht mehr einkaufen. Jeder Haushalt ist online mit mehreren Food-Zentren verbunden. Dorthin wandern die Einkaufslisten per Internet. Schon eine Stunde später wird das Bestellte angeliefert. Dies aber ist nicht der einzige Service: Menschen mit gesundheitlichen Problemen wie Übergewicht, Bluthochdruck oder zu hohe Cholesterinwerte können eine spezielle Codenummer eingeben. Der Computer wählt dann individuell auf ihre Bedürfnisse angepasste Produkte aus, zum Beispiel cholesterinarme Eier oder Gemüse aus gentechnisch veränderten Pflanzen, die große Mengen Antioxidantien und Ballaststoffe enthalten. Essen als Medizin heißt die Devise! Auch Lebensmittel für spezielle Bevölkerungsgruppen wie Kinder, Senioren oder Sportler sind im Sortiment. An Menschen mit einem erblich bedingten hohen Risiko für bestimmte chronische Erkrankungen - etwa Krebs – ist ebenfalls gedacht. Anti-Krebs-Snacks sind gerade der große Renner. Daneben kann sich jeder aus einem riesigen Angebot von Nahrungsergänzungsmitteln bedienen. Alles zu haben per Mausklick. Ideen aus dem Reich der Phantasie? Ganz und gar nicht. Manche solcher Lebensmittel sind schon heute auf dem Markt und die Forschung arbeitet auf Hochtouren, um immer neue zu erfinden.

1 Neuartige Lebensmittel im Überblick

> **Info**
>
> ▶ **WANN IST EIN LEBENSMITTEL NEU?**
> Diese Frage lässt sich kaum mit einem Satz beantworten. Das „neu" kann sich nämlich auf ganz unterschiedliche Eigenschaften beziehen:
>
> • Herstellungsgrad,
> • Nährstoffgehalt,
> • völlig neue Molekülstrukturen.
>
> Die Europäische Kommission hat daher eine Novel Food Verordnung verabschiedet und darin festgelegt, welche Erzeugnisse als neuartige Lebensmittel zu bezeichnen sind.
>
> Unter die Novel Food Verordnung fallen Produkte, die in Ländern der EU bislang noch nicht verzehrt wurden.

Das Gesetz unterscheidet vier unterschiedliche Gruppen von Novel Food:

Produkte mit neuem oder verändertem Molekülaufbau
Beispiele: Fettersatzstoffe, Süßungsmittel

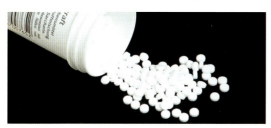

Bild 1: Geschmack ohne Energie – das liefern Fett- und Zuckerersatzstoffe

Lebensmittel aus nicht traditionellen Rohstoffen
Beispiele: Einzellerproteine, Algen, Plankton, Lupinenmehl

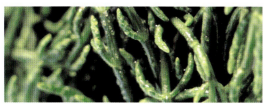

Bild 2: Algenprodukte – „Gesundheit aus dem Meer"

Herkömmliche Produkte, die nach neuen Verfahren verarbeitet worden sind
Beispiele: Lebensmittel, die mit Hochdruck sterilisiert werden.

Produkte aus fremden Kulturkreisen
Beispiele: Geröstete Heuschrecken, Käferlarven, exotische Meeresfrüchte, exotisches Obst und Gemüse

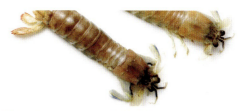

Bild 3: Käferlarven als Delikatesse

Der Sonderfall:
Gentechnisch hergestellte Lebensmittel
Sie fallen nicht unter die Novel-Food-verordnung, sondern haben eigene Bestimmungen.
Lebewesen mit verändertem Erbgut heißen „transgen" oder gentechnisch veränderte Organismen „(GVO)". An der Produktion von Lebensmitteln können transgene Mikroorganismen, Pflanzen oder Nutztiere beteiligt sein. Je nachdem, ob und wieviel des GVO in den Endprodukten enthalten ist, unterscheidet das EU-Recht verschiedene Gruppen:
• Das Lebensmittel selbst ist der GVO.
  Beispiele: Raps, Maiskörner, Tomaten
• Das Lebensmittel enthält GVO.
  Beispiele: Joghurt mit transgenen Milchsäurebakterien, Käse mit Edelschimmel
• Das Lebensmittel wurde aus GVOs hergestellt, enthält diese aber nicht mehr.
  Beispiele: Stärken, Öle, Zucker

Begriffswirrwarr – Wer blickt noch durch?

Zahllose Begriffe kursieren heute um modernes Essen und Trinken. Zum Teil sind sie per Gesetz definiert, zum Teil ohne jede rechtliche Grundlage. Für den Verbraucher wird es immer schwieriger, da die Orientierung zu behalten.

TAB. 1: GÄNGIGE BEGRIFFE UND IHRE ERKLÄRUNGEN

BEGRIFF	ERKLÄRUNG
NOVEL FOOD	Produkte, die in unserer Ernährung bislang keine nennenswerte Rolle spielten wie etwa Lebensmittel mit völlig neuen Zutaten. Sie unterliegen der Novel Food Verordnung und haben ein strenges Zulassungsverfahren zu durchlaufen. Dabei muss auch nachgewiesen werden, dass sie gesundheitlich unbedenklich sind. Auch manche funktionelle Lebensmittel fallen in diese Kategorie.
FUNCTIONAL FOOD (FUNKTIONELLE LEBENSMITTEL)	Lebensmittel, die nicht nur Nährstoffe liefern, sondern einen gesundheitlichen Zusatznutzen haben – z. B. den Cholesterinspiegel senken oder das Immunsystem anregen. Rechtsverbindlich ist diese Bezeichnung allerdings noch nicht.
DESIGNER FOODS	Ein sehr schwammiger Begriff. Damit kann alles gemeint sein, was an neuartigen Kreationen auf den Markt kommt – vom Tiefkühlmenü über neue Käsesorten bis hin zu Wellness-Drinks. Einen gesundheitlichen Zusatznutzen müssen sie nicht haben.
NAHRUNGSERGÄNZUNGSMITTEL	Sollen Defizite in der Nährstoffversorgung ausgleichen. Sind hauptsächlich als Vitamin- und Mineralstoffpräparate auf dem Markt. Obwohl in Pillen- und Kapselform angeboten, gelten sie nach deutschem Recht als Lebensmittel. Allerdings nicht unbeschränkt – sobald ihr Gehalt an Nährstoffen den dreifachen Tagesbedarf überschreitet, gelten sie als Medikamente.
GREEN FOOD	Pflanzliche Erzeugnisse, wie zum Beispiel gepresstes Weizen- oder Gerstengras, Gemüseextrakte und Algenprodukte. Sie gehören ebenfalls zu den Nahrungsergänzungsmitteln.
NUTRACEUTICALS	Aus Lebensmitteln isolierte Substanzen, die zwar nicht als Nährstoffe dienen, aber dennoch biologisch aktiv sind. Sie können sowohl tierischen als auch pflanzlichen Produkten entstammen – zum Beispiel bestimmte blutdrucksenkende Eiweißstoffe aus Milch oder Carotinoide aus Tomaten. Nutraceuticals setzt man funktionellen Lebensmitteln zu, um einen zusätzlichen gesundheitlichen Nutzen zu erzielen.
PHYTOCHEMICALS	Eine Untergruppe der Nutraceuticals. Es sind natürlich vorkommende Inhaltsstoffe von Gemüse, Obst oder Getreide wie Phytosterine, Phytoöstrogene oder Isoflavone.

2 Gentechnik im Einkaufskorb

Unter den neuartigen Lebensmitteln gehört „Genfood" wohl zu den bekanntesten, aber sicher auch umstrittensten Produkten. Dabei geht es eigentlich gar nicht mehr um die Frage: „Gentechnik ja oder nein?" Längst schon ist sie in den Supermärkten angekommen.

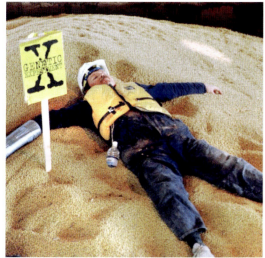

Bild 1: Protest der Umweltorganisation Greenpeace gegen „Gen-Soja"

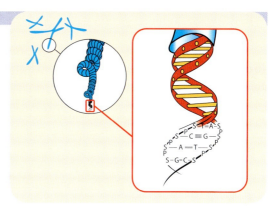

Bild 2: Von der DNA zum Chromosom

Am Aufbau der Gene sind nur vier Grundbausteine beteiligt. Ihre Namen: Adenin = A, Guanin = G, Thymin = T, Cytosin = C. Sie werden nach einem Muster aneinandergereiht, das bei jedem Lebewesen anders aussieht. Sie bilden ein Riesenmolekül, das wie eine Spirale gedreht ist – die sogenannte Desoxyribo-Nuclein-Säure, kurz DNA genannt.

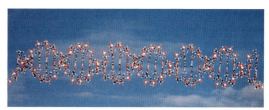

Bild 3: Modell der DNA

Der Schlüssel zum Geheimnis des Erbgutes liegt in der DNA. Ob eine Paprika rot oder gelb ist, hängt davon ab, wie die Bausteine in ihr angeordnet sind. Bereiche, die für typische Eigenschaften verantwortlich sind, heißen Gene. Viele Gene bilden ein Chromosom und viele Chromosomen das gesamte Erbgut oder Genom eines Lebewesens.

Info

▶ **ERGEBNISSE EINER STUDIE DER AKADEMIE FÜR TECHNIKFOLGENABSCHÄTZUNG IN STUTTGART:**

- 74 % der Deutschen heißen den Einsatz von Gentechnik in Medizin und Pharmazie gut.
- 76 % der Deutschen lehnen gentechnisch veränderte Lebensmittel ab.

Info

▶ **ERBGUT – VIEL INFORMATION AUF WENIG RAUM**
- Die im Bakterien-Genom verschlüsselte Menge an Information entspricht einem Buch mit 1000 Seiten.
- Die im menschlichen Genom verschlüsselte Menge an Information entspricht einer Bibliothek mit 1000 Büchern.

Die Instrumente und Methoden der Gentechnik

Ob groß oder klein, glatt oder behaart, mit roten oder gelben Früchten – Gene bestimmen Aussehen und Eigenschaften eines Lebewesens, denn sie tragen alle Erbanlagen.

Warum Gene übertragen werden können
Vom chemischen Aufbau her gibt es keinen Unterschied zwischen der DNA eines Bakteriums, einer Pflanze und der des Menschen. Das hat seinen Grund in der gemeinsamen Abstammung aller Lebewesen.

Sie unterscheiden sich lediglich in der Anzahl und Funktion ihrer Gene. Aus diesem Grund ist es auch möglich, Gene zu übertragen, selbst auf völlig artfremde Organismen – zum Beispiel von Bakterien auf Pflanzen.

Wie Gene übertragen werden
In den 70er Jahren entdeckten Wissenschaftler, dass Gene mit Enzym-Scheren zerschnitten und durch eine Art biochemischen Klebstoff - mit Reparaturenzymen - wieder verknüpft werden können.
Schon damals wurde die Idee geboren, Gene neu zu kombinieren und damit die Eigenschaften von Lebewesen zu verändern.

2.1 Mikroorganismen – GVO der ersten Stunde

Bakterien, Pilze und Hefen spielen bei der Produktion und Verarbeitung von Lebensmitteln eine große Rolle. Ob Brot, Käse, Joghurt oder Bier – überall sind Mikroorganismen mit von der Partie.
- Sie selbst werden zugesetzt und beeinflussen die Eigenschaften eines Lebensmittels. So verwandeln Milchsäurebakterien Milch in Joghurt.
- Von ihnen produzierte Stoffe werden zugesetzt und verändern die Eigenschaften eines Lebensmittels. So entsteht aus Milch durch Zusatz von Labenzym Käse.

Enzyme – Shootingstars der Gentechnik
Enzyme sind hochspezialisierte Eiweißstoffe. Sie beschleunigen biologische Prozesse und werden auch als Biokatalysatoren bezeichnet. Die Ernährungswirtschaft setzt Enzyme zur Produktion von Rohstoffen und zur Verbesserung von Herstellungsverfahren ein.
Gewonnen werden die meisten Enzyme aus Mikroorganismen. Per Gentechnik lassen sich Enzym-Produzenten wie Hefen, Bakterien oder Pilze verbessern. Manche Stämme sind durch gentechnische Veränderungen überhaupt erst einsetzbar - etwa, weil sie das gewünschte Enzym erst danach in genügender Menge produzieren.
Enzyme aus gentechnisch veränderten Mikroorganismen fallen nicht unter die Novel Food Verordnung. Ihre Verwendung muß nicht gekennzeichnet werden. Es sind bereits Tausende von Lebensmitteln im Handel, die auf diese Weise mit Gentechnik zu tun haben.

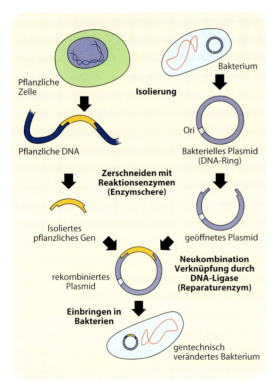

Bild 1: Genübertragung

TAB. 1: ANTEIL VON ENZYMEN AUS GVO IN EINZELNEN ANWENDUNGSBEREICHEN

BRANCHE	1985	1994	2000
Stärkeverarbeitung	0	95	95
Backwaren	0	20	50
Öle und Fette	0	10	100

2 Gentechnik im Einkaufskorb

Vorteile gentechnisch gewonnener Enzyme
- Können preisgünstiger hergestellt werden.
- Sind oft wirksamer als übliche Präparate.
- Haben einen höheren Reinheitsgrad.
- Verkürzen oft die Verarbeitungszeiten.
- Mit ihrer Hilfe läßt sich der Nährwert von Lebensmitteln verbessern.

Zum Beispiel: Käseproduktion
Beim Herstellen von Käse benötigt man Enzyme, die das Milcheiweiß an einer bestimmten Stelle spalten und gerinnen lassen (Dicklegen). Traditionell wird dazu aus Kälbermägen gewonnenes Lab verwendet. Es enthält Chymosin – ein Enzym mit dieser erwünschten Wirkung. Das Problem ist aber:
- Die weltweite Produktion von Käse liegt bei 14 Millionen Tonnen Käse pro Jahr. Dazu wären 70 Millionen Kälbermägen notwendig - viel mehr als vorhanden.
- Herkömmliches Lab enthält nur 5 % aktives Enzym.

Gentechnisch hergestelltes Chymosin enthält rund 80 % wirksames Enzym. Seit 1990 ist es in den USA zugelassen. Heute werden dort mehr als 70 Prozent des Käses damit hergestellt. In Deutschland darf es seit 1997 verwendet werden - auch in vielen anderen europäischen Ländern wie Portugal, Irland oder Dänemark. Britische Hersteller werben sogar damit, dass ihr „Gentech-Käse" für Vegetarier besonders zu empfehlen sei.

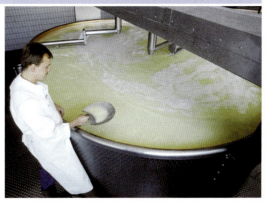

Bild 1: Auch in Deutschland wird gentechnisch hergestelltes Chymosin verwendet.

2.2 Zusatzstoffe – für mehr Geschmack und Aroma

Süßstoffe, Aromen, Dickungsmittel oder Emulgatoren – in der Ernährungswirtschaft werden Eigenschaften wie Aussehen, Geschmack und Haltbarkeit durch die Verwendung von Zusatzstoffen bestimmt. Einige dieser Substanzen werden heute schon durch gentechnisch veränderte Mikroorganismen hergestellt. Sie sind nicht speziell zu kennzeichnen und dürfen ohne besondere Genehmigung verwendet werden. Gentechnisch gewonnene Zusatzstoffe:
- Aminosäuren: z. B. Glutaminsäure, Arginin,
- Dickungsmittel,
- Aromastoffe: z. B. das „Butteraroma" Diacetyl,
- Vitamine: z. B. Vitamin B_2, B_{12} und C,
- Beta-Carotin.

TAB. 1: ENZYME IN DER LEBENSMITTELPRODUKTION

ENZYM	AKTIVITÄT	VERWENDUNG
Amylasen	Abbau von Stärke	Backwaren, Brauereierzeugnisse, Stärkeverzuckerung
Glycoamylase	Abspaltung von Glucose aus langkettigen Zuckern	Süßwaren, Stärkeverzuckerung
Pektinasen	Spalten von Pektin	Herstellen von Obst- und Gemüsesäften
Proteasen	Spalten von Eiweiß	Backwaren, Fleischverarbeitung, Veränderung von Gluten
Chymosin	Spalten von Milcheiweiß	Käseherstellung
Lipasen	Spalten von Fett	Verarbeitung von Fetten, Herstellung von Aromen

2.3 Ackerfrüchte nach Maß

Während die Übertragung von Genen bei Mikroorganismen relativ leicht gelang, mühten sich die Gentechniker bei Pflanzen lange Zeit vergeblich. Die pflanzliche Zellwand erwies sich als zu mächtige Barriere.

Erst in den 80er Jahren hatte die Wissenschaft auch hier Erfolg. Erste Anbauversuche mit gentechnisch veränderten Nutzpflanzen gab es in den USA und Kanada. In Deutschland starteten die Freilandversuche 1993 mit Kartoffeln und Zuckerrüben.

Welche Eigenschaften sind gefragt?

Bislang sind weltweit etwa 47 verschiedene gentechnisch veränderte Nutzpflanzen zugelassen – in der EU sind es Mais, Raps und Soja. Ihnen wurden zusätzliche Eigenschaften eingebaut, von denen hauptsächlich die Landwirtschaft profitiert. Sie sind zum Beispiel widerstandsfähig (resistent) gegen Insektenbefall, Krankheitserreger oder bestimmte Pflanzenschutzmittel. Auf diese Weise sollen Ernteverluste vermieden und der Einsatz von Chemikalien verringert werden.

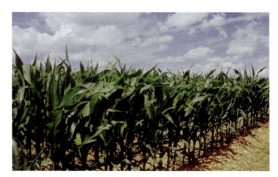

Bild 2: Versuchsfeld

Zum Beispiel Soja

Die Sojabohne ist ein Hauptlieferant für Öl, pflanzliches Eiweiß und Lecithin. Deshalb findet man Soja als Zutat in bis zu 30.000 verschiedenen Lebensmitteln.

Im Jahr 1996 wurden in den USA erstmals gentechnisch veränderte Sojabohnen angebaut. Sie enthalten ein zusätzliches Gen, das sie gegen das Pflanzenschutzmittel Roundup-Ready (RR) widerstandsfähig macht. Im gleichen Jahr erteilte die EU eine Einfuhrgenehmigung für solche RR-Bohnen. In den USA werden herkömmliche und gentechnisch veränderte Sojabohnen ohne besondere Kennzeichnung gemeinsam vermarktet.

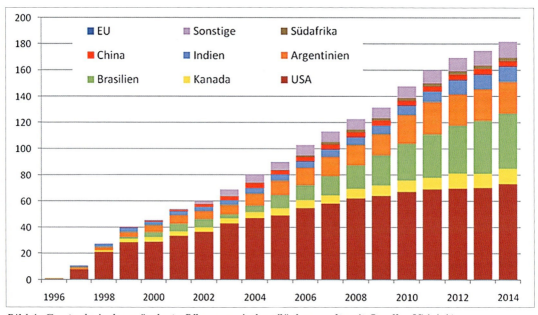

Bild 1: Gentechnisch veränderte Pflanzen: Anbauflächen weltweit Quelle: ISAAA)

2 Gentechnik im Einkaufskorb

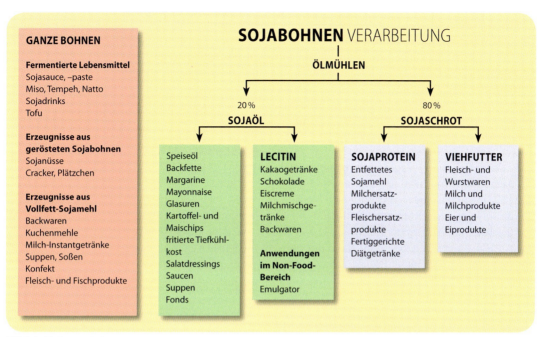

Bild 1: Sojaprodukte

Zukunftsmusik
Für die Zukunft haben die Gentechniker sich ehrgeizige Ziele gesteckt, von denen auch der Endverbraucher profitieren könnte:

- verbesserte Nährstoffzusammensetzung,
- höherer Gehalt an Ballaststoffen,
- veränderte Fettsäurezusammensetzung - dies ist bei Raps bereits gelungen,
- allergenarme Produkte - in Japan gibt es bereits Reis für Reisallergiker,
- glutenfreier Weizen für Menschen, die an Zöliakie (s. S. 452) leiden.

Bild 2: Tiere sind vielleicht bald nicht nur Fleischlieferanten, sondern auch „Ersatzteillager" für Organe

2.4 Transgene Tiere

In der Landwirtschaft werden transgene Tiere in den nächsten 20 Jahren keine Rolle spielen. Nur bei Fischen kann schon bald mit markttreifen gentechnisch veränderten Lachsen, Karpfen und Forellen gerechnet werden kann. Sie wachsen schneller als herkömmliche Arten und haben ein höheres Gewicht.

Info
▶ **GENE FARMING**

Künftig sollen transgene Tiere, zum Beispiel Schweine oder Kälber, Stoffe produzieren, die für Arzneimittel oder diätetische Produkte verwendet werden können. Auch als Organspender könnten sie verwendet werden.

Alles was recht ist....
Ob es uns nun gefällt oder nicht, die Gentechnik ist auch im Bereich der Lebensmittel im Kommen. Wichtig daher für uns Verbraucher: umfassende Informationen über diese Produkte und eine genaue Kennzeichnung. So kann jeder selbst entscheiden, ob er sie in seinem Speiseplan dulden will oder nicht.

Mehr Kennzeichnung für „gläserne" Lebensmittel
Im Jahr 2003 hat die EU-Kommission eine neue Kennzeichnungsverordnung beschlossen. Bis dahin war eine Kennzeichnung nur dann vorgeschrieben, wenn im Endprodukt GVOs nachgewiesen werden konnten. Nach der neuen Verordnung soll jede direkte Anwendung eines GVOs im Verlauf der Herstellung oder Erzeugung kennzeichnungspflichtig werden. Ob der GVO im Lebensmittel noch nachweisbar ist, spielt keine Rolle. Enzyme aus GVOs sind von der Kennzeichnung ausgenommen.

Info

▶ **SCHWELLENWERT**

Für zufällig in das Produkt gelangte GVO-Anteile gilt ein Schwellenwert von 0,9 %. Liegt der Gehalt darunter, muss er nicht angegeben werden. Für GVOs, die in der EU nicht zugelassen, aber als unbedenklich eingestuft sind, gelten 0,5 %.

TAB.1: KENNZEICHNUNGSPFLICHTIGE PRODUKTE

ART DER LEBENSMITTEL	BEISPIELE
Produkt ist ein gentechnisch veränderter Organismus (GVO)	• GV-Tomate mit verlängerter Haltbarkeit • Gemüsemais aus GV-Mais • Rohkostsalat aus GV-Chicorée • GV-Kartoffel
Produkt enthält GVOs	• Joghurt oder Salami mit GV-Milchsäurebakterien • Käse mit GV-Schimmelpilzen • Weizenbier mit GV-Hefe
Produkt ist aus GVOs gewonnen und die sind im Endprodukt nachweisbar	• Cornflakes aus GV-Mais • Pudding mit Stärke aus GV-Mais • Tortillachips – zubereitet mit Mehl aus GV-Mais • Fertiggericht mit GV-Sojaeiweiß als Zutat • Brötchen oder Kekse – gebacken mit Mehl aus GV-Soja • Ketchup aus GV-Tomaten • Pommes frites aus GV-Kartoffeln • Räucherlachs aus GV-Lachs
Produkt oder Zutat stammt aus einem GVO und hat dadurch eine veränderte Nährstoffzusammensetzung oder andere Eigenschaften	• Sojaöl aus GV-Sojabohne mit veränderter Fettsäurezusammensetzung • Öl aus GV-Raps mit erhöhtem Anteil an ß-Carotin • Püree aus GV-Kartoffeln mit veränderter Stärkezusammensetzung
Zusatzstoffe und Aromen, wenn sie aus gentechnisch veränderten Pflanzen stammen	• Lecithin und Vitamin E aus GV-Soja • Aromen aus Proteinen von GV-Soja • Traubenzucker – gewonnen aus Stärke von GV-Mais • Würze – gewonnen aus Eiweiß von GV-Soja
Zusatzstoffe oder Aromen, wenn sie von gentechnisch veränderten Mikroorganismen hergestellt worden sind	• Glutamat (Geschmacksverstärker) • Natamycin (Konservierungsstoff) • Aspartam (Süßstoff)

2 Gentechnik im Einkaufskorb

2.5 Gentechnik im Kreuzfeuer der Diskussion

Viele Verbraucher haben nach wie vor große Bedenken gegen den Einsatz von Gentechnik zur Produktion von Lebensmitteln. Sie fürchten nicht kalkulierbare Risiken für ihre Gesundheit und für die Umwelt. Außerdem sehen die meisten Menschen nicht, welchen Nutzen die Gentechnik ihnen bringt.

Das große Problem bei der Diskussion um Gentechnik: Sie wird meist sehr emotional geführt und nicht auf der Basis von Sachargumenten. Hinzu kommt, dass es „die" Gentechnik gar nicht gibt.

Vom Risiko her ist es ein Riesenunterschied, ob man in geschlossenen Behältern mithilfe gentechnisch veränderter Mikroorganismen einen Süßstoff herstellt oder eine transgene Pflanze unter freiem Himmel anbaut.

TAB. 1: PRO UND CONTRA GENTECHNIK

GESUNDHEITLICHE ASPEKTE

PRO	CONTRA
• Die Gentechnik bietet Möglichkeiten, ernährungsphysiologisch hochwertige Lebensmittel zu entwickeln.	• Der Einbau eines fremden Gens könnte das Risiko von Allergien erhöhen.
• In den Ländern der Dritten Welt ließen sich Mangelkrankheiten wirkungsvoll bekämpfen durch transgene Pflanzen, die bestimmte Mikronährstoffe wie z. B. Vitamin A produzieren.	• Bei manchen gentechnischen Veränderungen werden gleichzeitig Gene übertragen, die unempfindlich gegen bestimmte Antibiotika machen. Diese Eigenschaften könnten sich auf den Menschen übertragen. Diese Medikamente hätten dann im Ernstfall keine Wirkung mehr.
• In den Industrienationen könnten ernährungsabhängige Krankheiten bekämpft werden, z. B. durch transgene Pflanzen mit einem erhöhten Gehalt an Ballaststoffen oder einer optimalen Fettsäurezusammensetzung.	• Zwar können transgene Pflanzen möglicherweise einen Beitrag zur Verbesserung der Ernährungssituation in den armen Ländern der Welt leisten. Die eigentlichen Ursachen wie verfehlte Politik oder Kriege bleiben aber.

ÖKOLOGISCHE ASPEKTE

PRO	CONTRA
• Schnellere und gezieltere Veränderung als bei herkömmlichen Züchtungsverfahren ist möglich.	• Natürliche Arten werden durch die schnellere Vermehrung der gentechnisch veränderten Pflanzen verdrängt.
• Pestizide werden eingespart und dadurch die Umwelt entlastet.	• Die neuen Gene übertragen sich unkontrolliert auf andere Pflanzen oder auf Bodenbakterien. Die Folgen einer solchen Übertragung für die Umwelt sind nicht einzuschätzen.
• Energie, Wasser und andere Hilfsmittel oder Rohstoffe werden eingespart.	
• Transgene Pflanzen könnten mit Unempfindlichkeiten gegen Kälte, Trockenheit oder hohen Salzgehalt ausgestattet sein und so bislang unfruchtbare Bodenflächen genutzt werden.	

3 Funktionelle Lebensmittel – Essen als Medizin

Folsäure-Müsli zum Frühstück, mittags Multivitamin-Gemüse aus dem Genlabor, zwischendurch Energy-Drinks aus Koffein und Kräuterauszügen oder Johanniskraut-Riegel für bessere Stimmung. Abends dann ein Omelett aus Omega-3-Eiern und als Absacker Antikrebsbier. Nach diesem Muster könnte bald so mancher Speiseplan gestrickt sein. Functional Food heißt der Trend - Essen, das nicht nur schmeckt und satt macht, sondern auch gesundheitliche Wohltaten verheißt.

Immer mehr Lebensmittel werden mit immer neuen Stoffen angereichert. Das Geschäft mit der Gesundheit blüht. Auf mindestens 60 Milliarden Dollar schützen schätzen Branchenkenner das jährliche Marktvolumen weltweit.

3.1 Grundidee und Produkte

Functional Food ist keine Erfindung der Neuzeit. In der fernöstlichen Medizin setzt man schon seit jeher Mischungen traditioneller Lebensmittel und Kräuterextrakte ein. Kein Wunder, dass die ersten modernen Produkte dieser Art in Japan entstanden. Den Anstoß gab Anfang der 80er Jahre das japanische Wissenschaftsministerium. Mit neu entwickelten Lebensmitteln wollte man Ernährung und Gesundheit der Bevölkerung verbessern. Sie sollten Wirkungen haben wie:

- Senkung des Blutdrucks,
- Regulierung des Cholesterin- und Blutzuckerspiegels,
- Anregung der Verdauung.

Zurzeit haben dort 200 Lebensmittel das offizielle Gütesiegel: Joghurts, Erfrischungsgetränke, Tofu-Produkte, mit Soja angereicherte Fleischwaren oder spezielle Erzeugnisse wie phosphorarme Milch für Patienten mit chronischen Nierenerkrankungen.

Wie wird ein Lebensmittel funktionell?
Es gibt zwei Möglichkeiten:

- Man mischt Lebensmittel mit einem hohen natürlichen Gehalt an biologisch aktiven Stoffen bei – z. B. Leinsamen mit Omega-3-Fettsäuren.

- Die Wirkstoffe werden isoliert und als Reinsubstanzen zugesetzt. So kann genauer und höher dosiert werden.

Info
▶ **VORREITER JAPAN**

Im Land der aufgehenden Sonne sind funktionelle Lebensmittel schon seit Jahren an der Tagesordnung. „Foods for Specified Health use" (FOSHU) heißen sie dort. Als einziges Land weltweit hat Japan Gesetze für Functional Food. Als FOSHU gelten Lebensmittel, denen Stoffe mit einem positiven gesundheitlichen Effekt zugesetzt wurden. Die Zutaten sollen aus natürlichen Quellen wie z. B. Pflanzen stammen. Die Wirksamkeit muss wissenschaftlich belegt sein. In einem strengen Zulassungsverfahren werden die Erzeugnisse geprüft und erhalten ein Gütesiegel. Gesundheitsbezogene Werbung - „Health claims" - ist im Unterschied zu deutschem Recht erlaubt.

Die rechtliche Situation
Weder in Deutschland noch europaweit gibt es gesetzliche Definitionen von Functional Food. Die Position der EU-Kommission: Ein Lebensmittel kann als „funktionell" angesehen werden, wenn es über seinen Nährwert hinaus positive gesundheitliche Wirkungen hat. Nach dieser unscharfen Formulierung umfasst Functional Food nicht nur neue Produkte, sondern auch natürliche Lebensmittel wie Obst, Gemüse oder Fisch.

Omega-3-Fettsäuren – für Herz und Hirn

Studien in Grönland zeigen, dass Eskimos trotz ihrer extrem fett- und cholesterinreichen Ernährung so gut wie nie an Arteriosklerose leiden - dem Wegbereiter des Herzinfarkts. Der Grund: Sie essen täglich fettreichen Seefisch und der enthält üppige Mengen an Omega-3-Fettsäuren.

Diese Stoffe haben gleich eine ganze Reihe wissenschaftlich nachgewiesener Effekte: Sie wirken gefäßerweiternd, regulieren den Blutdruck, sorgen für niedrige Fettwerte im Blut und spielen daher eine wichtige Rolle für die Prävention von Herz-Kreislauf-Erkrankungen. Bei Säuglingen und Kleinkindern fördern Omega-3-Fettsäuren die Entwicklung des Gehirns und der Netzhaut.

Bislang gibt es für die optimale Zufuhr nur Schätzwerte. Sie liegen bei rund einem Gramm pro Tag. Ernährungswissenschaftler plädieren jedoch zunehmend für eine höhere Aufnahme. Über die Nahrung – selbst bei hohem Fischverzehr – wäre das schwierig umzusetzen. Die „gesunden" Fettsäuren sind daher ideale Kandidaten für Functional Food. Sie stecken mittlerweile in Produkten wie Margarine, Eiern oder Brot.

ACE – Zauberformel für den Zellschutz?

Hinter diesem Kürzel verbergen sich die Vitamine C, E und Beta-Carotin, eine Vorstufe von Vitamin A. Alle drei wirken als Antioxidantien und machen freie Radikale unschädlich.

Radikale entstehen im Körper als normale Stoffwechselprodukte oder durch äußere Einflüsse wie UV-Strahlen oder Rauchen. Sie greifen unsere Zellen an und sind am Entstehen zahlreicher Krankheiten beteiligt – von Arteriosklerose über Diabetes bis hin zu Krebs.

Kein Wunder, dass die schlagkräftige ACE-Truppe schon seit langem in den verschiedensten Lebensmitteln zu finden ist – in Säften, Müsli oder Cornflakes.

Margarine als Cholesterinbremse

Im Jahr 2002 kam eine mit pflanzlichen Sterinen angereicherte Margarine auf den Markt. Wegen der bis dahin nicht üblichen Zutat fiel sie unter die Novel Food Verordnung und musste vor der Markteinführung ein Zulassungsverfahren durchlaufen. Geprüft wurden dabei Qualität und Sicherheit, vor allem aber der wissenschaftliche Nachweis ihrer Wirkung. Wie mehrere Studien belegen, kann das neue Streichfett einen erhöhten Cholesterinspiegel um 10 bis 15 Prozent senken.

Pflanzliche Sterine ähneln in ihrem Aufbau menschlichem Cholesterin. Bei der Aufnahme im Darm machen sie ihm erfolgreich Konkurrenz. Das echte Cholesterin wird verdrängt, gelangt schlechter ins Blut und wird vermehrt ausgeschieden.

Mit der normalen Kost nimmt man täglich 0,2 bis 0,4 Gramm Phytosterine auf – zu wenig, um deutliche Effekte zu erzielen. Die vom Hersteller empfohlenen 20 bis 25 Gramm Margarine pro Tag enthalten etwa das Zehnfache an Wirkstoff. Nebenwirkungen sind bei dieser Zufuhrmenge zwar nicht zu befürchten. Dennoch sollte man sie nur bei einem überhöhten Cholesterinspiegel verzehren.

Info

▶ **BLICK ÜBER DEN TELLERRAND – PRODUKTE IN JAPAN UND DEN USA**

- Saft „Femme vitale" mit Eisen und Calcium zum Vorbeugen von Osteoporose, speziell für Frauen,

- Getreideprodukt „Ban Buds" mit indischen Pflanzenhülsen zur Senkung des Cholesterinspiegels,

- Antikrebsbier mit Wasabi, einer Meerettichart. Ihre Inhaltsstoffe aktivieren Enzyme, die krebserregende Stoffe unwirksam machen,

- Ballaststoffhaltiges Quellwasser „Fibersure", das die Verdauung fördert.

TAB. 1: FUNCTIONAL FOOD AUF DEM DEUTSCHEN MARKT

ZUGESETZTE INHALTSSTOFFE	MÖGLICHER NUTZEN	PRODUKTBEISPIELE
Probiotische Bakterienkulturen	• Fördern eine gesunde Darmflora. • Beugen Darminfektionen vor. • Aktivieren das Immunsystem.	Joghurt, Quark, Frischkäse, Milchgetränke, Müsli, Wurst
Präbiotisch wirkende Ballaststoffe (Inulin, Oligofruktose)	• Fördern eine gesunde Darmflora	Brot, Müsli, Margarine, Süßwaren
Omega-3-Fettsäuren	• Erweitern die Gefäße. • Senken den Blutdruck sowie die Blutfettwerte und verringern so das Risiko von Herz-Kreislauf-Erkrankungen.	Brot, Margarine, Eier, Erfrischungsgetränke
Beta-Carotin, Vitamin C, Vitamin E – miteinander kombiniert (ACE)	• Schützen vor dem Angriff freier Radikale und damit gegen Herz-Kreislauf-Erkrankungen, Krebs und akute Infektionen.	Erfrischungsgetränke, Brot
Ballaststoffe (z. B. Psyllium), Phytosterole, Isoflavone	• Senken den Cholesterinspiegel.	Margarine, Müsli-Mischungen
Folsäure	• Senkt das Risiko von Arteriosklerose. • Senkt das Risiko von Fehlgeburten und von Missbildungen bei Neugeborenen.	Brot, Milchprodukte, Müsli, Speisesalz
Calcium in Kombination mit Vitamin D	• Beugt Osteoporose vor.	Säfte, Brot, Müsli
Jod	• Sorgt für eine optimale Funktion der Schilddrüse.	Speisesalz
Kräuterauszüge (Weißdorn, Johanniskraut, Melisse, Salbei, grüner Tee)	• Fördern das Wohlbefinden.	Trinkmilch, Joghurt, Quark, Wellness-Drinks, Süßwaren

Der Power-Mix -
Functional Food selbst hergestellt

Lebensmittel aufzupeppen, dafür braucht man nicht unbedingt Hightech aus dem Industrielabor. Schon ganz einfache Tricks bringen eine Extra-Portion Gesundheit.

- Leinsamen enthält reichlich Omega-3-Fettsäuren. Einfach einen Naturjoghurt mit geschroteten oder naturbelassenen Samen mischen und nach Geschmack Obst und etwas Honig beigeben.
- Haferkleie enthält sekundäre Pflanzenstoffe, die den Cholesterinspiegel senken. Zwei Esslöffel unter das übliche Müsli gerührt und schon profitiert man von diesem Effekt.
- Säfte aus Gemüsen wie Tomaten, Karotten oder Sellerie sind reich an krebshemmenden und antioxidativen Stoffen. Ein Mix daraus kann sich mit so manchem ACE-Drink messen.
- Brot selber backen ist mit den heutigen Backmischungen kein Problem. Weizenkeime unter den Teig gemischt und der Bedarf an Folsäure lässt sich wesentlich leichter decken.

Info

Schon mit fünf Gramm Leinsamen wird die pro Tag empfohlene Menge an Omega-3-Fettsäuren aufgenommen.

3.2 Wettlauf um gesundes Essen

Für Unternehmen der Lebensmittelbranche ist klar: Functional Food gehört die Zukunft. Experten schätzen, dass in zehn Jahren europaweit mindestens 20 Prozent aller Lebensmittel in diese Kategorie gehören werden.

Spannende Zeiten für kreative Food-Designer! Neue vielversprechende Wirkstoffe für Functional Food haben die Lebensmitteltechnologen schon seit längerem im Visier. Etwa den Ballaststoff Psyllium. Gewonnen wird er aus den Samen einer indischen Wegerichart und ist hervorragend zur Senkung des Cholesterinspiegels geeignet.

Ähnlich aussichtsreich die Stoffgruppe der Phytoöstrogene. Sie kommen in Sojabohnen und Hülsenfrüchten vor und wirken wie menschliche Östrogene, nur sehr viel schwächer. Nach bisherigen Forschungen scheinen sie vor hormonabhängigen Tumorarten wie Brust- und Prostatakrebs zu schützen.

Konjugierte Linolsäuren finden sich hauptsächlich in Milch. Sie sollen einen günstigen Einfluß auf die Blutfettwerte und den Blutzuckerspiegel haben.

Beim Run auf die Lebensmittel der Zukunft rechnet sich auch die Gentechnik Chancen aus. Das Ziel: Den Gehalt von Nahrungspflanzen an biologisch aktiven Stoffen zu erhöhen oder deren Zusammensetzung zu verändern. Auch wenn wohl noch Jahre bis zur Marktreife solcher Produkte ins Land gehen werden, einige Vorhaben sind der Wissenschaft schon gelungen:

- Raps mit deutlich mehr Omega-3-Fettsäuren als herkömmliche Sorten,
- Tomaten mit dem vierfachen Gehalt an Beta-Carotin,
- Kartoffeln, die beim Frittieren weniger Fett aufnehmen,
- koffeinfreier Kaffee,
- Reis, der besonders reich an Eisen ist.
- Eier mit einem höheren Gehalt an Omega-3-Fettsäuren.

Info

▶ **FUNCTIONAL FOOD: VISIONEN**

„Genbasierte Ernährung" heißt das Schlagwort. Die Grundidee: Mithilfe von Gentests ermittelt man erblich bedingte Gesundheitsrisiken. Auf dieser Basis werden dann für jeden einzelnen maßgeschneiderte Lebensmittel komponiert. Erste Schritte sind schon gemacht. So bietet eine englische Kosmetikkette den Kunden einen Erbgut-Check an, verbunden mit individuellen Gesundheitsratschlägen zur Ernährung. Da ist der Weg zum passenden Functional Food vielleicht nicht mehr weit.

Functional Food - Die perfekte Lösung?

Keine Frage! Dem Zeitgeist kommt Functional Food sicher entgegen. Das Bewusstsein der Verbraucher in Sachen Gesundheit ist gewachsen, aber der Umstieg von alten Essgewohnheiten auf gesunde Kost fällt meist schwer. Da greift so mancher lieber ins Verkaufsregal – für viele die perfekte Lösung gegen das schlechte Gewissen.

Unter den Ernährungswissenschaftlern sind die Meinungen über den Nutzen funktioneller Lebensmittel geteilt.

Pro

Befürworter argumentieren:
Gezielt in die Kost eingebaut, könnte Functional Food helfen, ernährungsabhängigen Krankheiten vorzubeugen. Dazu müsse aber der wissenschaftliche Nachweis über die Wirksamkeit vorliegen und der fehle einfach noch weitgehend.

Contra

Skeptiker halten dagegen:
Wer halbwegs ausgewogen und abwechslungsreich isst, kann auf künstliche Zusätze verzichten. Einseitige Ernährung werde dagegen auch mit Functional Food nicht gesünder.

Schöne neue Welt der Nahrungsmittel

Was ist Sache?

Tatsächlich ist die Datenbasis über physiologische Effekte, Dosierung, Verhalten im Lebensmittel und mögliche Nebenwirkungen bei den meisten Produkten einfach noch viel zu dünn.

Längst überfällig sind auch klare rechtliche Bestimmungen darüber, welche gesundheitsfördernden Stoffe in welchen Mengen in die Nahrung wandern dürfen. Schließlich muss die Dosis in den Produkten so bemessen sein, dass sie keine gesundheitliche Gefahr für den Verbraucher bedeutet.

Information ist ein unbedingtes Muss

Auch Gesetze schaffen nicht alle Risiken aus der Welt. Problematisch kann es werden, wenn künftig immer mehr Lebensmittel hoch wirksame Stoffe wie Phytosterine enthalten. Wer dann bei angereicherten Müslis, Snacks oder Riegeln unbesehen zugreift, läuft Gefahr, die verträgliche Menge zu überschreiten.

Die Frage ist, ob derartige Functional Foods überhaupt im Supermarkt zwischen das normale Sortiment von Brot und Butter aus deutschen Landen gehören. Sie sind nicht zu vergleichen mit probiotischen Joghurts, Vitaminsäften oder jodiertem Speisesalz.

Spezielle Verkaufsräume, vielleicht sogar mit fachlicher Beratung, könnten eine Lösung sein und dem Verbraucher die notwendigen Informationen bringen. Denn die braucht er, wenn ihm die schöne neue Welt der Lebensmittel gesundheitlichen Nutzen bringen soll.

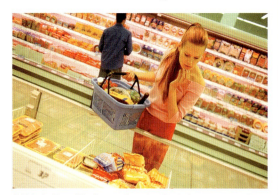

Bild 1: Der Verbraucher ist bei den neuen Produkten oft unsicher, welchen Nutzen sie tatsächlich bringen

Funktionelle Lebensmittel der Natur

Über all der Zukunftsmusik sollte man eines nicht vergessen: Es gibt auch bei natürlichen Lebensmitteln Hinweise, dass sie positive gesundheitliche Effekte haben:

- Viele Gemüse- und Obstsorten senken das Risiko für Herz-Kreislauf-Erkrankungen und verschiedene Krebsarten.
- Soja senkt den Blutdruck und den Cholesterinspiegel.
- Getreide schützt vor dem Angriff freier Radikale, fördert die Verdauung und regt die Immunabwehr an.
- Milch aktiviert bestimmte Immunzellen, senkt den Blutdruck, steigert die Verwertung des Calciums.
- Fisch senkt den Blutdruck und das Risiko von Herz-Kreislauf-Erkrankungen.

Und jetzt Sie!!!

1. Erläutern Sie folgende Begriffe:
- GVO • Genschere • Chymosin • DNA

2. Überprüfen Sie, ob folgende Lebensmittel GVO sind bzw. enthalten:
- gentechnisch veränderter Weizen, der unempfindlich gegen bestimmte Krankheiten ist,
- Zucker aus gentechnisch veränderten Zuckerrüben (Zuckerherstellung s. S. 68),
- Traubenzuckerbonbons,
- Brot, das mithilfe gentechnisch veränderter Hefe hergestellt wurde.

3. In der folgenden Gegenüberstellung sind leider die Zeilen vertauscht worden. Setzen Sie die Sätze richtig zusammen und erklären Sie die Zusammenhänge.

A Mikroorganismen	1 werden in Kürze marktreif sein.
B Sojaprodukte	2 kann durch Gentechnik vermindert werden.
C Transgene Fische	3 sind bei Zusatzstoffen unverzichtbar.
D Welthunger	4 erfordern keine Kennzeichnung für GVO.

GRUPPENARBEIT GENTECHNIK

GRUPPE A

Basteln Sie ein Modell der DNA.
Sie brauchen dazu: Tonkarton in 5 verschiedenen Farben, Blumendraht, Schere, Zange und Klebstoff.

Orientieren Sie sich an den Formen der einzelnen Teile in Abbildung 2 auf S. 333 oder finden Sie eigene Formen. Wichtig ist, dass Adenin und Thymin sowie Guanin und Cytosin zusammenpassen und dass die Basen aus unterschiedlich farbigem Tonkarton ausgeschnitten werden.

Schneiden Sie die Teile für Adenin, Guanin, Cytosin und Thymin 6-fach aus. Schreiben Sie jeweils den Anfangsbuchstaben der Basen auf die entsprechenden Schnittteile.

Schneiden Sie anschließend aus einem andersfarbigen Tonkarton die Teile für die Verbindungen zwischen den einzelnen „Leitersprossen" aus.

Verbinden Sie die DNA-Bausteine, indem Sie jeweils zwei deckungsgleiche Teile über dem Draht zusammenkleben.

Erläutern Sie das Prinzip der Genübertragung an Ihrem Modell.

Tipp: Falls Sie weitere Informationen brauchen, suchen Sie im Internet z. B. unter:
http://www.biologie.de
http://www.aid.de

GRUPPE B

**Erarbeiten Sie aus dem Text auf den Seiten 333 bis 339 die Vorteile der Gentechnik.
Bearbeiten Sie dabei folgende Fragestellungen:**

- In welchen Bereichen findet die Gentechnik zur Zeit in Deutschland Anwendung?

- Wem bringt die Gentechnik im Vergleich zu herkömmlichen Methoden Vorteile? Handelt es sich um die Verbraucher (direkt und/oder indirekt)? Geben Sie Beispiele an.

- Überdenken Sie die Zukunftspläne der Gentechniker. Wem soll die Gentechnik in Zukunft Vorteile bieten? Erläutern Sie Ihre Aussagen anhand von Beispielen.

Tipp: Falls Sie weitere Informationen brauchen, suchen Sie im Internet z. B. unter:
http://www.naturkost.de
http://www.diaet.de

Fassen Sie die Vorteile der Gentechnik stichwortartig auf grünen Metaplankarten zusammen und präsentieren Sie Ihre Ergebnisse Ihren Mitschülerinnen.

GRUPPE C

Welche Nachteile kann die Gentechnik mit sich bringen?
Orientieren Sie sich bei der Erarbeitung Ihres Themas an folgenden Fragestellungen:

- Welche Schäden verursacht die Gentechnik sicherlich/wahrscheinlich/möglicherweise?

- Wissen wir, ob die Lebensmittel, die wir kaufen, mithilfe der Gentechnik hergestellt worden sind?

- Geben Sie jeweils Beispiele an.

Tipp: Falls Sie weitere Informationen brauchen, suchen Sie im Internet z. B. unter
http://www.transgen.de

Fassen Sie Ihre Ergebnisse stichwortartig auf roten Metaplankarten zusammen und präsentieren Sie sie Ihren Mitschülern.

Teil 14: Aufnahme und Verwertung der Nahrung im Organismus

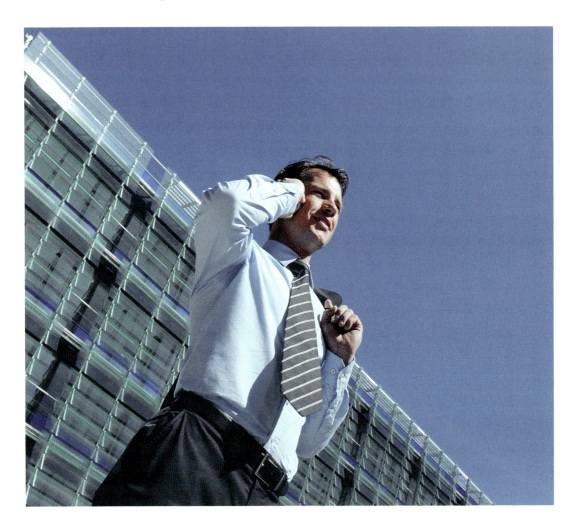

Entscheiden, kommunizieren, verwalten, organisieren, umschichten, verbessern, und das alles natürlich möglichst gut und möglichst effizient: Wie ein Wirtschaftsunternehmen hat auch der Organismus eine Vielfalt von Aufgaben zu erledigen.

Das alles muss vom Organismus gemanagt werden:
- Ab- und Umbau von Nährstoffen
- Bereitstellen von Energie
- Neuaufbau und Ersatz von Körperzellen
- Abtransport von Stoffwechselendprodukten

1 Gehirn und Rückenmark: die Unternehmensleitung

In jedem größeren, gut durchorganisierten Betrieb gibt es einzelne Abteilungen mit ganz bestimmten Aufgaben. Sie sind mit jeweils speziell geschulten Arbeitskräften, mit Spezialisten für ein bestimmtes Arbeitsgebiet besetzt.

Genauso ist es auch beim menschlichen Organismus. Die einzelnen Mitarbeiter, die Körperzellen, sind weitgehend spezialisiert und meist nur für ganz bestimmte Aufgaben zuständig.

Damit nun die Zusammenarbeit zwischen ihnen reibungslos klappt und das Unternehmen Organismus erfolgreich und gewinnbringend arbeiten kann, ist eine Gesamtübersicht und -organisation, kurz: eine Betriebsleitung, notwendig.

Beim Menschen nehmen Gehirn und Rückenmark die Aufgaben der Betriebsleitung wahr: Sie organisieren, beurteilen und regulieren alle Abläufe, die für den Bestand ihres Betriebes, des Organismus, nötig sind.

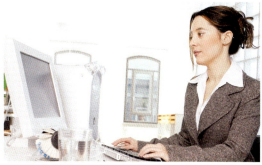

Bild 1: Büroarbeit

2 Nerven und Hormone: Informanten und Kontrolleure

Zwei Informationssysteme sorgen dafür, dass die Anweisungen von Gehirn und Rückenmark die jeweiligen Zielorte zuverlässig erreichen. Außerdem kontrollieren sie die Ausführung der Arbeit und korrigieren notfalls.

2.1 Nervenleitungen

Wie ein Telefon übermitteln die Nervenleitungen vor allem solche Anordnungen, die schnell und nicht allzu häufig ausgeführt werden müssen. Beispiel: Man verbrennt sich den Finger an der Herdplatte, eine nicht alltägliche Situation, die schnelle Reaktion erfordert. Der Befehl: „Hand zurückziehen" kommt über die Nerven.

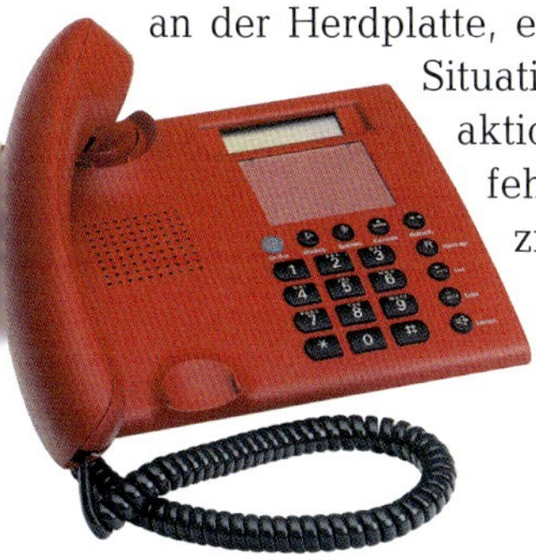

Bild 2: Telefon

2.2 Hormone

Für Routineaufgaben und für die Anordnung von länger andauernden Arbeiten, wie z. B. das Konstanthalten der Blutzuckerkonzentration, gibt es daneben ein „drahtloses" Verständigungssystem: die Hormone. Sie werden auf Befehl des Gehirns oder des Rückenmarks in bestimmten Zellen freigesetzt und gelangen über das Blut zu den Körperzellen, wo sie die jeweils gewünschte Reaktion veranlassen. Alle Hormone werden vom Körper selbst hergestellt.

Hormone und Nerven sind nicht nur für die Weitergabe von Befehlen verantwortlich, sondern auch für die „Erfolgsmeldungen". Das heißt, sie berichten der Betriebsleitung, ob und wie ihre Anordnungen befolgt wurden und welche Ergebnisse dabei herausgekommen sind. Nerven und Hormone sind deshalb an allen Reaktionen im Körper beteiligt.

3 Enzyme: unentbehrliche Werkzeuge

Viele Arbeiten lassen sich leichter erledigen, wenn man geeignete Werkzeuge einsetzt. Auch im Organismus gibt es für die meisten Arbeitsgänge das genau passende Werkzeug.
Arbeitsgänge, das sind in diesem Zusammenhang chemische Reaktionen, z. B. die Spaltung von Nährstoffen bei der Verdauung. Diese und die meisten anderen chemischen Reaktionen im Organismus würden mit der zur Verfügung stehenden Energie unmessbar langsam ablaufen. Die Werkzeuge ermöglichen, dass Energie eingespart und dadurch eine höhere Reaktionsgeschwindigkeit erreicht wird.

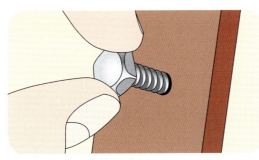

Bild 1: Schraube/Hand

Das Öffnen einer Schraube von Hand: im Prinzip kein Problem. Warum es trotzdem niemand tut? Man braucht dazu:
• **sehr viel Kraft, sprich: Energie**
• **sehr viel Zeit.**

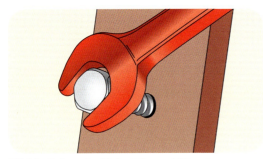

Bild 2: Schraube/Schraubenschlüssel

Mit einem genau passenden Schraubenschlüssel ist der ganze Arbeitsgang im Hinblick auf Zeit und Kraft kaum noch der Rede wert.

Aus der Chemie kennen wir diese Werkzeuge bereits unter dem Begriff Katalysatoren. Katalysatoren im lebenden Organismus, so genannte Biokatalysatoren (bio = lebendig), heißen Enzyme. Sie verringern die Aktivierungsenergie, also die „Anlaufenergie", die notwendig ist, damit eine Reaktion überhaupt erst starten kann.

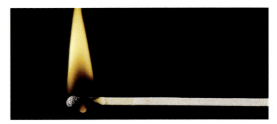

Bild 3

Will man ein Streichholz abbrennen, so muss man es zunächst durch Reibung entzünden. Der gleiche Vorgang in „Chemiesprache": Will man Energie freisetzen, so muss man zunächst einen bestimmten Energiebetrag zuführen: die Aktivierungsenergie.

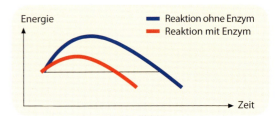

Bild 4: Enzyme sparen Aktivierungsenergie

Enzyme sind Eiweißmoleküle. Jedes von ihnen ist auf eine ganz bestimmte, auf seine chemische Reaktion spezialisiert. Es beschleunigt dabei die Umsetzung eines Stoffes, den man als Substrat bezeichnet.

Was Enzyme brauchen:
• die richtige Temperatur,
• die richtige – meist neutrale – Umgebung,
• ausreichend Wasser,
• die richtige Konzentration.

Benennung von Enzymen
- nach dem Namensstamm der katalysierten Reaktion und der Endung -ase
  z. B. Oxidase katalysiert eine Oxidation
- nach dem Namensstamm des Substrats und der Endung -ase
  z. B. Maltase spaltet die Maltose
  Proteinase spaltet Proteine
- Für einige Enzyme, die schon vor längerer Zeit entdeckt wurden, hat man sich an die Benutzung von Trivialnamen gewöhnt, z. B. bei Pepsin und Trypsin, zwei eiweißspaltenden Enzymen.

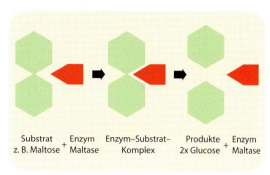

Bild 1: Wirkungsweise von Enzymen am Beispiel einer Spaltungsreaktion

4 Arbeitsort: Verdauungskanal

Arbeitsaufgabe: Zerkleinern der aufgenommenen Nahrung – die Verdauung

Unter Verdauung versteht man die Zerkleinerung der Nahrung in Bestandteile, die so klein sind, dass sie über die Darmwand ins Blut gelangen können.

4.1 Verdauung durch Enzyme (enzymatische Verdauung)

Kohlenhydrate, Fette und Eiweiße werden durch Enzyme in ihre Einfachbausteine gespalten.
Amylasen des Speichels und der Bauchspeicheldrüse, sowie Disaccharidasen des Dünndarms spalten Kohlenhydrate zu Monosacchariden.
Lipasen der Bauchspeicheldrüse spalten Fette zu Fettsäuren, Glycerin, Mono- und Diglyceriden.
Proteasen des Magens, der Bauchspeicheldrüse und des Dünndarms spalten Proteine zu Aminosäuren.

4.2 Mechanische Verdauung

„Gut gekaut ist halb verdaut". Nun, „halb" mag wohl etwas übertrieben sein. Dennoch macht dieser altbekannte Spruch die Bedeutung gründlichen Kauens für die Verdauung von Speisen sehr gut deutlich. Diese erste grobe Zerkleinerung der Nahrung ist in zweifacher Hinsicht von Bedeutung:
- Die Nahrungsbrocken können nach dem Kauen leichter die Speiseröhre passieren.
- Die Gesamtoberfläche der Nahrung wird enorm vergrößert. Die für die „chemische Zerkleinerung" zuständigen Verdauungsenzyme können daher besser angreifen. Je gründlicher und länger gekaut wird, desto leichter ihre Arbeit. Im Mund können so schon Amylasen mit der Kohlenhydratspaltung beginnen.
- Auch Geschmacksstoffe können besser gelöst, Fette schon gespalten werden.

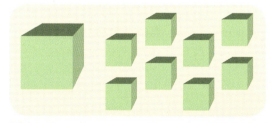

Bild 2: Zum Ausmessen: Ein großer Würfel hat den gleichen Rauminhalt wie acht kleine Würfel. Durch Zerkleinern wird die Oberfläche größer. Messen Sie nach!

Über die Speiseröhre gelangt der geschluckte Nahrungsbrei in den Magen und von dort in den Dünndarm. Die Muskeln von Speiseröhren-, Magen- und Darmwand ziehen sich regelmäßig zusammen und erschlaffen dann wieder. Durch diesen Vorgang, die so genannte Peristaltik, wird der Speisebrei weitertransportiert und mit den Verdauungssäften gründlich durchmischt. Die Verdauungsenzyme gelangen so ganz nahe an ihre Substrate und können sie leicht spalten.

Der Beitrag der Muskeln zur Verdauung in Mund, Speiseröhre, Magen und Dünndarm wird als mechanische Verdauung bezeichnet.

4.3 Prinzip Oberflächenvergrößerung

Salzsäure im Magen denaturiert das Nahrungseiweiß. Das Proteinmolekül wird dabei entknäuelt, die Enzyme erhalten eine Riesenangriffsfläche:

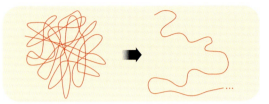

Bild 1: Knäuel wird abgerollt

Gallensaft aus der Leber emulgiert im Zwölffingerdarm die Fette. Diese werden dabei in winzig kleine Tröpfchen verteilt:

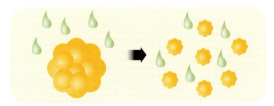

Bild 2: Verteilung in kleine Tröpfchen

Durch Oberflächenvergrößerung können Enzyme viel leichter angreifen. Die Verdauung wird vereinfacht und beschleunigt.

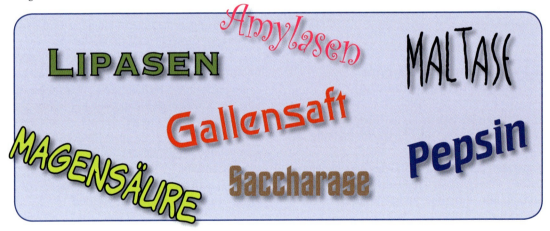

„Da läuft mir ja das Wasser im Mund zusammen ..."
Nicht nur das „Wasser" im Mund, der gesamte Verdauungstrakt produziert ein Mehr an Verdauungssäften, wenn wir etwas Appetitliches sehen, riechen oder schmecken. Der Organismus bereitet sich so schon ganz früh auf die Aufnahme dieser als angenehm empfundenen Speisen vor.

„Dieser Ärger (Kummer, Stress) schlägt mir auf den Magen ..."
Das ist die Kehrseite der Medaille: Die gute Anbindung des Verdauungstraktes an das Informationssystem des Organismus macht ihn anfällig für nervliche und hormonelle Störungen. So wird z. B. bei Stress oder Ärger mehr Magensaft produziert, der dann die Magenschleimhaut schädigen und die Ursache für Magengeschwüre sein kann.

5 Arbeitsort: Dünndarmwand

Arbeitsaufgabe: Einschleusen der bei der Verdauung entstandenen Stoffe ins Blut – die Resorption

Die bei der Verdauung entstandenen Nährstoffteilchen werden über die Darmwand ins Blut transportiert. Dieser Einschleusungsprozess heißt Resorption.

Die meisten Resorptionsvorgänge finden im oberen und mittleren Dünndarm statt. Damit in verhältnismäßig kurzer Zeit möglichst viele Nährstoffbausteine resorbiert werden können, finden wir hier wieder das schon von den Verdauungsvorgängen her bekannte Prinzip der Oberflächenvergrößerung: Durch Faltenbildung im Innern des Darmrohres, durch Ausstülpung und einem Härchensaum auf der Darmwandinnenseite vergrößert sich die resorbierende Fläche um etwa das 600fache auf etwa 200 m² bei einem Erwachsenen. Das entspricht der Größe eines Tennisplatzes.

> **Info**
> ▶ Wäre der Darm ein glattes Rohr, so betrüge die Fläche, über die resorbiert werden kann, ca. 0,3 m².
>
> ▶ Durch Faltenbildung der inneren Darmwand vergrößert sich die Oberfläche auf ca. 1 m².
>
> ▶ Zusätzliche Ausstülpungen auf den Falten (Darmzotten) ergeben eine Oberfläche von 10 m².
>
> ▶ Härchen auf den Darmzotten vergrößern die Oberfläche auf ca. 200 m².

Wie jede Membran im menschlichen Organismus besteht auch die Darmwand aus „fettliebenden" und „wasserliebenden" Anteilen. Die „wasserliebenden" Anteile sind dabei nach außen hin orientiert, die „fettliebenden" nach innen. Proteine durchsetzen in unregelmäßigen Abständen die Wand. Sie bilden die Kanäle, durch die Stoffe geschleust werden können. Die wasserlöslichen Spaltprodukte der Verdau-

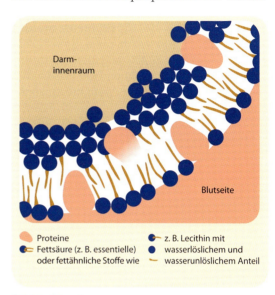

Bild 1: Membran

ung, also Monosaccharide, kurzkettige Fettsäuren, Glycerin und Aminosäuren können leicht an die Darmwand herantreten und sie durchqueren. Die wasserunlöslichen langen Fettsäuren, die Mono- und Diglyceride aus der Fettverdauung und die fettähnlichen Stoffe, haben es wesentlich schwerer, resorbiert zu werden. Sie müssen sich mithilfe der Gallensäuren zunächst zu Micellen anordnen und gelangen als Lipoproteine ins Blut.

> **Info**
> ▶ **RESORPTION VON VITAMINEN UND MINERALSTOFFEN**
> Die Moleküle von Vitaminen und Mineralstoffen sind so klein, dass sie ohne vorherige Verdauung im Dünndarm resorbiert werden können. Fettlösliche Vitamine werden dabei wie die fettlöslichen Mono- und Diglyceride und die langkettigen Fettsäuren resorbiert.

6 Arbeitsorte: Dickdarm und Mastdarm

Arbeitsaufgaben:
„Resteverwertung und Müllabfuhr"

Im Dünndarm noch unverdaute und unverdauliche Bestandteile des Speisebreies werden nicht resorbiert, sondern bleiben zurück. Mithilfe der Darmperistaltik gelangen sie in den Dickdarm. Dort werden ihnen Wasser, Mineralstoffe sowie wasserlösliche Vitamine entzogen und resorbiert.
Die übrigen Stoffe werden von den Dickdarmbakterien, der so genannten Darmflora, abgebaut. Ballaststoffe können zu Fettsäuren umgewandelt und noch resorbiert werden. Was an verdaulichen Kohlenhydraten noch da ist, vergärt. Eiweiß „fault".

Die so entstehenden Zersetzungsprodukte sind teilweise giftig. Sie müssen, um keinen Schaden im Organismus anzurichten, möglichst schnell ausgeschieden werden.

Ein hoher Ballaststoffgehalt der Nahrung verstärkt die Darmperistaltik und sorgt auf diese Weise für den schnellen Abtransport über den Mastdarm.

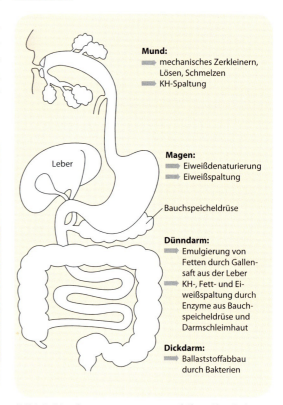

Bild 1: Die Arbeitsgänge im Dickdarm

Bild 2: Verdauungsorgane und ihre Funktion

7 Arbeitsort: nahezu jede Körperzelle

Arbeitsaufgabe: Verwertung der Nahrung – der Zellstoffwechsel
Alle Reaktionen, die innerhalb der Körperzelle ablaufen, fasst man unter dem Begriff Zellstoffwechsel zusammen.

Obwohl jede Körperzelle ein Spezialist auf ihrem Arbeitsgebiet ist, gibt es doch einige Reaktionen, die von jeder Zelle beherrscht werden müssen. Vom Grundprinzip her sind deshalb alle Körperzellen gleich aufgebaut.

Die Spezialisierung der einzelnen Zellen kommt dann vor allem durch die unterschiedliche Gewichtung der einzelnen Bausteine zustande. So verfügen Zellen, die besonders auf Energieerzeugung spezialisiert sind, über sehr viele Mitochondrien. Zellen, deren Hauptaufgabe in der Eiweißsynthese liegt, werden dafür mehr Ribosomen enthalten.

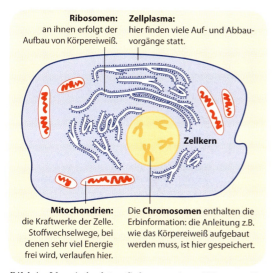

Bild 1: Vereinfachtes Schema einer Körperzelle

7.1 Energie: Kapital des Organismus

Ist genügend Energie verfügbar, kann der Organismus nicht nur die direkt anfallenden Aufgaben erfüllen, sondern auch Reserven anlegen. Phosphate, symbolisch ⓟ, speichern im Organismus Energie. Um diese energiereichen Phosphate festzuhalten und sie dorthin zu bringen, wo sie gebraucht werden, braucht man das Trägermolekül Adenosin. Adenosin kann höchstens drei Phosphatgruppen aufnehmen und heißt dann Adenosintriphosphat, kurz ATP.

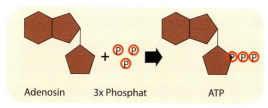

Bild 2: Bildung von Adenosintriphosphat

Wird Energie für eine Stoffwechselreaktion gebraucht, so stellt ein Adenosintriphosphat eine Phosphatgruppe zur Verfügung.

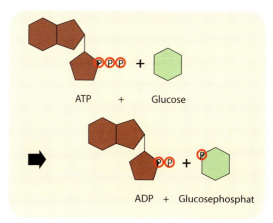

Bild 3: Abbau von Glucose

Beispiel: Um Glucose abzubauen, muss zuerst Aktivierungsenergie zugeführt werden.

ATP gibt also eine Phosphatgruppe an Glucose ab, es entstehen Adenosindiphosphat (ADP) (di = zwei) und Glucosephosphat. Durch die Anhängung der Phosphatgruppe erhält Glucose so viel Energie, dass sie weiterverarbeitet werden kann.

Wird hingegen aus einer Stoffwechselreaktion Energie gewonnen, so wird eine Phosphatgruppe aus dem Substrat auf ADP übertragen. Es entsteht wieder das energiereichere ATP.

ATP ist die Währung im Organismus.

Weitere Energieträger sind:

- NADH + H$^+$
- FADH$_2$

Diese beiden Verbindungen nehmen aus Stoffwechselzwischenprodukten Wasserstoff auf.

Dieser wird auf den Luftsauerstoff übertragen. Dabei entstehen Energie und Oxidationswasser. Der entsprechende Stoffwechselweg heißt Atmungskette.

Info

▶ **WÄRMEENERGIE:**

Die Reaktion von Wasserstoff mit Sauerstoff ist aus der Chemie als Nachweisreaktion für Wasserstoff schon bekannt; es ist die Knallgasprobe. Die Energie, die im chemischen Labor als Knall freigesetzt wird, setzt der Organismus schrittweise und daher langsamer und lautlos als chemische oder als Wärmeenergie frei.

**Aus NADH + H⁺ werden 3 ATP,
aus FADH$_2$ werden 2 ATP gewonnen.**

Die Glykolyse (=Kohlenhydratspaltung)

Glucose (C_6) wird zunächst mithilfe von ATP aktiviert und dann in zwei gleich große Verbindungen gespalten. In weiteren Schritten wird Energie frei und es entsteht das wichtige Stoffwechselzwischenprodukt Brenztraubensäure (C_3).

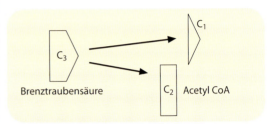

Bild 2: Oxidative Decarboxylierung

Oxidative Decarboxylierung

Brenztraubensäure (C_3) spaltet Kohlenstoffdioxid (C_1) ab und wird oxidiert. Endprodukt ist „Aktive Essigsäure" oder „Acetyl-CoA (C_2). Das entstehende Kohlenstoffdioxid wird über die Lunge ausgeschieden.

Fettabbau

Fett wird zunächst gespalten in Glycerin und Fettsäuren.

Glycerin als C_3-Verbindung kann problemlos in die Glykolyse einmünden.

Fettsäuren werden aktiviert und dann zu Acetyl-CoA (C_2) gespalten. Bei jeder Spaltung werden ein NADH + H⁺ und ein FADH$_2$ gewonnen. Dieser Abbauweg heißt ß-Oxidation. Wie bei der Oxidativen Decarboxylierung ist auch hier vorläufiges Endprodukt Acetyl-CoA.

7.2 Energie für den laufenden Bedarf

Wenn schnelle Energie benötigt wird, vor einer sportlichen Leistung z. B., dann hat sich ein Energiespender besonders bewährt: Traubenzucker, besser: Glucose.

Kein Wunder, Glucose gelangt, ohne vorher verdaut werden zu müssen, leicht und schnell über die Darmwand ins Blut, dann in die Zelle und kann dort abgebaut werden.

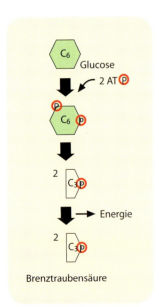

Bild 1: Stoffwechselschema

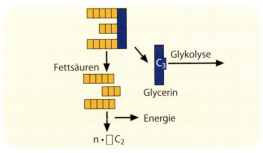

Bild 3: Fettabbau

Citronensäurecyclus

Hier erfolgt der endgültige Abbau von Acetyl-CoA und damit der vollständige Abbau aller Nährstoffe.

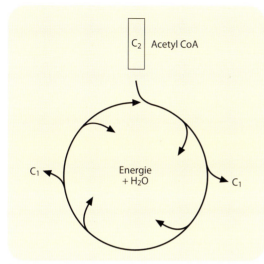

Bild 1: Citronensäurecyclus

Die Endprodukte beim Kohlenhydrat- und Fettabbau sind Kohlenstoffdioxid, Wasser und Energie.

7.3 Energie auf dem Sparkonto

Kein Zweifel, die Deutschen essen im Durchschnitt zu viel und bewegen sich zu wenig. In der Stoffwechselsprache heißt das: Sie produzieren mehr Energie, als sie für die Arbeit ihres Organismus brauchen. Wohin mit dem Überschuss? Energie ist Kapital für den Organismus. Da liegt es nahe, eine Rücklage für schlechte Zeiten anzulegen.

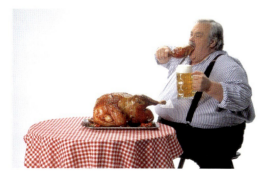

Kohlenhydratkonto

Frau M. ist Sekretärin in einer großen Anwaltskanzlei. Ihre Aufgaben bringen es mit sich, dass sie einen Großteil ihrer Arbeitszeit im Sitzen verbringt. Sie übt also eine körperlich leichte Tätigkeit aus. Ihr Stoffwechsel hat sich darauf eingestellt und setzt nur so viel Energie frei, wie Frau M. gerade braucht.
Heute ist es spät geworden. Will Frau M. jetzt noch ihren Bus bekommen, muss sie sich beeilen. Hastig greift sie ihre Jacke und die Tasche und läuft los.

Zum Laufen braucht sie wesentlich mehr Energie als vorher beim Sitzen am Computer. Theoretisch hätte Frau M. kurz vor ihrem überstürzten Aufbruch ein Stück Traubenzucker essen müssen, um über genügend Energie zu verfügen. Dass dies nicht notwendig ist, verdankt sie einem Energiespeicher in den Muskeln und in der Leber. Dort wird Glucose in Form von Glykogen gespeichert und kann bei Bedarf in Sekundenschnelle freigesetzt werden.

Glykogen ist ein schnell abbaubarer Kohlenhydratspeicher.

Fettkonto

Auch diese Rücklage ist für den Organismus wichtig. Die Fettschichten dienen der Wärmeschutzfunktion der Unterhaut oder umhüllen die Organe und schützen diese so vor Schäden durch Stoß und Druck. Wird viel mehr gegessen, als der Organismus gerade verbrauchen kann, wird ein Luxus-Sparkonto aus der zunächst sinnvollen Rücklage für Notfälle: Fettpolster.
Wann immer mehr Nährstoffe aufgenommen werden, als im Citronensäurecyclus zu Energie für den sofortigen Verbrauch abgebaut werden können, werden Fettspeicher angelegt: Es wird Körperfett gebildet und in den Fettzellen eingelagert.

Aus dem Fettspeicher kann bei Bedarf viel Energie freigesetzt werden. Fett wiegt auch nicht schwer. Es kann aber längst nicht so schnell abgebaut werden wie Glykogen.

7.4 Energie aus Eiweiß: möglich, aber ...

Auch die Aminosäuren können so weit abgebaut werden, dass sie in den Citronensäurecyclus einmünden und so Energie liefern. Das ist aber nicht die Regel. Nur wenn zu viel Eiweiß oder zu wenig Kohlenhydrate und Fette zugeführt werden, wird aus Proteinen Energie gewonnen.

Hier schließt sich das anfängliche Bild, das den Organismus mit einem Unternehmen vergleicht: Hier zeigt sich, wie gut organisiert und durchdacht sämtliche Arbeitsabläufe sind:
- Beim Abbau von Aminosäuren wird Stickstoff frei. Er muss als Harnstoff über die Niere ausgeschieden werden. Eine Mehrbelastung der Niere, deshalb auf Notfälle beschränkt.
- Nur Aminosäuren können als Baumaterial Verwendung finden. Sie als Energiespender zu benutzen, wäre Verschwendung.

7.5 Baumaterial Aminosäuren

Zellen, Transportstoffe, Enzyme, viele Hormone, sie alle bestehen ganz oder zu einem großen Teil aus Eiweiß. Die bei der Verdauung des Nahrungseiweißes entstehenden Aminosäuren werden in der Zelle nach einem von der Erbinformation vorgegebenen Muster zusammengesetzt. Die Synthese von Eiweiß findet an den Ribosomen statt. Dorthin werden die Aminosäuren nach ihrem Eintritt in die Zelle und nach ihrer Aktivierung gebracht. Die einzuhaltende Reihenfolge der Aminosäuren ist in den Chromosomen des Zellkerns gespeichert. Dort wird eine Negativkopie, ein Stempelabdruck dieser Erbinformation, hergestellt. Sie wird dann ebenfalls zu den Ribosomen gebracht und dient dort als Muster für das Aneinanderreihen der Aminosäuren zu dem für jeden Menschen typischen Körpereiweiß.

⊙ Auf einen Blick

Was aus Brot, Butter, Eiern und anderen Nahrungsmitteln bei der Verarbeitung in der Körperzelle alles werden kann:

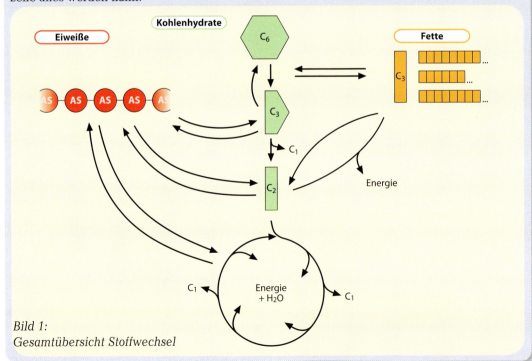

Bild 1:
Gesamtübersicht Stoffwechsel

Und jetzt Sie!!!

1. Ordnen Sie jeweils einen Begriff aus Spalte I einem passenden Begriff aus Spalte II zu und erläutern Sie die Zusammenhänge.

I	II
Hormone	Werkzeuge
Gehirn	Telefon
Enzyme	Kontrolleure
Nerven	Betriebsleitung

2. Benennen Sie das Enzym Pepsin nach dem auf Seite 349 erklärten Verfahren systematisch (drei Möglichkeiten) und erläutern Sie die Funktion dieses Enzyms.

3. Wo im Organismus beginnt die Verdauung, wo endet sie? Welcher Vorgang schließt sich dann an?

4. Was versteht man unter mechanischer, was unter enzymatischer Verdauung? Geben Sie dazu jeweils drei Beispiele an.

5. Wo ist der Wirkort der Bauchspeicheldrüsenenzyme?

6. Beschreiben Sie die Aufgabe des Gallensaftes. Wo wird er gebildet?

7. Oberflächenvergrößerung ist ein wichtiges Prinzip bei Verdauung und Resorption. Erläutern Sie dies an den Beispielen:
a) Eiweißverdauung im Magen
b) Aufbau der Dünndarmwand.

8. Welche Beiträge zur Kohlenhydratverdauung leisten
a) der Mund?
b) der Magen?
c) die Bauchspeicheldrüse?

9. Was versteht man unter Micellen? Begründen Sie die Notwendigkeit, Micellen zu bilden.

10. Der Organismus verfügt über zwei Energiespeicher. Benennen Sie die beiden und erläutern Sie zwei Unterschiede.

11. Ein Gramm Eiweiß liefert so viel Energie wie ein Gramm Kohlenhydrat. Dennoch nutzt der Organismus Eiweiß nur in Mangelsituationen als Energielieferant. Begründen Sie.

12. "Wer viel Süßes isst, nimmt zu." Verfolgen Sie den Weg eines Traubenzuckerbonbons vom Mund bis zum Fettpölsterchen.

13. Was könnte aus dem Traubenzuckerbonbon außerdem noch werden?
Nennen Sie zwei weitere Möglichkeiten.

14. Für Rätselfreunde:
Gesucht wird so etwas wie Geld. Wenn sie darauf verzichten müsste, wäre die Firma „Organismus" in Nullkommanichts bankrott.
a) Mitglied der Betriebsleitung.
Sechster von sechs Buchstaben.

b) Wie heißt die Endung eines Enzyms?
Erster Buchstabe von dreien.

c) Verbindung, die entsteht, wenn ATP eine Phosphatgruppe abgibt.
Zweiter von drei Buchstaben.

d) Stoffwechselendprodukt, das über die Lunge abgegeben wird.
Dritter von 17 Buchstaben.

Die Buchstaben von a) bis d) aneinandergereiht ergeben den Lösungsbegriff.

Teil 15: Vollwertig essen und trinken

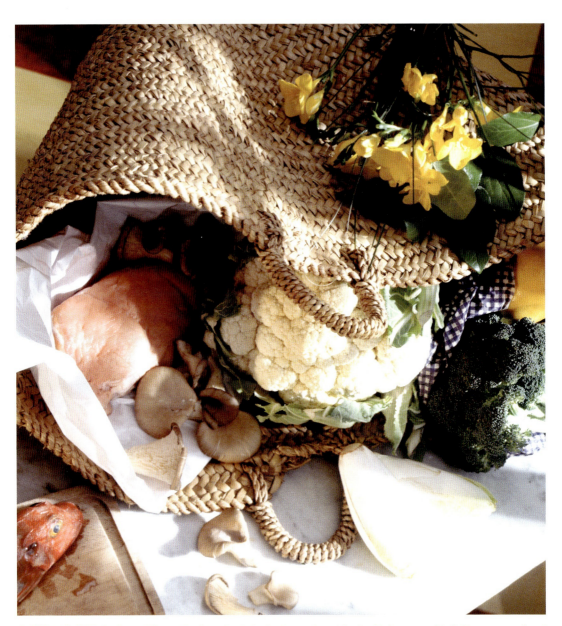

Gefüllte Tiefkühltruhen, übervolle Regale: heimische und exotische Nahrungsmittel, Hausmannskost und Spezialitäten. Das alles in nahezu gleich bleibender Qualität zu jeder Jahreszeit und zu günstigen Preisen. Im Hinblick auf das Lebensmittelangebot bleibt in unseren Supermärkten ganz sicher kein Wunsch offen. Genießen sollte man diese Vielfalt. Wer dabei das richtige Augenmaß behält und auf Ausgewogenheit achtet, versorgt seinen Körper mit allem, was er benötigt. Wohlbefinden und Leistungsfähigkeit sind der Lohn einer gesunden Kost.

1 Der Schlüssel zu Fitness und Gesundheit

Topfit sein bis ins Alter! Na klar, das möchte jeder. Aber wer meint, das sei wohl Schicksal und in erster Linie eine Frage der Erbanlagen, der irrt! Die Gene spielen dabei nämlich eine geringere Rolle als vielfach angenommen.

Wissenschaftliche Studien haben belegt: Eine entscheidende Voraussetzung für lebenslange Gesundheit ist ganz eindeutig der Lebensstil. Und dessen Qualität wird vor allem durch eine vollwertige Kost und durch regelmäßige körperliche Bewegung bestimmt.

Info

▶ **ESSEN MIT GENUSS**

In vollwertiger Kost ist kein Platz für langweilige, fade Diäten oder strenge Verbote. Im Gegenteil! Gesundes Essen und Wohlgeschmack sind absolut kein Widerspruch, sondern passen hervorragend zusammen. Der Genuss darf keineswegs auf der Strecke bleiben. Schon Kinder sollten lernen, dass leckere Mahlzeiten ein Stück Lebensfreude bedeuten.

Vorbeugen mit Lebensmitteln
- Reichlich Obst, Gemüse und Vollkornprodukte senken das Risiko für Herz-Kreislauf-Leiden und Krebs.
- Reichlich Milch und Milchprodukte senken das Risiko für Osteoporose.

Wieviel sollte man essen?

Grundumsatz und Arbeitsleistung bestimmen die benötigte Menge an Nahrung. Weil Nährstoffe im Körper unterschiedliche Aufgaben haben, ist es nicht egal, wieviel der Energie von Kohlenhydraten, Fett oder Eiweißstoffen geliefert wird. Die Nährstoffrelation gibt an, wieviel Prozent der Gesamtenergie jeder Nährstoff liefern sollte. Für Jugendliche und Erwachsene gilt die Empfehlung:
- 8 bis 10 % Eiweiß,
- 30 % Fett,
- mindestens 50, besser 60 % Kohlenhydrate.

Wieviel sollte man wiegen?

Als Maßstab für das Einschätzen des Körpergewichtes hat sich international der so genannte Body-Mass-Index durchgesetzt – auch kurz BMI genannt. Er berechnet sich so:

$$BMI = \frac{\text{Körpergewicht in kg}}{(\text{Körpergröße in Metern})^2}$$

Eine 62 Kilogramm schwere und 1,65 Meter große Frau hat danach einen BMI von 23.

Info

▶ **BEWERTUNG DES BMI**

- < 19: Untergewicht
- 19 – 25: Normalgewicht
- 26 – 30: leichtes Übergewicht
- > 30: Adipositas (Fettsucht)

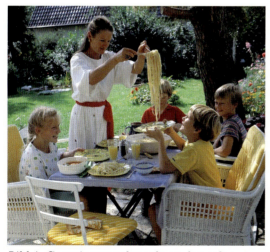

Bild 1: Gemeinsam schmeckt es doppelt gut

2 Gesunde Kost für Teenies und Erwachsene

Etwas Grundsätzliches vorweg: Kein einziges Lebensmittel liefert dem Körper alle notwendigen Nährstoffe in der passenden Menge. Das Geheimnis einer gesunden Ernährung liegt in der geschickten Kombination der Produkte.

Der Ernährungskreis der DGE
Der Ernährungskreis der DGE (Deutsche Gesellschaft für Ernährung e. V.) ist eine gute Hilfe bei der Zusammenstellung des täglichen Speiseplans. Der Ernährungskreis teilt das Nahrungsangebot in sieben Gruppen ein. Produkte einer Gruppe ähneln sich in ihrer Zusammensetzung. Die Größe des jeweiligen Segments spiegelt die mengenmäßige Bedeutung der darin enthaltenen Lebensmittel für unsere Ernährung wider. Sie ergibt sich aus dem prozentualen Anteil am Gesamtgewicht aller Lebensmittel, die wir täglich essen.

> **Info**
>
> ▶ **DIE GRUPPEN DES ERNÄHRUNGSKREISES**
>
> 1 Getreide, Getreideprodukte und Kartoffeln
> 2 Gemüse und Salat
> 3 Obst
> 4 Milch und Milchprodukte
> 5 Fisch, Fleisch und Eier
> 6 Fette und Öle
> 7 Getränke

Die Getränke machen dabei eine nahezu gleich große Gewichtsmenge wie die übrigen Lebensmittel aus.

Die Dreidimensionale Lebensmittelpyramide
Diese räumliche Anordnung der Lebensmittel, siehe Bild 1, soll die für eine ausgewogene Ernährung geltenden Empfehlungen noch anschaulicher darstellen und das Zusammenstellen des Speiseplans noch mehr erleichtern. Für die zweidimensionale Darstellung (Bild 2, S. 361) lassen sich die Seiten der Pyramide aufklappen. Es entsteht dann ein „Lebensmittelkompass".

Die Basis der Pyramide dient zur Darstellung der mengenmäßigen Anteile der verschiedenen Lebensmittelgruppen und wird vom Ernährungskreis der DGE gebildet. Darauf gesetzt sind vier Dreiecke, die sich zu einer Pyramide schließen.

Für die Anordnung auf der Pyramide wurden die Lebensmittel in vier Gruppen geteilt. Jede dieser Gruppen findet sich auf einer der Pyramidenseiten wieder. Innerhalb dieser Dreiecke sind die einzelnen Lebensmittel entsprechend ihrer ernährungsphysiologischen Qualität angeordnet. Die wertvollen Produkte sind an der Basis, die weniger wertvollen jeweils an der Spitze angeordnet.

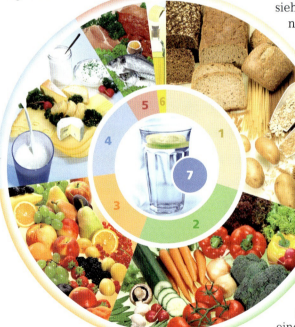

Bild 1: DGE-Ernährungskreis®, Copyright: Deutsche Gesellschaft für Ernährung e. V., Bonn.

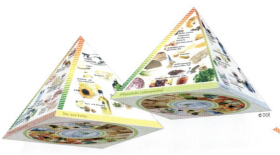

Bild 1: Dreidimensionale Lebensmittelpyramide, Copyright: Deutsche Gesellschaft für Ernährung e. V., Bonn

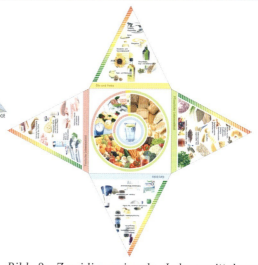

Bild 2: Zweidimensionale Lebensmittelpyramide, Copyright: Deutsche Gesellschaft für Ernährung e. V., Bonn

Lebensmittel pflanzlichen Ursprungs

Hierzu zählen neben den rein pflanzlichen Lebensmitteln wie Obst oder Gemüse auch verarbeitete Produkte, wenn sie von Tieren stammende Anteile nur in geringen Mengen enthalten. Dazu gehören z. B. Back- und Süßwaren. Ausschlaggebend für die Position eines Produktes sind die jeweiligen Energie- und Nährstoffgehalte, aber auch der Gehalt an ernährungsphysiologisch bedeutsamen Inhaltsstoffen wie Vitaminen, Mineralstoffen, sekundären Pflanzenstoffen und Ballaststoffen.

An der Basis stehen wegen ihres geringen Energie- und hohen Nährstoffgehaltes Obst und Gemüse. Die zweite Ebene nehmen Vollkornprodukte ein. Dann folgen nacheinander Kartoffeln (mit wenig Fett verarbeitet wie z. B. Pellkartoffeln), Reis, Weißmehlprodukte und, ganz oben, Süßigkeiten und Knabbereien.

Lebensmittel vorwiegend tierischen Ursprungs

Neben den rein tierischen Produkten wie Fleisch, Fisch, Milch und Eiern zählen zu dieser Gruppe auch verarbeitete Produkte mit geringen Anteilen aus Nahrungspflanzen. Dazu gehören zum Beispiel Fleischwaren und Milchprodukte. Kriterien für die Bewertung sind hier der Energie- und Fettgehalt, die Fettsäurezusammensetzung (Anteil gesättigter Fettsäuren) und der Gehalt an essenziellen Nährstoffen wie zum Beispiel Calcium, Eisen, Zink, Selen oder die Gruppe der B-Vitamine sowie Vitamin D.

An der breiten Basis stehen Fisch, fettarme Milchprodukte und mageres Fleisch. Dann folgen nach oben hin nacheinander fettreichere Milchprodukte, Käse, fettreiches Fleisch, Fleischwaren, Eier und Speck.

Speisefette und Öle

Hier sind neben Pflanzenölen auch feste Pflanzenfette, Margarine, Butter und Schmalz erfasst. Entscheidend für die Bewertung sind vor allem die Fettsäurezusammensetzung, das Verhältnis von Omega-3- zu Omega-6-Fettsäuren sowie der Gehalt an Vitamin E.

Die Basis bilden Rapsöl, Walnussöl, Sojaöl und Olivenöl. Nach oben hin folgen dann nacheinander Weizenkeimöl, Sonnenblumenöl, Maiskeimöl, Margarine, Butter und Schmalz.

Getränke

Diese Gruppe umfasst flüssige Lebensmittel wie Mineralwasser, Kräutertees, Obst- und Gemüsesäfte. Alkoholische Getränke sind wegen der mit ihnen verbundenen Suchtgefahr nicht dargestellt. Als Kriterien zur Bewertung dienen hier der Energiegehalt, das Vorkommen ernährungsphysiologisch bedeutsamer Inhaltsstoffe sowie der Gehalt an anregenden Substanzen.

Die Basis bilden energiefreie Getränke wie Mineralwasser oder ungesüßte Früchtetees. In der Mitte rangieren Getränke wie Obstsaftschorle, Tee, Kaffee und alkoholfreies Bier. An der Spitze finden sich Getränke wie Obstsäfte, Limonaden oder Energy Drinks.

2.1 Vollwertig essen und trinken nach den 10 Regeln der DGE

Die Deutsche Gesellschaft für Ernährung hat für den richtigen Weg zur gesunden Ernährung zehn Regeln formuliert. Sie machen die Planung einer ausgewogenen Kost leichter.

1. Vielseitig essen
Genießen Sie die Lebensmittelvielfalt. Es gibt keine „gesunden", „ungesunden" oder gar „verbotenen" Lebensmittel. Auf die Menge, Auswahl und Kombination kommt es an.

- Die Einteilung des Ernährungskreises gibt eine gute Orientierung.
- Wählen Sie täglich aus allen Lebensmittelgruppen.
- Berücksichtigen Sie dabei das dargestellte Mengenverhältnis.
- Nutzen Sie die Vielfalt der einzelnen Lebensmittelgruppen.

2. Getreideprodukte mehrmals am Tag und reichlich Kartoffeln
Brot, Nudeln, Reis, Getreideflocken (am besten aus Vollkorn) sowie Kartoffeln enthalten kaum Fett, aber reichlich Vitamine, Mineralstoffe, Spurenelemente sowie Ballaststoffe und sekundäre Pflanzenstoffe.

- Täglich sollten Sie mehrere Scheiben Brot essen, davon mindestens zwei Scheiben Vollkornbrot.
- Brot schmeckt auch pur zu Salat oder Suppen.
- Probieren Sie neue Getreidegerichte, z. B. aus Grünkern, Hirse oder Gerste.
- Kartoffeln möglichst oft als Pellkartoffeln, Salzkartoffeln oder in Folie gebacken essen. Die fettreichen Bratkartoffeln, Kroketten oder Pommes frites sind natürlich nicht tabu, sollten aber seltener auf dem Speiseplan stehen.

Nährstoff- und Energiedichte
Beide Größen sind wichtige Hilfen, um die Versorgung mit Nährstoffen und die Qualität der täglichen Kost zu beurteilen.

Nährstoffdichte
Sie gibt das Verhältnis von Nährstoff- zum Energiegehalt an. Je höher die Nährstoffdichte, desto günstiger ist der gesundheitliche Wert eines Lebensmittels.

$$\text{Nährstoffdichte} = \frac{\text{Nährstoffgehalt (µg oder g/100 g)}}{\text{Brennwert (kJ oder MJ/100 g)}}$$

Energiedichte
Diese Größe ist definiert als Energiegehalt pro Gewichtseinheit (g oder 100 g) eines Lebensmittels. Die Energiedichte wird hauptsächlich vom Wasseranteil bestimmt. Je höher der liegt, desto niedriger ist ihr Wert und um so günstiger ist ein Lebensmittel aus gesundheitlicher Sicht.

TAB 1: NÄHRSTOFFDICHTE AM BEISPIEL VON VITAMIN C BEI KIWI UND ÄPFELN

LEBENSMITTEL	VITAMIN C	ENERGIE	NÄHRSTOFFDICHTE
Kiwi (100 g)	72 mg	234 kJ	0,31 mg/kJ
Apfel (100 g)	36 mg	628 kJ	0,06 mg/kJ

TAB 2: BEISPIELE FÜR DIE ENERGIEDICHTE VON LEBENSMITTELN

LEBENSMITTEL	ENERGIEDICHTE (KCAL/G)
Gurke	0,1
Apfel	0,5
Kuhmilch (3,5 % Fett)	0,6
Pellkartoffeln	0,7
Reis (gekocht)	1,2
Kartoffelchips	5,4

3. Gemüse und Obst – nimm „5" am Tag

Genießen Sie 5 Portionen Gemüse und Obst am Tag, möglichst frisch, nur kurz gegart oder als Saft – idealerweise zu jeder Hauptmahlzeit und auch als Zwischenmahlzeit: Damit werden Sie reichlich mit Vitaminen, Mineralstoffen sowie Ballaststoffen und sekundären Pflanzenstoffen (z. B. Carotinoiden, Flavonoiden) versorgt. Das Beste, was Sie für Ihre Gesundheit tun können.

4. Täglich Milch und Milchprodukte, einmal in der Woche Fisch; Fleisch, Wurstwaren sowie Eier in Maßen

Diese Lebensmittel enthalten wertvolle Nährstoffe wie z. B. Calcium in Milch, Jod, Selen und Omega-3-Fettsäuren in Seefisch. Fleisch ist wegen des hohen Beitrages an verfügbarem Eisen und an den Vitaminen B_1, B_2 und B_{12} vorteilhaft. Mengen von 300-600 g Fleisch und Wurst pro Woche reichen hierfür aus. Bevorzugen Sie fettarme Produkte, vor allem bei Fleischerzeugnissen und Milchprodukten.

Tipps

- Ein Glas Obst- oder Gemüsesaft zählt auch als Portion.
- Als Nachtisch öfters frisches Obst. Zwischendurch schmeckt auch Pikantes – z. B. rohes Gemüse mit Dips.
- Rohkost ist bekömmlicher, wenn das Gemüse fein geraspelt ist.
- Rohes, püriertes Gemüse verfeinert Suppen und Saucen und liefert eine Extraportion Mikronährstoffe.
- Tiefgekühltes Gemüse und Obst sind eine gute Alternative zu frischen Produkten.

Tipps

- Milchmuffel können die wichtige Calciumquelle auch in Aufläufen, Suppen, Saucen oder Desserts verarbeiten.
- Kosten Sie Milch-Mix-Getränke. Sie schmecken auch mit püriertem Gemüse, z. B. Möhren, Gurken oder Zucchini.
- Achten Sie bei Wurstwaren auf den Fettgehalt.

Info

▶ **5 AM TAG – LEICHT GEMACHT**

Frühstück:	Müsli mit Obst oder 1 Glas Obst- oder Gemüsesaft
Vormittag:	Rohes Gemüse, z.B. Paprika oder Stangensellerie mit Kräuterdip
Mittagessen:	Gedünstetes Gemüse, Obstsalat als Dessert
Nachmittag:	Ein Stück Obst
Abendessen:	Belegtes Brot mit Rohkost wie Gurkenscheiben, Tomaten oder Radieschen.

Info

▶ **ES MUSS NICHT IMMER FLEISCH SEIN**

Die DGE empfiehlt pro Woche zwei bis drei Fleischmahlzeiten à 150 Gramm und einmal Fisch. An den übrigen Tagen lässt sich der Eiweißbedarf problemlos mit vegetarischen Gerichten decken.

Pflanzliche Proteine haben zwar meist eine geringere biologische Wertigkeit (s. S. 127), weil sie nicht alle essenziellen Aminosäuren enthalten. Sie lassen sich aber durch Ergänzen mit anderen Eiweißquellen aufwerten: Zum Beispiel Kartoffeln mit Ei oder Milch. Solche Kombinationen enthalten alle essenziellen Aminosäuren im richtigen Verhältnis.

5. Wenig Fett und fettreiche Lebensmittel

Fettreiche Speisen schmecken zumeist besonders gut. Zuviel Nahrungsfett macht allerdings fett und fördert langfristig die Entstehung von Herz-Kreislauf-Leiden und Krebs. Halten Sie darum das Nahrungsfett in Grenzen. 70-90 Gramm Fett, möglichst pflanzlicher Herkunft, am Tag, d. h. ein gutes Drittel weniger als bisher, liefern ausreichend lebensnotwendige (essenzielle) Fettsäuren und fettlösliche Vitamine und runden den Geschmack der Speisen ab. Achten Sie auf das unsichtbare Fett in manchen Fleischerzeugnissen und Süßwaren, in Milchprodukten und in Gebäck.

6. Zucker und Salz in Maßen

Genießen Sie Zucker und mit Zuckerersatz hergestellte Lebensmittel bzw. Getränke nur gelegentlich. Würzen Sie kreativ mit Kräutern und Gewürzen und wenig Salz. Verwenden Sie auf jeden Fall jodiertes Speisesalz.

- Naschen ist nicht verpönt! Genießen Sie Schokolade, Pralinen, Chips oder Gebäck – aber eher selten und in kleinen Mengen.
- Naschen Sie nicht, wenn sie hungrig sind. Man verliert dann leicht das Augenmaß.
- Probieren Sie stets, bevor Sie salzen.
- Schmecken Sie pikante Speisen mit reichlich Gewürzen und Kräutern ab. Das spart Salz.

- Ein leckerer Brotaufstrich wie Kräuterquark kommt ohne Streichfett aus.
- Bei Salatsaucen lässt sich Fett sparen, wenn man sie mit Joghurt, Quark oder Dickmilch zubereitet.

Gesunde Mediterrane Kost

Von Italienern, Spaniern oder Griechen können wir in puncto Ernährung lernen. Eine Studie griechischer und amerikanischer Forscher aus dem Jahr 2003 hat gezeigt: Die traditionelle Küche der Mittelmeerländer ist fast eine Garantie für ein langes gesundes Leben. Mehrere Jahre lang wurden dort die Essgewohnheiten von 22.000 Menschen im Alter zwischen 20 und 84 Jahren untersucht.

Ergebnis: Das Risiko, an Herzinfarkt und Krebs zu sterben, sank mit ihrer Vorliebe für die traditionelle Küche.
Und die sieht so aus: Täglich Gemüse, Getreideprodukte, Früchte und Nüsse. Als Fettquelle dient vor allem Olivenöl. Eier, Fisch, Geflügel und Süßes gibt es im Schnitt nur einmal pro Woche, rotes Fleisch noch seltener.

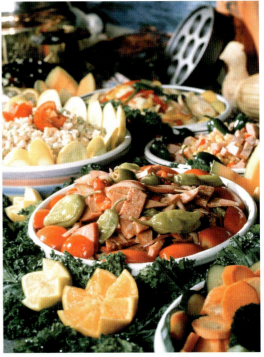

Bild 1: Italienisches Vorspeisenbüfett

7. Reichlich Flüssigkeit

Wasser ist absolut lebensnotwendig. Trinken Sie rund 1 ½ Liter Flüssigkeit jeden Tag. Alkoholische Getränke sollten nur gelegentlich und dann in kleinen Mengen konsumiert werden (bei Männern z. B. 0,5 l Bier oder 0,25 l Wein oder 0,06 l Branntwein pro Tag, bei Frauen die Hälfte davon. Dies entspricht etwa 20 g bzw. 25 ml reinem Alkohol.

8. Schmackhaft und schonend zubereiten

Garen Sie die jeweiligen Speisen bei möglichst niedrigen Temperaturen, soweit es geht kurz, mit wenig Wasser und wenig Fett – das erhält den natürlichen Geschmack, schont die Nährstoffe und verhindert die Bildung schädlicher Verbindungen.

Der Mensch kann wochenlang hungern. Ohne Flüssigkeit aber ist er schon nach zwei bis drei Tagen am Ende. Täglich verliert der Körper über Atemluft, Schweiß und mit dem Urin rund 2,5 Liter Flüssigkeit, Verluste, die ersetzt werden müssen. Die feste Nahrung liefert davon knapp die Hälfte. Die restliche Menge müssen Getränke beisteuern.

Nicht nur die bewusste Auswahl der Lebensmittel ist für eine vollwertige Ernährung wichtig, sondern auch ihre Lagerung und Zubereitung.

Hitze, Sauerstoff, UV-Strahlen und Wasser können erhebliche Nährstoffverluste verursachen. Besonders empfindlich sind Vitamine und viele sekundäre Pflanzenstoffe.

Info

▶ **Geeignete Getränke**

- Mineral- und Leitungswasser
- Ungezuckerte Kräuter- und Früchtetees
- Saftschorle
- Gemüsesäfte

▶ **In Maßen o.k.**

- Schwarzer oder grüner Tee, Kaffee
- Wein oder Bier (am besten alkoholfrei)
- Light- oder Iso-Getränke

▶ **Ungeeignete Getränke**
- Fruchtsaftgetränke
- Limonaden
- Cola-Getränke

Tipps

FÜR DEN UMGANG MIT FRISCHEM OBST UND GEMÜSE GILT:

- Stets an einem kühlen, dunklen Ort lagern und schnell verbrauchen,

- Erst kurz vor dem Essen zubereiten,

- Erst waschen und dann zerkleinern,

- Nicht lange im Wasser liegen lassen,

- Gegarte Speisen nicht warm halten, sondern abkühlen lassen und bei Bedarf wieder aufwärmen,

- Zerkleinertes Gemüse für Rohkost sofort mit Salatsauce anmachen – das schützt die Vitamine,

- Frische Kräuter erst kurz vor dem Servieren zugeben – ihr Aroma kann sich dann voll entfalten und enthaltene Vitamine werden geschont.

9. Nehmen Sie sich Zeit, genießen Sie Ihr Essen

Bewußtes Essen hilft, richtig zu essen. Auch das Auge isst mit. Lassen Sie sich Zeit beim Essen. Das macht Spaß, regt an, vielseitig zuzugreifen und fördert das Sättigungsempfinden.

Feinschmecker wissen es schon lange, ein gutes Essen braucht seine Zeit. Bei Hast und Zeitdruck bleibt der Genuss auf der Strecke. Deshalb: Auch wenn der Alltag noch so turbulent und hektisch ist, gönnen Sie sich wenigstens täglich eine Mahlzeit in Ruhe. Essen ist schließlich mehr als nur Nährstoffzufuhr, es soll entspannen und ein Stück Lebensfreude sein.

10. Achten Sie auf Ihr Gewicht und bleiben Sie in Bewegung

Mit dem richtigen Gewicht fühlen Sie sich wohl und mit reichlich Bewegung bleiben sie in Schwung – tun Sie etwas für Fitness, Wohlbefinden und Ihre Figur!

Sport hat viele positive Auswirkungen auf den Körper. Hier die wichtigsten:
- Die aktive Muskelmasse nimmt zu.
- Der Körperfettanteil verringert sich.
- Der Energieverbrauch steigt.
- Die Blutfettwerte nehmen ab.
- Pulsfrequenz und Blutdruck sinken.
- Die Beweglichkeit verbessert sich.

Info

▶ **SATT WERDEN BRAUCHT ZEIT**

Das Empfinden, satt zu sein, beginnt mit dem Einsetzen der Verdauung im Darm. Die dabei gebildeten Stoffwechselprodukte gelangen in den Kreislauf. Sie lösen entweder selbst oder vermittelt über Hormone das Sättigungsgefühl aus. Dieser Prozess beginnt aber erst 10 bis 15 Minuten nach Beginn des Essens. Da haben Schnellesser ihre Mahlzeit meist schon längst beendet. So kann man, ohne es zu merken, viel zu große Portionen vertilgen. Also: Langsam essen, sonst „überrennen" wir unsere angeborenen Sättigungsmechanismen.

Tipps

Auch der Alltag bietet viele Möglichkeiten für mehr körperliche Aktivität.

- Fahren Sie mit dem Fahrrad zur Arbeit oder zum Einkaufen.
- Benutzen Sie häufiger die Treppe.
- Machen Sie sich einen flotten Abendspaziergang zur Gewohnheit.
- Längere Radtouren am Wochenende machen der ganzen Familie Spaß.

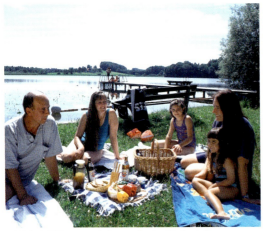

Bild 1: Warum nicht mal ein Picknick

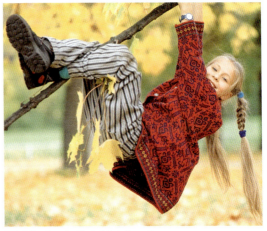

Bild 2: Auch Spiel ist Sport

2.2 Der tägliche Speiseplan

Wenn es um gesunde Ernährung ging, hatte man früher vor allem den Nährstoffgehalt der Kost im Blick. Seit einiger Zeit geht die Forschung auch der Frage nach, welche Rolle die Verteilung der Nahrung über den Tag spielt. Die bisherige Ergebnisse zeigen: Menschen, die regelmäßig Zwischenmahlzeiten essen, haben einen geringeren BMI. Werden die gewohnten Snacks wieder vom Speiseplan gestrichen, steigt der BMI deutlich an – oftmals schon innerhalb von vier Wochen.

Info

▶ **ERSTER IMBISS**
Ob Schule, Arbeit oder Freizeit! Für einen Imbiss am Vormittag sollte Zeit sein.
Er überbrückt die Zeit bis zum Mittagessen und füllt das Nährstoffkonto auf.
Anteil an der Gesamtenergie: 10 %

Tipps

SNACKS, DIE ZUR SCHULE UND AN DEN ARBEITSPLATZ MITGENOMMEN WERDEN KÖNNEN

- Stangensellerie mit Kräuterquark als Dip
- Nüsse, gemischt mit gewürfeltem Trockenobst und Rosinen
- 1/4 Zuckermelone mit 2 Scheiben magerem Schinken
- Knäckebrot mit fettreduziertem Käse, dazu eine Banane
- Vollkornbrötchen mit Putenbrust, dazu Tomaten- und Gurkenscheiben

Info

▶ **FRÜHSTÜCK**
Ein gutes Frühstück ist der beste Start in den Tag und kann sogar Morgenmuffel auf Trab bringen. Die Auswahl an Fitmachern ist groß: Müsli, Vollkornbrot, Konfitüre, Früchte, Joghurt, Tomaten, Gurken, frisch gepreßte Obstsäfte oder gelegentlich eine Eierspeise.
Da ist für jeden Geschmack etwas dabei und genügend Spielraum für Abwechslung.
Anteil an der Gesamtenergie: 25 %

InfoPlus

SO FRÜHSTÜCKT MAN IN ANDEREN LÄNDERN

Amerika
Pfannkuchen mit Blaubeeren, Spiegeleier mit Hash Browns (eine Art Kartoffelpuffer), Bagels (aus süßem Teig gebackene Ringe), Donuts (Gebäckringe – frittiert, mit Schokoladenguss)

Großbritannien
Spiegeleier, Speck, Würstchen, Tomaten, gebackene Bohnen und gedünstete Pilze; dazu Toast und Brot mit Orangenmarmelade.

Japan
Gekochter Reis, darüber kommt ein mit Sojasauce geschlagenes rohes Ei; dazu Seetang, roher, getrockneter oder gegrillter Fisch, Spinat mit Sesampastete und gesalzenes Gemüse.

Mexiko
Spiegeleier auf Tortillas (Maisfladen) mit Chilisauce oder Tomatenrührei mit grünem Chili und gebackenen Bohnen oder gerollte Tortillas mit Huhn- oder Hackfleischfüllung.

Mittelmeerländer
Weißbrot (Baguette, Brioche oder Tramezzini) und dazu Kaffee (Café au lait, Espresso oder Capuccino).

Russland
Blini (Buchweizenpfannkuchen), belegt mit Eiersalat, Sauerrahm, Weißkraut, Quark oder Heringspastete.

Vollwertig essen und trinken

Info

▶ **MITTAGESSEN**
Um die Mittagszeit fällt die Leistungskurve des Körpers ab. Sie sinkt besonders stark , wenn wir uns mittags eine große und kräftige Mahlzeit genehmigen. Für die Verdauungsarbeit strömt dann verstärkt Blut in den Bauchraum. Das Gehirn wird weniger stark versorgt und Müdigkeit stellt sich ein. Günstiger sind daher auch bei den Hauptmahlzeiten kleinere Portionen. Sie belasten den Verdauungstrakt weniger. So lässt sich das Leistungstief schneller überwinden.
Anteil an der Gesamtenergie: 30 %

Info

▶ **ZWEITER IMBISS**
Auch am Nachmittag sollte ein kleiner Snack auf dem Programm stehen. Er weckt die Lebensgeister und bringt rasch wieder in Hochform.
Anteil an der Gesamtenergie: 10 %

DAS SCHMECKT AM NACHMITTAG

- **Magerjoghurt mit frischen Früchten**
- **Ein Stück Obstkuchen**
- **Ein Glas frisch gepresster Obstsaft**
- **1/2 Grapefruit mit etwas Zucker und Frischkäse angerichtet**

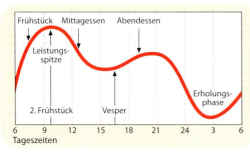

Bild 1: Verlauf der Leistungskurve

InfoPlus

GOÛTER – IMBISS DER FRANZOSEN

Franzosen sind Feinschmecker. Unsere europäischen Nachbarn haben aber nicht nur einen sensiblen Gaumen, sondern auch das richtige Gespür, wie kulinarische Genüsse am besten über den Tag verteilt werden. Weit verbreitet ist bei ihnen die Sitte des so genannten Goûter; eine leichte Zwischenmahlzeit, die am späten Nachmittag eingenommen wird.

Ein Snack im Sinne von Curry-Wurst oder Hamburger ist das aber nicht. Auf den Tisch kommen meist Getreideprodukte, Milchprodukte, Obst und Getränke wie Tee, Fruchtsäfte und Wasser. Damit ergibt sich für die Nährstoffbilanz des Goûter ein sehr günstiges Bild. Es liefert vor allem Kohlenhydrate, nur wenig Fett und reichlich Mikronährstoffe. „Zwischenmahlzeiten können helfen, das immer noch vorhandene Missverhältnis von Kohlenhydraten und Fett in unserer Kost zu verbessern," sagt Sandra Drummond vom Centre for Nutrition & Food Research an der Queen Margaret University in Edinburgh.

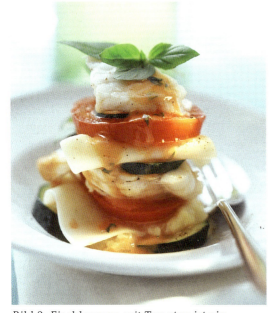

Bild 2: Fischlasagne mit Tomaten ist ein ausgewogenes Mittagessen

2 Gesunde Kost für Teenies und Erwachsene

Info

▶ **ABENDESSEN**

Ein Abendessen sollte reichlich Kohlenhydrate enthalten. Ob kalt oder warm, spielt keine Rolle. Geeignet sind: Salate, leichte Nudel- oder Reisgerichte, aber auch belegte Brote, ergänzt durch Rohkost oder knackige Gemüsestückchen. Solche Mahlzeiten bringen dem Körper eine angenehme Sättigung und damit gute Voraussetzungen für einen ruhigen Schlaf.
Anteil an der Gesamtenergie: 25 %

Tipps

DAS SCHMECKT AM ABEND

- **Brokkolisalat mit Champignons**
- **Thunfischsandwich mit Feldsalat**
- **Tagliatelle mit Zucchini**

InfoPlus

ESSEN ALS DROGE

Schokolade, Sahnetorte oder Chips! Verlockungen, denen viele Menschen immer wieder erliegen – vor allem bei Stress, Kummer oder ähnlichen Belastungen. Und tatsächlich! Sie fühlen sich danach wohler und sind deutlich besser drauf. Hirnforscher können diesen Effekt erklären. Der kleine Kick wird durch einen Botenstoff im Gehirn hervorgerufen, das Serotonin.

Dieser „Glücksbringer" entsteht im Organismus aus der Aminosäure Tryptophan. Lebensmittel, die reichlich Kohlenhydrate oder Fett enthalten, erhöhen den Tryptophanspiegel im Gehirn und das bedeutet freie Bahn für den Serotonin-Flash. Viele Menschen haben gelernt, seelische Probleme mit dieser Art von „Seelennahrung" zu beheben. Das kann so zwanghaft werden, dass Mediziner von einer Sucht sprechen. Auffallend ist, dass solche Personen zu den regelmäßigen Mahlzeiten normal essen. Erst gegen Abend beginnen sie, oft 800 und mehr Kalorien als Snacks zu vertilgen.

Der sanfte Weg zu gesunder Kost

Es ist immer wieder dasselbe. Da ist der Entschluss gefasst, sich gesünder zu ernähren. Und was tun die meisten Menschen? Sie stellen ihren Speiseplan von einem Tag auf den anderen komplett um: Reichlich Vollkornprodukte, Salate, Obst und Gemüse. Das endet oft in Enttäuschung. Der Organismus, jahrelang an ganz andere Nahrung gewöhnt, beginnt zu rebellieren. Statt mit Wohlgefühl reagiert er mit Blähungen, Völlegefühl und Verstopfung. So mancher gibt auf, weil er meint, gesunde Kost bekomme ihm eben nicht. Solcher Frust muss nicht sein, wenn man dem Körper Zeit gibt, sich anzupassen. Bis zu einem Jahr kann das dauern.

1. Erhöhen Sie die täglichen Obst- und Gemüserationen – z. B. um einen Apfel oder eine Portion Salat. Halten Sie das ca. zwei Monate lang durch. Während dieser Zeit verkürzt sich die Magen-Darm-Passage und die Zusammensetzung der Verdauungssäfte ändert sich.

2. Verringern Sie – wieder über ca. zwei Monate – den Fettverzehr. Essen Sie noch etwas mehr Obst und Gemüse, auch frische, unverarbeitete Produkte.

3. Steigen Sie bei Brot, Nudeln und Reis erst jetzt auf Vollkornprodukte um. Lassen Sie sich Zeit, die Darmflora muss sich auf die wesentlich höhere Menge an Ballaststoffen einstellen. Wie lange diese Phase dauert, ist individuell unterschiedlich. Machen Sie erst weiter, wenn sich Ihr Körper gut daran gewöhnt hat.

4. Schränken Sie jetzt Ihren Fleischverzehr auf zwei bis drei Mahlzeiten pro Woche ein. Bringen Sie einmal wöchentlich Seefisch auf den Tisch.

5. Zum Schluß kann man es mit Frischkornmüsli versuchen. Wer das nicht mag, macht einfach nur bis zum vierten Schritt mit. Bereits bei dieser Stufe hat die Kost das Attribut „sehr gesund" verdient.

TAB. 1: TAGESKOSTPLAN FÜR EINE 19-JÄHRIGE FRAU

MAHLZEIT	ENERGIE (kJ)	EIWEISS (g)	FETT (g)	KOHLENHYDRATE (g)
FRÜHSTÜCK				
2 Scheiben Vollkornbrot	723	6	1	33
15 g Butter	475	-	12,5	–
2 Scheiben Schnittkäse (30 % Fett i. Tr.)	592	14	8,5	–
1 Glas Orangensaft	410	1,5	0,5	22
Summe	**2200**	**21,5**	**22**	**55**
ERSTER IMBISS				
1 Becher Joghurt (1,5 %)	303	6	2,5	7
1 EL Weizenkleie	110	2,5	0,5	1,5
1 kleiner Apfel	286	0,5	0,5	15,5
Summe	**699**	**9**	**3,5**	**24**
MITTAGESSEN				
1 Portion Reis (70 g)	1032)	5	2	53
Hackfleischsauce mit Paprika, Tomaten und Zwiebel	930	12	15	8
Salat (mit saurer Sahne)	135	0,5	2	2
Obstsalat (Apfel, Banane, Birne, Weintrauben, Walnüsse)	140	2	-	30
Summe	**2237**	**19,5**	**19**	**93**
ZWEITER IMBISS				
1 Stück Obstkuchen	800	5	2,5	40
1 Tasse Kaffee	-	-	-	-
Summe	**800**	**19,5**	**19**	**93**
ABENDESSEN				
Nudelsalat mit Erbsen, Karotten, Sellerie	1092	5	7	35
2 Scheiben Vollkornbrot	723	6	1	33
50 g Frischkäse (20 % Fett i. Tr.)	231	6	2,5	-
Früchtetee mit 10 g Zucker	168	-	-	10
Summe	**2214**	**17**	**10,5**	**78**
Energie- und Nährstoffbilanz des Tages	**8150**	**72**	**57,5**	**291**

2 Gesunde Kost für Teenies und Erwachsene

WEBADRESSEN MIT INFORMATIONEN ZU ERNÄHRUNGSFRAGEN

WEBADRESSE	INFORMATIONS-PROFIL
www.aid.de	Website des aid Infodienstes Verbraucherschutz, Ernährung und Landwirtschaft ist ein eingetragener Verein und seit mehr als 50 Jahren in diesen Bereichen tätig. Er wird vom Bundesministerium für Ernährung, Landwirtschaft und Verbraucherschutz unterstützt. Schwerpunkt seiner Arbeit ist die Übermittlung von Informationen in den Bereichen Ernährung, Landwirtschaft und Verbraucherschutz.
www.5amtag.de	„5 am Tag" ist eine Gesundheitskampagne, mit der Bundesbürger zu einem höheren Verzehr von Obst und Gemüse motiviert werden sollen. die Website enthält daher Infos rund um diese Lebensmittel mit vielen Ernährungstipps.
www.bfa-ernaehrung.de	Website der Bundesforschungsanstalt für Ernährung und Lebensmittel (BfEL). Deren Forschungsarbeiten sind ausgerichtet auf gesundheitlichen Verbraucherschutz im Ernährungsbereich.
www.bmelv.de	Website des Bundesministeriums für Ernährung, Landwirtschaft und Verbraucherschutz (BMELV). Im Zuständigkeitsbereich des BMELV geht es vor allem um sichere Lebensmittel, wirtschaftlich tragfähige Landwirtschaftsbetriebe sowie um einen ökologisch und sozial intakten ländlichen Raum.
www.bzga.de	Website der Bundeszentrale für gesundheitliche Aufklärung (BZgA). Die Arbeit der BZgA hat zum Ziel, Erkrankungen vorzubeugen und gesundheitsfördernde Lebensweisen zu unterstützen.
www.dge.de	Website der Deutschen Gesellschaft für Ernährung (DGE). Sie befasst sich mit allen auf dem Gebiet der Ernährung auftretenden Fragen.
www.dife.de	Website des Deutschen Instituts für Ernährungsforschung (DIfE). Diese Forschungseinrichtung untersucht Zusammenhänge zwischen Ernährung und Gesundheit von den molekularen Grundlagen bis hin zur klinischen Anwendung.
www.ernaehrung.de	Website des Deutschen Ernährungsberatungs- und Informationsnetzes (DEBInet). Dort findet man aktuelle Informationen zu verschiedenen Ernährungsfragen.
www.fao.org	Website der Food and Agriculture Organisation of the United Nations (FAO). Sie widmet sich der Frage, wie durch internationale Anstrengungen das Problem des Welthungers gelöst werden kann.
www.fei-bonn.de	Website des Forschungskreises der Ernährungsindustrie e. V. (FEI). Der FEI ist die zentrale Koordinierungsstelle von gemeinsamen Forschungen der deutschen Lebensmittelindustrie.
www.fke.de	Website des Forschungsinstituts für Kinderernährung (FKE). Es untersucht die zusammenhänge zwischen Ernährung, Wachstum und Stoffwechsel von Kindern und Jugendlichen. Diese Arbeiten werden durch das Ministerium für Innovation, Wissenschaft und Technologie des Landes NRW finanziert.
www.NutriInfo.de	Website des Landesbetriebs Hessisches Landeslabors (LHL). Hier findet man umfassende Informationen zur Lebensmittelkunde und Lebensmitteltechnologie.
www.oege.at	Website der Östereichischen Gesellschaft für Ernährung (ÖGE).
www.oekolandbau.de	Website des Bundesprogrammes Ökolandbau. Bietet Informationen zu allen Fragen der biologischen Landwirtschaft.
www.sge.ch	Website der Schweizerischen Gesellschaft für Ernährung (SGE).
www.talkingfood.de	Website der Kampagne Talkingfood. Sie richtet sich vor allem an Jugendliche zwischen 12 und 20 Jahren und soll deren Interesse an Fragen der gesunden Ernährung wecken.

Und jetzt Sie!!!

1 „Richtige Ernährung ist Gesundheitsvorsorge". Erläutern Sie diese Behauptung an mindestens fünf eigenen Beispielen.
Tipp: Informieren Sie sich zur Beantwortung dieser Frage auch auf der Seite 359.

2 Ordnen Sie folgende Lebensmittel ihrer Stellung in der dreidimensionalen Ernährungspyramide zu. Begründen Sie Ihre Entscheidung ausführlich.
Feldsalat, Gouda-Käse, Vollkornbrot, Lachs, Butter, Limonade, Speck, Walnussöl, Marmorkuchen, Orangensaft, Eier.

3 Der Ernährungskreis der DGE teilt Lebensmittel in Gruppen ein. Finden Sie mithilfe der Nährwerttabelle ab S. 464 heraus, welche Nährstoffe vorwiegend in den jeweiligen Gruppen vertreten sind. Leiten Sie daraus die Empfehlungen für die Nährwertrelation ab.

4.1 Schreiben Sie die zehn Regeln für gesunde Ernährung auf einem Plakat zusammen. Veranschaulichen Sie jede einzelne Regel mit passenden Fotos, Zeichnungen usw.
4.2 Stellen Sie – ohne jede Berechnung – einen Dreitageskostplan auf, der diese zehn Regeln befolgt.
4.3 Erstellen Sie aus dem Gedächtnis Ihren eigenen Speiseplan der letzten zwei Tage. Welche der Regeln haben Sie eingehalten, wo sollten Sie noch etwas ändern?

5 Auf S. 370 finden Sie einen Speiseplan. Überprüfen Sie inwieweit die Regeln zwei bis sieben der „zehn Regeln für gesunde Ernährung" befolgt werden.

6 Aus einer Zeitschrift:
„.... entdecken Sie das bessere Leben! Fitness und gute Laune warten auf Sie! Meiden Sie ungesunde Lebensmittel wie Hamburger oder Sahnetorte. Frischobst, –gemüse und Vollkornprodukte sind gesund. Nur aus diesen Lebensmittelgruppen und allenfalls noch aus Pellkartoffeln und Mineralwasser sollten Sie ihren Speiseplan zusammenstellen. Verboten sind daher auch Schokoriegel, Pommes, Currywurst und ähnliche Fettschleudern....."
Nehmen Sie kritisch Stellung zu den Aussagen dieses Artikels.

7 Finden Sie weitere Tipps, wie man, möglichst ohne Geschmacksverlust, die Regel 5 der DGE: „Wenig Fett und fettreiche Lebensmittel" befolgen kann.

8 Schreiben Sie je eines der folgenden Begriffspaare auf kleine Karteikärtchen: Legen Sie diese dann zu einem Gesamt-Puzzle zusammen und erklären Sie jeweils Ihre Zuordnung der Kärtchen.

Hinweis: es gibt mehrere richtige Lösungen
- fettarme Nahrungsmittel/Milch 1,5 % Fett
- Gesundheitsvorsorge/Mangelerkrankungen
- 60 % Kohlenhydrate/Ballaststoffe
- Vollkornprodukte/5 am Tag
- täglich Milchprodukte/Osteoporose
- Obst und Gemüse/Wasser
- 30 % Fett/Nährwertrelation

Erweiterung: Sie können auch die Einzelbegriffe (und weitere Begriffspaare) auf Kärtchen schreiben und ein Memory spielen.

3 Schwanger – essen für zwei, aber richtig

Die Ernährung in der Schwangerschaft entscheidet ganz wesentlich darüber, ob ein Kind alle Voraussetzung für eine gesunde Entwicklung hat. Frauen, die schon vor der Schwangerschaft auf gesundes Essen geachtet haben, brauchen nur wenig zu verändern.

Grundsätzlich ist dabei zweierlei zu beachten.

- Der Bedarf an Energie erhöht sich nur relativ gering. Er nimmt erst ab dem vierten Monat zu. Die Deutsche Gesellschaft für Ernährung empfiehlt ein Plus von durchschnittlich 840 kJ.
- Die benötigte Menge an Vitaminen und Mineralstoffen steigt stark an – zum Teil auf das Doppelte. Die Schwierigkeit ist nun, dieses Mehr in einer nur wenig größeren Nahrungsmenge unterzubringen. Bei einigen Mikronährstoffen ist das nur schwer möglich. Das gilt vor allem für Folsäure, Eisen und Jod. Um die Versorgung sicherzustellen, erhalten Schwangere vom Arzt entsprechende Präparate.

Auf die Nährstoffdichte kommt es an
Schwangere sollten unbedingt auf Lebensmittel mit einer hohen Nährstoffdichte achten. Solche Produkte sind ganz besonders reich an Mikronährstoffen, enthalten aber nur wenig Energie. Solche „natürlichen Lightprodukte" sind frisches Obst und Gemüse, Vollkornprodukte, Kartoffeln, Milch aber auch magere Fleisch- und Fischarten.

Zunehmen! – Ja, aber wieviel?
„Essen für zwei", so lautete früher die Empfehlung für Schwangere. Ein Rat, der schon seit langem out ist. Nicht nur, weil Frauen ihre gute Figur gefährden könnten.
Viele Frauen starten bereits mit Übergewicht in die Schwangerschaft und nehmen meist auch noch zuviel zu. Der Stoffwechsel reagiert auf das Übergewicht mit einer erhöhten Produktion von Insulin. Die Auswirkungen auf das Ungeborene: Es wächst im Mutterleib überproportional und kommt mit einem erhöhten Geburtsgewicht zur Welt.
In Deutschland wiegen immer mehr Neugeborene mehr als 4000 Gramm. Mediziner sehen diesen Trend mit Sorge, denn zu große und zu schwere Neugeborene haben ein erhöhtes Risiko für ernährungsabhängige Krankheiten wie Diabetes oder Bluthochdruck.
Vor einer geplanten Schwangerschaft sollten füllige Frauen daher auf Normalgewicht abspecken. Während der Schwangerschaft sind Diäten allerdings tabu. Auch Übergewichtige sollten insgesamt mindestens sieben Kilo zunehmen. Wieviel eine Frau insgesamt zunehmen darf, hängt von ihrem Ausgangsgewicht ab, das über den BMI ermittelt wird.

TAB. 2: GEWICHTSZUNAHMEN FÜR SCHWANGERE

BMI	ERLAUBTE GEWICHTSZUNAHME
< 19,8	12,5 – 18,0 kg
19,8 – 26,0	11,5 – 16,0 kg
> 26,0	7,0 – 11,5 kg

TAB. 1: AUSGEWÄHLTE MIKRONÄHRSTOFFE – EMPFOHLENE ZUFUHR FÜR SCHWANGERE

MIKRONÄHRSTOFF	ZUFUHR	MEHRBEDARF
Pyridoxin	1,9 mg	58 %
Folsäure	600 µg	25 %
Thiamin	1,2 mg	20 %
Eisen	30 mg	100 %
Zink	10 mg	30 %

TAB. 3: EMPFOHLENE LEBENSMITTELAUSWAHL FÜR SCHWANGERE, MIT DER SIE IHR GEWICHT IM GRIFF BEHALTEN

REICHLICH	Pflanzliche Lebensmittel und Getränke
MÄSSIG	Tierische Lebensmittel
SPARSAM	Fettreiche Lebensmittel und Süßwaren

3.1 Schwangerschaft – Nährstoffe im Blickpunkt

Die meisten Schwangeren bemühen sich ernsthaft um eine optimale Ernährung. Dennoch gibt es einige Nährstoffe, bei denen die Ernährung besonders leicht ins Minus rutscht.

Folsäure
Das Vitamin wird im Körper zum Aufbau von Zellen und Gewebe benötigt. Klar, dass der Bedarf während der Schwangerschaft steigt. Ein Mangel erhöht das Risiko von Fehl- und Frühgeburten. Schlimmer noch! Tritt er schon in den ersten Wochen der Schwangerschaft auf, kann dies beim Ungeborenen zu schweren Schäden führen – vor allem „Spina bifida" oder „Anenzephalie".

Kinder mit Spina bifida haben einen offen liegenden Rücken. Bei Anenzephalie ist das Gehirn nur zum Teil ausgebildet oder fehlt ganz. Solche Mißbildungen entstehen schon in der dritten (!) Schwangerschaftswoche, wenn die Frau noch gar nicht wissen kann, dass ein Baby unterwegs ist.

Selbst bei vorbildlicher Ernährung ist die empfohlene Folsäuredosis kaum zu erreichen. Das liegt unter anderem an der Empfindlichkeit des Vitamins: Folsäure verträgt weder Hitze noch Licht, ist zudem wasserlöslich und landet meist im Kochwasser. Wie ungünstig die Versorgung ist, zeigen Zahlen einer Studie des Universitätsklinikums Charité in Berlin. 24 Prozent der Mütter von einjährigen Kindern hatten erniedrigte Folsäurewerte.

Um das Risiko von Defekten zu senken, sollten Frauen mit Kinderwunsch schon vor Beginn einer Schwangerschaft Präparate mit 400 Mikrogramm Folsäure einnehmen.

Tipps
Es gibt mit Folsäure angereichertes Kochsalz und Mehl. In den USA sind solche Produkte schon seit Jahren mit großem Erfolg im Handel. Die Zahl der Missbildungen ist seitdem deutlich gesunken.

Eisen
Als Bestandteil der roten Blutkörperchen ist Eisen unentbehrlich für die Blutbildung des Babys. Außerdem wird es für die Entwicklung des Gehirns benötigt. Eine Studie der Universitätsklinik Charité Berlin hat bei 40 Prozent aller Schwangeren einen Eisenmangel festgestellt. Um diese Lücke zu schließen, sind niedrig dosierte Eisenpräparate zu empfehlen.

Jod
In Deutschland hat sich die Versorgung mit Jod – durch die konsequente Verwendung von Jodsalz - zwar verbessert, ist aber noch immer nicht optimal. Jodmangel während der embryonalen und frühkindlichen Phase kann die geistige und körperliche Entwicklung des Ungeborenen stark beeinträchtigen. Kinder kommen dann oft mit einem Kropf zur Welt. Deshalb wird für alle Schwangeren eine Versorgung mit niedrig dosierten Tabletten empfohlen – pro Tag 100 bis 200 Mikrogramm

Calcium
Insgesamt 25 bis 30 Gramm des Mineralstoffs benötigt das Kind für den Aufbau seiner Knochen. Die für Schwangere empfohlene gemischte Kost liefert genügend Calcium, um den Bedarf Schwangerer zu decken. Wer allerdings keine Milch- und Milchprodukte verträgt, sollte mit seinem Arzt die Einnahme von Calciumpräparaten besprechen.

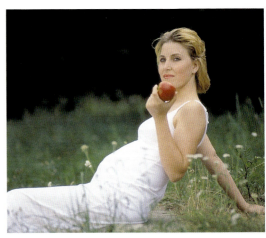

Bild 1: Gesund essen für das Ungeborene

Was sonst noch wichtig ist

Es gibt noch andere Nahrungsfaktoren, die Einfluss auf das Gedeihen des Babys haben.

Eiweiß
Der Bedarf an Eiweiß erhöht sich ab dem vierten Monat. Von da an wird eine tägliche Zulage von zehn Gramm erforderlich. Die Versorgung mit Proteinen ist bei unseren Ernährungsgewohnheiten jedoch so gut, dass mit einem Mangel kaum zu rechnen ist.

Mehrfach ungesättigte Fettsäuren
Diese Substanzen sind Bestandteile der Nerven- und Gehirnzellen sowie der Netzhaut. Sie beeinflussen daher die Entwicklung der Intelligenz und des Sehvermögens. Eine natürliche Quelle für mehrfach ungesättigte Fettsäuren ist vor allem das Fett von Kaltwasserfischen wie Lachs, Makrele oder Hering. Ein bis zwei Fischmahlzeiten sollten Schwangere daher pro Woche in ihren Speiseplan einbauen.

Empfehlungen für den Speiseplan

Eine abwechslungsreiche gemischte Kost enthält alles, was das Ungeborene für eine gesunde Entwicklung benötigt. Empfehlenswert sind fünf bis sechs Mahlzeiten pro Tag, die in ihrer Zusammensetzung so aufeinander abgestimmt sind, dass alle Nährstoffe in der benötigten Menge aufgenommen werden.

TAB. 1: ZULAGE BESTIMMTER LEBENSMITTEL IN DER SCHWANGERSCHAFT

LEBENSMITTEL	ZULAGE
Reichlich	pro Tag
Getränke	250 (ml)
Brot, Getreide (-flocken), Kartoffeln	50 g
Reis, Nudeln	50 g
Gemüse	50 g
Obst	50 g
Mäßig	Pro Tag
Milch, Milchprodukte	50 g
	Pro Woche
Fleisch	100 g
Fisch	100 g
Eier	-
Sparsam	Pro Tag
Öl, Margarine	5 g
Butter, Schokolade, Kuchen, Chips	-
Bonbons, Marmelade	-

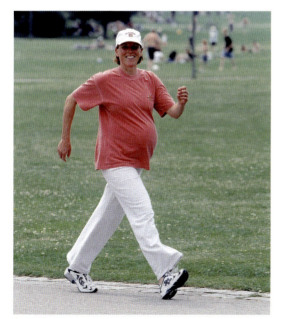

Bild 1: Bewegung ist während der Schwangerschaft wichtig

> **Info**
>
> ▶ **WENIGER SALZ – EIN ALTER ZOPF!**
>
> „Nicht zu viel trinken und beim Salz sparen". Dieser Rat wurde früher allen werdenden Müttern gegeben. Der Grund: So sollte einem während der Schwangerschaft gefürchteten Bluthochdruck vorgebeugt werden.
>
> Heute ist gesichert, dass es keinen Zusammenhang zwischen dieser Komplikation und der aufgenommen Menge an Flüssigkeit und Kochsalz gibt. Ganz im Gegenteil!
>
> Eine bewusst kochsalzarme Kost kann eher schaden. Sie wird heute von Medizinern daher selbst bei schon aufgetretenem Bluthochdruck strikt abgelehnt. Das gleiche gilt für früher dann oft verordnete Obst-Reis-Tage.

3.2 Ernährung während der Stillzeit

Stillen ist Schwerarbeit! Frauen benötigen daher während dieser Zeit noch mehr Energie und Nährstoffe als während der Schwangerschaft. Das Plus an Energie liegt bei 2,7 Megajoule an Energie. Ansonsten gelten aber die gleichen Regeln für die Schwangerschaft. Vitamin- und Mineralstoffpräparate sind nicht notwendig. Einzige Ausnahme ist Jod. Um die Versorgung sicherzustellen, wird der Arzt niedrig dosierte Jodtabletten verordnen.

TAB. 1: ZULAGE BESTIMMTER LEBENSMITTEL IN DER STILLZEIT

LEBENSMITTEL	ZULAGE
Reichlich	*Pro Tag*
Getränke	1000 ml
Brot, Getreide (-flocken), Kartoffeln	100 g
Reis, Nudeln	100 g
Gemüse	100 g
Obst	100 g
Mäßig	*Pro Tag*
Milch, Milchprodukte	100 g
	Pro Woche
Fleisch, Wurst	100 g
Fisch	100 g
Eier	-
Sparsam	*Pro Tag*
Öl, Margarine	10 g
Butter, Schokolade, Kuchen, Chips	-
Bonbons, Marmelade	-

Die Mengenangaben sind Durchschnittswerte und sollen lediglich eine Orientierung geben. Den tatsächlichen Bedarf wird jede Mutter selbst austesten. Als Faustregel lässt sich sagen: Bleibt das Körpergewicht während des Stillens konstant oder nimmt höchstens 500 Gramm pro Monat ab, ist der Bedarf an Nährstoffen und Energie gedeckt. Diäten sind während dieser Zeit nicht angebracht und können sowohl der Mutter als auch dem Kind schaden.

Fragen zum Speiseplan
Viele Mütter schränken sich oft ganz unnötig in ihrer Speiseauswahl ein. Dabei ist eine möglichst abwechslungsreiche Kost eher von Vorteil für das Baby. Es lernt so schon sehr früh unterschiedliche Geschmacksrichtungen kennen, weil jedes Lebensmittel die Muttermilch geschmacklich spezifisch prägt – eine ideale Vorbereitung auf die spätere feste Kost.

Welche Lebensmittel sind für stillende Frauen tabu?
Grundsätzlich gar keine. Empfindliche Säuglinge können eventuell auf Hülsenfrüchte, Kohl oder Zwiebeln mit Blähungen reagieren. Um das herauszufinden, sollte die Mutter das entsprechende Lebensmittel gezielt weglassen und beobachten, ob die Symptome sich innerhalb eines Tages bessern. Für einen generellen Zusammenhang gibt es keinen wissenschaftlichen Beweis.

Werden Babys wund, wenn die Mutter viel Obst isst?
Auch hier gibt es keine Studien, die einen generellen Zusammenhang belegen. Es gilt daher: Kein Verzicht auf Obst. In Einzelfällen kann sich das Wundsein durch Weglassen einer bestimmten Obstart bessern.

Sind Genussmittel erlaubt?
Täglich zwei bis drei Tassen Kaffee oder schwarzer Tee per Muttermilch sind für die meisten Babys kein Problem. Das gleiche gilt für ein gelegentliches Glas Wein, Sekt oder Bier. Allerdings sollten Mütter sich diesen Genuss nicht direkt vor dem Stillen gönnen, damit möglichst wenig der Inhaltsstoffe in die Muttermilch gelangen.
Auf Nikotin sollte die Mutter ganz verzichten. Generell sollte in Gegenwart des Kindes nicht geraucht werden, da passives Rauchen schädlich ist.

3 Schwanger – essen für zwei, aber richtig

InfoPlus

ANGEBOREN ABER NICHT VERERBT

Die Risiko für chronische Erkrankungen kann bereits während der Schwangerschaft entstehen. So manches Baby kommt mit einer Anlage zu Übergewicht oder Diabetes auf die Welt, die es nicht geerbt, sondern während dieser Phase erworben hat. Frühe metabolische (Metabolismus = Stoffwechsel) Prägung nennen Wissenschaftler dieses Phänomen.

Wegbereiter chronischer Leiden ist generell das so genannte metabolische Syndrom – ein gefährliches Bündel verschiedener Risikofaktoren. Dazu gehören vor allem ein gestörter Zuckerstoffwechsel, aber auch starkes Übergewicht, Bluthochdruck und erhöhte Blutfettwerte. Ob jemand dazu neigt, ein metabolisches Syndrom zu entwickeln, entscheidet sich bereits im Mutterleib.

Ursache sind offenbar erhöhte Hormonkonzentrationen, denen das Kind in der Schwangerschaft ausgesetzt ist. „Sie bewirken eine lebenslange Fehlprogrammierung wichtiger Regelzentren im Gehirn – zum Beispiel für Hunger und Sättigung," erklärt Prof. Dr. Andreas Plagemann von der Klinik für Geburtsmedizin an der Universität Berlin.
Auslöser kann zum Beispiel ein Schwangerschaftsdiabetes sein. Auf die dabei erhöhten Blutzuckerwerte reagiert der Organismus des Ungeborenen mit einer gesteigerten Produktion von Insulin. Er lernt bereits jetzt die Überproduktion des Hormons und behält sie lebenslang, ebenso wie den gesteigerten Appetit. Es ist später, unabhängig von seiner erblichen Veranlagung, anfälliger für chronische Stoffwechselkrankheiten.

Eine Fehlprogrammierung droht auch, wenn der Fetus im Wachstum zurückbleibt. Mögliche Ursachen sind Alkohol, Nikotin oder Fehlernährung der Mutter. Unter solchen Bedingungen wird verstärkt das Stresshormon Kortisol gebildet. Es kurbelt ebenfalls die Insulinproduktion an.

Und jetzt Sie!!!

1. **Eine Empfehlung für Schwangere lautet: „ca. 840 kJ pro Tag mehr aufnehmen".**

    1.1 Stellen Sie drei Zwischenmahlzeiten zusammen, die diese Energiemenge in etwa enthalten. Achten Sie dabei auch darauf, Nährstoffe mit einzuplanen, die für Schwangere besonders wichtig sind.

    1.2 Beurteilen Sie anhand dieser Zwischenmahlzeiten: „Wie viel mehr" ist es, was eine Schwangere aufnehmen darf? Muss sie aufpassen, dass sie auch wirklich genügend isst?

2. **Überprüfen Sie folgende Behauptungen auf ihre Richtigkeit. Verbessern Sie gegebenenfalls und begründen Sie jede einzelne Aussage**
   „Schwangere sollten besonders auf hohe Nährstoffdichte ihrer Nahrung achten".
   „Die Deckung des Bedarfs an Mineralstoffen und Vitaminen ist für Schwangere unproblematisch, aber es droht Eiweißmangel."
   „Stillende Frauen müssen ganz besonders auf ihre Ernährung achten und auf Obst, Gemüse und Genussmittel verzichten."

3. **Erläutern Sie, warum übergewichtige Frauen vor einer geplanten Schwangerschaft ihr Gewicht möglichst reduzieren sollten.**

4. **Erklären Sie, warum es so wichtig ist, während der Schwangerschaft ausreichend Folsäure aufzunehmen.**

5. **Suchen Sie in Ihrer Nährwerttabelle Lebensmittel mit hohem Folsäuregehalt.**

4 Säuglinge – gesunde Kost von Anfang an

Endlich ist das Baby da! Und natürlich will jede Mutter alles richtig machen, damit es gut gedeiht. Viel Liebe und Zuwendung braucht das Kind jetzt, aber genauso wichtig ist das leibliche Wohl.

Ernährungssünden in dieser Phase sind später oft gar nicht mehr gut zu machen und können das Risiko für chronischer Erkrankungen in späteren Jahren deutlich erhöhen.

Stillen – das Beste für Mutter und Kind
Auch wenn ein Neugeborenes rein äußerlich schon wie ein kompletter kleiner Mensch aussieht: Manche seiner inneren Organe sind noch gar nicht voll entwickelt - vor allem das Verdauungssystem sowie Leber und Niere. Bis das Kind etwa fünf Monate ist, sollte es daher nur Milch bekommen - am besten Muttermilch. Stillen hat unschlagbare Vorteile, sowohl für die Mutter als auch für das Kind.

Schadstoffe – Die Situation hat sich gebessert
Der Gehalt an Schadstoffen in Muttermilch ist in den letzten Jahren gesunken. Die Gehalte sind heute insgesamt so gering, dass die Nationale Stillkommission empfiehlt, Säuglinge vier bis sechs Monate lang ausschließlich zu stillen. Danach können Mütter bei geeigneter Beikost so lange stillen, wie sie möchten.

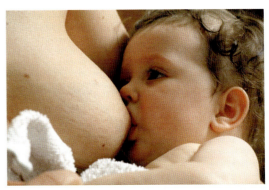

Bild 1: Stillen ist mehr als Füttern – es schafft eine Atmosphäre von Vertrauen und Geborgenheit

Info

▶ **VORTEILE FÜR DAS KIND**

Muttermilch ist den Bedürfnissen des winzigen Organismus am besten angepasst. Sie bietet:

• Perfekte Zusammensetzung der Nährstoffe,

• Leicht verdauliches Fett und Eiweiß sowie Lactose, die beim Aufbau der Darmflora hilft,

• Hoher Anteil essenzieller Fettsäuren,

• Sehr gut verwertbares Eisen,

• Abwehrstoffe, die das Immunsystem unterstützen,

• Schutz vor Allergien und späterem Übergewicht.

Info

▶ **VORTEILE FÜR DIE MUTTER**

Auch die Mutter profitiert gesundheitlich vom Stillen, ganz abgesehen davon, dass Muttermilch jederzeit hygienisch einwandfrei, in der richtigen Temperatur und preiswert zur Verfügung steht:

• Schnelleres Erreichen des ursprünglichen Gewichts,

• Bessere Rückbildung der Gebärmutter,

• Möglicherweise vorbeugende Wirkung gegen
• Krebserkrankungen – z. B. Brust- und Eierstockkrebs,

• Ersparnis von Zeit, Geld und Arbeit – Aufwendiges Zubereiten von Babynahrung erübrigt sich.

Die erste Milch – besonders wertvoll

Bis zum eigentlichen „Einschießen" der Milch – zwischen dem zweiten und dritten Tag nach der Geburt - produziert die Brustdrüse so genannte Vormilch. Sie ist cremig-gelblich und wegen ihres hohen Gehaltes an Abwehrstoffen für das Baby besonders wertvoll.

TAB. 1: NÄHRSTOFFGEHALTE VON MUTTER- UND KUHMILCH

NÄHRSTOFF	KUHMILCH (IN 100 g)	MUTTERMILCH (IN 100 g)
Eiweiß	3,3 g	1,1 g
Fett	3,8 g	4,0 g
Lactose	4,7 g	7,0 g
Eisen	46 µg	58 µg
Vitamin A	32 µg	69 µg
Vitamin C	1,7 mg	6,5 mg

Wie oft stillen?

Der Rat an die junge Mutter: Legen Sie Ihr Baby nach Bedarf an – immer dann, wenn es sich meldet. Das kann sechs- oder auch achtmal pro Tag sein. Lassen Sie es trinken, so lange es möchte. Sicherheit gibt regelmäßiges Wiegen. Im ersten Halbjahr sollte das Baby 150 bis 200 Gramm pro Woche zunehmen. Ein gesunder Säugling hat sein Gewicht nach vier bis fünf Monaten etwa verdoppelt und nach einem Jahr verdreifacht.

TAB. 2: STILLHÄUFIGKEIT IN DEUTSCHLAND

LEBENSALTER	ANTEIL GESTILLTER KINDER
< 1 Monat	70 – 90 %
1 – 2 Monate	40 – 75 %
2 – 6 Monate	25 – 40 %
> 6 Monate	5 – 30 %

Füttern mit der Flasche

Wenn eine Mutter nicht stillen kann oder will, bietet industriell hergestellte Säuglingsmilch eine gute Alternative. Das Angebot des Handels ist groß. Wer unsicher ist, sollte sich mit dem Kinderarzt beraten. Fertige Säuglingsmilch enthält alle Nährstoffe, die das Kind braucht, aber natürlich keine Abwehrstoffe gegen Infektionen.

Säuglingsanfangsnahrung

Basis der ersten Milch für den Säugling ist Kuhmilch. Es gibt zwei Arten, die sich hauptsächlich in den enthaltenen Kohlenhydraten unterscheiden.

Produkte, die als einziges Kohlenhydrat Milchzucker enthalten, sind wie Muttermilch dünnflüssig und sättigen nur kurze Zeit. Sie sind auf der Packung durch die Silbe „PRE" gekennzeichnet.

Die zweite Art Milchnahrung enthält neben Lactose zusätzlich etwas Stärke. Sie ist dadurch dickflüssiger und sättigt länger. Diese Produkte werden durch die Ziffer „1" im Namen gekennzeichnet.

Folgenahrung

Sie weicht in ihrer Zusammensetzung etwas stärker von der Muttermilch ab und ist erst ab dem fünften Lebensmonat als Milch geeignet. Gekennzeichnet wird Folgenahrung mit den Ziffern „2" und „3". Manche Produkte enthalten probiotische Milchsäurebakterien - sie sollen die Entwicklung einer gesunden Darmflora unterstützen

HA-Nahrung

Der Begriff HA steht für hypoallergen. Man gewinnt diese Produkte ebenfalls aus Kuhmilch. Bei der Herstellung wird das Eiweiß so stark denaturiert, dass sich die Allergie auslösende Wirkung verringert. HA-Nahrung kann daher helfen, Allergien vorzubeugen und wird für Säuglinge mit einem entsprechenden Risiko empfohlen.

Info

▶ **RACHITIS- UND KARIESPROPHYLAXE**

Der Vitamin-D-Gehalt von Milch ist zu gering, um den Bedarf des Kindes zu decken.
Ob Brust- oder Flaschenkind – ab der ersten Lebenswoche erhält daher jedes Baby täglich 10 bis 12,5 Mikrogramm Vitamin D – am besten kombiniert mit Fluor, um vor Karies zu schützen, normalerweise 0,25 mg pro Tag.

Vollwertig essen und trinken

Beikost nicht zu früh!
Bis das Baby fünf Monate alt ist, braucht es nichts weiter als Milch. Säfte oder Brei sind nicht nur überflüssig, sondern schaden sogar eher, denn sie erhöhen das Risiko von Allergien.

Gläschen oder selber kochen?
Für Kinderkost gelten strenge gesetzliche Bestimmungen. Die Entscheidung ob Gläschen oder selber kochen ist daher mehr eine Frage der Zeit und des Geldbeutels.

**Selber machen –
zum Beispiel Gemüse-Kartoffel-Fleisch-Brei**
Es spart Zeit und Arbeit, wenn man mehrere Portionen zubereitet und einen Teil einfriert. Der Brei ist dann etwa zwei Monate haltbar. Als Zutaten eignen sich außer Kartoffeln:

- Leicht verdauliche Gemüsesorten wie Kohlrabi, Möhren, Zucchini, Brokkoli, Blumenkohl oder Spinat,
- Mageres Fleisch von Rind, Kalb, Schwein oder Geflügel,
- Vitamin-C-reicher Saft wie zum Beispiel Orangensaft,
- Rapsöl wegen seiner sehr guten Fettsäurezusammensetzung - geeignet sind aber auch Soja- oder Maiskeimöl.

Oder doch lieber als Fertigkost
Gemüse-Kartoffel-Fleisch-Brei gibt es im Handel als Baby-Menü oder Junior-Menü. Baby-Menüs sind fein püriert und schon für Säuglinge ab dem fünften Monat geeignet. Junior-Menüs enthalten bereits größere Stückchen und können ab etwa dem achten Monat gegeben werden.

Der Fertigbrei sollte kein Salz und keine Gewürze enthalten. Auskunft darüber gibt die Zutatenliste. Grundsätzlich gilt, je einfacher die Rezeptur, desto besser.

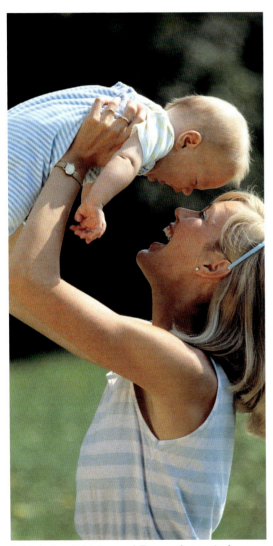

Bild 1: Auch Liebe und Zuwendung sind wichtig für das Gedeihen der Kinder

TAB. 1: ZUTATENLISTE VON FERTIGKOST

ZUTATENLISTE	
EMPFEHLENSWERTE REZEPTUR	**WENIGER EMPFEHLENSWERTE REZEPTUR**
	Kartoffeln, Gemüse
Karotten	Rindfleisch
Kartoffeln	Reis (gekocht)
Putenfleisch	Pflanzenöl
Wasser	Wasser, Magermilch
Pflanzenöl	Salz, Gewürze

Rezept

ERSTER BREI

Gemüse-Kartoffel-Fleisch-Brei (pro Portion)
90 – 100 g Gemüse
40 – 60 g Kartoffeln
30 – 45 g Obstsaft
8 – 10 g Rapsöl
20 – 30 g Fleisch

ZWEITER BREI

Vollmilch-Getreide-Brei (pro Portion)
200 g Vollmilch
20 g Getreideflocken
20 g Obstsaft oder –püree

DRITTER BREI

Getreide-Obst-Brei (pro Portion)
20 g Getreideflocken
90 g Wasser
100 g Obst
5 g Butter

INDUSTRIELL HERGESTELLTE BABYKOST

Baby-Menü
Junior-Menü
Milchfertigbrei
Getreide-Obst-Brei

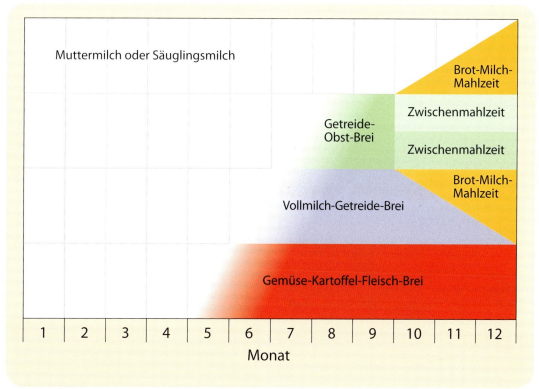

Bild 1: Ernährungsplan für das erste Lebensjahr

InfoPlus

VEGETARISCHE KOST – AUCH FÜR BABYS?

Im Säuglingsalter tritt Eisenmangel besonders leicht auf. Der Grund: Nach dem vierten bis sechsten Monat gehen die Eisenreserven des Körpers zur Neige. Andererseits ist der Bedarf wegen des raschen Wachstums besonders hoch. Ein Verzicht auf Fleisch ist für Säuglinge daher weniger empfehlenswert, denn es ist die beste Quelle für gut verwertbares Eisen.

Wollen Eltern dennoch fleischlose Kost für ihr Kind, müssen sie unbedingt auf eine ausreichende Eisenversorgung achten. Eine gute Quelle ist vor allem Vollkorngetreide, zum Beispiel Haferflocken. Den Gemüse-Kartoffel-Fleisch-Brei kann dann bei vegetarischer Kost ein Gemüse-Kartoffel-Getreide-Brei ersetzen. Ganz wichtig: Zu solchen Mahlzeiten keine Milch oder Milchprodukte geben. Das darin enthaltene Calcium verschlechtert die Verwertung des Eisens.

VEGANE KOST DER MUTTER KANN SÄUGLINGE GEFÄHRDEN

Gestillte Säuglinge von streng vegan (s. S. 397) ernährten Müttern sind besonders häufig von einem Mangel an Vitamin B_{12} betroffen. Je nachdem wie lange die Frauen sich so ernährt haben, besitzen sie keine oder nur geringe Reserven. Entsprechend niedrig ist der Gehalt ihrer Milch an Vitamin B_{12}. Wissenschaftler der Universitäts-Kinderklinik Tübingen stellten bei den Babys schwere Störungen der allgemeinen Entwicklung und des Wachstums fest.

Nach der Gabe von Vitaminpräparaten besserte sich ihr Zustand sehr rasch. Nicht unbedingt ein Grund zur Beruhigung. Es gibt Anhaltspunkte dafür, dass selbst kurze Phasen eines Mangels an Vitamin B_{12} in frühester Kindheit bleibende Schäden der Nervenfunktion und des Gehirns verursachen können.

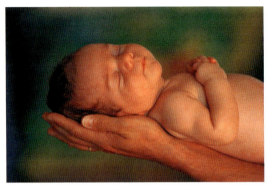

Bild 1:
Eltern tragen Verantwortung für ihre Kinder

Und jetzt Sie!!!

1. Nennen Sie je drei Vorteile des Stillens für Säuglinge und für Mütter.

2. Finden Sie aus dem folgenden „Wortsalat" zueinander passende Begriffspaare heraus. Erläutern Sie Ihre Zuordnung.
   HA-Nahrung • Milchzucker • Vormilch • PRE • „Einschießen" • Vitaminpräparate • ab 5 Monaten • Vorbeugen vor Allergien • Beikost • Rachitis

3. Frau K. bereitet zu Mittag Linsengemüse mit Salzkartoffeln und Wiener Würstchen zu. Für ihr sechs Monate altes Baby püriert sie die Linsen mit den Kartoffeln und schneidet die Würstchen in winzig feine Stückchen. Erklären Sie ihr, was sie alles falsch macht.

4. Stellen Sie selber eine Mahlzeit zusammen, die für ein sechs Monate altes Baby geeignet ist.

5. Diskutieren Sie mit Ihren Mitschülerinnen: Gläschen oder Eigenproduktion, was würden Sie als Mutter bevorzugen?

6. An welcher Aufschrift erkennen Sie, dass eine käufliche Fertigmilch für ein sieben Monate altes Kind geeignet ist?

7. Säuglinge erhalten Präparate zur Rachitisvorbeugung. Informieren Sie sich z. B. im Internet über Rachitis.

5 Gesunde Kost für Kinder

Mit etwa einem Jahr ist der Nachwuchs aus dem Säuglingsalter heraus und so weit entwickelt, dass er kräftigere Mahlzeiten braucht. Es wird also Zeit, sich von Fläschchen und Babybrei zu verabschieden.

Das Kind verträgt jetzt auch feste Nahrung und kann am Familienessen teilnehmen. Man sollte ihm aber genügend Zeit lassen, sich an die Kost der Großen zu gewöhnen. Während der letzten Monate hat es schon regelmäßig kleine Stückchen Gemüse, Obst, Kartoffeln oder Brot bekommen. Diese Mengen sollten jetzt allmählich gesteigert und gelegentlich auch durch Rohkost ergänzt werden.

Speiseplan – Rücksicht auf die Kleinen
Der kindliche Organismus kann manches der Erwachsenenkost noch nicht richtig verarbeiten – Verdauung und Gebiss sind noch nicht voll ausgebildet. Ungeeignet sind:

- Manche Kohlarten und Hülsenfrüchte,
- scharf angebratenes Fleisch,
- grobes, fest gebackenes Brot,
- stark Gewürztes oder Gesalzenes.

> **Info**
>
> ▶ **RICHTIG ZUBEREITEN**
>
> Auch bei der Zubereitung heißt es, die Bedürfnisse der Kids im Auge zu behalten.
>
> - Fleisch, Geflügel, Innereien und Fisch bekommen Kinder am besten in gedünsteter und gebackener Form.
>
> - Fett, Sahne, Eier und Zucker nur mäßig verwenden.
>
> - Gemüse, Kartoffeln, Reis und Nudeln in nur schwach gesalzenem Wasser zubereiten und für die Erwachsenen extra nachwürzen.
>
> - Statt scharfer Gewürze besser mit frischen oder tiefgefrorenen Kräutern abschmecken.
>
> - Gemüse und Fleisch mit mild gewürzten Saucen anbieten – nicht zu fett und nicht zu mehlig.

Was und wieviel
Auch bei Kindern gilt natürlich der Grundsatz, dass Lebensmittel mit hoher Nährstoffdichte am wertvollsten sind. Als Faustregel gilt dabei: Je fetter und süßer ein Produkt, desto geringer ist seine Nährstoffdichte.

Das Forschungsinstitut für Kinderernährung in Dortmund hat allgemeine Empfehlungen für die Kostpläne von Kindern entwickelt. Die darin aufgeführten Lebensmittel sind für alle Altersgruppen gleich. Unterschiede gibt es aber bei den vorgeschlagenen Mengen.

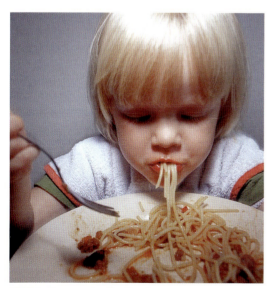

Bild 1: Essen wie die Großen

TAB. 1: GRUNDREGEL FÜR DIE LEBENSMITTELAUSWAHL	
REICHLICH:	pflanzliche Lebensmittel und Getränke
MÄSSIG	tierische Lebensmittel
SPARSAM	fettreiche Lebensmittel.

Süßigkeiten kein Tabu

Klar, Kinder naschen gerne. Süßigkeiten und Knabbereien gehören zwar nicht zu den ausdrücklich empfohlenen Lebensmitteln. Aus dem Speiseplan verbannen sollten Eltern sie aber auch nicht. Bei sonst ausgewogener Kost ist auch Platz für süße Gaumenfreuden. Als Faustregel gilt: Pro Tag sollten auf keinen Fall mehr als 600 bis 800 Kilojoule an Süßigkeiten gegessen werden. Das sind zum Beispiel sechs Bonbons, 40 Gramm Gummibärchen oder fünf Stückchen Schokolade.

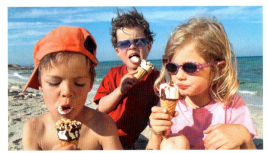

Bild 1:
Im Sommer schmeckt ein Eis

InfoPlus

GESCHMACK HAT KURZE BEINE

Im Riechen und Schmecken sind Kinder Weltmeister. Und zwar von Anfang an. Babys haben 8.000 bis 12.000 Geschmacksknospen, verteilt über die gesamte Mundhöhle. Bei Erwachsene sind es nur ein Drittel.

Wie früh sich geschmackliche Vorlieben ausbilden, zeigt eine Studie der Universität Utrecht in den Niederlanden. Erwachsene im Alter zwischen 30 und 40 Jahren sollten zwei Sorten Ketchup testen. Das eine enthielt Vanillin, das andere nicht. Ergebnis: Wer als Säugling Flaschennahrung erhalten hatte, bevorzugte das vanillinhaltige Produkt. Die Erklärung dafür war einfach. Die Studienteilnehmer waren zu einer Zeit geboren, als Säuglingsnahrung üblicherweise einen Vanillinzusatz enthielt. Wer als Baby gestillt worden war, hatte diese Geschmackserfahrung nicht.

TAB. 1: PRO TAG EMPFOHLENE MENGEN DER UNTERSCHIEDLICHEN LEBENSMITTEL FÜR DIE VERSCHIEDENEN ALTERSGRUPPEN

EMPFOHLENE LEBENSMITTEL (MIND. 80% DER ENERGIE)	ALTER (JAHRE)				
	1	2-3	4-6	7-9	10-12
Getränke	600 ml	700 ml	800 ml	900 ml	1000 ml
Brot, Getreide (-flocken)	80 g	120 g	170 g	200 g	250 g
Kartoffeln, Nudeln, Reis	80 g	100 g	120 g	140 g	180 g
Gemüse	100 g	120 ml	180 g	200 g	230 g
Obst	100 g	120 g	180 g	200 g	230 g
Milch *	300 g	330 g	350 g	400 g	420 g
Fleisch, Wurst	30 g	35 g	45 g	55 g	65 g
Eier (Stück pro Woche)	1–2	1–2	2	2	2–3
Fisch (Gramm pro Woche)	50 g	70 g	100 g	150 g	180 g
Margarine, Öl, Butter	15 g	20 g	25 g	30 g	35 g
GEDULDETE LEBENSMITTEL (MAX. 20 % DER ENERGIE)					
Kuchen, Süßigkeiten	< 50 g	< 50 g	< 50 g	< 50 g	<80 g
Marmelade, Zucker	< 10 g	< 10 g	< 10 g	< 10 g	< 20 g

*Milch kann zum Teil durch Milchprodukte ersetzt werden. Dabei entsprechen 100 ml Milch etwa 15 g Schnittkäse oder 30 g Weichkäse

5 Gesunde Kost für Kinder

Ernährungsfahrplan für den Tag
Die Empfehlungen für Kinder orientieren sich an den zehn Regeln der DGE.

- Kinder sollten jeden Tag eine warme Mahlzeit bekommen – je nach den Gewohnheiten der Familie mittags oder abends. Vorwiegend aus Gemüse mit Kartoffeln, Reis oder Nudeln. Fleisch und Fisch gibt es in kleinen Portionen.

- Kartoffeln sollte es möglichst fünfmal pro Woche geben. Als wichtiges Grundnahrungsmittel liefern sie neben Stärke hochwertiges Eiweiß sowie Mineralstoffe (Mg, K, P) und Vitamine (C, B_1).

- Reis und Nudeln gehören zweimal wöchentlich auf den Tisch – möglichst als Vollkornnudeln und Naturreis.

- Morgens und abends bekommt das Kind Milch und Brot, bestrichen mit Butter oder Margarine und belegt mit Schnittkäse oder Aufschnitt – dabei auf fettarme Sorten achten. Gelegentlich kann auch ein Ei, Konfitüre, Honig oder Nuss-Nougat auf dem Speiseplan stehen.

- Eine Alternative zu Brot und Milch bieten Müsli oder Joghurt mit Getreideflocken, frischem Obst und Nüssen. Vorsicht bei fertigen Müslimischungen – sie können bis zu 40 % Zucker enthalten.

- Für die Zwischenmahlzeit eignen sich rohes Obst und Gemüse wie Tomaten, Gurken oder Kohlrabi mit Brot. Zur Abwechslung kann es auch Kuchen, Vollkornkekse oder ein Honigbrot geben.

- Zu den Mahlzeiten und auch in der Zeit dazwischen sollten stets Getränke bereitstehen. Idealer Durstlöscher ist Wasser. Ebenfalls geeignet: Ungesüßte Kräuter- oder Früchtetees und verdünnte Obstsäfte. Nicht zu empfehlen sind Limonaden und Colagetränke. Sie enthalten viel Zucker und so gut wie keine wichtigen Nährstoffe.

Info

▶ **TAGESKOSTPLAN 1**

Frühstück:	Cornflakes mit Apfelwürfeln und Milch, Früchtetee
Imbiss:	Käsebrot, Rohkost aus Karotte und Apfel, Mineralwasser
Mittagessen	Spaghetti mit Tomaten-Sauce, Früchtetee
Imbiss:	1 Kiwi, 1 Vollkornkeks, verdünnter Orangensaft
Abendessen:	Toastbrot mit Tzaziki, verdünnter Apfelsaft

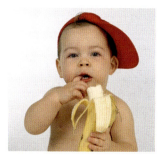

Bild 1: Schon früh sollte man Kinder an Obst gewöhnen

Info

▶ **TAGESKOSTPLAN 2**

Frühstück:	Wurstbrot und Bananenjoghurt, Malzkaffee mit Trinkmilch
Imbiss:	Obstsalat, Kräutertee
Mittagessen:	Pommes frites (im Backofen zubereitet), Frikadellen, grüne Bohnen, Mineralwasser
Imbiss:	Orange, Schokolade
Abendessen:	Brot mit Tomatenscheiben und Paprikawürfeln belegt, Buttermilch-Mix-Getränk mit Erdbeeren

Isst mein Kind genug oder vielleicht sogar zu viel?

Immer wieder stellen sich Eltern diese Frage. Es besteht keine Grund zur Besorgnis, wenn ein Kind manchmal schlechter oder auch zuweilen mehr isst als sonst. Bei gesunden Kindern reguliert sich die Nahrungsaufnahme meist ganz von selbst wieder. Gedeiht der Sprößling gut, fühlt sich wohl und ist fit, dann bekommt er garantiert alles Notwendige. Erst wenn auffällige Essgewohnheiten länger dauern und das Kind nicht genügend oder sehr stark zunimmt, sollte man den Kinderarzt oder die Ernährungsberatung aufsuchen.

Was tun, wenn Kinder keine Milch mögen oder vertragen?

Milch und Milchprodukte sind die wichtigsten Quellen für Calcium. Wenn Kinder Milch ablehnen, kann man versuchen, sie in anderen Speisen zu verstecken, zum Beispiel Aufläufen, Suppen oder Pudding.

Bei einer Kuhmilchallergie oder Lactoseintoleranz besteht diese Möglichkeit natürlich nicht. Da gilt es darauf zu achten, dass andere calciumreiche Lebensmittel häufig auf dem Speiseplan stehen. Dazu gehören Gemüse wie Brokkoli, Fenchel, Grünkohl oder Spinat. Zu empfehlen sind auch Mineralwässer mit hohem Calciumgehalt (mindestens 150 mg/l) und angereicherte reine Fruchtsäfte. Aber keine Fruchtsaftgetränke – sie enthalten zu viel Zucker. Eventuell wird der Arzt dann auch ein Calciumpräparat empfehlen.

Info

▶ **ANGEREICHERTE LEBENSMITTEL – MEHR GESUNDHEIT FÜR DIE KIDS?**

Der Markt für speziell mit Vitaminen und Mineralstoffen angereicherte Lebensmittel boomt. Besonders gesund sollen sie nach den Werbeaussagen sein, die Säfte, Müslis, Joghurts oder so genannten Süßigkeiten. Viele dieser Erzeugnisse werden speziell für Kinder angeboten. Viele Mütter kaufen sie in dem Glauben, damit etwas Gutes für ihr Kind zu tun. Für eine ausgewogene Ernährung – so die Expertenmeinung – sind diese meist auch noch recht teuren Produkte jedoch nicht notwendig.

Und jetzt Sie!!!

1. Nennen und begründen Sie fünf Regeln zur Zubereitung von Mahlzeiten für Kinder.

2. „Reichlich, mäßig, sparsam". Ordnen Sie diese Begriffe den Empfehlungen für Kinderkost zu und finden Sie jeweils zwei Beispiele für entsprechende Lebensmittel.

3. Stellen Sie fünf „süße Extras" zusammen, die jeweils höchstens 800 kJ enthalten.

4. Erstellen Sie den Plan für eine Abendmahlzeit eines Achtjährigen, der unter einer Kuhmilchallergie leidet. Die Mahlzeit soll etwa 1/3 seines Tagesbedarfs an Calcium (800 mg) decken.

5. Vitaminbonbons, Säfte, die angereichert sind mit Vitaminen und Calcium, Schokoriegel mit „einer extra Portion Milch". Beurteilen Sie den Wert derartiger Lebensmittel in der Kinderernährung.

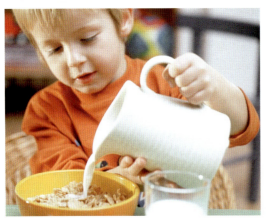

Bild 1: Kinder haben meist ein gutes Gespür, was und wie viel ihnen schmeckt

6 Senioren – gut ernährt bis ins hohe Alter

Immer mehr Menschen in unserer Gesellschaft werden immer älter. Die Lebenserwartung hat sich im letzten Jahrhundert in Deutschland für Männer um 29,6 und für Frauen um 32,2 Jahre erhöht. Männer werden heute durchschnittlich 74 und Frauen 80,3 Jahre alt.

Doch nicht nur die Jahre zählen, sondern auch die Lebensqualität. Wer bis ins Alter fit sein möchte, kann selbst sehr viel dafür tun. Die wichtigsten Faktoren sind dabei ohne Frage eine ausreichende, gesunde Ernährung und körperliche Bewegung, aber auch soziale Kontakte. Wer dieses einfache Konzept beherzigt, ist zwar nicht „for ever young", läuft aber nicht so leicht Gefahr, im Alter klapprig und hinfällig sein Leben fristen zu müssen.

Mit den Jahren wird manches anders

Manche Funktionen des Körpers verändern sich im Alter. Senioren sollten das bedenken und ihre Kost danach ausrichten.

Weniger Energie
Der Grundumsatz sinkt bei älteren Menschen. Bei gleichbleibender körperlicher Bewegung verbrauchen sie weniger Energie.
Deren Zufuhr sollte gesenkt werden – am besten durch Sparen beim Fett. Wird der gewohnte Speiseplan einfach beibehalten, ist oft Übergewicht die Folge.

Mikronährstoffe wie gehabt
Der Bedarf an Vitaminen und Mineralstoffen bleibt nahezu unverändert. Für ältere Menschen sind daher Lebensmittel mit hoher Nährstoffdichte besonders wichtig.

Der Durst lässt nach
Alte Menschen vergessen oft das Trinken, weil sie kein Durstgefühl verspüren. Am besten, morgens eine Flasche Wasser bereitstellen und bis zum Abend austrinken.

Die Verdauungsorgane leisten weniger
Die Nahrung wird nicht mehr so gut verwertet. Häufige kleine Mahlzeiten entlasten den Verdauungstrakt. Schwer verdauliche, sehr fette und blähende Speisen besser meiden. Wer nur noch schlecht kauen kann, sollte seine Mahlzeiten entsprechend zerkleinert anrichten.

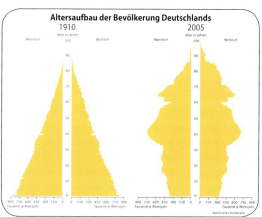

Bild 1:
Veränderung des „Lebensbaumes" in der BRD

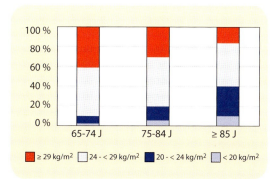

Bild 2: Frauen –
BMI in verschiedenen Altersgruppen

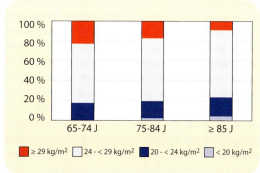

Bild 3: Männer –
BMI in verschiedenen Altersgruppen

Vollwertig essen und trinken

Unterernährung in späten Jahren

Hochbetagte Menschen sind oft unterernährt. Das zeigt eine Untersuchung des Geriatrischen Zentrums Bethanien in Heidelberg an 300 Patienten über 75 Jahren.

57 Prozent der Frauen und 60 Prozent der Männer waren untergewichtig. Ein Viertel aller Patienten zeigte bereits äußerlich sichtbare Symptome extremer Unterernährung. Sie waren stark abgemagert und hatten kaum noch Unterhautfettgewebe.

Blutuntersuchungen ergaben, dass der Vitamingehalt im Serum bei zwei Dritteln zu niedrig war. Besonders häufig mangelte es an Vitamin A und C.

Gründe dafür, dass sehr alte Menschen nicht richtig essen mögen oder können, gibt es viele:

- Es fehlt meist am Appetit. Das hat zum einen physiologische Ursachen. Im Alter verändert sich die Produktion so genannter Neurotransmitter, die das Gefühl für Hunger und Sättigung steuern.
  Außerdem nehmen viele Hochbetagte gleich mehrere Medikamente ein. Die aber beeinträchtigen oftmals das Geschmacksempfinden oder die Bildung von Speichel und nehmen so die Lust am Essen.
- Chronische Erkrankungen wie Arthrose oder Rheuma, die mit ständigen Schmerzen verbunden sind, schränken die Beweglichkeit von Armen und Händen ein. Das macht Kochen mühsam und erschwert den Umgang mit Messer und Gabel.
- Schwierigkeiten beim Kauen und Schlucken erlauben vielfach nur eine eng begrenzte Auswahl an Gerichten.
- In Alten- oder Pflegeheimen ist Personal oft knapp und kümmert sich häufig noch zu wenig um die Probleme beim Essen. Nicht selten herrschen in solchen Einrichtungen Hektik und Lärm bei den Mahlzeiten – keine Atmosphäre, in der es schmeckt. Auch die Qualität der Kost lässt noch zu wünschen übrig – ist oft eintönig und wird mit wenig Liebe serviert.

Tipps

Manche ältere Menschen tun sich schwer mit gesunder Kost. Manchmal helfen schon kleine Tricks:

- Obst und Gemüse sind wichtige Lieferanten von Vitaminen und Mineralstoffen. Viele Sorten kann man als Saft trinken. Der Körper profitiert auch dann von den wertvollen Inhaltsstoffen.

- Vollkornbrot aus feinem Vollkornmehl gebacken ist leichter verdaulich und liefert dennoch reichlich Ballaststoffe.

- Verwenden von tiefgefrorenem Gemüse erspart mühsames Vorbereiten.

- Mit tiefgefrorenen Kräutern lassen sich Speisen ohne großen Aufwand appetitlich anrichten.

- Wer einen Gefrierschrank hat, kann mehrere Portionen zubereitet einfrieren. Beim nächsten Mal ist dann schnell „gekocht".

- Auch wenn man allein lebt – gemeinsam kochen hebt die Freude am Essen und macht Appetit auf besondere Gerichte.

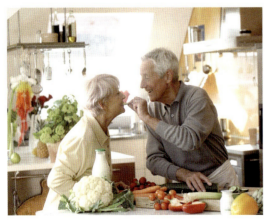

Bild 1: Gemeinsam kochen macht Spaß und hält jung

TAB. 1: TAGESKOSTPLAN FÜR EINE 72-JÄHRIGE FRAU

MAHLZEIT	ENERGIE (kJ)	EIWEISS (g)	FETT (g)	KOHLENHYDRATE (g)
FRÜHSTÜCK				
2 Scheiben Roggenbrot	940,0	6,0		46,0
15 g Butter	480,0	–	12,0	–
30 g Camembert (30 % F. i. Tr.)	300,0	7,0	4,5	–
20 g Marmelade	115,0	–	–	14,0
1 Tomate	70,0	1,0	–	3,5
2 Tassen Kaffee	–	–	–	–
SUMME	1905,0	14,0	16,5	63,5
IMBISS				
1 Becher Joghurt	303,0	6,0	2,5	7,0
SUMME	303,0	6,0	2,5	7,0
MITTAGESSEN				
Reiseintopf mit Huhn	1743,0	20,0	10,0	50,0
Kopfsalat mit saurer Sahne	135,0	0,5	2,0	2,0
2 Mandarinen	190,0	0,5	–	10,0
1 Glas Mineralwasser	–	–	–	–
SUMME	2068,0	21,0	12,0	62,0
IMBISS				
2 Tassen Tee	–	–	–	–
Kräcker (50 g)	945,0	5,5	7,0	35,0
SUMME	945,0	5,5	7,0	35,0
ABENDESSEN				
1 Scheibe Roggenbrot	470,0	3,0	–	23,0
50 g Quark (20 % F.i.Tr.)	250,0	7,5	2,5	–
Möhrenrohkost (mit Öl)	320,0	1,0	5,0	7,0
2 Gläser Mineralwasser	–	–	–	–
SUMME	1040,0	11,5	7,5	30,0
ENERGIE- UND NÄHRSTOFFBILANZ DES TAGES	6261,0	58,5	45,5	190,5

InfoPlus

SARKOPENIE – DIE MUSKELN BAUEN AB

Das Phänomen ist noch wenig bekannt, hat aber große Auswirkungen auf die Gesundheit: Mit zunehmendem Alter verringert sich die Muskelmasse, während der Fettanteil des Körpers zunimmt. Vom 20sten bis 80sten Lebensjahr gehen etwa 30 bis 40 Prozent der Muskulatur verloren. Die Ursachen sind noch nicht genau bekannt. Aber soviel ist gesichert:
- Die Synthese von Eiweiß im Muskel arbeitet weniger effektiv. Muskelzellen werden nicht mehr vollständig ersetzt.
- Die Menschen bewegen sich mit den Jahren immer weniger – die Muskeln werden kaum noch trainiert.

Die dadurch veränderte Körperzusammensetzung hat nicht nur Folgen für die gute Figur, sie birgt auch gesundheitliche Gefahren:
- Das Risiko für Diabetes nimmt zu.
- Der Mineralstoffgehalt des Knochens sinkt – damit erhöht sich die Gefahr einer Osteoporose.
- Weil Kraft und Ausdauer der Muskulatur abnehmen, steigt die Gefahr von Stürzen und Knochenbrüchen.

Gegensteuern lässt sich der Sarkopenie mit gezieltem Kraftsport. Dreimal pro Woche eine halbe Stunde reichen dafür. In manchen Städten gibt es schon Fitness-Studios, die Trainingsprogramme für Senioren anbieten.

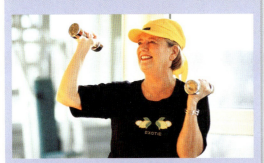

Bild 1: Hanteln kann man auch noch mit 70 stemmen

Und jetzt Sie!!!

1. „Für ältere Menschen sind Lebensmittel mit hoher Nährstoffdichte besonders wichtig."

   Begründen Sie dies
   a) mit zwei Argumenten
   b) anhand dreier Beispiele für entsprechende Lebensmittel.

2. Auf S. 387 finden Sie zwei Graphiken, die den BMI bei Frauen bzw. bei Männern in verschiedenen Altersgruppen darstellen.

   2.1 Fassen Sie die Informationen, die Sie aus diesen Graphiken erhalten, in zwei bis drei Sätzen zusammen.

   2.2 Finden Sie eine Begründung für die Änderung des BMI mit den Jahren.

3. Erläutern Sie drei mögliche Ursachen für Untergewicht speziell bei älteren Menschen.

4. In folgendem Buchstabenfeld verstecken sich Begriffe, die im Zusammenhang mit Seniorenernährung genannt werden. Sie können waagrecht, senkrecht oder diagonal nach rechts oder nach links versteckt sein. Finden und erklären Sie mindestens fünf dieser Begriffe.

A	F	I	C	H	L	E	R	E	Z	E	Q	A	C
V	I	T	A	M	I	N	G	J	S	M	S	F	V
N	B	G	P	D	V	E	R	D	A	U	U	N	G
O	I	Y	H	R	U	R	T	K	F	S	C	M	L
B	M	I	V	Z	M	G	T	J	T	K	B	O	P
J	X	A	G	L	Q	I	U	E	I	E	S	N	Q
D	U	R	S	T	G	E	F	Ü	H	L	T	R	U
W	C	B	A	L	L	A	S	T	S	T	O	F	F
B	K	W	F	P	D	H	V	D	V	Y	C	O	U
E	P	F	L	E	G	E	H	E	I	M	Z	S	X

7 Fit beim Sport

Fitness ist in. Etwa 30 Millionen Bundesbürger treiben in ihrer Freizeit regelmäßig Sport. Ob und in welcher Weise man seine Ernährung umstellen muss, hängt vor allem vom sportlichen Pensum ab.

Freizeitsport
Zwei bis dreimal wöchentlich Gymnastik, Joggen oder Tennis. Das ist gut für die Gesundheit, bringt Stoffwechsel, Herz und Kreislauf in Schwung.

Eine besondere Kost ist dafür nicht nötig, denn lediglich etwa acht Megajoule verbraucht der Körper dann pro Woche mehr. Auf eines sollte man achten: Reichlich Trinken. Auch Freizeitsportler können ins Schwitzen kommen – Flüssigkeitsverluste, die ausgeglichen werden müssen. Am besten mit Mineralwasser oder verdünnten Obstsäften.

Leistungssport
So manchen aber packt der Ehrgeiz und die Lust am Wettkampf. Leistung heißt dann die Devise. Intensives und regelmäßiges Training ist natürlich ein Schlüssel zum sportlichen Erfolg. Aber nicht allein. Auch die Ernährung ist von entscheidender Bedeutung, wenn man in Top-Form kommen und bleiben will.

Der richtige Kraftstoff
Dreh- und Angelpunkt beim Sport ist die Energie. Das ist weniger eine Frage der Menge. Der Energiebedarf für sportliche Leistungen wird oft gewaltig überschätzt. Über die Leistungsfähigkeit entscheidet vor allem, welche Art der Energiequelle die Nahrung enthält.

Kohlenhydrate machen Spitzenleistung
Das beste Muskelbenzin sind Kohlenhydrate. Sie bilden die Grundlage eines ausgeklügelten Versorgungssystems für die Muskulatur:
- Der Körper wandelt Kohlenhydrate aus der Nahrung in Glykogen (s. S. 57) um.
- Glykogen wird in bestimmten, extra für diesen Zweck vorgesehenen Speichern im Muskelgewebe „zwischengelagert".

So entsteht ein stattliches, leicht nutzbares Energiedepot von bis zu 5000 Kilojoule. Das reicht locker für ein bis zwei Stunden Laufen oder Tennis – je nach Tempo.

Info

▶ **SO TANKT MAN AUF**

Am besten füllen lassen sich die Vorratskammern im Muskel mit stärkereichen Lebensmitteln. Brot, Kartoffeln, Reis oder Nudeln sollten daher regelmäßig auf den Tisch kommen – in solchen Portionen, dass rund 60 Prozent der täglich aufgenommenen Energie aus Kohlenhydraten stammen. Das entspricht je nach Intensität des Trainings 350 bis 500 Gramm pro Tag.

TAB. 1: ENERGIEVERBRAUCH VON SPORTARTEN BEI VERSCHIEDENEN KÖRPERGEWICHTEN

SPORTART	kJ IN 30 MIN	
	55 kg	80 kg
Laufen (10 km/h)	1340	1920
Radfahren (15-20 km/h)	720	1000
Skilanglauf (mittl. Tempo, Ebene)	830	1170
Schwimmen (Brust, Kraul mittleres Tempo)	877	1250
Tennis	750	1080
Volleyball	330	500
Ballspiele (Basketball, Fußball, Handball)	960	1380

TAB. 2: KOHLENHYDRATGEHALTE VERSCHIEDENER LEBENSMITTEL

LEBENSMITTEL	PORTION	KOHLENHYDRATE (PRO PORTION)
Milchreis	200 g	42 g
Kartoffeln	200 g	38 g
Naturreis	50 g	38 g
Nudeln	50 g	36 g
Roggenmischbrot	50 g	23 g

Fette als letzte Reserve

Fett ist als Kraftstofftank nicht so ergiebig. Es bildet zwar mit 210.000 Kilojoule die größten Reserven, sie zu mobilisieren ist aber komplizierter, dauert länger und verbraucht viel Sauerstoff. Den „längeren Atem" und die beste Kondition hat, wer mit gut gefüllten Glykogenspeichern zum Sport antritt.

Sportler sollten also mit Fett geizen. Fettreiche Speisen liegen schwer im Magen und belasten den Stoffwechsel. Meist reichen 25 bis 30 Prozent der Gesamtenergie aus. Das sind grob geschätzt 70 bis maximal 80 Gramm pro Tag.

Keine Eiweißmast – nur die Qualität zählt

Stimmt: Kräftige Muskeln brauchen Eiweiß, aber nicht jeden Tag dicke Steaks und Aufbaupräparate. Normalerweise deckt ein Gramm Eiweiß pro Kilogramm Körpergewicht den Bedarf. Völlig überflüssig sind Aminosäuremixturen, wie sie häufig für Sportler als leistungssteigernd angepriesen werden.

TAB. 1: EIWEISSGEHALT VERSCHIEDENER LEBENSMITTEL

LEBENSMITTEL	EIWEISS
1 Scheibe Rindfleisch (125 g)	19 g
4 Scheiben Vollkornbrot	16 g
2 Scheiben Käse	16 g
1/4 l fettarme Milch	8 g
4 Kartoffeln (240 g)	5 g
1 Scheibe Rotbarsch (150 g)	27,3 g
2 Scheiben Corned beef (25 g)	6,3 g

Ohne Vitamine und Mineralstoffe keine Leistung auf Dauer

Mikronährstoffe sind an der Regulierung des Stoffwechsels beteiligt. Bei Sportlern kann es leicht zu Engpässen kommen. Erstens ist der Bedarf erhöht und zweitens gehen mit dem Schweiß zum Teil große Mengen, vor allem an Mineralstoffen verloren. Reichlich Gemüse und Obst sind daher ein Muss.

Hier könnte es knapp werden:

- Kalium – wichtig für die Muskelkontraktion. Bei schwerem Mangel kann es sogar zu Lähmungen kommen.

- Magnesium und Calcium – übertragen Reize zwischen Muskel- und Nervenzellen. Erste Symptome eines Mangels sind Wadenkrämpfe.

- Kochsalz – beteiligt an der Regulierung des Wasserhaushaltes. Werden Verluste nicht ausgeglichen, ermüdet der Körper schneller.

- Eisen – zuständig für den Sauerstofftransport. Zu wenig Eisen bedeutet weniger Ausbeute an Energie.

- Vitamin B – managt den Stoffwechsel der Kohlenhydrate. Sportler haben daher einen sehr hohen Bedarf.

TAB. 2: DURCHSCHNITTLICHE ZUSAMMENSETZUNG VON SCHWEISS

ELEKTROLYT	GEHALT PRO LITER
Natrium	1200 mg
Chlorid	1000 mg
Kalium	300 mg
Calcium	160 mg
Magnesium	36 mg
Phosphat	15 mg
Zink	1,2 mg
Eisen	1,2 mg

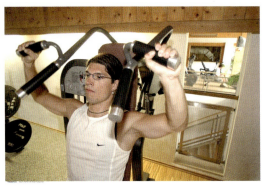

Bild 1: Auch Kraftsportler brauchen keine zusätzliche Eiweißration

Trinken bevor der Durst kommt

Beim Sport fließt der Schweiß. Bis zu drei Liter können es bei intensivem Training sein. Wer nicht rechtzeitig trinkt, macht schneller schlapp. Bereits bei einem Verlust von nur einem Liter Flüssigkeit sinkt die Leistungsfähigkeit um etwa 20 Prozent.

Deshalb: Vor, während und nach dem Sport ausreichend trinken. Geeignete Durstlöscher sind ein Mix aus magnesiumreichen Mineralwässern mit Frucht- oder Gemüsesaft - im Verhältnis 3 : 1 gemischt.

Nicht zu empfehlen sind unverdünnte Fruchtsäfte, Limonaden und Cola-Getränke.

Training und Wettkampf

Jede Sportart stellt an den Organismus unterschiedliche Anforderungen. Beim Joggen ist Ausdauer gefragt, im Fitness-Studio zählt die Kraft und beim Spielsport muss man wendig sein und schnell reagieren.

Warm-Up
Bevor es richtig losgeht, sollte sich jeder Sportler gründlich aufwärmen. Erst leichte Bewegungen, um den Kreislauf in Schwung zu bringen, danach die Muskeln mit Lockerungsübungen.

Cool-Down
Am Schluss die Übungen nicht abrupt abbrechen, sondern ausklingen lassen. Das Cool-Down ist quasi ein Warm-Up in umgekehrter Richtung. Die Belastung wird allmählich reduziert und der Pulsschlag beruhigt sich. Anschließend sorgen Dehnübungen dafür, dass sich die Muskeln wieder entspannen. Danach sollte man dem Körper Ruhe gönnen.

ESSEN VOR DEM WETTKAMPF

Am Abend vorher kohlenhydratreich essen: Reis-, Kartoffel- oder Nudelgerichte. Das Frühstück am Wettkampftag sollte leicht sein, z. B. ein Teller Milchreis mit Früchten und ein Glas Buttermilch.

Info

▶ **TRAUBENZUCKER IST OUT**

Bei großen Anstrengungen ist zwischendurch auch Süßes erlaubt: Am besten Obst, Trockenfrüchte oder Müsliriegel. Kein Traubenzucker! Er geht zwar schnell ins Blut – verschwindet daraus aber ebenso rasch wieder. Der Grund: Wegen des hohen Glucosespiegels wird Insulin ausgeschüttet. Es transportiert den Zucker in die Gewebe – und zwar so flott, dass es zu einer Unterzuckerung kommt, manchmal sogar im Gehirn. Schwindel, Schweißausbrüche und Schwäche sind die Folge.

TAB. 1: SPORTARTEN IM ÜBERBLICK

SPIELSPORT	Fußball, Handball
AUSDAUERSPORT	Laufen, Radfahren, Schwimmen
KRAFTSPORT	Gewichtheben, Kugelstoßen
KRAFTAUSDAUERSPORT	Rudern
SCHNELLKRAFTSPORT	Kurzstreckenlauf, Judo, Karate

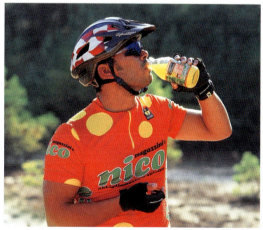

Bild 1:
Ausreichend trinken beim Sport ist wichtig

InfoPlus

DIE WEGE ZUR ENERGIEGEWINNUNG
Damit den Muskeln jederzeit Energie zur Verfügung steht, hat der Körper ein raffiniertes Versorgungsystem eingerichtet.

Ohne Sauerstoff – der schnelle Kick
Soll ein Muskel sich blitzschnell bewegen, kann der Körper nicht auf die Verbrennung von Kohlenhydraten oder Fett setzen. Sie anzukurbeln würde viel zu lange dauern. Er nutzt dann die anaerobe Energiegewinnung und hat dafür gleich doppelt vorgesorgt. In jeder Muskelzelle sind zwei energiereiche Phosphorverbindungen deponiert, und zwar:
- Adenosintriphosphat (ATP)
- Kreatinphosphat (KP).

Beim Spalten von ADP und KP wird schlagartig Energie frei. Sie reicht aber nur kurze Zeit - für höchstens sechs bis acht Sekunden. Ist diese Reserve verbraucht, hat der Körper einen zweiten Trick auf Lager. Das Glykogen des Muskels wird nicht verbrannt, sondern kurzerhand erst zu Glucose und dann zu Milchsäure abgebaut. Der Energiegewinn beträgt 2 Mol ATP. Die Ausbeute ist viel geringer als bei der Verbrennung, die Energie wird aber viel rascher freigesetzt. Sie reicht für 40 bis 60 Sekunden.

Mit Sauerstoff – langsamer aber sicher
Bei länger dauernden Anstrengungen schaltet der Körper auf aerobe Energiegewinnung – auf Verbrennung – um. Als erstes geht es dabei den Gkykogendepots an den Kragen. Die daraus freigesetzte Glucose wird zu Kohlendioxid und Wasser abgebaut, eine Reaktion, die 38 Mol energiereiches ATP liefert. Nach etwa 15 bis 20 Minuten kommt dann auch die Fettverbrennung in Fahrt. Sie liefert mit 148 Mol ATP deutlich mehr Energie als Glykogen bzw. Glucose. Die Reaktion verläuft aber deutlich langsamer, sodass sie nur etwa die Hälfte der benötigten Energie abdecken kann.

Und jetzt Sie!!!

1. **Wie lange müssten Sie**
   a) Volleyball spielen,
   b) joggen,
   bis Sie die 8000kJ verbraucht haben, die Freizeitsportler pro Woche mehr aufnehmen dürfen?

2. **Am Abend vor Marathonläufen steigt immer die so genannte Nudelparty. Heutzutage werden dabei nicht mehr nur Nudelgerichte, sondern zunehmend auch Reis- und Kartoffelgerichte angeboten.**
   Erläutern Sie, warum Marathonläufer am nächsten Tag von dieser „Nudelparty-Mahlzeit" profitieren.

3. **Im Handel werden Eiweißpräparate angeboten, die beim Muskelaufbau helfen sollen. Wie wichtig sind solche Präparate z. B. für einen Sportler, der drei mal pro Woche je eine Stunde im Fitnessstudio trainiert?**

4. **Vergleichen Sie die allgemein gültige Empfehlung zur Nährwertrelation mit den entsprechenden Empfehlungen für Sportler.**

5. **Überprüfen sie, wie gut Ihr Mineralwasser geeignet ist, Mineralstoffverluste durch Schwitzen auszugleichen.**

6. **Überprüfen Sie folgende Lebensmittel auf ihre Eignung für Sportler, vor, während oder nach einem Basketballspiel:**
   - Traubenzucker
   - Apfelsaftschorle
   - Orangensaft, frisch gepresst
   - schwarzer Tee
   - helles Brötchen
   - Mineralwasser

8 Kostformen, über die man spricht

Das Interesse an alternativen Ernährungsformen ist in den letzten Jahren gewachsen. Dafür gibt es unterschiedliche Gründe. Die einen wollen sich gesünder ernähren, andere haben vor allem religiöse und ethische Argumente und manche finden es vielleicht einfach nur schick und trendy. Die zentrale Frage dabei ist jedoch unabhängig von den Motiven: Wie sind diese Kostformen aus ernährungsphysiologischer Sicht zu beurteilen?

> **Info**
>
> „Solange es Schlachthäuser gibt, wird es Schlachtfelder geben"
> Leo Tolstoj (russ. Schriftsteller, 1828–1910)
>
> „Man darf nicht essen, was ein Gesicht hat"
> Paul McCartney (Popstar und Ex-Beatle)

8.1 Vegetarische Ernährung

Fleisch oder Wurst? Nein danke! Immer mehr Menschen liebäugeln mit der „grünen Küche". Manchen haben BSE und Skandale um Medikamente im Tierstall den Appetit auf Steak und Braten verdorben. Häufig werden aber auch religiöse oder ethische Gründe angegeben.

Auffallend dabei: Hauptsächlich Frauen interessieren sich für die fleischlose Alternative und sind auch bereit, danach zu leben. Die Männerquote beträgt bei Vegetariern nach einer Erhebung der Vegetarian Society in Großbritannien nur knapp 30 Prozent. Andere Untersuchungen kommen zu etwas höheren Zahlen – aber mehr als 40 Prozent sind es nie.

Auch wenn heute vor allem Frauen auf vegetarisch stehen, Begründer dieser Kostform bei uns in Europa war ein Mann: Pythagoras, der griechische Philosoph und Mathematiker (570-480 v. Chr.). Der grübelte nicht nur über geometrischen Figuren, sondern dachte auch über allgemeine Fragen des Lebens nach. Für ihn waren Tiere „beseelte" Geschöpfe, die man nicht einfach essen durfte.

Über 70 Prozent der Vegetarier lehnen noch heute den Genuss von Fleisch aus ethischen Motiven ab. Sie verurteilen die Bedingungen bei Aufzucht und Transport der Tiere als Schinderei und das Schlachten als grausamen Akt.

Die grüne Kost wird salonfähig

Vorreiter des modernen Vegetarismus ist Großbritannien mit einer mehr als 150jährigen Tradition. Dort leben mittlerweile sieben Prozent der Bevölkerung vegetarisch. Innerhalb von Europa ist das mit Abstand die höchste Quote. In Deutschland etablierte sich die vegetarische Ernährung Ende des 19. Jahrhunderts. Noch bis vor wenigen Jahren waren Vegetarier bei uns allerdings eher eine gesellschaftliche Randgruppe. Nach einer Untersuchung der Gesellschaft für Konsumforschung (GfK) in Nürnberg aus dem Jahr 1983 ernährten sich damals 0,6 aller Bundesbürger vegetarisch, also nur etwa 360.000 Menschen.

Das hat sich inzwischen gründlich geändert. Die Schar der Anhänger von Pflanzenkost ist auf fast drei Millionen gewachsen. „Nimmt man noch Halbvegetarier hinzu, mit nur gelegentlichem Verzehr von Fleisch und Fisch, dürfte die Zahl noch höher liegen," schätzt Claus Leitzmann vom Institut für Ernährungswissenschaft der Universität Gießen.

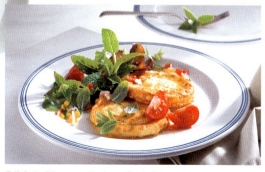

Bild 1: Vegetarische Gerichte – eine schmackhafte Alternative zur Mischkost

Info

▶ VEGETARIER: WER ISST WAS?

Basis jeder vegetarischen Ernährung ist Pflanzenkost: Gemüse, Obst, Kartoffeln, Reis, Hülsenfrüchte oder Getreideprodukte. Je nachdem, ob und welche Lebensmittel zusätzlich erlaubt sind, gibt es unterschiedlich strenge Varianten:

Ovo-Lacto-Vegetarier
Als Ergänzung zur Pflanzenkost verschmähen sie keine von lebenden Tieren gelieferten Lebensmittel – sowohl Milch und Milchprodukte als auch Eier dürfen mit auf den Speiseplan.

Lacto-Vegetarier
Sie verzichten auf Eier.

Veganer
Sie sind wahre Hardcore-Vegetarier und verzehren ausschließlich Pflanzliches. Tabu sind alle vom Tier stammenden Nahrungsmittel, sogar Honig. Viele lehnen zudem tierische Materialien ab – z. B. Leder oder Seide. Etwa zehn Prozent der Vegetarier essen vegan.

Rohköstler
Es geht noch strenger. Rohköstler haben eine ähnliche Lebensmittelauswahl wie Veganer, essen aber nichts Gekochtes.

Gelegenheitsvegetarier
Sie schränken ihren Fleischkonsum auf 2 bis 3 Mahlzeiten pro Monat ein und essen dafür mehr Gemüse, Obst und Getreide

Halb-Vegetarier
Sie verzichten auf Fleisch, gönnen sich aber oft und reichlich Süßigkeiten, Kuchen, Chips und andere kalorienreiche Nahrungsmittel.

Ist fleischlos auch gesund?

Vegetarische Kost ist heute durchaus gesellschaftsfähig. Niemand wird mehr schief angesehen, weil er keine Bratwurst auf seinem Teller duldet. Aber ist diese Kost auch gesund?

In Deutschland begannen die Arbeiten zu dieser Frage in den 80er Jahren mit Forschungsarbeiten der Universität Gießen, des Krebsforschungszentrums Heidelberg und des Bundesgesundheitsamtes in Berlin. Die Ergebnisse sind durchweg positiv – allerdings nur für die gemäßigten Vegetarier.

Gute Karten für die Lacto- und Ovo-Lacto-Vegetarier

Eine vegetarische Kost, die Milch und Milchprodukte, gegebenenfalls auch Eier, einbezieht, deckt den Nährstoffbedarf problemlos und hilft so manche Ernährungssünde vermeiden.

Übergewicht futtert man sich garantiert nicht an. Vegetarier sind normalerweise schlank. Blutdruck und Cholesterinspiegel sind zudem im Vergleich zur Normalbevölkerung meist deutlich niedriger. Beides bedeutet ein erheblich geringeres Risiko für chronische Erkrankungen.

Gut belegt ist die Schutzwirkung von Obst und Gemüse für Herz-Kreislauf-Leiden. Inzwischen liegen auch wissenschaftlicher Arbeiten vor, die eine vorbeugende Wirkung bei Rheuma, Diabetes und Alzheimer zeigen. Das sind noch keine endgültigen Belege, aber sehr viel versprechende Hinweise.

TAB. 1: DURCHSCHNITTLICHE AUFNAHME VON VITAMINEN BEI VEGETARIERN – ERGEBNISSE EINER STUDIE DER UNI GIESSEN

MIKRONÄHRSTOFF	AUFNAHME PRO TAG
Vitamin A	0,32 mg
ß-Carotin	9,88 mg
Vitamin E	16,52 mg
Vitamin C	141,20 mg
Vitamin B_1	1,68 mg
Vitamin B_2	1,54 mg
Vitamin B_6	2,18 mg

Eisen? – Kein Problem

Anders als oft behauptet gibt es normalerweise auch keine gefährlichen Engpässe bei der Versorgung mit Eisen. Zwar wird es aus pflanzlichen Produkten weniger gut verwertet. Die schlechte Verfügbarkeit lässt sich aber durch Vitamin C verbessern. Bereits durch ein Glas Orangensaft – entspricht etwa 50 Milligramm Vitamin C - verdoppelt sich die Resorption. Den gleichen Effekt hat die Kombination eisenreicher mit Vitamin-C-haltigen Lebensmitteln: Erbsen mit Brokkoli, Linsen mit Kartoffeln, Feldsalat mit rotem Paprika.

TAB. 1: EISENGEHALTE PFLANZLICHER NAHRUNGSMITTEL

NAHRUNGSMITTEL	GEHALT (mg/100 g)
Hefeflocken	16,0
Weizenkleie	16,0
Sesam	11,0
Sauerampfer, frisch	8,5
Leinsamen	8,2
Sonnenblumenkerne	6,3
Straucherbsen, reif	5,8
Haferflocken	5,4
Vollkornnudeln	3,9
Tofu	3,7
Roggenvollkornbrot	3,3

(Quelle: Souci-Fachmann-Kraut, 2000)

Eisen in der Schwangerschaft

Während der Schwangerschaft verdoppelt sich der Bedarf an Eisen. Das ist selbst mit Mischkost kaum zu schaffen (s. S. 205). Vegetarierinnen sollten daher unbedingt ihren Eisenstatus ärztlich kontrollieren lassen.

Info

▶ **FLEISCHLOS AUCH FÜR DIE KIDS?**

Bei überzeugten Vegetariern bekommt auch der Nachwuchs Pflanzenkost. Dagegen gibt es keine Bedenken. „Für Kinder ist eine vegetarische Ernährung, die lediglich Fleisch und Fisch ausklammert, zu vertreten," so die Einschätzung des Forschungsinstituts für Kinderernährung in Dortmund. Mit Fleisch ist eine optimale Ernährung zwar leichter. Die Gefahr von Defiziten besteht nicht.

Vegane Kost – Gefahr von Defiziten

Knapp zehn Prozent der Vegetarier praktizieren diese strenge Variante. Gleich bei einer ganzen Reihe von Nährstoffen besteht die Gefahr von Versorgungslücken.

Risiken birgt insbesondere der Verzicht auf Milch und Milchprodukte – die wichtigsten Quellen für Calcium. Ohne diese Lebensmittel kann der Bedarf nicht gedeckt werden. Gleiches gilt für Vitamin D. Groß ist auch die Wahrscheinlichkeit eines Mangels bei Vitamin B_{12}, denn es kommt nur in tierischen Lebensmitteln vor.

Bei reiner Pflanzenkost entstehen unweigerlich Defizite. Sie treten um so früher auf, je kleiner die Körperspeicher und je größer der Bedarf ist. Aus diesem Grund sind auch die gestillten Säuglinge von vegan ernährten Müttern besonders häufig von einem Mangel betroffen.

Die Position der DGE: Bei Personen mit erhöhtem Nährstoffbedarf ist von einer veganen Lebensweise dringend abzuraten. Das sind vor allem schwangere und stillende Frauen, ältere Menschen und Kinder. Wenn überhaupt dann ist diese Kostform für gesunde Erwachsene mit fundiertem Wissen in Sachen Ernährung geeignet.

InfoPlus

Vegetarier leiden nicht häufiger als andere Menschen an einem Eisenmangel. Das ergab eine Untersuchung am Institut für Lebensmittelwissenschaft der Universität Hannover. Im Vergleich zu Fleischessern haben sie zwar etwas geringere Eisenspeicher. Das wird aber heute eher als Vorteil gesehen. Der Grund: Eisen wirkt als Oxidationsmittel. Es fördert daher im Körper die Bildung freier Radikale und die wiederum begünstigen das Entstehen von Krankheiten wie Arteriosklerose oder Alzheimer.

Abenteuer grüne Küche

Vegetarische Kost ist weder exotisch noch geheimnisvoll. Die entsprechenden Lebensmittel gibt es größtenteils in jedem Supermarkt. Auch die Kochkunst haben Vegetarier nicht neu erfunden. Es wird gebraten, gedünstet oder gegrillt wie in der herkömmlichen Küche. Man braucht auch nicht gleich jedes gewohnte Rezept über Bord zu werden. Oft wird daraus durch Austausch nur weniger Zutaten ein vegetarisches Gericht.

Die vegetarische Pyramide

Neueinsteigern gibt sie eine gute Orientierung beim Planen der Mahlzeiten und für den Einkaufszettel. Das Prinzip ist einfach: Je weiter unten ein Lebensmittel in der Pyramide steht, desto häufiger sollte es auf den Tisch kommen.

Die Basis
Grundlage der Kost sind Gemüse und Obst (mindestens 500 g pro Tag), Getreide, Brot, Reis, Nudeln, Kartoffeln sowie Hülsenfrüchte.

Regelmäßig aber mäßig
In diese Kategorie fallen Nüsse, Samen, Pflanzenöle, Milch und Milchprodukte.

Sparsam verwenden
Butter, Sahne, Zucker, Konfitüre, Honig, Alkohol und Süßigkeiten..

TIPPS FÜR DEN EINKAUF

Vegetarische Kost lebt von der Frische. Mit welken Möhren und schlappem Salat lassen sich keine schmackhaften Gerichte zaubern.

- Obst und Gemüse immer so frisch wie möglich kaufen. Frisch und knackig sollte es sein. Druckstellen, Verfärbungen oder welke Blätter sind ein Zeichen für zu lange Lagerung. Beste Qualität liefert meist Saisonware aus der Region.

- Tiefkühlware ist eine gute Alternative. Vom Nährwert her ist sie mit Frischware zu vergleichen.

- Besser als ihr Ruf sind Konserven. Durch das Sterilisieren leidet zwar der Vitamingehalt. Das lässt sich aber durch frische Kräuter ausgleichen.

Vegetarische Menüs – auch für Genießer

Im Frühling
Wildkräutersalat
Kerbelsuppe
Kartoffelgratin mit Frühlingszwiebeln
Rhabarbermousse

Im Sommer
Bunter Salatteller
Gemüsesuppe
Gefüllte Weinblätter
Obstsalat

Im Herbst
Chicoréesalat
Selleriefrischkost mit Äpfeln
Grüne Nudeln mit PinienkernSauce
Kürbis-Orangen-Dessert

Im Winter
Endiviensalat mit Nüssen
Brokkolicremesuppe
Linsen-Weizen-Curry
Gefüllte Äpfel

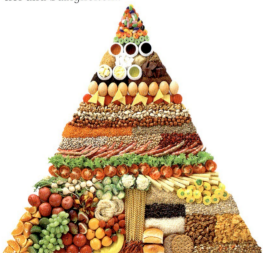

Bild 1: Die vegetarische Pyramide

8.2 Vollwert-Ernährung

Das Gießener Konzept der Vollwert-Ernährung stammt aus den 70er Jahren des 20. Jahrhunderts. Es gründet auf den Theorien des Mediziners Werner Kollath (1892-1970). Deren zentrale Botschaft: Lebensmittel sollten möglichst unverarbeitet sein. Nur dann sind sie vollwertig und damit hochwertig.

Vollwert-Ernährung ist definiert als überwiegend „lakto-vegetabile" Kost. Das bedeutet für den Speiseplan: Es werden pflanzliche Lebensmittel bevorzugt und zusammen mit Milch oder Milchprodukten verzehrt. Fleisch, Fisch und Eier spielen nur eine geringe Rolle.

Im Unterschied zu den offiziellen Richtlinien definiert die Vollwert-Ernährung umfassender und berücksichtigt nicht nur gesundheitliche Aspekte, sondern auch die Umwelt- und Sozialverträglichkeit. Eine ganze Reihe der im Grundsatzkatalog verankerten Forderungen beziehen sich daher auf die Produktion und Vermarktung von Lebensmitteln.

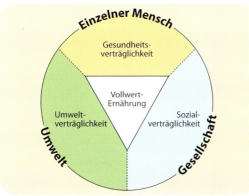

Bild 1: Bezugssysteme und Ansprüche in der Vollwert-Ernährung (von Koerber, Männle und Leitzmann 2002)

> **Info**
>
> ▶ **ALLGEMEINE ZIELE DER VOLLWERT-ERNÄHRUNG**
> • Hohe Lebensqualität, besonders Gesundheit,
> • Schonung der Umwelt,
> • Förderung der sozialen Gerechtigkeit – weltweit

Die zwölf Grundsätze der Vollwert-Ernährung

Sie wurden auf der Basis einer ganzheitlichen Sichtweise von Ernährung von Leitzmann, Koerber und Männle entwickelt.

1. Pflanzliche Lebensmittel bevorzugen.
2. Gering verarbeitete Lebensmittel wählen.
3. Reichlich unerhitzte Frischkost essen.
4. Genussvolle Speisen aus frischen Lebensmitteln und mit wenig Fett zubereiten.
5. Lebensmittel mit Zusatzstoffen vermeiden.
6. Produkte aus bestimmten Technologien vermeiden (Gentechnik oder Bestrahlung).
7. Möglichst nur Lebensmittel aus anerkannt ökologischer Landwirtschaft verwenden.
8. Saisonware aus regionaler Herkunft kaufen.
9. Unverpackte oder umweltschonend verpackte Lebensmittel wählen.
10. Umweltverträgliche Produkte und Technologien unterstützen.
11. Tierische Lebensmittel nur selten verzehren, um Veredelungsverluste zu verringern.
12. Agrar-Erzeugnisse bevorzugen, die unter sozialverträglichen Bedingungen erzeugt, verarbeitet und vermarktet werden.

Gesundheitliche Bewertung

Es gibt bei der Vollwert-Ernährung zwei Varianten. Die vegetarische Form entspricht von der Lebensmittelauswahl her einer ovo-lacto-vegetabilen Kost. Wie die zu bewerten ist, wurde schon besprochen. Wer die Mischkost-Variante wählt, verzehrt zusätzlich zu Pflanzenkost, Milch und Milchprodukten pro Woche bis zu zweimal Fleisch, einmal Fisch und maximal zwei Eier. Das entspricht im Wesentlichen den Empfehlungen der DGE und damit einer optimalen Kost. Zusätzlich leisten Vollwertköstler durch ihr ganzheitliches Verständnis von Ernährung einen Beitrag zur Schonung der Umwelt und für mehr soziale Gerechtigkeit.

Einzelne Kernpunkte – näher betrachtet

Generell gilt: Die Grundsätze der Vollwert-Ernährung sind nicht als starre Regeln oder gar Verbote zu verstehen, sondern als Empfehlungen. Strenge Dogmen lehnen Leitzmann und seine Mitarbeiter ab, wohl wissend, dass gelegentliche „Sünden" nicht schaden.

Geringer Verarbeitungsgrad als Qualitätskriterium
Für Verfechter der Vollwert-Ernährung ist eine Veränderung des ursprünglichen Lebensmittels meist gleichbedeutend mit einer Minderung des gesundheitlichen Wertes. Oft kommt es ja tatsächlich zu Nährstoffeinbußen. Ein Beispiel ist das Abtrennen von Mikronährstoffen bei hoch ausgemahlenen Mehlen. Als Maßstab für die Bewertung von Lebensmitteln dient daher der Verarbeitungsgrad. Danach sind sie in der Orientierungstabelle geordnet.

Reichlich unerhitzte Frischkost
Frischkost wird deshalb so hoch bewertet, weil sie noch sämtliche essenziellen und gesundheitsfördernden Stoffe enthält. Dabei gibt es allerdings Ausnahmen. Manchen Lebensmitteln bescheinigt auch die Vollwerternährung, dass sich ihre Qualität durch Erhitzen verbessert. Das gilt zum Beispiel für Kartoffeln, die erst nach dem Garen verdaulich sind. Oder Hülsenfrüchte – sie enthalten gesundheitsschädliche Stoffe, die durch Hitze zerstört werden.

Empfehlungen zu Lebensmittelauswahl

- Getreide und Getreideprodukte aus Vollkorn bevorzugen, Erzeugnisse aus hoch ausgemahlenen Mehlen nur selten verwenden.

- Gemüse und Obst reichlich verzehren, einen großen Teil als Frischkost.

- Kartoffeln und Hülsenfrüchte in den Speiseplan einbeziehen.

- Fettaufnahme insgesamt einschränken. Kaltgepresste Speiseöle, Butter oder ungehärtete Pflanzenmargarine verwenden.

- Vorzugsmilch, pasteurisierte Vollmilch, Milchprodukte ohne Zusatzstoffe verwenden.

- Fleisch, Fisch und Eier, wenn überhaupt, dann nur gelegentlich essen.

- Als Getränke Mineralwasser, ungesüßte Kräuter- und Früchtetees bevorzugen.

- Gewürze und Kräuter reichlich zum Verfeinern des Geschmacks verwenden. Salz sparsam einsetzen.

- Zum Süßen frisches Obst, nicht wärmegeschädigten Honig oder ungeschwefeltes Trockenobst wählen.

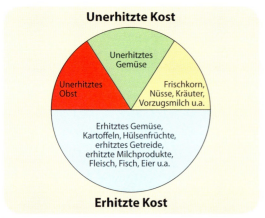

Bild 1: Empfehlung zum jeweiligen Anteil von Frischkost und erhitzter Kost im Speiseplan

Info

▶ **VEREDELUNGSVERLUSTE VERMEIDEN**

Die Empfehlung für einen nur knappen Verzehr von Fleisch wird nicht nur physiologisch begründet. Es gilt einfach als bodenlose Verschwendung, hochwertige pflanzliche Produkte wie Getreide oder Kartoffeln zwecks Mästung an Tiere zu verfüttern. Riesige Futtermittelimporte sind zur Zeit aus den Entwicklungsländern nötig, um den Fleischhunger der Europäer zu stillen.

ORIENTIERUNGSTABELLE FÜR DIE VOLLWERT-ERNÄHRUNG - WERTSTUFEN DER LEBENSMITTEL

STUFE I – SEHR EMPFEHLENSWERT
Nicht/gering verarbeitete Lebensmittel
(unerhitzt)

Etwa die Hälfte der Nahrungsmenge
- Gekeimtes Getreide, Vollkornschrot (Frischkornmüsli), frisch gequetschte Flocken
- Frisches Gemüse und Obst, Milchsaures Gemüse
- Nüsse, Ölsamen (z. B. Sesam, Sonnenblumenkerne), Ölfrüchte (z. B. Oliven)
- Vorzugsmilch,
- Mineralwasser, Quellwasser
- Frische Kräuter, ganze oder frisch gemahlene Gewürze
- Frisches Obst zum Süßen

STUFE III – WENIGER EMPFEHLENSWERT
Stark verarbeitete Lebensmittel
(vor allem konserviert)

Nur selten verzehren
- Nicht-Vollkorn-Produkte, geschälter Reis
- Obst- und Gemüsekonserven. vorgefertigte Kartoffelprodukte, Sojamilch, Tofu
- Extrahierte, raffinierte Fett und Öle
- H-Milch, Milchprodukte mit Zusatzstoffen
- Fleisch-, Fisch- und Wurstkonserven
- Tafelwasser, Fruchtnektar, Kakao, Kaffee, Tee, Bier, Wein
- Kräutersalz, Meersalz, Kochsalz
- Honig, geschwefeltes Trockenobst, Dicksaft, Zucker, Sirup

STUFE II – EMPFEHLENSWERT
Mäßig verarbeitete Lebensmittel
(vor allem erhitzt)

Etwa die Hälfte der Nahrungsmenge
- Vollkornprodukte (Vollkornbrot, -nudeln)
- Erhitztes Obst und Gemüse (auch milchsaures), Tiefgekühltes Obst und Gemüse
- Gekochte Kartoffeln (mögl. Pellkartoffeln)
- Erhitzte Hülsenfrüchte, blanchierte Keime
- Kaltgepresste Öle, Ungehärtete Pflanzenmargarine, Butter, geröstete Nüsse
- Pasteurisierte Vollmilch, Milchprodukte ohne Zusatzstoffe
- Fleisch, Fisch, Eier (1-2mal pro Woche)
- Kräuter-, Früchtetees, verdünnte Frucht- und Gemüsesäfte, Getreidekaffee
- Gemahlene Gewürze, getrocknete Kräuter, jodiertes Salz
- Honig und Trockenobst zum Süßen

STUFE IV – NICHT EMPFEHLENSWERT
Übertrieben verarbeitete Lebensmittel
und Isolate/Präparate

Möglichst meiden
- Getreidestärke, Ballaststoffpräparate
- Vitamin- und Mineralstoffpräparate, Tiefkühl-Fertiggerichte
- Pommes frites, Chips, Kartoffelstärke
- Sojafleisch, Sojaprotein, Sojalezithin
- Nuss-Nougat-Creme, Gehärtete Margarine
- Sterilmilch, Kondensmilch, Milchpulver, Milchzucker, Schmelzkäse, Milch- und Käseimitate
- Limonaden, Cola-Getränke, Fruchtsaft-Getränke, Instant-Kakao, Sportlergetränke, Spirituosen
- Aromastoffe, Geschmacksverstärker (Glutamat)
- Isolierte Zucker, Süßwaren, Süßigkeiten, Süßstoffe

REZEPTE FÜR DIE VOLLWERTKÜCHE

Frühstück
Frischkornmüsli mit Hafer, dazu Malzkaffee
200 g Äpfel, 300 g Joghurt
8 EL grobes Hafervollkornschrot
4 TL Sanddornsaft, Saft von 1/2 Zitrone
Honig oder Apfeldicksaft
4 TL Kürbiskerne
4 EL Johannisbeeren (schwarz oder rot)

- Äpfel waschen und vierteln, Kerngehäuse entfernen und die Äpfel grob raspeln.
- Obst mit Joghurt, Haferschrot, Sanddorn- und Zitronensaft mischen. Mit Honig oder Apfeldicksaft abschmecken.
- Müsli mit Kürbiskernen und Beeren bestreuen und sofort servieren.

Imbiss für den Vormittag
Vollkorntoast mit Fruchtmus,
dazu Vorzugsmilch
10 g Butter, 3 EL pürierte Früchte
etwas Zitronensaft, Honig

- Butter schaumig rühren, Fruchtpüree dazurühren, Zitronensaft zugeben und mit Honig süßen.

Imbiss für den Nachmittag
Gorgonzolabirnen
1 kleine Birne, etwas Zitronensaft
25 g weicher Gorgonzola, 20 g Quark
Meersalz, frisch gemahlener Pfeffer
2 Walnusskerne, 2 Kirschen

- Birnen halbieren, Kerngehäuse entfernen, mit Zitronensaft beträufeln.
- Gorgonzola mit der Gabel zerdrücken, Quark unterrühren, würzen, Creme mit einem Spritzbeutel in die Birnenhälften spritzen, mit Nüssen und Kirschen garnieren.

Mittagessen
Kartoffel-Lauch-Puffer, Mineralwasser
50 g Lauch, 100 g Kartoffeln
1 EL Weizenvollkornmehl
1 Prise Liebstöckel und Oregano, Meersalz
Pfeffer, Muskatnuss
(frisch gemahlen/gerieben)
1 TL kalt gepresstes Olivenöl, 1 TL Butter

- Geputzten Lauch klein schneiden, in Butter andünsten, abkühlen lassen.
- Geschälte Kartoffeln grob reiben, mit Lauch, Mehl und Gewürzen mischen.
- Aus der Masse kleine Puffer formen, in heißem Öl goldgelb backen.

Brombeerjoghurt
125 g Joghurt, 1 TL Honig
1 TL ungesüßter Sanddornsaft
40 g Brombeeren (oder anderes Beerenobst)
1 TL grob gehackte Haselnüsse

- Joghurt mit Honig und Sanddornsaft mischen, mit gewaschenen Beeren anrichten.
- Nüsse in einer Pfanne ohne Fett rösten, darüber geben.

Abendessen
Tomatensalat, Brot mit Käse, Kräutertee
2 kleine Tomaten, 20 g Schafskäse, Meersalz
1/2 TL Obstessig, 1 EL kaltgepresstes Olivenöl
Frisch gemahlener Pfeffer, frisches Basilikum
1 Scheibe Vollkornbrot, 1 TL Butter,
1 Scheibe Emmentaler

- Tomaten achteln, aus Essig, Öl, Salz, Pfeffer eine Marinade bereiten und den Salat damit anmachen., Schafskäse darüber zerbröseln, mit Basilikum anrichten.
- Brot buttern und mit dem Käse belegen.

(Quelle: Vollwertküche für Genießer, Falken)

8.3 Makrobiotik

Diese Ernährungsform hat ihre Wurzeln im chinesischen Zen-Buddhismus. Sie ist seit mehr als 5000 Jahren bekannt und wird noch heute in buddhistischen Klöstern praktiziert.

Die Grundgedanken

Der eigentliche Begründer der heutigen Makrobiotik ist der japanische Philosoph Georges Ohsawa. Er erkrankte als Jugendlicher an Tuberkulose und behauptete, sich selbst durch die strenge makrobiotische Diät geheilt zu haben.

Die Begründungen der Makrobiotik sind in weltanschaulichen Vorstellungen zu finden. Die Grundüberlegung geht davon aus, dass im Universum zwei entgegengesetzte Kräfte wirken: Yin und Yang, die einander anziehen und sich ergänzen wie Himmel und Erde. Anzustreben ist die Ausgewogenheit dieser Kräfte.

Ist der Mensch in seinem Yin-Yang-Verhältnis gestört, wird er krank. Entscheidenden Einfluss auf dieses Gleichgewicht hat nach dem Verständnis der Makrobiotik die Ernährung. Da die Lebensmittel unterschiedliche Anteile von Yin und Yang enthalten, stärken sie entweder die Yin- oder Yang-Energie des Menschen. Enthält die Nahrung zu viel von dem einen, gerät seine innere Harmonie aus den Fugen.

Wie und was wird gegessen?

Den Schwerpunkt der täglichen Kost bildet Getreide. Es muss das volle Korn sein, das sogar möglichst unzerkleinert zu essen ist. Beim Schroten oder Mahlen verliert es angeblich schon einen Teil seiner kostbaren Energie.

Wichtig ist auch Gemüse und zwar in ausgewogener Mischung aus yang-geprägtem Wurzelgemüse und mehr yin-betontem Blattgemüse. Außerdem gibt es Hülsenfrüchte, Meeresalgen, Fisch, Samen und Nüsse. Obst spielt eine nur untergeordnete Rolle. Wenn, dann sollten es heimische Sorten sein. Fleisch und Milch sind verpönt, allenfalls Joghurt oder Kefir sind erlaubt.

Getränke

Da Flüssigkeit an sich schon yin-betont ist, dürfen die Getränke nicht zu sehr yin sein. Als ausgewogen gelten ein Sud aus gerösteten Reis- oder Gerstenkörnern, Getreidekaffee, Löwenzahntee, Quell- oder Brunnenwasser. Gelegentlich darf es auch grüner Tee, Gemüsesaft, Bier oder Reiswein sein. Andere alkoholische Getränke, Kaffee und schwarzer Tee sind extrem yin und für Makrobiotiker nicht erlaubt.

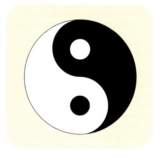

Bild 1: Symbol der idealen Ergänzung von Yin und Yang

Als Dauerkost problematisch

Wegen der einseitigen Lebensmittelauswahl kann es generell zu einem Mangel an Energie und Nährstoffen kommen. Als Dauerkost ist sie daher für bestimmte Personengruppen, vor allem Kinder, Schwangere und Stillende, gar nicht und für gesunde Erwachsene nur eingeschränkt geeignet.

TAB. 1: BEISPIEL FÜR EINEN KOSTPLAN

MORGENS	Misosuppe mit Möhren und Blumenkohl, Haferbrei, geröstete Kürbiskerne
MITTAGS	Gedämpfter Reis, Steckrüben mit Lauch, Wurzelgemüse, Rettich-Pickles
ABENDS	Langkornreis mit gedämpften Fisch in Zitronen-Sauce, Blumenkohl und Mais Geriebener Rettich mit Umeboshi (mit Salz gepökelte Aprikose)

TAB. 1: ALTERNATIVE KOSTFORMEN IM ÜBERBLICK

KOSTFORM	GRUNDPRINZIP	BEWERTUNG
OVO-LACTO-VEGETARISMUS	Keine Produkte von toten Tieren, an tierischen Lebensmitteln sind Milch, Milchprodukte und Eier erlaubt	Ausgewogene Kost, deckt den Nährstoffbedarf, als Dauerkost geeignet
VEGANISMUS	Vegetabile Kost, keine Produkte von Tieren, auch nicht von lebenden. Eine Variante, die Rohköstler, essen nur unerhitzte Pflanzenkost	Einseitige Kost, als Dauerkost nicht zu empfehlen, insbesondere nicht für Kinder, Schwangere, Stillende und Senioren
VOLLWERT-ERNÄHRUNG	Überwiegend lacto-vegetabile Kost, Lebensmittel – nicht Nährstoffe – stehen im Vordergrund, geringer Verarbeitungsgrad der Lebensmittel, Produkte aus ökologischem Anbau	Fortschrittliches, ganzheitliches Ernährungskonzept, auch wegen seiner Umwelt- und Sozialverträglichkeit anerkannt, als Dauerkost bestens geeignet.
MAKROBIOTIK	Weltanschaulich begründet, überwiegend vegetabile Kost (Vollkorn, Gemüse, Hülsenfrüchte, Soja, Algen, wenig Fisch, keine Milchprodukte, kein Fleisch, keine Genussmittel)	Einseitige Kost, für gesunde Erwachsene nur eingeschränkt, für Kinder, Schwangere und Stillende nicht zu empfehlen.
BIRCHER-BRENNER-KOST	Lacto-vegetabile Kost, mind. 50 % Rohkost, Müsli, Gemüse, Obst, nur drei Mahlzeiten am Tag, Lebensmittel aus ökologischem Anbau	Bei sorgfältiger Lebensmittelauswahl als Dauerkost geeignet
ANTHROPOSOPHISCHE KOST	Überwiegend ovo-lacto-vegetabile Kost, geringer Fleischanteil, hoher Getreideanteil, möglichst keine Nachtschattengewächse (Kartoffeln, Tomaten), biologischer Anbau	Vollwertige Ernährung, als Dauerkost geeignet, die Abwertung von Kartoffeln und Tomaten ist nicht begründet
SCHNITZER-NORMALKOST	Vorwiegend vegetabile Kost, reichlich Rohkost, Vollkornbrot, Kartoffeln, Vollreis, geringer Anteil an Milchprodukten und Eiern, ökologischer Anbau	Als Dauerkost für gesunde Erwachsene bei sorgfältiger Auswahl der Lebensmittel möglich, für Kinder, Schwangere und andere Risikogruppen keine optimale Kost
HAYESCHE TRENNKOST	Grundannahme, dass Eiweiß und Kohlenhydrate nicht gleichzeitig verwertet werden können und zu unterschiedlichen Tageszeiten gegessen werden sollen. 80 % der Kost aus Basenbildnern (Obst, Gemüse, Salat, Milch, Butter, Joghurt), 20 % aus Säurebildnern (Fleisch, Käse, Fisch, Quark, Eier, Getreideprodukte), neutral sind Nüsse und manche Gemüse	Das Trennungsprinzip ist nicht begründet und verhindert die optimale Ergänzung von pflanzlichen und tierischen Lebensmitteln, wissenschaftlich unbegründete Versprechen der Heilung von Krankheiten, als Dauerkost eingeschränkt geeignet

InfoPlus

WAS IST WICHTIG FÜR DIE BEWERTUNG VON ERNÄHRUNGSFORMEN?

Die ernährungsphysiologische Bewertung alternativer Kostformen orientiert sich immer an den Empfehlungen der DGE für eine vollwertige Ernährung. Das heißt, es ist vor allem zu klären:

- Deckt die Kost bei gesunden Erwachsenen den Bedarf an Nährstoffen und Energie?

- Sind auch Risikogruppen wie Kinder, Schwangere, Stillende oder ältere Menschen gut versorgt? Um konkrete Empfehlungen zu geben, sollte man die jeweiligen Konzepte aber zusätzlich auf folgende Aspekte hin überprüfen:

- Wird die Ernährungsweise als Dauerkost propagiert oder nur kurzfristig zu Gewichtsreduktion?

- Werden bestimmte gesundheitliche Versprechungen gemacht, etwa die Heilung von Krankheiten?

- Sind die zugrunde liegenden Thesen wissenschaftlich belegt?

- Bergen Empfehlungen zur Lebensmittelauswahl möglicherweise gesundheitliche Risiken – zum Beispiel der Verzicht auf Milch und damit auf die wichtigste Calciumquelle?

WELTANSCHAUUNG LÄSST SICH NICHT MESSEN

Manchen Kostformen liegen religiöse, weltanschauliche oder philosophische Überzeugungen zugrunde. Zum Beispiel das Streben, Körper, Seele, Geist und Kosmos harmonisch miteinander in Einklang zu bringen. Solche Aspekte entziehen sich einer wissenschaftlichen Überprüfung und Bewertung.

Und jetzt Sie!!!

1.1 Erläutern Sie die Begriffe „Ovo-lacto-vegetarisch", „vegan" und „makrobiotisch".

1.2 Bewerten Sie jede der obigen Kostformen in eigenen Worten (zwei bis drei Sätze).

2. Vegetarier leiden viel seltener unter Übergewicht, hohen Cholesterinwerten und ernährungsbedingter Verstopfung. Finden Sie jeweils eine Begründung für diese Untersuchungsergebnisse. Orientieren Sie sich dabei an folgenden Stichworten:
   - Inhaltsstoffe von Obst und Gemüse
   - Vorkommen von Cholesterin in Nahrungsmitteln
   - Nahrungsinhaltsstoffe, die Verstopfung vorbeugen.

3. Bewerten Sie diese Speisen eines Brunch-Büfetts nach Kriterien der Vollwertkost:
   - Müsli mit Haferflocken, Haselnüssen, Rosinen
   - H-Milch, 3,5 % Fett
   - Salatplatte mit grünem Salat, Kartoffelsalat, Tomaten, gelber Paprika
   - Jogurt-Salatsauce (Fertigprodukt)
   - Butterbrezel
   - Vollkornbrötchen
   - Nudeln mit Tomatensauce
   - Vanillepudding
   - Marmelade
   - Wurstplatte mit Lyoner, Schinken, Salami.

4. Wodurch unterscheiden sich die Empfehlungen zur Vollwertkost nach dem Gießener Modell von den herkömmlichen Empfehlungen der Deutschen Gesellschaft für Ernährung?

9 Außer-Haus-Verpflegung

Selber kochen macht Spaß und schmeckt sicher auch am besten. Doch nicht immer ist dafür Zeit und Gelegenheit. Allein das große Heer an Berufstätigen hat die notwendige Muße meist nur am Wochenende oder an Feiertagen. Im normalen Arbeitsalltag ist die Mittagspause nur kurz und reicht gerade mal für einen Gang in die Kantine. Aber auch andere Bevölkerungsgruppen wie Studenten, Bewohner von Altenheimen oder Patienten im Krankenhaus wollen regelmäßig mit Mahlzeiten versorgt werden. Nicht zu vergessen Tausende von Menschen, die sich in Restaurants und Gaststätten bewirten lassen.

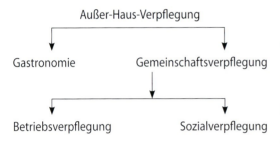

Welchen Stellenwert die Gemeinschaftsverpflegung heute besitzt, machen einige Zahlen deutlich. Bundesweit gibt es allein rund 13.000 Betriebsküchen. Sie beköstigen täglich 7,3 Millionen Personen und geben damit pro Jahr ca. 1,5 Milliarden Essen aus. Hinzu kommen ca. 1,7 Millionen Menschen, die in sozialen Einrichtungen verpflegt werden.

Die Qualität muss stimmen

Schon im Privathaushalt fällt es zuweilen schwer, den verschiedenen Wünschen und Bedürfnissen gerecht zu werden. Der tägliche Speiseplan für eine viel größere Personenzahl ist eine ungleich kompliziertere Aufgabe.

Woran wird Qualität gemessen?

- Der durchschnittliche Bedarf der Zielgruppe an Nährstoffen und Energie wird gedeckt.
- Die Speisen sind schmackhaft und appetitlich angerichtet.
- Frischkost gibt es täglich.
- Vollkornprodukte werden regelmäßig eingesetzt.
- Auch Milch und Milchprodukte sind im Angebot.
- Der Speiseplan ist abwechslungsreich. Innerhalb von zwei Monaten gibt es keine Wiederholungen.
- Aktionstage bringen zusätzliche Abwechslung.
- Die Mahlzeiten werden nicht länger als 30 Minuten warm gehalten.
- Die hygienischen Bedingungen entsprechen den gesetzlichen Bestimmungen.
- Das Personal wird, wie vorgeschrieben, regelmäßig geschult.

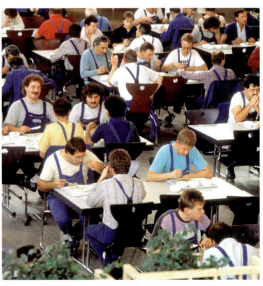

Bild 1: Millionen Menschen essen täglich in Betriebsküchen

TAB. 1: ZAHLEN AUS DER SOZIALVERPFLEGUNG

EINRICHTUNG	ANZAHL	GRÖSSE
Altenheime	8.253	661.630 Plätze
Krankenhäuser	2.269	593.743 Betten
Reha-Kliniken	1.404	173.000 Betten
Stätten für Behinderte	2.841	131.351 Plätze
Kitas	46.623	3 Mio. Plätze
Jugendherbergen	617	10 Mio. Übernachtungen
Heime	2.161	69.000 Plätze

9.1 Betriebsverpflegung

Noch in den 70er Jahren konnten Betriebskantinen den Qualitätskriterien einer gesunden Ernährung kaum standhalten – sowohl kulinarisch als auch vom Nährwert her. Matschige Kartoffeln, zerkochtes Gemüse und fette Saucen waren keine Seltenheit. Frischkost fehlte oft ganz. Das hat sich inzwischen gewandelt. Die „Werksküchen" alten Schlages sind verschwunden und modernen „Betriebsrestaurants" gewichen.

Die große Auswahl
Meist wird das Essen nach dem so genannten Free-Flow-System angeboten. Die Gäste können ihre Mahlzeit aus verschiedenen Komponenten selbst zusammenzustellen. Die Angebotspalette umfasst normalerweise:

- zwei bis drei Hauptmahlzeiten
- ein kleines Salatbüfett
- verschiedene Beilagen und Desserts
- kalte und warme Getränke

Wechselnde Aktionsangebote wie spezielle Vorspeisenteller oder eine Wok-Station bringen weitere Abwechslung.

Das Angebot richtig nutzen
Die heute allgemein übliche freie Speisenwahl bietet im Grundsatz optimale Voraussetzungen für eine gesunde Ernährung. Nur, das beste Angebot nützt nichts, wenn die Mahlzeiten nicht ausgewogen zusammengestellt werden. Deshalb gilt:

- Den Gehalt an Energie und Nährstoffen realistisch einschätzen,
- täglich große Portionen Gemüse und Salate wählen, dazu reichlich Kartoffeln, Nudeln oder Reis,
- bei Fleisch und Fisch reichen je 1 bis 2 Portionen pro Woche zu 100 bzw. 150 g,
- als Dessert möglichst oft frisches Obst oder Milchprodukte wählen.

Die Renner am Buffet
Es scheint fast, als wäre Gesundheitsbewusstsein in. Das sind die Top Ten unter den Speisen und Getränken:
- Salat, Gemüse
- Pasta, Teigwaren
- Gratins, Aufläufe
- Geflügelgerichte
- Asiatische Küche, Seafood
- Italienische Küche
- Fleischlose Menüs
- Obstdesserts
- frisch gepresste Säfte
- Mineralwasser mit Kohlensäure

> **Info**
>
> ▶ **DIE VERLIERER AM BUFFET**
>
> Vollwertgerichte, die bis Anfang der 90er Jahre zu den Spitzenreitern gehörten, sind im Food Ranking inzwischen abgerutscht. Zwar sind vegetarische Menüs nach wie vor beliebt. Das Interesse der Kundschaft an Grünkernbratlingen und ähnlich typischer Vollwertkost ist dagegen gesunken.
> Völlig out sind Innereien, Sojaprodukte, Eintöpfe und fette Fleischgerichte wie Fleischkäse oder Schweinebauch.

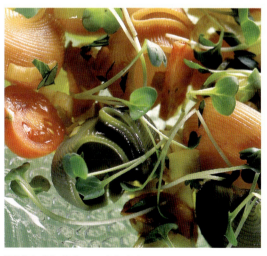

*Bild 1: Nudeln und Salat:
Die Favoriten am Buffet*

TAB. 1: BEISPIELE FÜR GUT ZUSAMMENGESTELLTE MENÜS

MENÜ I
Zutaten pro Portion

MÖHRENRAHMSUPPE	35 g Möhren, 20 g Äpfel, 3 g Lauch, 3 g Sellerie, 3 g Zwiebeln, 3 g Margarine, 30 g Milch (1,5 % Fett), Salz, Pfeffer, Muskat
GEDÜNSTETES HÄHNCHENBRUSTFILET	80 g Hähnchenbrustfilet, 30 g Tomaten, 2 g Lauch, 2 g Sellerie, 2 g Möhren, 2 g Zwiebeln, 1 g Bratenfett, 1 g Basilikum
BLATTSPINAT	120 g Blattspinat, 3 g Zwiebeln, 2 g Margarine, Salz, Pfeffer, Muskat
KARTOFFELNOCKERLN	60 g Kartoffeln, 20 g Weizenmehl (Type 550), 6 g Edamer, 0,75 g Ei, Salz, Pfeffer, Muskat
QUARK MIT FRÜCHTEN	80 g Quark (Magerstufe), 20 g Milch (1,5 % Fett), 40 g Rhabarber, 3 g Erdbeeren, Vanille, Süßstoff

MENÜ II
Zutaten pro Portion

ZUCCHINI AUF BLATTSALAT	70 g Zucchini, 35 g grüne Bohnen, 35 g Tomaten, 35 g Blattsalate, 10 g Kichererbsen, 30 g Joghurt (1,5 % Fett), 5 g Sonnenblumenöl (kaltgepresst), 2 g Obstessig, Curry, Zitronensaft, Salz, Pfeffer, Knoblauch, Schnittlauch, Petersilie
BROCCOLI AUF TOMATEN-SPAGHETTI	50 g Spaghetti, 50 g Tomaten, 100 g Broccoli, 5 g Zwiebeln, 4 g Tomatenmark, 1 g Olivenöl, Knoblauch, Salz, Pfeffer
BECHAMELSAUCE	5 g Weizenvollkornmehl, 35 g Milch (1,5 % Fett), 10 g Emmentaler, Muskat, Salz, Pfeffer
FRISCHER OBSTSALAT	30 g Bananen, 30 g Äpfel, 25 g Zuckermelone, 25 g Erdbeeren, 25 g Kiwi, Zitronensaft, Ahornsirup

MENÜ III
Zutaten pro Portion

TOMATENSUPPE MIT WILDREIS	80 g Tomaten, 50 g Sahne, 10 g Zwiebeln, 5 g Wildreis, 1 g Olivenöl, 8 g Weizenmehl (Type 1050), Oregano, Salz, Pfeffer
GEBRATENER ROTBARSCH	90 g Rotbarsch, 20 g Weizenmehl (Type 1050), 5 g Zitronensaft, 3 g Sonnenblumenöl (kaltgepresst)
KARTOFFELGRATIN	160 g Kartoffeln, 15 g Gouda, 5 g Sahne (10 % Fett), 2 g Butter, 3 g Leinsamen
GEMISCHTER SALATTELLER	15 g Gurken, 15 g Radieschen, 10 g Kopfsalat, 2 g Maiskeimöl, Schnittlauch
VOLLKORNCREPES AUF MANGOSAUCE	15 g Weizenmehl (Type 1050), 15 g Milch (0,3 % Fett), 15 g Ei, 50 g Mango, 2 g Pistazien

9 Außer-Haus-Verpflegung

Planen und Organisieren
Nicht nur Kochkunst, sondern auch gute Organisation und technische Ausstattung sind gefragt, wenn große Personengruppen verköstigt werden sollen.

Verpflegungssysteme
Man unterscheidet in der Gemeinschaftsverpflegung verschiedene Küchensysteme.

Frischkostsystem
Es werden bevorzugt frische Lebensmittel bzw. Tiefkühlware verarbeitet. Die Küche ist direkt bei der Speisenausgabe. Das bedeutet: Kein langes Warmhalten oder Transportieren.

Relaisküchensystem
Eine zentrale Küche bereitet alle Speisen vor. Ein Teil der Mahlzeiten wird auch dort zubereitet – zum Beispiel Eintöpfe oder Braten. Empfindliche Speisen wie Salzkartoffeln oder frische Salate werden in einer kleineren Küche, nahe bei der Speisenausgabe, zubereitet.

Mischkostsystem
Frisch zubereitete werden mit haltbar gemachten Speisen kombiniert – zum Beispiel mit Tiefkühl- oder Kühlkost.

Warmverpflegungssystem
Das Essen wird von einer Fernküche angeliefert – meist als Einzelportion in Einwegschalen angerichtet. Der Verlust an Aussehen, Geschmack und vor allem Nährstoffen ist hier höher als bei allen anderen Systemen.

> **Info**
>
> ▶ **CHECKLISTE FÜR DEN KANTINENTEST**
>
> • Gibt es mehrere Gerichte bzw. Menükomponenten zur Auswahl?
>
> • Stehen auch fleischlose Gerichte auf dem Speiseplan?
>
> • Werden täglich Gemüse und frische Salate angeboten?
>
> • Gibt es mindestens einmal pro Woche Fisch?
>
> • Gibt es überwiegend Pell-, Salz- und Folienkartoffeln?
>
> • Hält die Kantine auch frisches Obst und Milchprodukte für den kleinen Hunger bereit?
>
> • Sind die Speisen fettarm?
>
> • Setzt der Küchenchef reichlich Kräuter und Gewürze ein?
>
> • Sind die Speisen appetitlich angerichtet?
>
> • Werden Nährstoffangaben gemacht?
>
> • Gibt es Tipps für das optimale Zusammenstellen der Mahlzeiten?

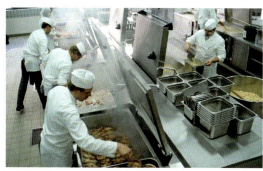

Bild 1:
Kurze Warmhaltezeiten schonen Nährstoffe

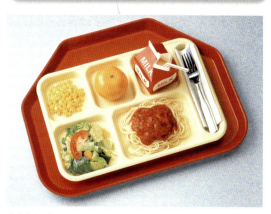

Bild 2: Gut ausgewählte Mahlzeit

9.2 Convenience-Produkte

Man könnte sie als „Lebensmittel mit eingebauter Dienstleistung" bezeichnen, denn der englische Begriff convenience steht für Bequemlichkeit. Die Produkte werden nach ihrem Verarbeitungsgrad eingeteilt.

Grundstufe
Bei solchen Lebensmitteln handelt es sich um Rohware. Sie zählen daher eigentlich noch nicht zu den Convenience-Produkten.

Küchenfertige Produkte
Sie müssen zerkleinert, gegart und portioniert werden – z. B. gewaschene ungeschälte Kartoffeln oder zerlegtes, ungewürztes Fleisch.

Garfertige Produkte
Sie sind ohne weitere Verarbeitung zu verwenden und müssen nur noch gewürzt, gegart und portioniert werden – z. B. geschälte Kartoffeln, Teigwaren oder Tiefkühlgemüse.

Mischfertige Produkte
Durch Hinzufügen anderer Zutaten und eventuell Erhitzen werden sie zu fertigen Speisen – z. B. Müslimischungen oder Kartoffelpüree-Pulver.

Regenerierfertige Produkte
Diese Lebensmittel müssen nur noch erwärmt werden – z. B. tiefgekühlte Fertiggerichte.

Verzehrsfertige Produkte
Sie sind direkt zum Verzehr geeignet – z. B. Joghurt, Brot oder verpackte Süßwaren.

TAB. 1: CONVENIENCE-STUFEN

CONVENIENCE-STUFE		CONVENIENCE-GRAD
Grundstufe	0	0 %
Küchenfertig	1	15 %
Garfertig	2	30 %
Mischfertig	3	50 %
Regenerierfertig	4	85 %
Verzehrfertig	5	100 %

Convenience ist in
Convenience liegt im Trend – sowohl bei der Außer-Haus-Verpflegung als auch im privaten Haushalt. Nach Schätzungen gelangen heute 80 bis 90 Prozent aller Lebensmittel in verarbeiteter Form zum Verbraucher.

Gründe für Fertigkost im Haushalt
- Die Zahl der allein lebenden Menschen wächst, für die sich zeitaufwendiges selber Kochen „nicht lohnt".
- Frauen sind immer häufiger erwerbstätig. Da sind vorgefertigte Lebensmittel praktisch und sparen Zeit.
- Die Essenszeiten der Familienmitglieder variieren oftmals sehr stark. Gerichte, die „just in time" zubereitet werden können, sind dann eine beliebte Lösung.
- Die Menschen leben heute sehr auf die Freizeit orientiert und möchten nur wenig Zeit für den Haushalt „opfern".

Vorteile in der Außer-Haus-Verpflegung
- Man spart Zeit und Personalkosten.
- Der Energiebedarf für die Zubereitung ist geringer.
- Unabhängig von der Erntesaison kann man das ganze Jahr über eine große Zahl verschiedener Speisen anbieten.
- Die Lagerhaltung vereinfacht sich.
- Es gibt deutlich weniger Küchenabfälle.

Die Kritikpunkte
- Die Produkte sind relativ teuer.
- Nährstoffgehalt und sensorische Qualität leiden – je nach Verarbeitungsgrad unterschiedlich stark.
- Der Verpackungsaufwand ist höher.
- Die Kreativität der Köche ist mehr und mehr eingeschränkt. Das wird besonders von qualifiziertem Fachpersonal als negativ empfunden.

Öko-Pizza und Öko-Müsli

Moderne Bioläden bieten nicht nur Naturkost aus erster Hand, sondern vieles, was man auch aus konventionellen Superläden kennt: Fertigmüsli, Tütensuppen oder Tiefkühlkost.

Man hat sich auf die gewandelte Kundschaft und deren Wünsche eingestellt. Früher stand bei Anhängern der Naturkost meist der Gedanke des Umweltschutzes im Vordergrund. Heute zählen vor allem die eigene Gesundheit und der Geschmack. Das zeigte eine Studie der Fachhochschule Fulda, die 1.257 Käufer von Biokost befragte. Etwa ein Drittel von ihnen würde es begrüßen, wenn es Lebensmittel aus ökologischem Anbau vermehrt auch als Convenience-Produkt zu kaufen gäbe. Bei den ganz Jungen waren es sogar gut die Hälfte.

Vor allem bei Single-Haushalten ist die Bequemlichkeit Trumpf. Sie haben einfach keine Lust, nach einem langen Arbeitstag noch Kartoffeln zu schälen oder Gemüse zu putzen. Ihnen bieten Bioläden ein ständig wachsendes Sortiment – auch Delikatessen für den feineren Gaumen wie Lachs in Blätterteig.

InfoPlus

DIE FRAGE NACH DER ÖKO-BILANZ

Wissenschaftler der Fachhochschule Fulda wollten wissen, ob Fertiggerichte die Umwelt mehr belasten als selbstgekochte Mahlzeiten. Dazu haben sie die Energiebilanz eines Fertigmenüs mit der eines frisch zubereiteten verglichen.

TAB. 1: ENERGIEVERBRAUCH FÜR EINE SINGLE-MAHLZEIT (FLEISCH, KARTOFFELN, MÖHREN) – FERTIGGERICHT ODER FRISCH GEKOCHT

PRODUKTIONSSCHRITT	FERTIG (kJ)	FRISCH (kJ)
Tierproduktion	2.210	2.210
Kartoffelproduktion	200	170
Möhrenproduktion	50	40
Kartoffelverarbeitung	1.500	–
Schlachten, Kühlen, Lagern	400	200
Tiefkühlen – Gemüse	600	–
Transport	140	50
Verpackung	2.950	–
Vermarkten/Lagern	350	–
Zubereiten in der Küche	3.580	8.770
Summe Energie	11.980	11.440

Gedanken zum Convenience-Trend

Klar! Convenience-Produkte sind praktisch und schnell zubereitet. Durch sie verschwindet aber auch ein Teil unserer Esskultur. Das Essen im Kreis der Familie oder mit Freunden bleibt zunehmend auf der Strecke. Und das Wissen über Lebensmittel nimmt immer mehr ab. Schon heute wissen viele nicht mehr, wann einzelne Gemüse Saison haben und wie man sie zubereitet. Schließlich geht dann mit dem Trend zum Einheits-Essen auch das Gefühl für den feinen, natürlichen Geschmack frischer Produkte verloren.

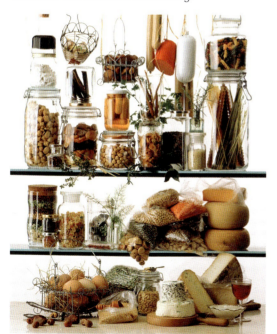

Bild 1:
Blick in das Sortiment eines Bioladens

9.3 Fast Food

Eine Erfindung unserer Zeit? Oh nein. Schon im alten Babylon, lange vor unserer Zeitrechnung, versorgten fahrende Köche die Bevölkerung. Und im Mittelalter gab es Brotzeithütten, wo sich Handwerker oder Reisende rasch mit preiswertem Essen stärken konnten.

Heute ist die schnelle Küche beliebter denn je. Während die traditionelle deutsche Gastronomie über rückläufige Umsätze klagt, freut sich die Fast-Food-Branche über steigende Umsätze. Vor allem Kinder und Jugendliche oder junge Singles sind Fans von Big Mac, Bratwurst & Co.

> **Info**
>
> ▶ **WAS GENAU IST FAST FOOD?**
>
> Unter dem Begriff fasst man Gerichte zusammen, die schnell zubereitet und ohne Bedienungs-Service gegessen werden. Nicht nur die „Klassiker" wie Burger, Currywurst oder Pommes frites – auch belegte Brötchen, Pizza, Suppendrinks und Fertigsalate gelten als Fast Food.

Nach dem Ernährungsbericht 2000 der Deutschen Gesellschaft für Ernährung (DGE) nehmen 19- bis 25-Jährige wöchentlich 12 bis 13 Mahlzeiten außer Haus ein. Aber warum sind ausgerechnet junge Leute so begeistert von dieser Form des Essens? Dafür gibt es verschiedene Gründe:

- Imbissbuden, Schnellrestaurants oder der Kiosk an der Ecke sind oft gleichzeitig Treffs für junge Leute.
- Die Atmosphäre dort ist leger.
- Die Gerichte sind meist preiswerter als beim Essen im Restaurant.
- Fast Food ist praktisch, weil es sofort verfügbar ist, wenn der Hunger kommt.
- Viele junge Singles können nicht kochen, haben oft wenig Geld und sind auf günstiges Essen angewiesen.

Die Frage nach der Qualität

Das schnelle Essen hat einen schlechten Ruf und ist für viele gleichbedeutend mit einseitiger und unausgewogener Kost. Es wird häufig für das Entstehen von Mangelerscheinungen und chronischen Erkrankungen verantwortlich gemacht. Das stimmt nur bedingt, denn auch traditionelles Essen kann ungesund sein.

Ob eine Fast-Food-Mahlzeit ausgewogen ist, hängt vor allem von ihrem Fettgehalt ab. Wenn es schnell gehen muss, rät die DGE daher zu solchen Produkten, die möglichst viel Getreide (Brot, Nudeln), frisches Gemüse, Obst oder Salat und wenig fettreiche Bestandteile enthalten.

So ist gegen ein mit nicht zu fettem Käse, Tomaten und Salatblättern belegtes Baguette als Imbiss nichts einzuwenden. Und ein China-Snack mit viel Gemüse und Reis oder ein Döner Kebab mit Putenfleisch, Salat und Joghurtsauce sind als Hauptmahlzeit durchaus akzeptabel. Eher vitaminarmes Fast Food sollte stets durch Gemüse, Obst oder frische Säfte ergänzt werden. Ob das alles in punkto Geschmack hohen Ansprüchen standhält, ist natürlich eine andere Frage.

> **InfoPlus**
>
> **SLOW FOOD – GEGEN DEN TREND**
>
> Als 1986 im Herzen Roms, direkt neben der altehrwürdigen Spanischen Treppe, ein Schnellrestaurant eröffnete, war für Carlo Petrini Schluss mit lustig. Gemeinsam mit Freunden gründete er die Slow-Food-Vereinigung mit heute mehr als 75.000 Mitgliedern in 45 Ländern. Sie will der Fast-Food-Kultur nicht einfach das Feld überlassen und wirbt dafür, dass Menschen beim Essen wieder mehr auf Qualität und Genuss achten.
>
> Statt auf den schnellen Happen zwischendurch setzen Slow-Food-Anhänger auf die Geschmacksvielfalt natürlicher und mit Sorgfalt zubereiteter Produkte. Schon Kinder sollen sensibel werden, bewusst essen und trinken und Geschmacksunterschiede kennen lernen.

9 Außer-Haus-Verpflegung

TAB. 1: ENERGIE- UND FETTGEHALTEN BELIEBTER FAST-FOOD-GERICHTE

FAST FOOD	PORTION	ENERGIE (kJ)	FETT (g)	FETTKALORIEN (%)
Hamburger	105 g	1140	12	39
Cheeseburger	120 g	1355	16	44
Pommes frites	120 g	1760	17	36
Milch Shakes	200 ml	1080	4	14
Salami-Baguette	125 g	1300	13	38
Currywurst mit Ketchup	150 g	2160	33	58
Gyros mit Pommes und Tzaziki	280 g	3930	50	48
Hot Dog	115 g	1380	16	43
Hähnchen, gegrillt	250 g	2384	35	55
Fischfrikadelle	100 g	980	15	57

Und jetzt Sie!!!

1. Nennen Sie mindestens sieben Gesichtspunkte, nach denen ein Kantinenessen beurteilt werden kann.

2. Was versteht man unter einem „Free-Flow-System"? Finden Sie jeweils einen Vor- und einen Nachteil dieses Systems.

3. Stellen Sie – ohne Berechnung, ohne Rezepte – ein Mittagessenbuffet zusammen, das in einer Mensa erfolgreich angeboten werden könnte.

4. Ordnen Sie die Beschreibungen in der rechten Spalte den jeweiligen Überbegriffen aus der linken Spalte zu.

ÜBERBEGRIFF	BESCHREIBUNG
Relaisküchensystem	Kombination frischer und haltbar gemachter Speisen.
Mischkostsystem	Essen aus der Fernküche, als Einzelportion verpackt.
Frischkostsystem	Teilweise Anlieferung aus der Fernküche, teilweise eigene Zubereitung z. B. bei Salaten.
Warmverpflegungssystem	Frische und tiefgekühlte Lebensmittel werden direkt nebenan zubereitet.

5. Sind folgende Mahlzeiten „Fast Food"? Begründen Sie jeweils.
   - Crêpes mit Schokoaufstrich
   - Nudeln mit Tomatensoße (Zubereitungszeit: 15 Min).
   - Gyros im Fladen

Teil 16: Nahrung: Lebensspender oder Krankmacher?

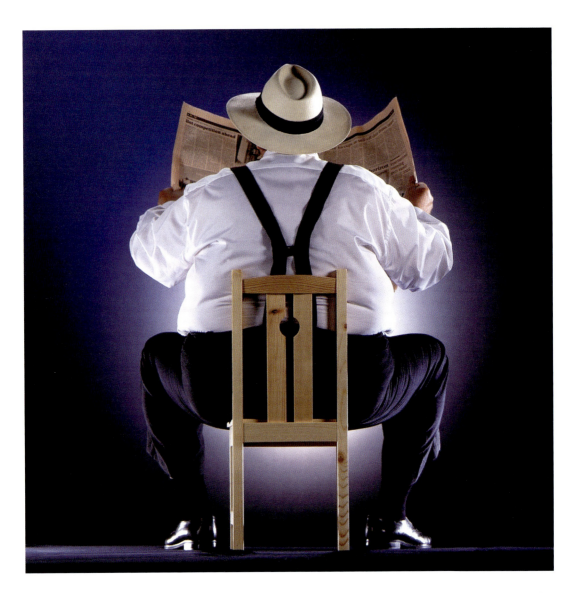

„Damit es komme nicht zum Knaxe, erfand der Arzt die Prophylaxe. Doch lieber beugt der Mensch, der Tor, sich vor der Krankheit als ihr vor." Es liegt viel Wahrheit in diesem Zitat von Eugen Roth. Wie die Berichte der Deutschen Gesellschaft für Ernährung (DGE) und andere Studien immer wieder zeigen, setzen unzählige Menschen durch unvernünftige Lebensweise und falsche Ernährung ihre Gesundheit in fataler Weise aufs Spiel. Nach Berichten des Bundesministeriums für Gesundheit belaufen sich die Kosten für „ernährungsmitbedingte" Krankheiten auf mindestens 40 Milliarden Euro pro Jahr.

1 Fehlernährung vermeiden

Eine Weile schien es, als bekämen die Deutschen zumindest die schlimmste Ernährungssünde allmählich in den Griff – den viel zu hohen Fettkonsum. Seit 1988 sank er Jahr für Jahr. Doch nun ist wohl Schluss mit dem positiven Trend.

Beim Fett wird wieder kräftiger zugelangt. Daran lassen die Zahlen der Nationalen Verzehrstudie 2008 keinen Zweifel. Nimmt man nur die Altersgruppe ab 19 Jahren, so genehmigen sich Männer im Durchschnitt Rationen von 117 und Frauen 92 Gramm pro Tag. Das sind rund 46 beziehungsweise 51 Prozent mehr als von der DGE empfohlen.

Ähnlich die Situation beim Eiweiß. Mit durchschnittlich 81 Gramm bei Männern und 71 Gramm bei Frauen liegt die Aufnahme 64 bis 69 Prozent über dem Soll.

Daneben gibt es gravierende Defizite bei lebensnotwendigen Vitaminen und Mineralstoffen. Es mangelt vor allem an:
- Calcium, benötigt für den Aufbau der Knochen – Bedarf nur zu 79 % gedeckt.
- Jod, wichtig für die Funktion der Schilddrüse – Bedarf nur zu 45 % gedeckt.
- Fluor, beteiligt am Aufbau gesunder Zähne – Bedarf nur zu 21 % gedeckt.
- Folsäure, Schutzvitamin gegen Arteriosklerose. Ein Mangel erhöht zudem das Risiko schwerer Missbildungen – Bedarf nur zu 55 % gedeckt.

Solche Einseitigkeit birgt beträchtliche gesundheitliche Risiken und schafft freie Bahn für eine Vielzahl chronischer Erkrankungen. Unzählige wissenschaftliche Studien belegen es: Ungesunde Kost macht auf Dauer krank und begünstigt die Entwicklung einer ganzen Reihe chronischer Erkrankungen. Gute Gründe also, dem Schlendrian am Esstisch ein Ende zu bereiten. „Vorbeugen sollte die Devise heißen", so die Meinung aller Ernährungsexperten.

Vorbeugen ist besser als heilen
Die Liste ernährungsabhängiger Krankheiten ist lang und reicht von Arteriosklerose, Herz-Kreislauf-Leiden und Diabetes mellitus bis hin zum Krebs. Ihnen allen kann man durch eine entsprechende Ernährung vorbeugen.

Dabei kommt es vor allem auf zweierlei an:
- Risikofaktoren vermeiden, die das Entstehen chronischer Krankheiten begünstigen. Dazu gehören vor allem eine zu hohe Fett-, Energie- und Kochsalzaufnahme, Alkohol im Übermaß und Nikotin.
- Den Organismus mit Stoffen versorgen, die das Risiko von Erkrankungen senken. Solche Schutzfaktoren gibt es reichlich: Ballaststoffe, antioxidativ wirkende Vitamine, Omega-3-Fettsäuren oder sekundäre Pflanzenstoffe.

Info

▶ **WEITERE FAKTOREN FÜR DAS ENTSTEHEN VON KRANKHEITEN**

- Mangelnde körperliche Bewegung
- Beruflicher und privater Stress
- Infektionen
- Genetische Disposition

„An der grundlegenden Problematik, dass wir uns falsch ernähren, zu wenig bewegen und zu viel rauchen, hat sich seit Anfang der 90er Jahre nichts geändert. Im Gegenteil: Die Problematik hat sich eher verschärft. Wenn wir uns heute den Anteil der Kinder und Jugendlichen ansehen, die schon sehr früh übergewichtig sind, wissen wir, dass dort zukünftig Krankheitskosten entstehen werden, wenn wir nicht gegensteuern."
Zitat aus einer Sitzung des Deutschen Bundestages am 22. Oktober 2003

ERNÄHRUNG UND IMMUNABWEHR

Ein Blick in die Geschichte zeigt: Wann immer auf der Welt Hungersnöte wüteten, kam es bald auch zu schweren Epidemien. Elend und Auszehrung begünstigten den Ausbruch von Pest, Cholera und anderen Geißeln der Menschheit. Auch heute noch gilt Unterernährung als die häufigste Ursache für hohe Anfälligkeit gegen Infektionen. In den Ländern der Dritten Welt sterben jährlich 40.000 Kinder an den Folgen einer erworbenen Immunschwäche. Sie sind derart unterernährt, dass ihr Körper nicht einmal mehr mit relativ harmlosen Infektionen fertig wird.

Immunschwäche bei den Reichen

Ernährungsbedingte Störungen der körpereigenen Abwehr kommen auch in hoch entwickelten Industrienationen vor. Sie entstehen bei uns durch unausgewogene und zu energiereiche Kost. Es fehlt dann an Nährstoffen, die für das Immunsystem unentbehrlich sind.

Das Immunsystem

Es ist ein fein ausbalanciertes System unterschiedlicher Arten von Immunzellen und biologisch aktiver Substanzen.

- B-Lymphozyten fahnden im Körper nach Antigenen. Das sind von außen eingedrungene Stoffe - zum Beispiel Krankheitserreger – und zerstören sie durch gezielte Bildung von Antikörpern.
- T-Lymphozyten sind Meister im Aufspüren von Viren.
- Natürliche Killerzellen machen Jagd auf Tumorzellen und töten sie ab.
- Monozyten, Granulozyten und Makrophagen sind wirksame Waffen gegen eingedrungene Bakterien.
- Die Verständigung zwischen den Immunzellen übernehmen Botenstoffe wie Interferone und Interleukine.

InfoPlus

Nährstoffe für die Abwehr

Inzwischen kennt man eine ganze Reihe von Nährstoffen, die für den Aufbau einer intakten Immunabwehr benötigt werden.

Eiweiß
Als Baustoff für die Bildung von Immunzellen benötigt der Körper Eiweiß. Eine zentrale Rolle spielen dabei die Aminosäuren Arginin und Glutamin.

Zink
Dieses Spurenelement ist an rund 200 biochemischen Prozessen beteiligt – unter ihnen viele, die den Eiweißstoffwechsel in Schwung halten. Auf Zink ganz besonders angewiesen sind Gewebe, deren Zellen sich besonders schnell teilen und rasch wachsen. Neben Zellen der Haut gilt dies vor allem für die des Immunsystems.

Vitamin A
Die „antiinfektiöse" Wirkung von Vitamin A wurde bereits vor über 50 Jahren beschrieben. Neuere Studien haben gezeigt, dass bei Vitamin-A-Mangel Immunorgane wie Milz und Thymus deutlich verkleinert sind. Auch die Aktivität der Immunzellen ist dann geringer.

Vitamin E
Es schützt die Immunzellen vor dem Angriff freier Radikale.

Vitamin C
Es hat wie Vitamin E eine antioxidative Wirkung. Außerdem sorgt es dafür, dass bestimmte Immunzellen bei Entzündungen die betroffenen Bereiche im Körper schneller erreichen.

Übergewicht

Der Einfluss von Übergewicht auf das Immunsystem ist bislang noch wenig untersucht. Verschiedene Forschungsergebnisse deuten jedoch darauf hin, dass Übergewicht die Körperabwehr schwächt.

2 Übergewicht – Wurzel vieler Übel

Eine Konferenz der Weltgesundheitsorganisation (WHO) Ende der 90er Jahre brachte es erstmals in das Bewusstsein einer breiten Öffentlichkeit: Weltweit nehmen Übergewicht und Fettsucht (Adipositas) in erschreckender Weise zu. Ernährungswissenschaftler sprechen schon von einer globalen Epidemie. Nach Einschätzung der WHO gehört die Fettsucht zu den „größten vernachlässigten Gesundheitsproblemen unserer Zeit." Deutschland macht da keine Ausnahme. Jeder fünfte Bundesbürger hat einen BMI über 30. Nach aktuellen Untersuchungen sind auch mehr als 20 Prozent aller Jungen und Mädchen zu dick. Gut die Hälfte dieser Übergewichtigen fallen sogar in die Kategorie „adipös". Ähnlich die Situation in anderen Industrienationen. Auch in den wohlhabenden Schichten der Entwicklungsländer nimmt die Häufigkeit bei Kindern und Jugendlichen zu.

2.1 Warum die Pfunde wachsen

Sind Dicke einfach nur „unkontrolliert und futtern unbesehen drauf los?" Vorurteile in dieser Richtung kursieren ja genug. Aber so einfach ist die Sache nicht. Die Gründe für das Entstehen von Übergewicht sind vielschichtig und nicht derart simpel zu erklären.

Die Gene spielen mit

Es gibt inzwischen viele wissenschaftliche Belege für eine erblich bedingte Veranlagung zu Übergewicht. Das zeigen zum Beispiel Studien an eineiigen Zwillingen, die getrennt aufwuchsen. Trotz unterschiedlicher Lebens- und Essgewohnheiten entwickelte sich ihr Körpergewicht sehr ähnlich.

Den Einfluss der Gene schätzen Wissenschaftler auf 50 bis 90 Prozent. Sie spielen bei vielen physiologischen Prozessen eine entscheidende Rolle:
- Steuerung von Hunger und Sättigung,
- Energieverbrauch,
- Energiespeicherung.

Die guten Futterverwerter

Ja es gibt sie tatsächlich, die besonders „guten Futterverwerter"! Übergewichtige haben einen Stoffwechsel, der sehr ökonomisch arbeitet – nichts geht verloren, jedes überschüssige Kilojoule wird als Fettdepot gespeichert. In früheren Zeiten mit ihrem kargen Nahrungsangebot sicherte diese Eigenschaft das Überleben. Die heutige üppige Auswahl an Lebensmitteln machen es solchen Menschen sehr schwer, schlank zu bleiben.

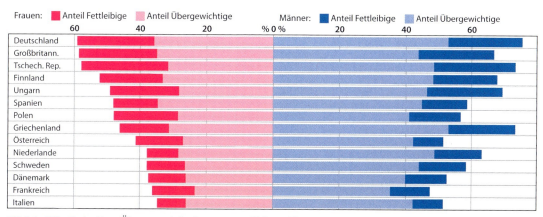

Bild 1: Häufigkeiten Übergewicht in ausgewählten EU-Staaten (Stand März 2007)
(Quelle: International Association for the Study of Obesity)

Energie für den Grundumsatz

Die Höhe des Grundumsatzes wird nur zum Teil von den Erbanlagen mitbestimmt. Einen größeren Einfluss hat die Menge an Muskelmasse, denn sie ist besonders stoffwechselaktiv. Männer haben mehr Muskeln als Frauen und haben daher einen höheren Grundumsatz. Mit zunehmendem Alter nimmt die Muskelmasse normalerweise ab. Wer seine Essgewohnheiten dann einfach beibehält, nimmt mehr Energie auf als er verbraucht und baut seine Fettdepots immer stärker auf.

Lifestyle als Sündenbock

Ob schon in der Kindheit anerzogen oder im Laufe des Lebens angeeignet – viele altvertraute Gewohnheiten schaffen dem Übergewicht leichte Bahn.

- Den Teller immer leer essen, auch wenn man schon satt ist,
- Essen vor dem Fernseher,
- Mahlzeiten in Hektik herunterschlingen,
- Essen aus Langeweile oder als Trostpflaster bei Kummer oder Stress,
- Zwischendurch Naschereien, süße Getränke oder fettreiche Snacks,
- Stundenlanges Fernsehen oder Sitzen vor dem Computer.

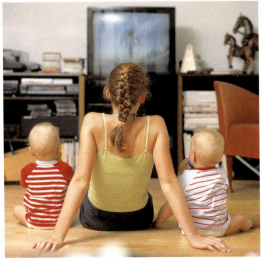

Bild 1:
Wer zu viel fernsieht, wird zum Stubenhocker

InfoPlus

KRITISCHE ZEITEN FÜR DIE FIGUR.

Pubertät
Eine stürmische Zeit. Auch der Stoffwechsel spielt wegen der hormonellen Umstellung verrückt. Vor allem Mädchen werden dann leicht zu Pummelchen. Aber keine Sorge! Der Babyspeck verliert sich meist ganz von selbst.

Schwangerschaft
Vor allem zwischen dem vierten und siebten Monat kann es zu Heißhunger-Attacken kommen, die nur schwer zu meistern sind.

Wechseljahre
Die Mitte des Lebens ist für alle Menschen, auch für Männer, eine schwierige Zeit. Die Vorboten des Alters sind da. Man gerät leicht in Sinnkrisen und Endzeitstimmungen nach dem Motto: „Es ist ja sowieso alles egal."

Heirat
Manche jungen Paare entwickeln eine wahre Nesthocker-Mentalität. Sport und andere Freizeitaktivitäten werden nicht mehr groß geschrieben. Man macht es sich lieber zu Hause gemütlich – auch mit gutem Essen. Vor allem Männer legen dann oft kräftig zu.

Privater Kummer
Er ist oft Auslöser für das Entgleisen der Figur. Die gekränkte Seele verlangt nach Trost. Warum nicht mit kleinen Leckereien?

Beruflicher Stress
Hektik im Büro. Termine drängen. Neue Projekte stehen an. Die wenigsten denken in solchen Situationen groß darüber nach, was sie eigentlich essen. Man stopft eben irgendetwas in sich hinein. Hauptsache der Hunger ist weg. Für Überlegungen nach Nährwert oder Energiegehalt bleibt da kaum Zeit.

2 Übergewicht – Wurzel vieler Übel

TAB. 1: DIE VERSCHIEDENEN KATEGORIEN VON ÜBERGEWICHT

GEWICHT IN kg	\	GRÖSSE IN METER																								
	1,50	1,52	1,54	1,56	1,58	1,60	1,62	1,64	1,66	1,68	1,70	1,72	1,74	1,76	1,78	1,80	1,82	1,84	1,86	1,88	1,90	1,92	1,94	1,96	1,98	2,00
160	71	69	68	66	64	63	61	60	58	57	55	54	53	52	51	49	48	47	46	45	44	43	43	42	41	40
158	70	68	67	65	63	62	60	59	57	56	55	53	52	51	50	49	48	47	46	45	44	43	42	41	40	40
156	69	68	66	64	62	61	60	58	57	55	54	53	52	50	49	48	47	46	45	44	43	42	42	41	40	39
154	68	67	65	63	62	60	59	57	65	55	53	52	51	50	49	48	47	45	45	44	43	42	41	40	39	39
152	68	66	64	63	61	59	58	57	55	54	53	51	50	49	48	47	46	45	44	43	42	41	40	40	39	38
150	67	65	63	62	60	59	57	56	54	53	52	51	50	48	47	46	45	44	43	43	42	41	40	39	38	38
148	66	64	63	61	59	58	57	55	54	53	51	50	49	48	47	46	45	44	43	42	41	40	39	39	38	37
146	65	63	62	60	58	57	56	54	53	52	51	49	48	47	46	45	44	43	42	41	40	40	39	38	37	37
144	64	62	61	59	58	56	55	54	52	51	50	49	48	47	45	44	43	42	41	41	40	39	38	38	37	36
142	63	62	60	58	57	56	54	53	52	50	49	48	47	46	45	44	43	42	41	40	39	39	38	37	36	36
140	62	61	59	58	56	55	53	52	51	50	48	47	46	45	44	43	42	41	40	40	39	38	37	37	36	35
138	61	60	58	57	55	54	53	51	50	49	48	47	46	45	44	43	42	41	40	39	38	37	37	36	35	35
136	60	59	57	56	54	53	52	51	49	48	47	46	45	44	43	42	41	40	39	39	38	37	36	35	35	34
134	60	58	57	55	54	52	51	50	48	47	46	45	44	43	42	41	41	40	39	38	37	36	36	35	34	34
132	59	57	56	54	53	52	50	49	48	47	46	45	44	43	42	41	40	39	38	37	37	36	35	34	34	33
130	58	56	55	54	52	51	50	48	47	46	45	44	43	42	41	40	39	38	38	37	36	35	35	34	33	33
128	57	55	54	53	51	50	49	48	46	45	44	43	42	41	40	40	39	38	37	36	36	35	34	33	33	32
126	56	55	53	52	50	49	48	47	46	45	44	43	42	41	40	39	38	37	36	36	35	34	34	33	32	32
124	55	54	52	51	50	48	47	46	45	44	43	42	41	40	39	38	38	37	36	35	34	34	33	32	32	31
122	54	53	52	50	49	48	47	45	44	43	42	41	40	39	39	38	37	36	35	35	34	33	32	32	31	31
120	53	52	51	49	48	47	46	45	44	42	41	40	40	39	38	37	36	35	35	34	33	33	32	31	31	30
118	52	51	50	49	47	46	45	44	43	42	41	40	39	38	37	36	36	35	34	33	33	32	31	31	30	30
116	52	50	49	48	46	45	44	43	42	41	40	39	38	37	37	36	35	34	34	33	32	31	31	30	30	29
114	51	49	48	47	46	45	44	42	41	40	40	39	38	37	36	35	34	34	33	32	32	31	30	30	29	29
112	50	49	47	46	45	44	43	42	41	40	39	38	37	36	35	35	34	33	32	32	31	30	30	29	29	28
110	49	48	46	45	44	43	42	41	40	39	38	37	36	36	35	34	33	33	32	31	30	30	29	29	28	28
108	48	47	46	44	43	42	41	40	39	38	37	37	36	35	34	33	33	32	31	31	30	29	29	28	28	27
106	47	46	45	44	42	41	40	39	38	38	37	36	35	34	33	33	32	31	31	30	29	29	28	28	27	27
104	46	45	44	43	42	41	40	39	38	37	36	35	34	34	33	32	31	31	30	29	29	28	28	27	27	26
102	45	44	43	42	41	40	39	38	37	36	35	34	34	33	32	31	31	30	29	29	28	28	27	27	26	26
100	44	43	42	41	40	39	38	37	36	35	35	34	33	32	32	31	30	30	29	28	28	27	27	26	26	25
98	44	42	41	40	39	38	37	36	36	35	34	33	32	32	31	30	30	29	28	28	27	27	26	26	25	25
96	43	42	40	39	38	37	37	35	34	34	33	32	32	31	30	30	29	28	28	27	27	26	26	25	24	24
94	42	41	40	39	38	37	36	35	34	33	33	32	31	30	30	29	28	28	27	27	26	25	25	24	24	24
92	41	40	39	38	37	36	35	34	33	33	32	31	30	30	29	28	28	27	27	26	25	25	24	24	23	23
90	40	39	38	37	36	35	34	33	33	32	31	30	30	29	28	28	27	27	26	25	25	24	24	23	23	23
88	39	38	37	36	35	34	34	33	32	31	30	30	29	28	28	27	27	26	25	25	24	24	23	23	22	22
86	38	37	36	35	34	34	33	32	31	30	30	29	28	28	27	27	26	25	25	24	24	23	23	22	22	22
84	37	36	35	35	34	33	32	31	30	30	29	28	28	27	27	26	25	25	24	24	23	23	22	22	21	21
82	36	35	35	34	33	32	31	30	30	29	28	28	27	26	26	25	25	24	24	23	23	22	22	21	21	21
80	36	35	34	33	32	31	30	30	29	28	28	27	26	26	25	25	24	24	23	23	22	22	21	21	20	20
78	35	34	33	32	31	30	30	29	28	28	27	26	26	25	25	24	24	23	23	22	22	21	21	20	20	20
76	34	33	32	31	30	30	29	28	28	27	26	26	25	24	23	23	22	22	21	21	21	20	20	20	19	19
74	33	32	31	30	30	29	28	28	27	26	26	25	24	24	23	23	22	22	21	21	20	20	20	19	19	19
72	32	31	30	30	29	28	27	27	26	26	25	24	24	23	23	22	22	21	21	20	20	20	19	19	18	18
70	31	30	30	29	28	27	27	26	25	25	24	24	23	23	22	22	21	21	20	20	19	19	19	18	18	18
68	30	29	29	28	27	27	26	25	25	24	24	23	22	22	21	21	20	20	19	19	19	18	18	18	17	17
66	29	29	28	27	26	26	25	25	24	23	23	22	22	21	20	20	19	19	19	18	18	18	17	17	17	17
64	28	28	27	26	26	25	24	24	23	23	22	22	21	20	20	19	19	18	18	18	17	17	17	16	16	16
62	28	27	26	25	25	24	24	23	22	22	21	20	20	19	19	18	18	18	17	17	17	16	16	16	16	16
60	27	28	25	25	24	23	23	22	22	21	21	20	19	19	19	18	18	17	17	17	16	16	16	16	15	15
58	26	25	24	24	23	23	22	22	21	20	20	19	19	18	18	18	17	17	16	16	16	15	15	15	15	15
56	25	24	24	23	22	21	21	20	20	19	19	18	18	17	17	17	16	16	16	15	15	15	15	14	14	14
54	24	23	23	22	22	21	21	20	19	19	18	18	17	17	17	16	16	16	15	15	15	14	14	14	14	14
52	23	23	22	21	21	20	20	19	19	18	18	18	17	16	16	16	15	15	15	14	14	14	14	13	13	13
50	22	22	21	20	20	19	19	18	18	17	17	17	16	16	15	15	15	14	14	14	14	13	13	13	13	13

≥ 40 sehr starkes Übergewicht

30–39 deutliches Übergewicht

25–29 leichtes bis mäßiges Übergewicht

18,5–24 Normalgewicht

< 18,5 Untergewicht

2.2 Die Folgen für Körper und Seele

Wer über längere Zeit massives Übergewicht mit sich herumträgt, muss mit ernsten gesundheitlichen Folgen rechnen. Dazu gehören vor allem:

- Veränderungen an Wirbelsäule, Knien und Füßen, die durch hohe Belastung von Knochen und Gelenken entstehen.

- Venenleiden wie Krampfadern, die durch hohe Belastung der Gefäße entstehen.

- Herz-Kreislauf-Leiden, weil sich bei Übergewichtigen oft eine Arteriosklerose entwickelt.

- Erkrankungen wie Diabetes mellitus, Gicht oder auch Krebs, die durch extreme Überlastung des Stoffwechsels entstehen.

Einteilung	BMI (kg/m^2)
Präadipositas	25 – 29,9
Adipositas Grad I	30 – 34,9
Adipositas Grad II	35 – 39,9
Adipositas Grad III	> 40

> **Info**
>
> ▶ **WIE IST DAS FETT VERTEILT?**
>
> Ein wichtiges Kriterium bei der Beurteilung des gesundheitlichen Risikos ist die Verteilung des Körperfettes.
>
> - Die für Frauen typischen Polster am Po und an den Oberschenkeln (gynoide Fettsucht) kann der Körper meist recht gut ohne Schaden verkraften.
>
> - Der eher bei Männern auftretende Bauchspeck (androide Fettsucht) birgt ein höheres Risiko. Er gilt als besonders tückisch, weil das darin gespeicherte Fett sehr stoffwechselaktiv ist.

Grenzwerte: Taillenumfang
Der Taillenumfang ist ein Anhaltspunkt für die Einschätzung des gesundheitliche Risikos.

	Männer	Frauen
Erhöhtes Risiko	94 cm	80 cm
Stark erhöhtes Risiko	102 cm	88 cm

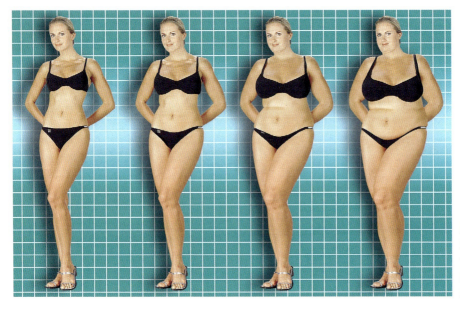

Bild 1: Entwicklung von Fettsucht bei einer Frau

2 Übergewicht – Wurzel vieler Übel

Der Kummer mit dem Speck
Dicke Menschen tragen in doppeltem Sinn eine schwere Last. Die Pfunde machen nicht nur dem Körper zu schaffen, sondern drücken auch auf die Seele. Viele Schwergewichte können sich selbst nicht leiden. Der ständige Druck von außen, schlank sein zu müssen, nagt am Selbstwertgefühl. Sie stürzen sich dann in Diäten – müssen aber immer wieder erleben, wie das Gewicht zwar runter aber genau so schnell wieder raufgeht - quälen sich dann mit Schuldgefühlen und Depressionen.

Besonders schwer haben es übergewichtige Kinder. Sie kämpfen mit vielen Vorurteilen, gelten als faul und schlapp. Bei Spiel und Sport können sie kaum mithalten. Die anderen laufen ihnen buchstäblich davon. Kein Wunder, dass sich dicke Kinder irgendwann zurückziehen und selbst ausgrenzen. Als Trost bleibt ihnen dann nur noch das Essen.

Info
▶ **SCHLECHTERE CHANCEN**
Untersuchungen von Einstellungsrichtlinien großer Firmen haben ergeben: Wer zu viele Pfunde auf die Waage bringt, hat bei gleicher beruflicher Qualifikation in Vorstellungsgesprächen die schlechteren Karten. Das gilt für alle Berufsgruppen.

InfoPlus
DAS METABOLISCHE SYNDROM – QUARTETT DER RISIKOFAKTOREN
Bleibt Übergewicht längere Zeit bestehen, kommt es zu ungünstigen Veränderungen im Organismus:
• Der Blutdruck steigt an.
• Die Blutfettwerte sind erhöht.
• Der Glucosestoffwechsel ist gestört.
Dieses Bündel aus mehreren Risikofaktoren bezeichnet man auch als metabolisches Syndrom. Es ist Wegbereiter für verschiedene chronische Erkrankungen – vor allem Typ-2-Diabetes (s. S. 432) aber auch für Arteriosklerose und bösartige Tumore.

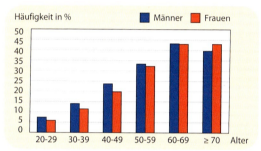

Bild 2: Häufigkeit des metabolischen Syndroms nach dem National Health and Nutrition Survey, USA

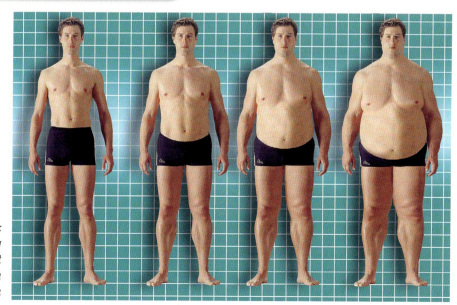

Bild 1: Entwicklung von Fettsucht bei einem Mann

2.3 Abnehmen – aber wie?

Starkes Übergewicht muss weg. Da sind sich Ernährungswissenschaft und Medizin einig, denn langfristig macht es krank. Ohne Einschränkung gilt das für Menschen mit einen BMI über 30. Auch bei einem BMI zwischen 25 und 30 ist Abspecken angesagt und zwar dann, wenn Krankheiten vorliegen oder Risiken für Herz-Kreislauf-Leiden bestehen - zum Beispiel eine familiär bedingte Veranlagung.

Negative Energiebilanz und ihre Tücken
Abnehmen gehorcht in der Theorie einer simplen Gleichung. „Negative Energiebilanz" heißt dabei das Grundprinzip. Es bedeutet, der Körper verbraucht mehr Energie als über die Nahrung aufgenommen wird und ist gezwungen, seine Reserven anzugreifen.

Die Praxis erweist sich jedoch als weitaus komplizierter. Wer nämlich glaubt, durch radikales Hungern und Einsparen von Kalorien besonders schnell schlank zu werden, hat seine Rechnung ohne die Natur gemacht. Die entwickelte ihr Programm „Energieverwertung" vor Tausenden von Jahren, als Not und Mangel das Leben der Menschen bestimmten.

Verschwendung konnte sich der Körper nicht leisten und ersann ein eisernes Sparkonzept: Bei guter Versorgung wird jedes Fitzelchen Energie als Fettpolster gespeichert. Der Versuch, die Depots einzuschmelzen, aktiviert das zweite Rettungsmanöver des Körpers. Werden die Reserven knapp, drosselt er einfach den Energieverbrauch. Der Grundumsatz sinkt dann – täglich um etwa ein Prozent. Bis zu 20 Prozent des ursprünglichen Energieverbrauches können so eingespart werden.

Sparsam noch im Nahrungsüberfluss
Der Organismus ist also bis heute auf Vorratshaltung gepolt. Sein biologisches Programm hat noch nicht registriert, dass wir inzwischen im Nahrungsüberfluss leben. Und hier liegen die Ursachen für den häufigen Diätfrust. Der auf extreme Magerkost gesetzte Körper verliert die ersten Pfunde meist sehr schnell. Ein Scheinerfolg, denn er zehrt zunächst von seinen Eiweißbeständen und schwemmt reichlich Wasser aus.

Erst nach einer Woche geht das eigentliche Abspecken los. Da aber ist das Sparprogramm schon gestartet. Man isst wenig und immer weniger. Das Abnehmen aber läuft nur im Schneckentempo oder bleibt gar gänzlich stehen. Je öfter eine solche Crash-Kur durchgezogen wird, desto panischer verteidigt der Körper seine Reserven. Kaum ist die Diät vorbei, macht er sich wieder ans „aufpolstern", oftmals üppiger als zuvor. „Jo-Jo-Effekt" nennen es die Wissenschaftler, wenn jemand sich auf diese Weise von einer Kleidergröße zur nächsten hungert.

Langsam aber sicher
Natürlich kann man nur über eine negative Energiebilanz abnehmen. Soll der Erfolg aber von Dauer sein, vergisst man am besten alle Blitzdiäten. Wer Körpergewicht abbauen will, muss seine Ernährung langfristig umstellen. Mit einer nur mäßig verringerten Energiezufuhr kommt man besser ans Ziel. Auch dann schmelzen die Pfunde – nur langsam zwar, aber stetig und ganz ohne Hungern. Und für einen abwechslungsreichen Speiseplan bleibt bei einem solchen Ernährungsprogramm auch noch genügend Raum.

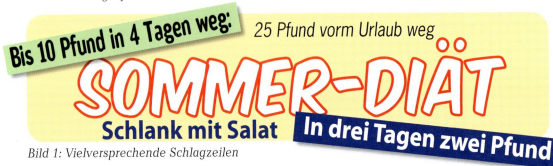
Bild 1: Vielversprechende Schlagzeilen

2 Übergewicht – Wurzel vieler Übel

Energie sparen? Kein Problem

„Fett macht fett". Schließlich enthält es im Vergleich zu Kohlenhydraten und Eiweiß das Doppelte an Kilojoule. Mit Einschränkungen beim Fett wird das Energiekonto also am besten geschont. Eine energiereduzierte Mischkost liegt mindestens 2000 Kilojoule unter dem normalen Energiebedarf.

TIPPS ZUM FETT SPAREN

- Reichlich pflanzliche Lebensmittel essen, sie enthalten wenig oder gar kein Fett. Ausnahme: Nüsse und Avocados.
- Fettarmes Fleisch bevorzugen. Gleiches gilt für Wurst, Milch und Milchprodukte.
- Wurst- und Käsebrote auch ohne Streichfett probieren. Wem das zu „trocken" ist, kann es mit Frischkäse, Tomatenmark oder Quark versuchen.
- Wenn schon Streichfett, dann dünn verstreichen.
- Als Brotbelag schmecken auch Gurken-, Tomaten- oder Radieschenscheiben.
- Bei Fleisch, Geflügel oder Aufschnitt die Fettkrusten oder –streifen wegschneiden.
- Beim Zubereiten wenig Fett verwenden.

Die Psyche nicht vergessen

Sie kann beim Abnehmen Hindernis sein oder Hilfe. Daher folgende Empfehlungen:

- Realistische Ziele setzen – zum Beispiel ein halbes Kilo weniger pro Woche. Das Durchhalten ist dann leichter.
- Sich bei Erfolg eine Belohnung gönnen – etwa ein schickes neues Kleidungsstück.
- Die Ernährung allmählich umstellen. Das Umgewöhnen klappt dann besser.
- Nicht auf sämtliche Lieblingsgerichte verzichten. Vielleicht einfach nur die Portionen verkleinern.
- Die Mahlzeiten bewusst und ohne Hektik genießen. Die Gerichte hübsch anrichten, denn das Auge isst mit. Langsam essen und auf den Geschmack achten.
- Das Essen beenden, wenn man satt ist, auch wenn der Teller noch nicht leer ist.
- Nicht vor dem Fernseher oder zwischendurch aus Langeweile essen.
- Verlockungen widerstehen – etwa einem Stück Torte in den Auslagen einer Bäckerei
- Zu Hause am besten keine Naschereien herumstehen lassen.
- In einer Gruppe von Gleichgesinnten geht es leichter. Erfahrungsaustausch und ein gewisser Erfolgsdruck helfen durchzuhalten.

TAB. 1: AUSTAUSCH FETTREICHER GEGEN FETTARME LEBENSMITTEL

FETTREICH	FETTARME ALTERNATIVE
Vollmilch (3,5 % Fett)	Milch (1,5 % Fett)
Saure Sahne, Mayonnaise	Joghurt (1,5 % Fett)
Dünnes Brot	Dicke Scheiben
Nuss-Nougat-Creme	Honig, Marmelade
Leberwurst, Salami	Putenschinken, Corned beef, gek. Schinken
Bratwurst	Bockwurst
Pommes frites	Backofenpommes
Schokolade	Gummibärchen
Eiscreme	Fruchteis

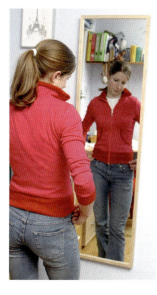

Bild 1: Eine neue Jeans als Belohnung

TAB. 1: DIÄTEN AUF DEM PRÜFSTAND – TEIL 1

	FETTARM	KOHLENHYDRATBETONT	FETT- UND EIWEISSREICH
DIÄT-TYP	Nie wieder hungern und Energie berechnen! Stattdessen Spaß am Essen, und die Kilos schmelzen trotzdem.	Mit Stärke abnehmen. Grundlage dieser Diäten sind die früher als Dickmacher verpönten Kohlenhydrate.	Völlerei wird zum Programm. In den USA sind solche Kostformen, auch Carbo-Diäten genannt, der Hit.
GRUNDKONZEPT	Verglichen mit Kohlenhydraten und Eiweiß enthält Fett das Doppelte an Kilojoule. Wer hier knausert, verzehrt garantiert keine zu üppigen Energierationen. Zum Abnehmen sind täglich 30 bis 50 g erlaubt. Später kann auf 60 bis 80 g aufgestockt werden.	Bevorzugt werden Lebensmittel mit hohem Gehalt an Kohlenhydraten und Ballaststoffen. Bis zu 80 % der Energie sollen aus Kohlenhydraten stammen. Der Rest je zur Hälfte aus Fett und Eiweiß. Fettarme tierische Produkte sind in Maßen erlaubt.	Neuauflage der Atkins-Diät. Grundannahme: Übermäßige Zufuhr von Kohlenhydraten verhindere im Körper die effektive Fettverbrennung. Drastisch eingeschränkte Aufnahme von Kohlenhydraten. So soll mehr Fett verbrannt werden.
PRAXIS	Abwechslungsreicher Speiseplan, der selbst für Feinschmecker spannend ist. Gemüse, Kartoffeln, Reis, Nudeln, Brot und Obst zum Sattessen. Kaum Tabus. Gemieden werden sollten lediglich ausgesprochene „Fettfallen": z. B. fette Wurst, Aal, Sahnejoghurt, Käse mit mehr als 30% i. Tr., Croissants, Kartoffelchips oder Schokolade.	Viel Vollkorn, Haferflocken, Teigwaren, Kartoffeln, Obst und Gemüse. Dazu Magermilch, fettarmer Joghurt sowie wenig Fisch und mageres Fleisch. Insgesamt ein Nahrungsangebot, das stark von unseren Verzehrsgewohnheiten abweicht und völlig neue Rezepte erfordert. Ergänzende Sportprogramme.	Fett- und eiweißreiche Lebensmittel nach Belieben. Eier und Speck zum Frühstück, mittags dicke Steaks, zwischendurch Frikadellen oder Würstchen und abends üppige Portionen Lachs, fette Makrelen und Käse. Dazu gibt es zweimal täglich Salat. Brot, Reis, Nudeln oder Kartoffeln sind verboten, auch Süßes.
DIÄT-VARIANTEN	• Fit-for-Fun-Diät: Kein starrer Plan, nur Rezeptvorschläge, Fett-Tabellen zur Orientierung. • Pudel-Plan: Mehr ein Lernprogramm, erzieht mit Infos und Übungen zum Detektiv in Sachen Fett. Individuelle Speisepläne. • Brigitte-Diät: Genau durchdachte Speisefolge mit Möglichkeiten zur Abwandlung. Verschiedene Stufen der Energiereduktion. Sehr gute Hilfen für den Einkauf.	• Dr.-Haas-Diät: Ursprünglich für Sportler entworfen. Tägliche Energiemenge zwischen 4000 und 8000 kJ. Empfehlung der Einnahme von Vitaminpräparaten. • Pritkin-Diät: Ähnlich der Dr.-Haas-Diät, aber mit noch weniger Fleisch. Tägliche Energieaufnahme zwischen 2700 und 4000 kJ. Kein Kaffee, Tee und Rauchen.	• Dr. Atkins neue Diätrevolution: Beschränkung der Kohlenhydrate am Anfang auf täglich 20 g. Später sind pro Tag bis zu 90 g erlaubt. Vitamin- und Mineralstoffpräparate. • Lutz-Diät: Ähnliches Konzept, erlaubt sind Fleisch, Fisch, Sahne, Eier, Joghurt und alle Fette. Maximal 72 g Kohlenhydrate pro Tag, z. B. als Gemüse oder Obst. Brot ist tabu.
BEWERTUNG	Fettarme Diäten packen das Übel an der Wurzel und bekämpfen die Hauptursache von Übergewicht. Und das mit einem ausgewogenen Nährstoffangebot ohne Verzicht auf Genuss. Daher auch bestens geeignet als Dauerkost. Ideal für alle, die Spaß am Kochen haben. Erforderlich sind allerdings Kenntnisse über den Fettgehalt der Lebensmittel. Fettsparende Garverfahren sind ein unbedingtes Muss.	Grundsätzlich ist fettarme Kost mit reichlich Kohlenhydraten und Ballaststoffen günstig. Sie hat positive Effekte auf den Fettstoffwechsel und beugt chronischen Erkrankungen vor. Eine derart extreme Nährstoffzusammensetzung ist aber kaum zu realisieren. Nährstoffversorgung teilweise gefährdet. Vor allem bei Vitamin A, D und E, essentiellen Fettsäuren, Calcium und Jod. Eingeschränkt zu empfehlen.	Die theoretische Begründung entbehrt jeder wissenschaftlichen Grundlage. Hohe Aufnahme von gesättigten Fettsäuren und Purinen, daher besonders für Patienten mit Gicht und Herz-Kreislauf-Leiden gefährlich. Führt langfristig zu Mangel an Mikronährstoffen, vor allem bei Kalium, Magnesium, ß-Carotin und Vitamin C. Häufig Auftreten von Heißhungerattacken. Strikt abzulehnen.

2 Übergewicht – Wurzel vieler Übel

TAB. 1: DIÄTEN AUF DEM PRÜFSTAND – TEIL 2

	GRUPPENPROGRAMME	FASTEN	FORMULA	
DIÄT-TYP	Gemeinsamer Kampf gegen die Fettpolster heißt die Devise. Für alle, die allein nur schwer durchhalten.	Nichts essen und sich trotzdem wohl fühlen. Fasten bedeutet nicht hungern und ist mehr als nur abnehmen.	Kein Kochen, kein Einkauf. Nur umrühren und fertig. Für viele der bequemste Weg zur schlanken Linie.	
GRUNDKONZEPT	Im Vordergrund stehen das Beobachten des eigenen Essverhaltens und dessen Änderung. Ziel ist nicht eine zeitlich begrenzte Diät, sondern gesünder essen auf Dauer. Die Fortschritte der Einzelnen werden in der Gruppe diskutiert. Das spornt an und gibt Rückhalt.	Der freiwillige Verzicht auf Nahrung entlastet den Organismus. Physiologische Größen normalisieren sich: Blutdruck, Cholesterinspiegel und die Produktion von Stresshormonen sinken. Manche Aussagen sind wissenschaftlich belegt, andere beruhen auf Erfahrungswerten.	Industriell vorgefertigte Diätkost. Zusammensetzung der Produkte ist gesetzlich geregelt. Grundbedarf an Nährstoffen einschließlich Vitaminen und Mineralstoffen muss enthalten sein. Zwischen 3200 und 4900 kJ pro Tag. Damit kann man zwei bis drei Kilo pro Woche abnehmen.	
PRAXIS	Zehn bis 15 Teilnehmer treffen sich wöchentlich mit einem Experten, je nach Programm mehrere Wochen oder Monate lang. Sie führen ein Ernährungsprotokoll und lernen Schwachstellen aufzuspüren. Infos zur gesunden Ernährung. Gemeinsames Erarbeiten von Strategien zum Abnehmen. Oft Sport als Ergänzung.	Zu Beginn zwei Entlastungstage mit energiearmer Kost (ca. 2509 kJ): Obst-, Gemüse- oder Reistage. Dann mindestens fünf Tage keine feste Nahrung, aber viel trinken (Wasser, Tee), ca. 3 l pro Tag. Regelmäßig Sport. „Fastenbrechen" mit leichter Kost, z. B. Gemüsesuppe. Aufbautage mit langsamer Umstellung.	Formula-Diäten gibt es als frei verkäufliche Pulver und Granulate. Anrühren mit Milch oder Wasser zu Drinks oder Suppen. Einfache Zubereitung. Angebotene Geschmacksrichtungen: Meist nur Erdbeere, Banane, Vanille und Schokolade. Bei Preisen von drei bis zwölf Euro pro Tag, je nach Präparat, relativ kostspielig.	
DIÄT-VARIANTEN	• Gewicht im Griff: Von Verbraucherzentralen angebotenes Ernährungstraining. Speisepläne angelehnt an Richtlinien der Vollwert-Ernährung. • Weight-Watchers: Programm verläuft in drei Phasen. Erreichen des individuellen Wunschgewichtes, Stabilisieren des Gewichtes und danach weitere kostenlose Teilnahme.	• Heilfasten nach Buchinger: Saftfasten mit Kräutertee, Gemüsebrühe, Obstsäften, Mineralwasser (insges. 1200 kJ). Regelmäßiger Sport ist Pflicht. Als Ergänzung: Atemtherapie, Yoga, Massagen, Meditation. Kein Alkohol, kein Nikotin. • Schroth-Kur: Teilfasten mit Trockentagen (Dörrobst und Semmeln) und Trinktage (Tee, Suppe und bis zu 1 l Wein), bis zu 4500 kJ.	Die Mischungen sind in ihrer Zusammensetzung sehr ähnlich und unterliegen der Diätverordnung. Die Gehalte an Nährstoffen sind vorgeschrieben. Manche Hersteller bieten begleitende Programme zur psychologischen Betreuung und Ernährungsberatung an.	
BEWERTUNG	Die Programme sind eine Kombination aus Verhaltensänderung, Energiereduktion und körperlicher Aktivität. Die Speisepläne bieten ausgewogene Mischkost. Grundsätzlich zu empfehlen, wenn man bereit ist, sich für längere Zeit einer Gruppe anzuschließen. Gruppenprogramme kosten Geld. Es gibt verschiedene Anbieter. Ein Vergleich der Preise und inhaltlichen Konzepte lohnt sich.	Es sollte nur unter ärztliche Aufsicht gefastet werden, in Kliniken oder ambulant. Nur mit Fasten, ohne Umstellen der Ess- und Lebensgewohnheiten, wird niemand auf Dauer schlank. Begleitet von Ernährungsberatung kann es aber ein „Einstieg zum Umstieg" auf gesündere Kost sein. Zu empfehlen ist Saftfasten. Die Schrothkur lehnen Experten wegen des hohen Alkoholkonsums ab.	Gewichtsabnahme meist nur von kurzer Dauer, weil kein vernünftiges Essverhalten erlernt wird. Die eintönige Nahrung dämpft die Lust aufs Essen. Oft Verstopfung wegen geringer Zufuhr an Ballaststoffen. Unter ärztlicher Kontrolle zu empfehlen bei massiver Fettsucht. Aber nur mit Verhaltenstraining und Ernährungsberatung. Bei geringem Übergewicht sind fettarme Diäten besser geeignet.	

Sport gehört dazu

Körperliche Bewegung allein macht zwar noch nicht schlank, sie kann aber das Abnehmen wirksam unterstützen und helfen, das errungene Wunschgewicht langfristig zu halten.

Info

▶ WAS SPORT BEWIRKT:

- Der Energieverbrauch steigt an.
- Die Muskelmasse nimmt zu und damit der Grundumsatz.
- Der Fettanteil im Körper verringert sich.
- Die Fettverbrennung wird angekurbelt.
- Pulsfrequenz und Blutdruck sinken.
- Die Blutwerte verbessern sich.
- Herz, Atmung und Abwehrsystem werden gekräftigt.
- Stress und Hektik lassen nach und machen seelischer Ausgeglichenheit Platz.

Tipps

- Die ideale Pulsfrequenz beim Sport beträgt 180 minus Lebensalter. Dann ist die Fettverbrennung optimal.
- Richtige Sportschuhe, geeignete Kleidung und gute Technik helfen über Anfangsschwierigkeiten hinweg.

Welches Sportprogramm für wen?

Leicht Übergewichtige können jede Art von Sport treiben. Eine sehr gute Ergänzung zum Ernährungsprogramm sind: Walking, Joggen, Schwimmen oder Radfahren. Menschen mit einem BMI über 30 sollten zur Schonung der Gelenke besser auf das Joggen verzichten.

Mehr Bewegung im Alltag

Häufiger Treppensteigen, mit dem Fahrrad zur Arbeit oder immer eine Haltestelle früher aussteigen – viel Bewegung im Alltag kann bis zu 800 kJ zusätzlich pro Tag verbrauchen.

Mehr Raum für Kinder

Kleine Wohnungen, stark befahrene Straßen – Kinder haben oft wenig Platz zum Spielen und Toben. Mit ein bisschen Überlegung können Eltern mehr Spielraum schaffen:

- Kinderzimmer „bewegungsfreundlich" einrichten. Eine variable Matratzenlandschaft lädt zum Toben ein. Vielleicht ist ja sogar Platz für ein Klettergerüst oder eine Sprossenwand.

- Spielgeräte wie Bälle, Hüpfseil, Stelzen, Skateboards oder Tretroller bieten Bewegungsanreize und bringen Kinderbeine auf Trab.

- Eltern sollten Kindern ein Vorbild und selbst sportlich aktiv sein. Warum nicht Morgengymnastik für die ganze Familie?

- Radtouren am Wochenende geben Kindern Gelegenheit, sich in der Natur zu bewegen.

- In Vereinen können Kinder gemeinsam mit anderen Sport treiben.

- Fernsehen und Computer sollten nicht tabu sein, aber auch nicht die Freizeit komplett dominieren.

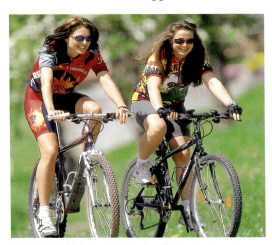

Bild 1: Radfahren – idealer Sport für alle Gewichtsklassen

2 Übergewicht – Wurzel vieler Übel

InfoPlus

WASSER ALS SCHLANKMACHER

Wissenschaftler der Universitätsklinik Charité in Berlin haben einen einfachen Weg gefunden, um das Körpergewicht zu halten: Reichlich Wasser trinken. Schon ein halber Liter Wasser mit einer Temperatur von 22 Grad Celsius erhöht die Stoffwechselrate innerhalb weniger Minuten um 30 Prozent.

Die Erklärung: Wasser aktiviert das vegetative Nervensystem. Im Gewebe werden daraufhin verstärkt Nährstoffe oxidiert. Es entsteht Wärme, die nach außen abgegeben wird. Thermogenese nennen Mediziner diesen Effekt. Dabei gibt es geschlechtsspezifische Unterschiede. Männer mobilisieren überwiegend Fette, Frauen dagegen Kohlenhydrate.

Mit zwei Litern Wasser pro Tag, also der ohnehin empfohlenen Menge an Flüssigkeit lassen sich gut 400 kJ „sparen". Wichtig ist allerdings, dass stilles Wasser getrunken wird. Ob sich die Methode zum Abnehmen bei extremer Körperfülle eignet, ist allerdings noch ungeklärt. Bei manchen stark Übergewichtigen scheint das vegetative Nervensystem nicht optimal zu arbeiten. Dann ist die Wirkung auf den Stoffwechsel stark eingeschränkt. Am meisten profitieren kann, wer schlank ist und es auch künftig bleiben möchte.

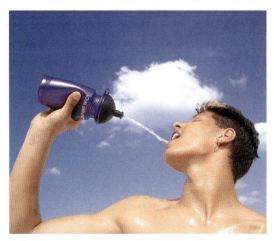

Bild 1:
Wasser vor dem Essen und zwischendurch

Und jetzt Sie!!!

1. Finden Sie aus dem folgenden Wortsalat jeweils drei Begriffe zusammen und bilden Sie daraus je einen sinnvollen Satz.

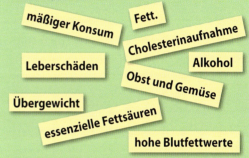

mäßiger Konsum — Fett. — Cholesterinaufnahme — Leberschäden — Alkohol — Obst und Gemüse — Übergewicht — essenzielle Fettsäuren — hohe Blutfettwerte

2. Erläutern Sie, weshalb die so genannten guten Futterverwerter tatsächlich besonders gefährdet sind, übergewichtig zu werden.

3. Nennen Sie mindestens fünf Gewohnheiten, die das Entstehen von Übergewicht begünstigen.

4. Frau L. ist 1,68 m groß und wiegt 81 kg. Errechnen Sie ihren BMI und ordnen Sie diesen den entsprechenden Adipositas-Begriffen zu.

5. Was versteht man unter dem Jojo-Effekt? Geben Sie eine Empfehlung, wie man diesen Effekt „austricksen" kann.

6. Die beiden folgenden Zwischenmahlzeiten liefern etwa gleich viel an Energie. Welche von beiden eignet sich besser für eine Gewichtsreduktion? Geben Sie mindestens fünf Argumente an.

Mahlzeit A:
1 Brötchen mit Butter und Salami
1 kleines Glas Cola Mix.

Mahlzeit B:
1 Vollkornbrot mit Margarine und Frischkäse.
1 Banane
1 Glas Fruchtsaftschorle.

3 Mangel im Überfluss

Unsere Wohlstandsgesellschaft lebt in einem wahren Schlaraffenland und jeder könnte sich optimal ernähren. Dennoch häufen sich die Ernährungssünden. Neben dem weit verbreiteten Übergewicht gibt es extrem mangelernährte Menschen. Armut ist hier meist nicht der Grund – eher so eine Art Hungerstreik.

3.1 Magersucht – Anorexia nervosa

> In einem harmonischen Elternhaus aufgewachsen, war Friederike immer brav und unauffällig gewesen. Ja, oft hatte sie sogar Zweifel, ob sie ihr schönes Zuhause überhaupt verdiene. Umso mehr bemühte sie sich, vorbildlich zu sein. In der Schule gehörte sie zu den Besten. Als sie dreizehn war und in die Pubertät kam, nahm sie zu. Dem Vater gefiel das gar nicht. Er mochte keine Pummelchen und empfahl ihr, doch mehr auf das Gewicht zu achten.
> Das tat Friederike, hielt streng Diät und nahm rapide ab. Die Monatsblutung blieb aus: Ein bequemer Nebeneffekt - fand sie. Ansonsten war sie stolz darauf, ihren Körper perfekt zu kontrollieren und so dünn zu sein. Bei jedem Gramm mehr fürchtete sie, zu fett zu werden. Täglich zog sie ein mehrstündiges Sportprogramm durch.
> Heute, mit sechzehn, sieht Friederike aus wie ein Gerippe. Sie wiegt bei einer Körpergröße von 1,65 m nur noch 35 Kilo. Die Rippen kann man zählen, die Augen im knochigen Gesicht sind eingefallen, die Beine erinnern an Besenstiele.
> Friederike meint, sie sehe gut aus so. Eher noch zu fett. Am liebsten würde sie noch ein paar Pfund abnehmen. Im Übrigen sei sie in Hochform. Keine Spur von einer Krankheit, die man behandeln müsse. Sie habe eben nicht mehr Hunger.

Häufigkeit
Das höchste Risiko für Anorexia nervosa haben junge Frauen zwischen 15 und 25 Jahren. In dieser Risikogruppe erkranken von 100.000 Frauen jährlich zwischen 50 und 75 Personen. In letzter Zeit tritt Magersucht auch verstärkt bei jungen Männern auf.

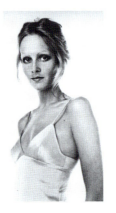

Bild 1:
Schönheitsideal?

Das ist typisch für diese Krankheit
Von einer Magersucht spricht man, wenn folgende Kriterien erfüllt sind:

- Das Gewicht liegt mindestens 15 Prozent unter dem normalen Wert.
- Die Patienten haben starke Angst vor dem Zunehmen, auch wenn bereits Untergewicht besteht.
- Die Wahrnehmung von Gewicht, Größe und Aussehen des eigenen Körpers ist gestört. Die Betroffenen fühlen sich „zu fett", auch wenn sie abgemagert sind.
- Bei Frauen sind mindestens drei Menstruationszyklen ausgeblieben.
- Durch den extremen Verlust an Körpergewicht drohen oft sehr ernste gesundheitliche Komplikationen. Dazu gehören vor allem:
    – Schwächung des Herzmuskels
    – Störung der Leberfunktion
    – Störung der Reizleitung in den Nerven
    – Osteoporose

Gut 50 Prozent aller Magersüchtigen können geheilt werden. Etwa 30 Prozent bleiben chronisch krank und 15 bis 20 Prozent überleben ihr krankhaftes Hungern nicht.

Gründe für Magersucht

Hinter einer Magersucht stecken immer schwerwiegende psychische Probleme. Es gibt eine ganze Reihe von Faktoren, die zu einer Magersucht führen können:

- Häufig haben die jungen Menschen ein wenig entwickeltes Selbstbewusstsein. Sie sind mit sich nicht zufrieden und fühlen sich unattraktiv.

- Mode, Werbung und Medien vermitteln extreme Schlankheit als Schönheitsideal, die sich viele Jungen und Mädchen zum Vorbild nehmen und dem sie unbedingt entsprechen wollen.

- Magersucht entwickelt sich oft während der Pubertät – eine Zeit starker körperlicher Veränderungen, vor denen viele uneingestandene Angst haben.

- Konflikte in der Familie sind vielfach der Hintergrund für eine Magersucht.

Was tun gegen Magersucht?

Die Ursachen der Erkrankung sind psychischer Art. Eine erfolgreiche Behandlung muss also in jedem Fall in der Psychotherapie ansetzen. Die lebensgefährliche Nahrungsverweigerung ist nur das Symptom dieser Krankheit.
Erste Voraussetzung für eine Heilung ist, dass die Patienten ihren Zustand als Krankheit begreifen, und dass sie selbst den Willen haben, gesund zu werden. Eine „Zwangsernährung" dagegen wird jeweils nur kurzzeitige Erfolge bringen.
Nicht schneller Fettansatz, sondern kontinuierlicher Wiederaufbau des ausgelaugten Körpers muss dann das Ziel der Ernährungstherapie sein. Dabei gilt:

- Leicht verdauliche Kost in Mengen, die nur gering unter dem Bedarf bei Normalgewicht liegen.

- Fett anfangs nur in geringen Mengen, es könnte den Organismus zu sehr belasten; leicht verdauliche Fette wählen.

3.2 Die Ess-Brechsucht – Bulimia nervosa

Ich denke den ganzen Tag nur ans Essen. Es ist das Wichtigste in meinem Leben. Doch es sind keine schönen Gedanken. Das Essen macht mir Angst. Es bedroht mich. Abends überlege ich mir schon, was ich am nächsten Tag essen darf, um nicht zuzunehmen. Morgens gilt mein erster Blick dem Gewichtsanzeiger der Waage, ob ich mein Idealgewicht noch habe. Abends und manchmal sogar tagsüber kontrolliere ich zusätzlich das Gewicht.

Zur Zeit überfällt mich jeden zweiten Tag ein Heißhungergefühl, und ich fresse alles in mich hinein. Ich verspüre dabei nie ein Sättigungsgefühl und futtere alles, bis mir schlecht ist. Ich durchstöbere alle Schränke, wo ich Süßes finden kann. Aber ich bin auch zur Not mit anderem zufrieden. Butterbrote, Käse, Nüsse, Müsli. Alles, was da ist, wird verschlungen. Kauen tue ich dann meistens nicht mehr richtig. Danach bekomme ich bald keine Luft mehr, sodass ich mich fast zwangsläufig übergeben muss und breche fast alles wieder heraus.

Dann fühle ich mich im ersten Moment befreit. Aber bald mache ich mir die ersten Gewissensbisse und bekomme Schuldgefühle. Ich frage mich, warum hast du das getan, aber ich finde keine Antwort.

Quelle: Langsdorff: „Die heimliche Sucht, unheimlich zu essen".

Die Bulimie (Ochsenhunger) ist ein krankhaftes Essverhalten, bei dem große Mengen an Nahrungsmitteln – bis zu 80.000 kJ – verschlungen und anschließend wieder erbrochen werden. Häufig nehmen die Betroffenen außerdem noch Abführmittel. Bulimie kann sowohl bei Unter- als auch bei Übergewichtigen auftreten. Erstmals wurde dieses Krankheitsbild im Jahr 1978 beschrieben.

Häufigkeit

Die Häufigkeit von Bulimia nervosa wurde lange Zeit unterschätzt. Nach Schätzungen leiden heute etwa drei Prozent der jungen Frauen an dieser Störung.

Das ist typisch für die Krankheit

Von einer Bulimia nervosa spricht man, wenn folgende Kriterien erfüllt sind:
- Wiederholte Fressanfälle (mindestens zweimal pro Woche), bei denen große Mengen an Nahrung innerhalb kurzer Zeit heruntergeschlungen werden.
- Das Gefühl, das eigene Essverhalten während der Anfälle nicht kontrollieren zu können.
- Die Patienten wollen um keinen Preis zunehmen und erbrechen sofort wieder.
- Viele greifen auch zu Abführmitteln oder Entwässerungstabletten. Meist werden strenge Diäten und übermäßige Sportprogramme durchgezogen.
- Andauernde, übertriebene Beschäftigung mit Figur und Gewicht.

Der Ernährungszustand eines bulimischen Patienten ist nicht so stark wie bei Magersucht von Mangel geprägt. Durch das Erbrechen und den häufigen Gebrauch von Abführmitteln kommt es jedoch zu hohen Mineralstoffverlusten, zu Schädigungen im Verdauungstrakt sowie, wegen der starken Übersäuerung des Mundraumes, zu vermehrtem Auftreten von Karies.

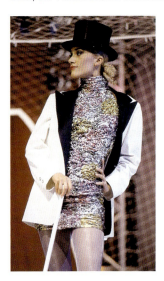

Bild 1: Superschlanke Models sind das Schönheitsideal

Was tun bei Ess-Brechsucht?

Heilung der Krankheit bringen nicht Diäten, sondern in erster Linie eine gezielte Verhaltenstherapie. Vorrangiges Ziel dabei ist es, dass die Patienten wieder ein normales Essverhalten entwickeln. Daher wird die Psychotherapie meist mit einem Esstraining gekoppelt. Sehr gut bewährt haben sich Therapien in der Gruppe.

Man rechnet damit, dass auf diese Weise bei etwa 50 Prozent der Betroffenen Besserung eintritt. Allerdings ist die Rückfallquote außerordentlich hoch, selbst bei Behandlungszeiten über ein bis zwei Jahre.

Und jetzt Sie!!!

1. Im Zusammenhang mit der pubertären Magersucht wird zuweilen der Begriff „Hungerstreik" verwendet. Begründen Sie diese Bezeichnung.

2. Eine Magersüchtige in der Therapie soll sich für eine von zwei Frühstücksmahlzeiten entscheiden.

   a) 2 Brötchen
      Magerquark
      Marmelade
      1 Tasse Milch
      1 Banane

   b) 1 Scheibe Vollkornbrot
      1 Scheibe Knäckebrot
      Butter
      4 Scheiben Salami
      Kaffee

   Welches Frühstück würden Sie ihr empfehlen? Begründen Sie.

3. Stellen Sie in einer Tabelle
   a) Gemeinsamkeiten und
   b) Unterschiede
   der beiden Krankheiten Anorexia nervosa und Bulimia nervosa zusammen.

4 Krank durch falsche Kost

Vor allem zu viel Essen und das dann unvermeidliche Übergewicht, aber auch einseitige Ernährung sind Wegbereiter einer Reihe von Krankheiten.

4.1 Diabetes mellitus

Diabetes mellitus – auch Zuckerkrankheit genannt – ist ein Volksleiden. Weltweit sind etwa 140 Millionen Menschen betroffen. Bis zum Jahr 2030 könnten sich diese Zahlen verdoppeln. In Deutschland gibt es nach Schätzungen sechs Millionen Diabetiker. Pro Jahr erkranken 350.000 Bundesbürger neu. Gekennzeichnet ist die Erkrankung durch einen Mangel an Insulin.

Info

▶ **WAS IST INSULIN?**
Es ist ein Hormon und wird in den so genannten B-Zellen der Bauchspeicheldrüse gebildet. Sie liegen in Gruppen zusammen, die nach ihrem Entdecker Langerhans'sche Inseln genannt werden.
Seine Aufgaben:
- Es steuert den Transport von Glucose aus dem Blut zu den Körperzellen.
- Es fördert im Organismus die Bildung von Fettspeichern, Glykogen und auch von Muskeleiweiß.

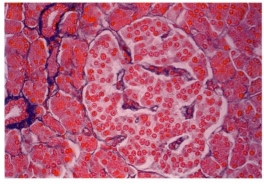

Bild 1: Bauchspeicheldrüse mit Langerhans'schen Inseln

Insulin – ein Manager des Stoffwechsels

Insulin hat direkten Einfluss auf die Höhe des Blutzuckerspiegels. Nach einer Mahlzeit erhöht sich die Konzentration von Glucose im Blut. Bei gesunden Menschen wirkt dies als Signal, Insulin zu bilden. Das Hormon befördert den Zucker dann umgehend weiter in die Zellen. Das löst in den einzelnen Geweben unterschiedliche biochemische Reaktionen aus:

- In Leber- und Muskelzellen wird Glykogen synthetisiert. Der Abbau von Glykogen ist gehemmt.

- Im Fettgewebe werden Fettsäuren aufgebaut. Der Abbau von Fett ist gehemmt.

Wie viel Insulin ist nötig?

Wie weit der Blutzuckerspiegel nach einer Mahlzeit ansteigt - und damit der Bedarf an Insulin - wird natürlich zum einen von der Menge, aber auch von der Art der aufgenommenen Kohlenhydrate bestimmt.

- Reichlich Zucker erhöht die Glucosekonzentration besonders stark.

- Stärkereiche Lebensmittel lassen den Blutzucker nur langsam ansteigen.

- Ballaststoffe verzögern die Freisetzung von Glucose zusätzlich.

Was ist ein normaler Blutzuckerspiegel?

Nüchtern beträgt die Konzentration an Glucose im Blut 70 bis 100 mg/100 ml. Nach Mahlzeiten kann sie auf über 130 mg/100 ml ansteigen.

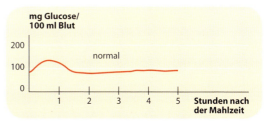

Bild 2: Verlauf des Blutzuckerspiegels nach Mahlzeiten

Insulinmangel und die Folgen
Akuter Insulinmangel betrifft vor allem Leber, Muskulatur und Fettgewebe. Dabei gilt generell, dass in Muskulatur und Fettgewebe die Aufnahme und Oxidation von Glucose vermindert sind. Das hat Konsequenzen für alle Stoffwechselbereiche.

Kohlenhydratstoffwechsel
Die Kohlenhydrate der Nahrung gelangen über den Verdauungstrakt ganz normal ins Blut, werden von dort aber nicht weiter transportiert. Der Blutzuckerspiegel steigt an. In den Muskel- und Leberzellen wird die Synthese von Glykogen gedrosselt.

Gleichzeitig produziert die Leber aus Aminosäuren Glucose. Das treibt die Konzentration an Zucker im Blut zusätzlich hoch. Bei einem Wert von 180 mg/100 ml ist dann die so genannte Nierenschwelle überschritten und Glucose wird über den Urin ausgeschieden. Das bedeutet große Flüssigkeitsverluste und als Folge davon starkes Durstgefühl.

Fettstoffwechsel
Im Fettgewebe wird kaum noch Körperfett aufgebaut. Im Gegenteil, da die Versorgung der Zellen mit Energie aus Kohlenhydraten abnimmt, greift der Organismus verstärkt seine Fettdepots an. Durch enzymatische Spaltung von Fett gelangen vermehrt freie Fettsäuren ins Blut. Sie werden in der Leber zu Acetyl-CoenzymA oxidiert. Diese Substanz ist Ausgangsprodukt für die Synthese von Ketonkörpern. Deren Konzentration steigt, sodass der Atem bei vielen Diabetikern nach Aceton riecht. Aceton gehört zur Gruppe der Ketone.

Eiweißstoffwechsel
In den Muskelzellen werden Proteine enzymatisch zu Aminosäuren gespalten. Sie gelangen ins Blut und die Leber nutzt sie als Ausgangsstoffe zur Produktion von Glucose, um die Versorgung des Gehirns sicherzustellen.

Ursachen und Erscheinungsformen des Diabetes
Man unterscheidet je nach Ursache und Symptomen zwei verschiedene Diabetes-Formen.

Typ-1-Diabetes
Diese Form des Diabetes tritt vorwiegend bei Kindern und Jugendlichen auf und führt rasch zur Abhängigkeit von Insulin. Sie ist die Folge einer erblich bedingten Autoimmunerkrankung. Bei dieser Störung läuft die Immunabwehr teilweise aus dem Ruder. Sie greift nicht nur „Schädlinge" an - zum Beispiel Krankheitserreger – sondern auch gesunde Zellen und Gewebe.

Im Falle von Typ-1-Diabetes treffen solche Attacken die Insulin produzierenden Betazellen. Erst werden sie beschädigt und dann nach und nach restlos vernichtet. Man findet dann schon sehr früh entsprechende Antikörper im Blut.

Wenn die Krankheit schließlich ausbricht, sind meist mehr als 80 Prozent der Betazellen zerstört. Das fehlende Insulin muss durch Insulinspritzen ersetzt werden.

Typ-2-Diabetes
Diese Form des Diabetes beginnt schleichend über viele Jahre hinweg und wird meist erst sehr spät entdeckt. Charakteristisch für Typ-2-Diabetes ist eine so genannte Insulinresistenz. Das heißt, es wird zwar genügend Insulin gebildet, die Zellen reagieren aber nur noch schwach auf dessen Signale. Um dieses Defizit auszugleichen, steigert der Körper seine Insulinproduktion.

Dennoch sind die Zellen bald immer weniger in der Lage, Glucose abzubauen, und die Zuckerkonzentration im Blut erhöht sich. Schließlich entgleisen Glucose- und Fettstoffwechsel.

Die Betroffenen sind meist übergewichtig. Eine vernünftige Ernährung, mehr körperliche Bewegung und eine Verringerung des Gewichtes sind daher die Säulen einer erfolgreichen Therapie. Allein damit lässt sich der Blutzucker oft schon normalisieren.

Blutzucker aus dem Lot

Abhängig von Ernährungssituation und körperlicher Belastung kann es bei Diabetikern zu Entgleisungen des Stoffwechsels kommen. Dabei gibt es grundsätzlich zwei Möglichkeiten, mit unterschiedlichen Auswirkungen.

Überzuckerung

Der Blutzuckerspiegel steigt dramatisch hoch an. Anzeichen für diese Störung sind: Durst, häufiges Wasserlassen, Müdigkeit, wenig Appetit und Übelkeit. Werden sie nicht rechtzeitig erkannt, läuft der Stoffwechsel aus dem Ruder. Ursachen können sein:
- Zu hoher Verzehr von Kohlenhydraten
- Keine Blutzucker senkenden Medikamente bei Typ-2-Diabetes
- Zu wenig Insulin.

Unbehandelt führt eine Überzuckerung leicht zum lebensgefährlichen „diabetischen Koma". Eine gute Einstellung mit Medikamenten und entsprechende Ernährung kann dem wirksam vorbeugen.

Unterzuckerung

Der Blutzucker liegt unter 50 mg/100 ml. Häufige Warnzeichen: Zittern, Schweißausbruch, Herzjagen, Heißhunger, Schwindelgefühl. Ursachen können sein:
- Zu geringer Verzehr von Kohlenhydraten
- Ungewohnt hohe körperliche Belastung
- Zu hohe Dosierung der Medikamente.

Schon bei einem Warnzeichen müssen sofort Kohlenhydrate aufgenommen werden – z. B. zwei bis vier Stückchen Würfelzucker. Diabetiker sollten immer einen Notvorrat dabei haben – vor allem, wenn sie Insulin spritzen.

> **Info**
>
> ▶ **HbA$_1$-WERT**
> Er zeigt an, wie gut Diabetiker eingestellt sind. HbA$_1$ ist Hämoglobin, das ein Zuckermolekül gebunden hat. Je mehr Zucker im Blut, desto mehr HbA$_1$ kann entstehen. Gesunde haben einen Wert zwischen 7 bis 8 %. Bei schlecht eingestellten Diabetikern kann er 15 % und mehr betragen.

TAB. 1: HAUPTMERKMALE DER VERSCHIEDENEN DIABETESTYPEN

	TYP-1-DIABETES	TYP-2-DIABETES
MERKMALE	Verminderte Abgabe von Insulin oder totaler Insulinmangel	Verminderte Wirkung von Insulin, verzögerte Abgabe von Insulin
ALTER DES AUFTRETENS	Meist in der Jugend	Meist im mittleren bis höheren Alter
ART DES AUFTRETENS	Rasch und mit klaren Symptomen	Oft langsam und lange unbemerkt
ÜBERGEWICHT	Selten	Sehr häufig
BLUTZUCKER	Erhöht, oft schwankend	Erhöht, oft stabil
INSULIN IM BLUT	Vermindert, niedrig	Zu Beginn normal oder erhöht
RICHTIGE ERNÄHRUNG	Erforderlich	Erforderlich, manchmal allein schon ausreichend
INSULINBEHANDLUNG	Immer erforderlich	Zu Beginn nicht erforderlich
BLUTZUCKERSENKENDE MEDIKAMENTE	Allein unwirksam	Meist wirksam

(Nach: Toeller, Ernährungsmedizin)

TAB. 2: WELTWEITE ENTWICKLUNG DER HÄUFIGKEIT VON DIABETES IN MILLIONEN

KONTINENT	2000	2010	ZUNAHME
Europa	26,5	32,9	+24 %
Nordamerika	14,2	17,5	+23 %
Südamerika	15,6	22,5	+44 %
Asien	84,5	132,3	+57 %
Afrika	9,4	14,1	+50 %
Australien	1,0	1,3	+33 %

(Quelle: Nature)

Behandlung von Diabetes mellitus

Bei der Behandlung von Zuckerkranken hat es in den letzten Jahren tief greifende Veränderungen gegeben, die den Betroffenen das Leben mit der Krankheit erleichtern.

Behandlung mit Medikamenten
Sie ist für beide Diabetes-Formen ein wichtiger Baustein der Therapie.

Typ-1-Diabetiker
Diese Patienten sind auf die Zufuhr von Insulin angewiesen - es ersetzt die fehlende Eigenproduktion des Körpers. Sie werden heute mit der „intensivierten Insulintherapie" (ICT) behandelt. Der Diabetiker spritzt dabei als Basisversorgung - meist zweimal täglich – ein so genanntes Verzögerungsinsulin, das nur langsam aus dem Fettgewebe resorbiert wird. Zusätzlich, jeweils zu den Mahlzeiten, injiziert er schnell wirksames Normalinsulin.

Dieses Behandlungskonzept ermöglicht den Patienten viel mehr Freiheit bei der Planung ihres Tagesablaufes und ihrer Mahlzeiten. Lebensstil und Speiseplan müssen nicht mehr wie früher an eine festgelegte Insulindosis angepasst werden. Die ICT verbessert den Therapieerfolg insgesamt. Wie eine amerikanische Studie an mehr als 1400 Typ-1-Diabetikern gezeigt hat, sind Folgeschäden seltener als bei der herkömmlichen Therapie.

Typ-2-Diabetiker
Im Unterschied zu den Typ-1-Diabetikern benötigen sie keinen vollständigen Insulinersatz – der Organismus produziert das Hormon ja noch. Zu Beginn der Erkrankung erhalten Typ-2-Diabetiker normalerweise Tabletten, die den Blutzucker niedrig halten sollen. Ihre Wirkung: Sie regen die Ausschüttung von Insulin an.

Ernährung – alte Zöpfe sind gefallen
Im Vergleich zu früher haben sich die strikten Vorschriften für die Ernährung von Diabetikern entscheidend gelockert. Kein umständliches Abwiegen mehr. Auch die Broteinheit gehört für die Mehrzahl der Zuckerkranken – die übergewichtigen Typ-2-Diabetiker – der Vergangenheit an. Auch für Zuckerkranke gelten im Prinzip die gleichen Grundregeln einer gesunden Kost, wie sie allen Menschen empfohlen wird.

Runter mit den Pfunden!
Die meisten Typ-2-Diabetiker sind übergewichtig. Wichtig ist dann erst einmal, dass sie ihr Gewicht reduzieren. In vielen Fällen kommt der gestörte Stoffwechsel allein durch Abspecken und mehr körperliche Bewegung wieder ins Gleichgewicht. Um den Erfolg auch langfristig zu sichern, sollte man langsam abnehmen. Ein bis zwei Kilo pro Monat sind ein realistisches Ziel.

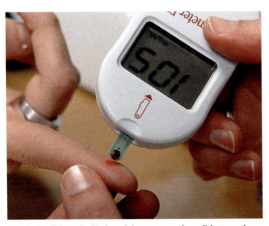

Bild 1: Die tägliche Messung des Blutzuckerspiegels

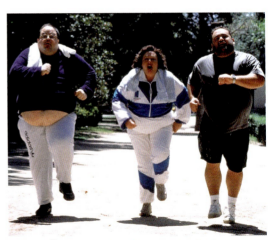

Bild 2: Übergewicht abbauen durch Ernährung und mehr Sport ist schon Therapie

Das passende Ernährungskonzept
Wie bei Gesunden auch sollte der Speiseplan abwechslungsreich zusammengestellt sein. Ansonsten gelten für beide Diabetes-Formen im Grundsatz die gleichen Ernährungsregeln.

Nährstoffrelationen
- Der größte Teil der Energie sollte aus Kohlenhydraten bestehen – etwa 55 %.
- Eiweiß kann 10 bis 20 % ausmachen. Bei Nierenversagen muss dieser Anteil verringert werden.
- Die wünschenswerte Fettzufuhr wird mit maximal 30 % angegeben.

Kohlenhydrate
- Besonders zu empfehlen sind Lebensmittel, die reichlich Ballaststoffe enthalten und den Blutzuckerspiegel nicht nach oben treiben.
- Zucker ist nicht mehr tabu. Er darf zum Süßen von Speisen verwendet werden – allerdings in Maßen. Etwa 10 % der Energie dürfen es sein.
- Gezuckerte Getränke sind nicht zu empfehlen und sollten nur zur Behandlung von Unterzuckerung verwendet werden.

Lebensmittelauswahl
- Für Diabetiker geeignet und zu empfehlen sind Obst, Gemüse, Hülsenfrüchte, Getreideprodukte (Vollkorn), Nudeln, Reis und Kartoffeln sowie fettarme Milch und Milchprodukte
- Sparsamkeit ist geboten bei tierischen Fetten in Wurst, Käse, fettem Fleisch, Gebäck
- Kochsalz auf 6 g pro Tag begrenzen
- Alkohol zählt inzwischen nicht mehr zu den strikt verbotenen Genüssen. Ein bis zwei Gläser Wein sind pro Tag nach Rücksprache mit dem Arzt erlaubt.

Und abends ein Betthupferl
Vor dem Zubettgehen ist für Zuckerkranke als Nascherei sogar ganz normale Schokolade erlaubt. Wie eine Studie der Diabetes-Klinik Bad Mergentheim ergab, lässt sich so das nächtliche Absinken des Blutzuckerspiegels vermeiden. Empfohlen wird eine Menge von etwa 25 Gramm.

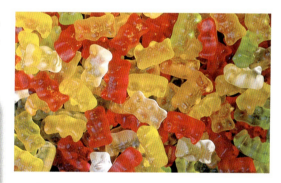

Nie wieder ans Diätregal
Spezielle Lebensmittel für Diabetiker sind aus heutiger Sicht gar nicht notwendig, betonen Diabetes-Experten.
Lediglich kalorienfreie Süßstoffe können eine Hilfe beim Zubereiten von Mahlzeiten sein. Zuckeraustauschstoffe wie Sorbit oder Fructose haben nahezu den gleichen Energiegehalt wie normaler Haushaltszucker und bieten deshalb keine Vorteile.
Viele der sonst für Diabetiker angebotenen Lebensmittel haben einen hohen Fett- und Energiegehalt und sind schon aus diesem Grund nicht zu empfehlen. Nicht teure Produkte halten gesund, sondern eine ausgewogene Kost.

Info

▶ **SCHUTZ FÜR DIE GEFÄSSE**

Diabetiker haben oft zu hohe Blutfettwerte und daher ein höheres Risiko, an Arteriosklerose zu erkranken.

Vitamine mit antioxidativer Wirkung bieten den gefährdeten Gefäßen besonderen Schutz. Es sind Vitamin E, C und Beta-Carotin, eine Vorstufe von Vitamin A.

Wer reichlich Gemüse und Obst verzehrt und beim Fett auf hochwertige Pflanzenöle achtet, ist gut versorgt. Spezielle Vitaminpräparate sind normalerweise nicht notwendig.

Info

▶ **EMPFEHLUNGEN FÜR TYP-2-DIABETIKER OHNE INSULINBEHANDLUNG**
- Fettarme, energiebegrenzte Kost, die langfristig das Gewicht reduziert,
- Mehrere kleine Mahlzeiten (3 – 6), starrer Speiseplan nicht notwendig,
- Festlegung und Planung der Kohlenhydratportionen nicht notwendig,
- Nährwert-Tabellen für die Planung des Speiseplans hilfreich.

Info

▶ **EMPFEHLUNGEN FÜR TYP-2-DIABETIKER MIT KONVENTIONELLER INSULINBEHANDLUNG**
Meist wird zweimal pro Tag Insulin gespritzt. Das erfordert eine genauere Planung der Nahrungsaufnahme.
- Verteilung der Nahrung auf 5 bis 6 Mahlzeiten mit jeweils gleich bleibendem Anteil von Kohlenhydraten,
- Einhalten eines Zeitplanes für die Insulin-Injektionen und die Mahlzeiten,
- Beim Portionieren der Kohlenhydrate helfen Kohlenhydrat-Tabellen.

Info

▶ **EMPFEHLUNGEN FÜR TYP-1-DIABETIKER MIT INTENSIVIERTER INSULINBEHANDLUNG**
Typ-1-Diabetiker müssen in der Lage sein, den Gehalt an Kohlenhydraten in den verschiedenen Lebensmitteln möglichst präzise einzuschätzen.
- Anzahl und Verteilung der Mahlzeiten können variiert werden. Ein starrer Plan ist nicht notwendig.
- Die Kohlenhydrat-Portionen müssen geplant werden.
- Lebensmittelportionen, die 10 bis 12 g Kohlenhydrate enthalten, können gegeneinander ausgetauscht werden – mithilfe einer entsprechenden Tabelle.
- Tägliche Kontrollen des Blutzuckers erleichtern die gezielte Dosierung des Insulins.

Kohlenhydrat-Austauscheinheiten

Insulinbehandelten Diabetikern erleichtern Tabellen mit Kohlenhydrat-Austausch-Einheiten (früher: Broteinheiten BE) das Portionieren ihrer Mahlzeiten und damit das Abschätzen des Insulin-Bedarfs.

Die angegebenen Portionen enthalten alle etwa 12 Gramm verdauliche Kohlenhydrate und können untereinander ausgetauscht werden. Die Lebensmittel werden heute nicht mehr exakt abgewogen, sondern mithilfe gängiger Küchenmaße geschätzt.

TAB. 1: LEBENSMITTELPORTIONEN, DIE IM DURCHSCHNITT 10 BIS 12 GRAMM KOHLENHYDRATE ENTHALTEN

LEBENSMITTEL	MENGE	SCHÄTZHILFEN
BROT		
Grahambrot	30 g	1 dünne Scheibe
Knäckebrot	20 g	2 Scheiben
Laugenbrezel	25 g	1/2 Stück
Leinsamenbrot	30 g	1/2 Scheibe
Roggenmischbrot	30 g	1/2 mittelgroße Scheibe
Roggenvollkornbrot	30 g	1 dünne, kleine Scheibe
FRISCHOBST		
Ananas	90 g	1 große Scheibe
Apfel	110 g	1 kleiner
Apfelsine	170 g	1 mittelgroße
Aprikosen	130 g	2 mittelgroße
Banane	80 g	1/2 mittelgroße
Birne	110 g	1/2 mittelgroße
Blaubeeren	170 g	8 Esslöffel
Brombeeren	170 g	9 Esslöffel

Spätschäden

Jahrelange schlechte Einstellung des Stoffwechsels führt bei Diabetikern zu schweren Schäden an den Gefäßen. Das bedeutet ein hohes Risiko für Herzinfarkt, Nierenschäden, Nervenschäden, Erblindung, Zerstörung der Gewebe an den Extremitäten (diabetischer Fuß). Bei Männern kommt es oft zu Impotenz.

4 Krank durch falsche Kost

Info

▶ **FETT MIT AUGENMASS**

Problematisch für Diabetiker sind gesättigte und trans-ungesättigte Fettsäuren. Sie steigern das ohnehin schon erhöhte Risiko von Herz- und Kreislaufleiden.

InfoPlus

FRÜHERKENNUNG IST TRUMPF
Dem Typ-2-Diabetes auf der Spur

Typ-2-Diabetes wird oft erst so spät erkannt, dass bei der Diagnose bereits Gefäße geschädigt sind. Mithilfe der Fluoreszenz-Spektroskopie ist eine Früherkennung möglich, wenn noch keine Symptome vorliegen.

Die Linse des Auges wird für wenige Sekunden mit einem Laserstrahl beleuchtet. Das Licht des Lasers wird vom Auge reflektiert, dabei gestreut und ergibt ein Fluoreszenz-Spektrum, das man auswerten kann. Aus Intensität und Art des Spektrums lässt sich ersehen, ob der Patient in den letzten Monaten einen hohen Glucosespiegel hatte, also der Verdacht auf Diabetes besteht.

Das ist möglich, weil es bei hohen Blutzuckerspiegeln zu Glucoseeinlagerungen in der Linse kommt. Damit verändern sich auch Reflektion und Streuung des Lichtes durch das Auge.

Vorbeugend Insulin bei Typ-1-Diabetes

Zur Diagnose von Typ-1-Diabetes, lange bevor Symptome auftreten, wurde ein Antikörpertest entwickelt, der Anti-GAD-Test, mit dem die so genannten Glutaminsäure-Decarboxylase-Antikörper gemessen werden.

Deutlich messbare Anti-GAD-Spiegel zeigen an, dass die Zerstörung der Betazellen bereits begonnen hat. Der Vorteil einer so frühen Diagnose: Wird jetzt mit kleinen Dosen Insulin behandelt, lässt sich der Ausbruch der Krankheit um fünf bis zehn Jahre hinauszögern. Gedacht ist der Test vor allem für Risikopatienten – Verwandte ersten Grades von Typ-1-Diabetikern.

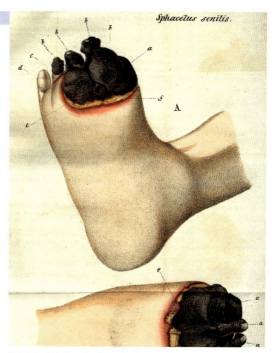

Bild 1: Diabetischer Fuß – Folge von Gefäßschäden

Und jetzt Sie!!!

1. Beschreiben und erläutern Sie die Wirkung von Insulin auf den Blutzuckerspiegel.

2. Leiten Sie das Auftreten folgender Symptome aus dem Stoffwechselgeschehen eines Diabetikers her:
   a) Glucose im Urin
   b) Durstgefühl
   c) hohe „Blutfettwerte"
   d) hohe Harnstoffwerte (Hinweis: Harnstoff entsteht beim Abbau von Aminosäuren)

3. Ordnen Sie folgende Begriffe jeweils begründet einem der beiden Diabetes-Typen zu.
   - Ausbruch oft schon bei Kindern
   - Übergewicht
   - oft erst bei Routineuntersuchung entdeckt
   - Insulinzufuhr von außen nötig
   - richtige Ernährung kann schon heilen

4. Vergleichen Sie die Ernährungsempfehlungen für Diabetiker hinsichtlich Menge und Qualität mit den Empfehlungen für gesunde Erwachsene.

4.2 Fettstoffwechselstörungen

Zu viel Fett im Blut – das tut nicht weh. Störungen des Fettstoffwechsels können daher jahrelang unbemerkt bleiben. Dabei gelten sie als zentraler Risikofaktor für das Entstehen von Herz-Kreislauf-Leiden und sollten möglichst früh behandelt werden. Deshalb wird Menschen ab 35 Jahren empfohlen, regelmäßig die Blutfette kontrollieren zu lassen.

Charakteristische Merkmale dieser auch Hyperlipoproteinämie genannten Störung sind erhöhte Cholesterin- oder Triglyceridwerte im Blut. Ursache dafür können zahlreiche angeborene oder erworbene Krankheiten sein.

Info

Man unterscheidet zwischen primären und sekundären Hyperlipoproteinämien.

Die als primär bezeichnete Form ist genetisch bedingt. Ihr liegen unterschiedliche Defekte zugrunde. Sekundäre Störungen des Fettstoffwechsels treten dagegen als Folge verschiedener Erkrankungen oder nach Einnahme bestimmter Medikamente auf.

TAB. 1: URSACHEN SEKUNDÄRER HYPERLIPOPROTEINÄMIEN

URSACHEN	HÄUFIGSTE VERÄNDERUNGEN DER BLUTFETTE
Übergewicht	Triglyceride↑, LDL↑, HDL↓
Diabetes mellitus	Triglyceride↑, HDL↓
Alkohol	Triglyceride↑
Nierenschäden	Triglyceride↑
Schilddrüsenunterfunktion	Cholesterin↑, LDL↑
Bulimie	Triglyceride↑
Anorexia nervosa	Cholesterin↑
Schwangerschaft	Triglyceride↑
Medikamente (Diuretika, Anabolika, orale Kontrazeptiva)	Triglyceride↑ und/oder Cholesterin↑

Die Blutfette

Fette und Fettbegleitstoffe gelangen mit der Nahrung über den Magen-Darm-Trakt in die Darmwand. Ihr Abtransport von dort ist nicht ohne weiteres möglich, denn sie sind nicht wasserlöslich.

Der Körper muss also einen Weg finden, sie dennoch mit dem Blut weiterzubefördern. Die Lösung des Problems ist die Bildung von Lipoproteinen. Sie sind die Transportformen für Fette und Cholesterin.

Chylomikronen

Sie werden in der Darmwand gebildet und transportieren von dort Fette und Cholesterin über das Lymphsystem in die Blutbahn. Die Fette wandern weiter zum Fettgewebe. Cholesterin wird an α-Lipoproteine abgegeben.

Prä-β-Lipoproteine (VLDL)

Sie werden in der Leber gebildet. Die dort zum Beispiel aus Kohlenhydraten oder Alkohol aufgebauten Triglyceride und Cholesterin werden von ihnen in das Fettgewebe transportiert. Bei hohem Verzehr leicht verdaulicher Kohlenhydrate oder reichlichem Alkoholkonsum können die VLDL-Werte im Blut stark ansteigen.

β-Lipoproteine (LDL)

Sie entstehen durch Abbau von Prä-β-Lipoproteinen und sind reich an Cholesterin. LDL (low density lipoprotein) versorgen die Körperzellen über die Blutbahn mit Cholesterin. Können sie nicht in ausreichendem Maß wieder aus dem Blut abtransportiert werden, reichern sie sich dort an und dringen in die Wände der Blutgefäße ein und lagern dort Cholesterin ab. Das ist dann der Beginn einer Arteriosklerose.

α-Lipoproteine (HDL)

HDL (high density lipoprotein) werden als Vorstufen von der Leber ins Blut abgegeben und nehmen dort nach und nach andere Stoffe auf: Cholesterin, Proteine aus den VLDL und auch Cholesterin aus den Gefäßwänden. Sie sind ein Schutzfaktor gegen Arteriosklerose.

Zu viel Cholesterin

Ein erhöhter Cholesterinspiegel (Hypercholesterinämie) zählt zu den Risikofaktoren für das Entstehen von Arteriosklerose und damit auch Herz-Kreislauf-Leiden. Wichtig dabei: Für die Bewertung der gemessenen Werte ist nicht die Menge an Gesamtcholesterin entscheidend, sondern der Gehalt an LDL- und HDL-Cholesterin. Für den Körper ist nur das LDL gefährlich. Das Risiko wird auch vom Verhältnis LDL zu HDL mit bestimmt. Der Quotient LDL:HDL soll kleiner als vier sein.

Beispiel:
LDL = 180 mg/100 ml Blut
HDL = 60 mg/100 ml Blut
Ergebnis: LDL : HDL = 3

TAB. 1: EINSTUFUNG DER BLUTFETTWERTE

	Normal	Grenzwertig
LDL-Cholesterin	< 150	150 – 190
HDL-Cholesterin	> 50	35 – 50

Info

▶ **NAHRUNGSFETT UND CHOLESTERINSPIEGEL**

Der Einfluss von Nahrungsfetten auf den Cholesterinspiegel im Blut ist mittlerweile sehr gut untersucht. Dabei spielt nicht nur die verzehrte Fettmenge eine Rolle, sondern auch dessen Zusammensetzung.

Gesättigte Fettsäuren erhöhen das Gesamtcholesterin, insbesondere den Anteil an LDL-Cholesterin.

Transfettsäuren erhöhen ebenfalls den Cholesterinspiegel und senken zusätzlich den Gehalt von HDL.

Die einfach ungesättigten Fettsäuren pflanzlicher Öle senken das LDL-Cholesterin, ohne das HDL-Cholesterin zu vermindern. Günstig wirken auch mehrfach ungesättigte Fettsäuren. Zu ihnen zählen die in Leinsamen und Seefischen enthaltenen Omega-3- und Omega-6-Fettsäuren.

Empfehlungen zur Ernährung

Bei übergewichtigen Menschen ist Abspecken oberstes Gebot. Darüber hinaus sollte die Ernährung von der bei uns üblichen relativ fettreichen auf eine die Lipide senkende Kost umgestellt werden. Im Mittel lässt sich damit der Cholesterinspiegel um 15 bis 20 Prozent senken.

Grundsatz 1
Die Fettzufuhr senken und zwar auf maximal 30 Prozent der aufgenommenen Nahrungsenergie. Gespart werde sollte bei den gesättigten Fetten. Das bedeutet im einzelnen:

- Austausch von tierischen Fetten wie Butter und Schmalz gegen pflanzliche Öle und magere statt fettreiche Produkte bei Fleisch, Wurst, Käse und Milch,
- Verzicht auf gehärtete Pflanzenfette,
- Fett sparen bei der Zubereitung.

Grundsatz 2
Vermehrt Pflanzenöle verwenden, die reich an einfach ungesättigten Fetten sind – zum Beispiel Oliven-, Erdnuss- und Rapsöl.

Grundsatz 3
Auf eine hohe Zufuhr an komplexen Kohlenhydraten und Ballaststoffen achten. Mindestens 50 Prozent der Nahrungsenergie sollte aus Kohlenhydraten bestehen. Für Ballaststoffe werden 25 Gramm pro Tag empfohlen.

Um die Cholesterin senkende Wirkung der Ballaststoffe zu nutzen, sollten Haferprodukte, Hülsenfrüchte und pektinreiche Obstarten (z. B. Äpfel, Birnen) regelmäßig auf den Tisch kommen. Außerdem reichlich Vollkornprodukte, Gemüse und Kartoffeln.

Grundsatz 4
Den Cholesteringehalt der Kost unter 300 Milligramm pro Tag senken. Das bedeutet Einschränken des Verzehrs von Lebensmitteln wie Eier, Innereien sowie Krusten- und Schalentiere.

Zu viel Triglyceride

Sie sind das eigentliche „Fett im Blut". Erhöhte Blutfettspiegel, so genannte Hypertriglyceridämien, sind häufig die Folge von Fettsucht, Diabetes mellitus oder übermäßigem Alkoholkonsum.

TAB. 1 BEWERTUNG DES BLUTFETTSPIEGELS

BEWERTUNG	GEHALT IM BLUT
Normal	> 150 mg/100 ml
Grenzwertig	150 – 200 mg/100 ml
Bedenklich	> 200 mg/100 ml

Empfehlung zur Ernährung

Auch hier gelten die Grundsätze einer lipidsenkenden Kost mit einige Besonderheiten:
- Möglichst auf Alkohol verzichten
- Meiden von Zucker, Süßigkeiten und Zuckeraustauschstoffen (diese Lebensmittel fördern die Bildung von Triglyceriden im Körper)
- Bei stärkereichen Lebensmitteln auf einen gleichzeitig hohen Gehalt an Ballaststoffen achten (z. B. Vollkornprodukte) – sie halten die Bildung von Triglyceriden niedrig
- Regelmäßig Fettfische wie Makrele, Hering oder Lachs verzehren.

TAB. 2: EIGNUNG VON LEBENSMITTELN BEI HYPERLIPOPROTEINÄMIEN

Lebensmittel	Empfehlenswert	In Maßen geeignet	Nicht geeignet
Speiseöle	Olivenöl, Rapsöl	Sonnenblumenöl, Nussöl, Maiskeimöl, Distelöl, Weizenkeimöl	Butter, Butterschmalz, Schweineschmalz, Kokosfett
Fleisch	Hähnchen, Pute (ohne Haut), Kalbfleisch, Tatar, Wild	Mageres Rind-, Schweine- oder Lammfleisch, mageres Rinderhack	Gans, Ente, durchwachsenes und fettes Fleisch, Innereien
Fleischwaren	Rind- oder Kalbfleischsülze, Corned beef, Geflügelwurst	Magerer Schinken (roh oder gekocht, fettreduzierte Wurstsorten (< 15 % Fett)	Fettreiche Wurstsorten (z. B. Dauer-, Leber-, Blut-, Mett-, Bratwurst)
Fisch, Fischwaren	Magerfische (z. B. Seelachs, Rotbarsch, Scholle)	Panierter Fisch, Fischkonserven in Sauce, Krusten- und Schalentiere	Aal, Fischfrikadellen
Milch, Milchprodukte	Fettarme Milch und Milchprodukte, Buttermilch, Hüttenkäse, Sauermilch- und Magerkäse	Kondensmilch bis 4 % Fett, Speisequark mit 10 % Fett i. Tr., fettarme Käsesorten bis 30 % Fett i. Tr.	Vollmilch, Sahne, Sahnequark, Käsesorten über 30 % Fett i. Tr.
Eier	Eiweiß	2 – 3 Eidotter pro Woche	> 3 Eidotter pro Woche
Getreideprodukte	Vollkornprodukte, Haferflocken, Mais, Vollkornreis	Helle Brotsorten, Fertigmüsli, weißer Reis, helle eifreie Teigwaren	Croissants, eihaltige Teigwaren
Gemüse	Alles, frisch oder tiefgefroren		
Kartoffeln	Pell-, Salz- oder Folienkartoffel, Püree, Knödel ohne Ei	Mit geeigneten Fetten gebraten oder frittiert	Mit ungeeigneten Fetten gegart, Kartoffelchips
Obst	Alles, frisch oder tiefgefroren	Trockenobst	
Nüsse		Alle außer Kokosnuss	Kokosnuss
Süßwaren		Süßstoffe, Zucker, Marmelade, Bonbons, Honig, Milcheis, Lakritz	Nuss-Nougat-Creme, Schokolade, Pralinen, Sahneeis
Getränke	Filterkaffee, Tee, Mineralwasser, ungezuckerte Obstsäfte	Fettarmer Kakao, gezuckerte Erfrischungsgetränke, Malzbier	Ungefilterter Kaffee, Trinkschokolade

Arteriosklerose – tödliche Gefahr

Autopsien an Mumien haben gezeigt, dass Arteriosklerose schon im alten Ägypten häufig auftrat. Heute sind ihre Nachfolgeerkrankungen, die Herz-Kreislauf-Leiden, bei uns Todesursache Nummer eins. Als Risikofaktoren für Arteriosklerose gelten neben erhöhten Cholesterin- und Blutfettspiegeln vor allem Bluthochdruck, Rauchen, Diabetes mellitus, Übergewicht und mangelnde körperliche Bewegung.

Voraussetzung für das Entstehen einer Arteriosklerose sind Schäden an den Gefäßwänden der Blutgefäße. An diesen Schadstellen bilden sich dann Ablagerungen – in erster Linie von Cholesterin, aber auch von anderen Stoffen wie Kohlenhydraten, Fetten und später von Calciumsalzen. Daher rührt auch die deutsche Bezeichnung „Arterienverkalkung".

Diese Ablagerungen bewirken eine Verengung der Gefäße. Die Versorgung mit Blut und daher auch mit Sauerstoff wird behindert, später sogar unterbrochen. Das gilt vor allem dann, wenn in diesen Engstellen Blutgerinnsel hängen bleiben. Das dahinter liegende Gewebe stirbt als Folge des Sauerstoffmangels ab.

Spielt sich dieses Geschehen im Herzmuskel ab, kommt es zum Herzinfarkt. Eine Mangelversorgung von Hirnzellen führt auf gleiche Weise zum Hirnschlag. Auch die Arterien in den Beinen können verengt sein. Der damit verbundene Sauerstoffmangel führt zunächst zu Muskelschmerzen. Später kann es zu Verschlusskrankheiten kommen.

InfoPlus

HOMOCYSTEIN ALS RISIKOFAKTOR

Neben Cholesterin gibt es noch eine Substanz, die den Gefäßen schaden kann: Homocystein. Es entsteht im Körper als Zwischenstufe des Eiweißabbaus. Ausgangssubstanz ist die Aminosäure Methionin. Homocystein ist giftig. Der Organismus befreit sich schnell von dem Stoff, indem er ihn wieder in Methionin zurückverwandelt. Dieser Prozess ist nur mithilfe der Vitamine B_6, B_{12} und Folsäure möglich. Gelingt die Umwandlung nicht oder nur unvollständig, steigt der Homocysteinspiegel an. Bereits mäßig erhöhte Homocysteinspiegel steigern das Risiko einer Arteriosklerose. Als Schlüsselsubstanz ist dabei die Folsäure zu sehen. Bei einem Mangel steigt die Konzentration von Homocystein im Blut. Umgekehrt lässt sich bereits durch Aufnahme der empfohlenen Menge von 400 µg Folsäure pro Tag der Homocysteinspiegel deutlich senken. Dazu bedarf es keiner Vitaminpräparate. Mit einer vollwertigen Kost, die Gemüse, Obst und Getreideprodukte enthält, kann diese Zufuhr erreicht werden.

Und jetzt Sie!!!

1. Welche verschiedenen Lipoproteine gibt es? Wodurch unterscheiden sie sich?

2. Zuweilen spricht man vom „guten" und vom „schlechten" Cholesterin und meint damit Lipoproteine. Ordnen Sie diese Bezeichnungen den entsprechenden Lipoproteinen begründet zu.

3. Wie wirken sich
   a) gesättigte,
   b) ungesättigte und
   c) trans-Fettsäuren auf den Blutfettgehalt aus?

4. Erläutern Sie, wie aus einem zu hohen Cholesterinwert im Blut Herzinfarkt entstehen kann.

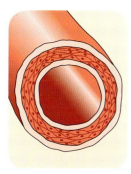

Bild 1:
Normales Blutgefäß

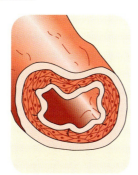

Bild 2:
Verengtes Blutgefäß

4.3 Gicht – Hyperurikämie

In früheren Jahrhunderten war die Gicht extrem selten. Sie galt als Leiden der Reichen, der Schlemmer und Müßiggänger - derjenigen, die sich einen aufwendigen Lebensstil mit dem entsprechenden Übermaß an kulinarischen Genüssen leisten konnten. Ganz unrecht hatten unsere Altvordern mit dieser Einschätzung wohl nicht. Ernährungswissenschaftler sehen vor allem in der Überernährung, verbunden mit zu wenig körperlicher Bewegung, die entscheidenden Auslöser für Gicht.

Formen und Häufigkeit
Man unterscheidet bei diesem Leiden zwei Formen.

Primäre Gicht
Sie ist eine angeborene Stoffwechselstörung, bei der die Ausscheidung von Harnsäure über die Niere gestört ist. Ihr Ausbruch wird durch Über- und Fehlernährung begünstigt. Menschen mit Übergewicht, Diabetes mellitus oder Fettstoffwechselstörungen haben oft auch erhöhte Harnsäurespiegel im Blut.

Sekundäre Gicht
So bezeichnet man eine im Laufe des Lebens erworbene Gicht – zum Beispiel durch Erkrankungen der Niere.

Harnsäure als Peiniger
Betroffen von dem Wohlstandsleiden sind vor allem Männer. Sie erkranken etwa 20mal häufiger als Frauen. Als gefährdet gilt, wer erhöhte Harnsäurespiegel im Blut aufweist. Beim Gesunden beträgt die Konzentration an Harnsäure maximal sechs Milligramm pro 100 Milliliter. Rund zwei Prozent der 18- bis 24-jährigen Männer und acht Prozent der Männer in mittlerem Alter haben höhere Werte. Drei Prozent aller Männer bekommen bis zum 65sten Lebensjahr Gicht.

Die Stadien der Gicht
Harnsäure entsteht im Körper durch Abbau von Adenin und Guanin. Chemisch gesehen zählen beide Substanzen zu den Purinen und sind Bausteine der Desoxyribonucleinsäure (DNS) und Ribonucleinsäure (RNS).

1. Stadium
Aus körpereigenen Purinbeständen entstehen täglich etwa 350 Milligramm Harnsäure - dazu kommen rund 300 Milligramm aus Purinen der Nahrung. Ausgeschieden wird Harnsäure zu 80 Prozent über die Niere und 20 Prozent über den Darm. Wird mehr Harnsäure gebildet, als der Körper entsorgen kann, steigt deren Konzentration im Blut an. Die Ursache ist in den meisten Fällen eine gestörte Ausscheidung über die Niere.

2. Stadium
Bei Konzentrationen ab sieben Milligramm pro 100 Milliliter Blut bildet die schwer lösliche Harnsäure leicht „Kristallnester", vorwiegend in den Gelenken, der Ohrmuschel - später auch in den Nieren. Der erste Gichtanfall kommt vielfach völlig überraschend – oft nachts. Die Schmerzattacken beginnen meist im großen Zeh. Das Gelenk schwillt an und wird heiß, die Haut rötet sich.

3. Stadium
Eine unbehandelte Gicht wird chronisch. Die Anfälle setzen in immer kürzeren Zeitabständen ein – es kommt zu Deformationen der Gelenke und den typischen Gichtknoten.

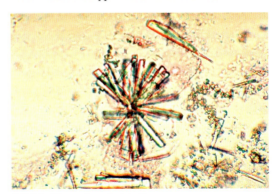

Bild 1: Harnsäurekristalle

4 Krank durch falsche Kost

Info

▶ STECKBRIEF - PURINE

Purine sind Substanzen, die in allen lebenden Organismen als Baustein dienen und zwar für die Bildung von:
- Chromosomen,
- Trägersubstanzen, die bei der Neubildung von Körpereiweiß den Stempelabdruck von den Chromosomen zu den Ribosomen bringen (s. S. 356),
- Molekülen, die im Körper als Energiespeicher dienen.

Beim Abbau zum Beispiel von überalterten Körperzellen werden die Purine wieder frei und zu Harnsäure abgebaut.

Ursachen und Auslöser

Die Bereitschaft des Körpers, Harnsäure anzureichern, ist erblich bedingt. Ausgelöst werden kann die Krankheit durch verschiedene Faktoren.

- Übergewicht: Fast die Hälfte aller Gichtkranken hat einen BMI über 25.
- Alkohol: Den feucht-fröhlich durchzechten Abend muss manch einer mit einem nächtlichen Anfall bezahlen. Dabei kommt es nicht auf die Art, sondern einzig und allein auf die Menge Alkohol an.
- Hoher Fettkonsum: Durch ihn werden in der Leber verstärkt Ketone gebildet. Diese Stoffe hemmen die Ausscheidung von Harnsäure. Art und Herkunft der Fette haben keinen Einfluss auf das Ansteigen des Harnsäurespiegels.
- Zuckeraustauschstoffe wie Sorbit oder Fructose können – in hohen Dosen verabreicht – ebenfalls die Harnsäurekonzentration ansteigen lassen.

Ernährungstherapie – Purine beschränken

Zur Behandlung der Gicht werden heute im allgemeinen Medikamente eingesetzt, die eine erhöhte Ausscheidung von Harnsäure über die Nieren bewirken.

Daneben hat sich eine geeignete Ernährungsweise als Therapie etabliert, um den Harnsäurespiegel dauerhaft zu senken. Eine strenge Diät ist dazu nicht notwendig. Die Therapie hat Folgendes zum Ziel:

- Eventuell vorhandenes Übergewicht normalisieren. Bei übergewichtigen Gichtkranken mit nur gering erhöhten Harnsäurespiegeln kann allein das schon zu einer Heilung führen.
- Die Purinzufuhr mit der Nahrung einschränken. Dabei ist zu bedenken, dass nicht alle Purine den gleichen Einfluss auf die Höhe des Harnsäurespiegels haben. Aus RNS wird Harnsäure leichter freigesetzt als aus DNS.
- Als Eiweißquelle Milch und Milchprodukte bevorzugen.
- Einschränken des Alkoholkonsums.

TAB. 1: EINTEILUNG DER LEBENSMITTEL NACH PURINGEHALT

Purinfrei	-
Purinarm	< 40 mg/100 g
Mittlerer Puringehalt	40 – 170 mg/100g
Purinreich	> 170 mg/100 g

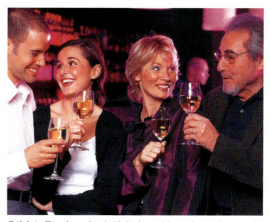

Bild 1: Ein feucht-fröhlicher Abend wird manchmal mit einem Gichtanfall bezahlt

Puringehalte in Lebensmitteln

Purine kommen in fast allen Lebensmitteln in unterschiedlichen Mengen vor. In den Tabellen werden die Puringehalte umgerechnet in Harnsäure angegeben. Der Umrechnungsfaktor ist 3,0, das bedeutet, aus 100 Milligramm Purinen entstehen 300 mg Harnsäure.

TAB. 1: PURINFREIE UND PURINARME LEBENSMITTEL

LEBENSMITTEL	MENGE	HARNSÄURE
1 Glas Milch	200 ml	-
Joghurt	200 ml	-
1 Ei	30 g	3 mg
1 Port. Kopfsalat	50 g	5 mg
1 Port. Schafskäse	50 g	15 mg
1 Port. Möhren	200 g	20 mg
1 Weizenbrötchen	50 g	20 mg
1 mittelgroßer Apfel	150 g	23 mg
1 Port. gek. Kartoffel	200 g	30 mg
1 Banane	150 g	38 mg
1 Port. gek. Reis	150 g	38 mg

TAB. 2: LEBENSMITTEL MIT MITTLEREM PURINGEHALT

LEBENSMITTEL	MENGE	HARNSÄURE
1 Port. Eiernudeln	200 g	30 mg
1 Port. Weißkohl	200 g	40 mg
1 Port. Zucchini	200 g	40 mg
2 Scheiben Mischbrot	100 g	45 mg
1 Port. Haferflocken	50 g	50 mg
1 Port. gek. Naturreis	150 g	53 mg
1 Port. Grünkohl	200 g	60 mg
1 Port. Tofu	100 g	70 mg
1 Port. Lauch	200 g	80 mg
1 Port, grüne Bohnen	200 g	84 mg
1 Port. Spinat	200 g	100 mg
1 Port. Kabeljau	100 g	110 mg
1 Port. Putenfleisch	100 g	120 mg
1 Port. Scholle	100 g	130 mg
1 Port. Rindfleisch	100 g	140 mg
1 Hähnchenkeule	100 g	160 mg

TAB. 3: LEBENSMITTEL MIT HOHEM PURINGEHALT

LEBENSMITTEL	MENGE	HARNSÄURE
1 Port. Hering	100 g	190 mg
1 Port. Matjesfilet	100 g	210 mg
1 Port. grüne Erbsen	150 g	225 mg
1 Port. Grillhähnchen	100 g	240 mg
1 Port. Kalbsleber	100 g	260 mg
1 Port. Geflügelleber	100 g	360 mg
1 Port. Sprotten	100 g	500 mg
1 Port. Kalbsbries	100 g	900 mg

Info

▶ **VERBOTEN SIND:**

- Innereien wie Leber, Niere, Bries,
- Einige Fischsorten und Krustentiere,
- Größere Mengen Alkohol,
- Erbsen, weiße Bohnen, Linsen.

Und jetzt Sie!!!

1. Erklären Sie in Kürze, wodurch Gicht entsteht.

2. Richtig oder falsch? Bitte mit Begründung! „Purine sind krankmachende Substanzen – sie verursachen z. B. Gicht".

3. Ein übergewichtiger Gichtkranker verzehrt folgendes Mittagessen:
- 2 Scheiben Kalbsleber mit in Butter gerösteten Zwiebelringen
- 1 Portion Gemüse aus Erbsen und Möhren in Sahnesauce
- 1 große Portion Reis
- 1/2 l Rotwein
- 1 Portion Erdbeeren mit Sahne
Überprüfen Sie jede Komponente dieser Mahlzeit daraufhin, ob sie für den Patienten auch empfehlenswert ist. Verbessern Sie gegebenenfalls.

4.4 Osteoporose

Unsere Knochen gehören zu den „stillen" Organen im Körper. Sie erfüllen ihre Aufgaben, ohne sich spürbar zu melden. Was bei Prellungen oder Brüchen schmerzt, ist nicht der Knochen selbst, sondern die ihn umgebende Knochenhaut. Im Inneren befinden sich keine Schmerz leitenden Nerven. So bleiben selbst schwere Erkrankungen - wie Osteoporose – oft lange Zeit unbemerkt.

Osteoporose ist eine Stoffwechselstörung, bei der Festigkeit und Elastizität dramatisch herabgesetzt sind. Sie entwickelt sich schleichend und über viele Jahre hinweg. Doch eines Tages ist es dann soweit: Beim Heben von Lasten brechen Wirbelkörper, beim Stolpern über den Teppich zertrümmert der Oberschenkelhals. Für eine Heilung ist es dann viel zu spät.

> **Info**
>
> ▶ **ZAHLEN, DIE ZU DENKEN GEBEN**
>
> - In Europa erleiden 8 von 20 Frauen und 3 von 20 Männern im Laufe ihres Lebens einen oder mehrere durch Osteoporose verursachte Knochenbrüche.
> - Jedes Jahr kommt es bei 200.000 Frauen zu Brüchen der Wirbelkörper.
> - Die in Deutschland pro Jahr durch Osteoporose verursachten Kosten betragen 2,2 Milliarden Euro.

Wie Knochen brüchig werden

Charakteristisch für die Osteoporose ist ein übermäßiger Abbau des Knochens. Das ist möglich, weil er keine „leblose" Stütze ist, sondern einem ständigen Umbau unterliegt. Das ist notwendig, weil auch der stärkste Knochen hie und da mürbe wird. Es kommt zu Ermüdungssprüngen und Haarrissen. Für die Reparaturarbeiten sind zwei Zellarten zuständig. Die Osteoklasten bauen verbrauchte Knochensubstanz ab und entsorgen sie. Sie graben sich buchstäblich durch den Knochen hindurch, bis hin zur Schadstelle, und räumen das beschädigte Material ab. Ihnen folgen die Osteoblasten und bauen sofort wieder neue Knochensubstanz auf. Jeder noch so kleine Schaden wird umgehend behoben.

Beim jungen Menschen sind die Osteoblasten aktiver. Neben der Reparatur stellen sie das Wachstum der Knochen sicher. Auch nach Abschluss des Längenwachstums sorgen sie noch eine Weile für den weiteren Aufbau von Knochenmasse – etwa bis zum Alter von 30 Jahren. Dann ist die so genannte „Spitzenknochenmasse" (peak bone mass) erreicht.

Danach bleibt die Aktivität von Osteoklasten und Osteoblasten meist noch für mehrere Jahre im Gleichgewicht. Irgendwann aber sind die Osteoblasten dann nicht mehr in der Lage, die von ihren Gegenspielern gefressenen Lücken wieder vollständig zu schließen – der Abbau des Knochens beginnt.

Normalerweise liegt der Schwund bei jährlich 0,5 bis 1,5 Prozent der Ausgangsmasse. Eine Osteoporose kann dann entstehen, wenn das Missverhältnis zwischen Auf- und Abbau zu groß wird oder wenn in jungen Jahren zu wenig Knochenmasse aufgebaut wurde. Es gibt dafür verschiedene Ursachen:

- Bei unzureichender Aufnahme von Calcium greift der Körper auf die Reserven der Knochen zurück. Ist die Zufuhr schon während Kindheit und Jugend nicht bedarfsgerecht, wird eine nur geringe peak bone mass aufgebaut.
- Bei Östrogenmangel kommt es zu gesteigertem Knochenabbau - vor allem bei Frauen nach den Wechseljahren.
- Die langfristige Einnahme von Kortison hemmt die Osteoblasten sowie die Aufnahme von Calcium im Darm und steigert die Ausscheidung von Calcium.
- Bei Überfunktion der Schilddrüse ist die Ausscheidung von Calcium erhöht.

Fragen und Antworten zu Osteoporose

Ist das gesamte Skelett vom Abbau betroffen?
Die krankhaften Veränderungen finden sich zunächst nur bei Knochen mit schwammartigem Aufbau. Das sind vor allem die Wirbelkörper des Rückgrats. Erst Jahre später werden auch die starken Röhrenknochen der Gliedmaßen brüchig, insbesondere die Oberschenkel.

Gibt es frühe Warnsignale?
Gelegentliche dumpfe Kreuzschmerzen, die bei Belastungen schlimmer werden, können mit einer Osteoporose zusammenhängen. Sicherheit gibt in solchen Fällen nur eine Bestimmung der Knochendichte.
Im fortgeschrittenen Stadium äußert sich der Knochenschwund mit immer wiederkehrenden Rückenschmerzen. Sie beginnen morgens, verstärken sich bei Belastungen und lassen im Liegen nach.
Wegen der häufig verformten Wirbel kommt es allmählich zur Bildung eines Rundrückens.

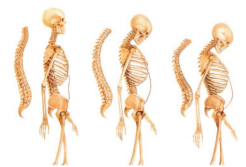

Bild 1:
Wirbelsäulenveränderungen bei Osteoporose

Welche Risikofaktoren gibt es?
Vor allem falsche Ernährung gefährdet die Knochen. Es fehlt dabei meist an Calcium. Die empfohlene Zufuhr von täglich 1.000 bis 1.200 Milligramm für Jugendliche und 900 Milligramm für Erwachsene wird oft nicht erreicht. Daneben bedeuten zu wenig Bewegung, familiäre Belastung, Missbrauch von Alkohol und Nikotin sowie ein vorzeitiger Beginn der Wechseljahre ein erhöhtes Risiko.

Auch Knochen haben Hunger

Der Knochen benötigt vor allem Calcium, denn gemeinsam mit Phosphor bildet es den mineralischen Bestandteil des Skeletts. Dabei kommt es aber nicht nur auf die Menge an. Der Körper muss den Mineralstoff aus der Nahrung auch verwerten können. Ein Maß dafür ist die so genannte Bioverfügbarkeit. Je höher sie ist, desto mehr Calcium wandert in den Organismus. Am meisten profitiert der Knochen von Milch und Milchprodukten. Auch calciumreiche Mineralwässer sind gute Quellen. Die Resorption des Calciums ist besonders hoch, wenn sie zu den Mahlzeiten getrunken werden. Pflanzliche Produkte enthalten zwar auch Calcium, es wird daraus aber schlechter verwertet.

TAB. 1: DURCHSCHNITTSWERTE FÜR DIE AUFNAHME VON CALCIUM AUS VERSCHIEDENEN LEBENSMITTELN

LEBENSMITTEL	RESORPTIONSRATE
Mineralwasser	47 %
Milch	43 %
Frischkäse	40 %
Milchprodukte	32 %
Spinat	5 %

Fruchtsaft statt Milch?

Wenn Milch und Milchprodukte nicht vertragen oder nicht gemocht werden, sind mit Calcium angereicherte Fruchtsäfte eine gute Alternative. Je nach Art des zugesetzten Calciumsalzes liegen die Resorptionsraten zwischen 30 und 50 Prozent.

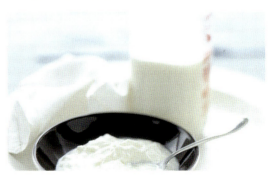

Bild 2:
Milch und Joghurt halten Knochen stark

4 Krank durch falsche Kost

InfoPlus

MUSKELN MACHEN KNOCHEN STARK

Eine calciumreiche Ernährung ist ohne Frage von großer Bedeutung für den Aufbau gesunder Knochen. Darüber hinaus gibt es aber einen engen Zusammenhang zwischen Muskeln und der Entwicklung des Skeletts. Das Wechselspiel zwischen Auf- und Abbau des Knochens durch Osteoklasten und Osteoblasten wird nämlich auch durch die Aktivität der Muskeln bestimmt.

Jede körperliche Bewegung, jede Muskelkontraktion wirkt als Kraft auf den Knochen ein. Dem Körper dient dieser mechanische Reiz gleichzeitig als Test, ob das Skelett den Belastungen auch tatsächlich gewachsen ist. Es gibt zahlreiche Hinweise, dass die Zellen des Knochengewebes dies regelmäßig abgleichen. Je nach Ergebnis senden sie dann entsprechende Signale an die Umgebung.

Hat die einwirkende Kraft durch stärker entwickelte Muskeln zugenommen, dann reicht die Festigkeit des Skeletts oft nicht mehr aus, um den Belastungen standzuhalten. Die Osteoblasten werden dadurch angeregt, neuen Knochen aufzubauen. Verringert sich die Aktivität der Muskeln, weil sich der Mensch weniger bewegt, werden die Osteoklasten aktiv und die Knochenmasse nimmt ab.

Osteoporose und Kochsalz

Zu viel Kochsalz im Essen fördert das Entstehen von Osteoporose. Wissenschaftler der Universität Hohenheim konnten nachweisen, dass mit ansteigendem Kochsalzkonsum die Ausscheidung von Calcium über die Niere deutlich zunimmt. Obwohl nach den Empfehlungen der DGE fünf bis sechs Gramm Kochsalz pro Tag völlig ausreichen, liefert die bei uns übliche Kost 12 bis 15 Gramm. Die dadurch verursachten Calciumverluste können bis zu 140 Gramm betragen.

Pflanzenkost hemmt den Knochenabbau

Eine ganze Reihe wissenschaftlicher Studien haben gezeigt, dass verschiedene Gemüse und Küchenkräuter den Abbau des Knochens hemmen. Nachgewiesen wurde dieser Effekt für Zwiebeln, Knoblauch, Brokkoli, Tomaten, Kopfsalat, Rotkohl, Salbei, Dill, Petersilie, Thymian und Rosmarin. Welche Mechanismen dieser Wirkung zugrunde liegen, ist noch nicht genau geklärt.

Und jetzt Sie!!!

1. Begründen Sie, dass Osteoporose
a) oft lange Zeit unentdeckt bleibt,
b) so weit verbreitet ist,
c) häufig ältere Frauen trifft.

2. Erläutern Sie die Aufgaben von
a) Osteoklasten und
b) Osteoblasten.

3. Bei einer 68jährigen Frau wird Osteoporose diagnostiziert.
3.1. Erklären Sie, warum es jetzt nicht mehr ausreicht, mehr Calcium in den Speiseplan einzubauen.
3.2. Begründen Sie den Ratschlag ihres Arztes: 2 bis 3mal wöchentlich jeweils mindestens eine Stunde walken oder eine halbe Stunde schwimmen.

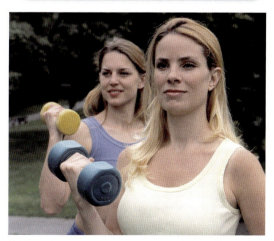

Bild 1: Krafttraining nutzt auch dem Knochen – wenn es nicht übertrieben wird

5 Wenn Essen zum Feind wird

Lebensmittel sollen ja eigentlich „Mittel zum Leben" sein und den Körper mit allen notwendigen Nährstoffen versorgen, damit er gesund und leistungsfähig bleibt.

Dennoch machen viele Menschen die Erfahrung, dass sie nicht alles vertragen, was sie essen. Die Gründe dafür sind unterschiedlich.

5.1 Lebensmittelallergien

Nach Angaben des Bundesinstituts für Risikobewertung (BfR) reagieren zwischen zwei und drei Prozent der Bevölkerung auf Lebensmittel. Experten gehen davon aus, dass die Zahlen weiter steigen. Personen, deren Eltern oder Geschwister bereits Allergiker sind, haben ein besonders hohes Risiko.

Allergie: Das Immunsystem läuft Amok

Der Begriff Allergie wurde zu Beginn des 20. Jahrhunderts von dem österreichischen Mediziner Clemens Freiherr von Pirquet geprägt. Er leitet sich aus dem griechischen „allos" ab – was so viel bedeutet wie „Veränderung des ursprünglichen Zustandes".

Bei Allergien kommt es zu einer überschießenden Reaktion des Immunsystems gegenüber fremden Stoffen aus der Umwelt. Der Körper verteidigt sich heftigst gegen Substanzen, die – anders als Krankheitserreger – eigentlich keine Gefahr für die Gesundheit darstellen. Bei der Mehrzahl aller Allergiker ist die Veranlagung dazu erblich bedingt. Man spricht dann von einer Atopie.

Prinzipiell kann jeder Stoff Allergien auslösen – von der Paranuss bis zur Zwiebel, vom Hausstaub bis zu Pollen. Bei den meisten dieser so genannten Allergene handelt es sich um Eiweißstoffe pflanzlicher oder tierischer Herkunft. Sie haben meist ein nur geringes Molekulargewicht und können daher die Barrieren von Haut und Schleimhäuten leicht durchdringen.

Am Anfang unbemerkt

Allergien werden durch einen lautlosen Prozess in Gang gesetzt, von dem der Betroffene zunächst gar nichts spürt. Man nennt ihn Sensibilisierung. Es ist der erste Kontakt des Körpers mit dem Allergen. Dessen Auftauchen in den Geweben wirkt auf das Immunsystem wie ein Alarmsignal.

Es kommt zur Bildung von Antikörpern. Sie setzen sich auf bestimmten Zellen des Immunsystems, den so genannten Mastzellen, nieder und beziehen dort Posten. Auch wenn das Allergen schon längst wieder verschwunden ist, kreisen Antikörper auf diese Weise fortan im Organismus: Wochen, Monate, Jahre und manchmal auch ein ganzes Leben lang - immer auf der Hut, ob sich der vermeintliche Feind wieder blicken lässt.

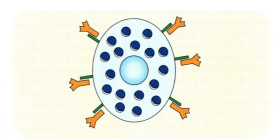

Bild 1: Mastzellen mit Antikörpern
Der Kampf beginnt

Bei jedem neuen Kontakt mit dem gleichen Allergen schlagen die Antikörper Alarm. Auf ihr Signal hin setzen die Mastzellen schlagartig Botenstoffe wie Histamin frei. Die Allergie nimmt ihren Lauf.

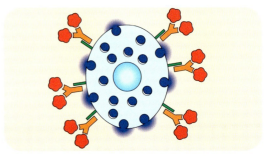

Bild 2: Mastzellen setzen Botenstoffe frei und bringen die Immunabwehr in Gang

Die Symptome

Nahrungsmittelallergien können sich durch sehr unterschiedliche Symptome äußern.

- Mundbereich: Ein pelziges Gefühl auf der Zunge, Juckreiz im Rachen oder Lippenschwellung,
- Jucken oder Brennen der Augen,
- Atemwege: Husten, Schnupfen oder Asthma,
- Verdauungstrakt: Blähungen, Durchfall, Bauchschmerzen oder Erbrechen,
- Hautveränderungen: Rötungen oder Quaddeln (Urtikaria),
- Kreislaufreaktionen: allergischer Schock mit Atemnot, Bewusstlosigkeit oder in schweren Fällen sogar Herz-Kreislauf-Stillstand.

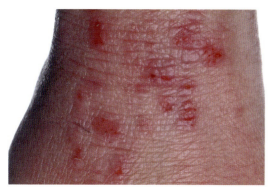

Bild 1:
Durch Allergie ausgelöste Hautquaddeln

Welche Lebensmittel lösen Allergien aus?

Prinzipiell kann man auf nahezu alle Lebensmittel allergisch reagieren. Für die Mehrzahl der Allergien sind aber nur wenige von ihnen verantwortlich, wobei es Unterschiede zwischen Kindern und Erwachsenen gibt.

TAB. 1: HÄUFIGKEIT VON ALLERGIEN GEGEN BESTIMMTE LEBENSMITTEL BEI KINDERN

LEBENSMITTEL	HÄUFIGKEIT
Hühnerei	34 %
Kuhmilch	30 %
Hülsenfrüchte	24 %
Früchte	21 %
Fisch	16 %

TAB. 2: HÄUFIGKEIT VON ALLERGIEN GEGEN BESTIMMTE LEBENSMITTEL BEI ERWACHSENEN

LEBENSMITTEL	HÄUFIGKEIT
Haselnuss	36,8 %
Sellerie	36,3 %
Apfel	25,6 %
Karotte	24,8 %
Erdnuss	12,8 %
Milch	10,7 %
Fisch	9,7 %
Soja	9,1 %
Eier	5,7 %
Krustentiere	2,1 %

Was Hitze bewirken kann

Grundsätzlich gilt: Bei naturbelassenen Lebensmitteln ist die Wahrscheinlichkeit einer Allergie besonders hoch. Durch Kochen oder andere Verarbeitungsprozesse geht die allergene Wirkung oft verloren. Das gilt zum Beispiel für Eier sowie zahlreiche Obst-, Gemüse- und Getreidesorten – nicht aber für Erdnüsse, Soja und Fisch.

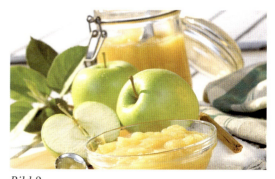

Bild 2:
Bei Apfelallergie bekommt Apfelmus besser

Das Kreuz mit den Kreuzallergien

Menschen, die gegen Pollen oder Naturlatex allergisch sind, können später zusätzlich eine Lebensmittelallergie entwickeln. Der Grund: Die Lebensmittel enthalten Stoffe, die in ihrer chemischen Struktur den Pollen- oder Latex-Allergenen ähnlich sind. Sie werden von den Antikörpern daher ebenfalls als Feind angesehen und vom Immunsystem angegriffen. Man spricht dann von einer Kreuzallergie.

Nahrung – Lebensspender oder Krankmacher

TAB. 1: BEISPIELE FÜR KREUZALLERGIEN

ALLERGEN	KREUZREAGIERENDE LEBENSMITTEL
Birke, Hasel, Erle	Steinobst (z. B. Pflaume), Kernobst (z. B. Birne, Apfel), Nüsse (v. a. Hasel-, Wal- und Paranuss) Sellerie, Karotte
Gräser- und Getreidepollen	Soja, Getreidemehl und Getreideprodukte, Erdnuss
Kräuterpollen	Sellerie, Karotten, Petersilie, Gurke, Gewürze
Naturlatex	Ananas, Avocado, Banane, Melonen, Karotten, Kiwi, Paprika, Pfirsich, Tomate, Walnuss

Die Diagnose richtig stellen

Die Diagnose von Nahrungsmittelallergien ist schwierig und aufwendig. Man setzt dabei verschiedene Untersuchungsmethoden ein:

- Haut-Tests mit Extrakten, die bestimmte Allergene enthalten,
- Blutuntersuchungen, bei denen bestimmt wird, ob Antikörper gebildet wurden,
- Diäten, bei denen gezielt Lebensmittel, die zu allergischen Reaktionen führen können, eingesetzt werden (Nahrungsmittelprovokation).

Therapie

Die sicherste Behandlung einer Lebensmittelallergie ist das Meiden des Allergens. Das ist bei manchen Lebensmitteln wie zum Beispiel Fisch oder Meeresfrüchten relativ einfach. Es kann aber auch schwierig werden.

- Wenn Allergien gegen Grundnahrungsmittel bestehen, ist unbedingt eine Ernährungsberatung zu empfehlen. Sie kann helfen, eine individuell abgestimmte Allergiediät mit Ersatzprodukten zu entwickeln und Nährstoffmangel zu verhindern.
- Ein großes Problem sind auch „versteckte" Allergene, die als Zutaten in Fertigprodukten enthalten sein können – zum Beispiel Ei als Bindemittel oder Soja in Gewürzmischungen. Auch versehentlich können versteckte Allergene in die Speisen gelangen, wenn zum Beispiel das gleiche Kochgeschirr für das Zubereiten zweier Speisen benutzt wurde.

Info

▶ **WER IST BESONDERS GEFÄHRDET?**

Kinder, deren Eltern oder Geschwister Allergiker sind, haben meist ein erhöhtes Risiko. Es lässt sich verringern, wenn folgendes beachtet wird:

- Den sehr frühen Kontakt des Säuglings mit Lebensmitteln wie Kuhmilch, Ei oder Weizen vermeiden.
- Möglichst sechs Monate lang stillen. Für Säuglinge, die nicht gestillt werden können, gibt es „hypoallergene" Fertigmilch – sog. HA-Nahrung.
- Während Schwangerschaft und Stillzeit auf Lebensmittel, die häufig Allergien auslösen, möglichst verzichten.

InfoPlus

Finnische Wissenschaftler der Universität Turku haben nachgewiesen, dass probiotische Bakterien vorbeugend gegen Allergien wirken können. Sie haben Schwangeren, die aus Allergiker-Familien stammen vier Wochen lang vor der Geburt ihrer Babys Milchsäurebakterien gegeben. Spätere Untersuchungen der Kinder ergaben: Die Probiotika-Gabe hatte trotz der erblichen Belastung das Risiko für Allergien um die Hälfte gesenkt.

InfoPlus

VORSICHT KUSS!
Bei hochgradig sensibilisierten Personen vermag sogar ein Partner, der vor mehr als einer Stunde Erdnüsse gegessen hat, durch einen Kuss einen allergischen Schock auszulösen.

5.2 Lebensmittelintoleranzen

Diese Störungen werden ebenfalls durch Inhaltsstoffe von Lebensmitteln ausgelöst. Im Unterschied zu Lebensmittelallergien bildet der Körper allerdings keine Antikörper.

5.2.1 Pseudoallergien

Sie gleichen in ihren Symptomen den Lebensmittelallergien. Bereits beim ersten Kontakt mit dem problematischen Inhaltsstoff kann es zu allergieähnlichen Reaktionen kommen. Besonders häufig sind krankhafte Veränderungen der Haut. Die Schwere des Krankheitsbildes hängt stark von der Konzentration an auslösender Substanz ab.

Inhaltsstoffe als Übeltäter
Es gibt verschiedene Substanzen als Ursache von Pseudoallergien. Sie wirken, wie zum Beispiel Histamin, entweder selbst als Botenstoffe und lösen direkt damit die Störung aus. Oder sie regen die Bildung von Botenstoffen an – mit dem gleichen Effekt.

TAB. 1: NATÜRLICHE STOFFE ALS MÖGLICHE AUSLÖSER VON PSEUDOALLERGIEN

SUBSTANZGRUPPE	VORKOMMEN
Biogene Amine • Histamin • Serotonin • Tyramin	Sauerkraut, Wein Bananen Käse, Schokolade
Salicylate	Äpfel, Aprikosen, Weintrauben, Orangen, Ananas, Oliven

TAB. 2: ZUSATZSTOFFE ALS MÖGLICHE AUSLÖSER VON PSEUDOALLERGIEN

SUBSTANZGRUPPE	BEISPIELE
Konservierungsstoffe	Benzoesäure, Sulfite, Sorbinsäure
Farbstoffe	Tartrazin

5.2.2 Lactoseintoleranz (Milchzuckerunverträglichkeit)

Normalerweise wird Milchzucker im Dünndarm von dem Enzym Lactase in die Einfachzucker Glucose und Galactose aufgespalten. Menschen mit einer Lactoseintoleranz produzieren dieses Enzym in zu geringen Mengen oder auch gar nicht.

Deshalb wird Milchzucker bei ihnen, wenn überhaupt, nur in kleinen Mengen gespalten und resorbiert. Der überwiegende Teil gelangt in tiefere Darmabschnitte. Er wird dort zu kurzkettigen Fettsäuren und Kohlendioxid abgebaut. Das führt dann oft zu Durchfällen, Blähungen oder Darmkrämpfen.

Ursachen
Congenitaler Lactasemangel
Diese sehr seltene Form des Enzymdefekts ist genetisch bedingt und besteht bereits beim Neugeborenen. Der Körper bildet überhaupt keine Lactase. Ohne streng lactosefreie Kost besteht die Gefahr schwerer Hirnschäden.

Primärer Lactasemangel
Diese Variante ist auch erblich bedingt, aber auf andere Weise. Im Säuglings- und Kindesalter wird genügend Lactase gebildet. Erst später lässt die Produktion allmählich nach.

Sekundärer Lactasemangel
Diese Art der Störung ist nicht erblich, sondern erworben - als Folge von Erkrankungen.

TAB. 3: MILCHZUCKERGEHALTE VERSCHIEDENER LEBENSMITTEL

PRODUKT	GEHALT
Frischmilch, H-Milch	4,8 – 5,0 g /100 g
Dickmilch	3,7 – 5,3 g /100 g
Joghurt	3,7 – 5,6 g /100 g
Buttermilch	3,5 – 4,0 g /100 g
Kefir	3,5 – 6,0 g /100 g
Sahne (süß, sauer)	2,8 – 3,6 g /100 g

Ernährung bei Lactoseintoleranz

Die eigentliche Ursache für Unverträglichkeit von Milchzucker lässt sich nicht behandeln. Die Beschwerden verringern sich jedoch durch entsprechende Diät auf ein Minimum. Je nach Schweregrad ist dabei eine lactosefreie oder lactosearme Kost erforderlich. Das bedeutet Verzicht auf Milch und etliche Milchprodukte.

Lactosefreie Diät
Eigentlich dürfte gar keine Lactose in der Kost enthalten sein. Weil das kaum machbar ist, wird die Zufuhr auf 1 g pro Tag beschränkt.

Lactosearme Diät
Pro Tag dürfen maximal 8 bis 10 g Lactose aufgenommen werden.

ALLGEMEINE ERNÄHRUNGSTIPPS

- Auf „versteckte" Lactose achten – z. B. in Süßwaren, Brot, Fleisch- und Wurstwaren. Dabei hilft ein Blick in die Zutatenliste.

- Hart-, Schnitt-, Weich- und Sauermilchkäse sind erlaubt. Sie enthalten so gut wie keine Lactose.

- Probiotische Milchprodukte werden ebenfalls gut vertragen. Ihr Lactosegehalt ist zwar relativ hoch, die verwendeten Milchsäurebakterien bilden jedoch reichlich Lactase. Weil sie lebend den Dünndarm erreichen, gleichen sie den Lactasemangel des Körpers aus.

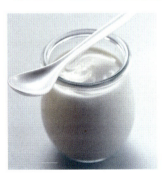

Bild 1: Probiotische Milchprodukte als Alternative bei Lactoseunverträglichkeit

5.2.3 Zöliakie/Sprue

Diese Erkrankung wird im Kindesalter als Zöliakie und bei Erwachsenen als einheimische Sprue bezeichnet. Hervorgerufen wird sie durch das in Weizen, Roggen, Gerste und Hafer vorkommende Gluten (s. S. 125).

Das Gluten schädigt die Zellen der Darmschleimhaut. Langfristig kommt es zu einer Veränderung der Darmzotten. Sie verlieren an Länge bis hin zum völligen Schwund. Die Darmwand ist dann kaum noch in der Lage, ausreichend Nährstoffe aufzunehmen.

Hinweise auf die gestörte Resorption sind Durchfälle, Magenkrämpfe und ein erhöhter Fettgehalt im Stuhl. Eine klare Diagnose ist jedoch nur durch mikroskopische Untersuchungen der Dünndarmschleimhaut möglich.

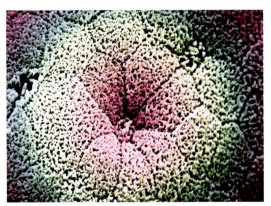

Bild 2: Geschädigte Darmschleimhaut – die Darmzotten sind verkümmert

Die Zöliakie tritt häufig im Säuglingsalter auf, wenn auf glutenhaltige Beikost umgestellt wird. Deshalb: Frühestens im 5. Monat mit Beikost beginnen.

Info

▶ **SYMPTOME BEI SÄUGLING U. KLEINKIND**

- Glänzende, übel riechende Stühle
- Wachstumsstörungen
- Gelegentliches Erbrechen
- Appetitlosigkeit
- Trockene Haut

Die richtige Diät

Es gibt nur eine wirksame Therapie: Den lebenslangen Verzicht auf glutenhaltige Lebensmittel. Bei konsequent glutenfreier Kost bilden sich die Darmzotten neu.

Zu meiden sind:
Alle Produkte aus Weizen, Roggen, Hafer, Gerste, Dinkel, Grünkern wie Brot, Gebäck, Kuchen, Paniermehl, Schrot, Kleie, Mehl, Grieß, Flocken, Puddingpulver, Müsli, Teigwaren, alle Biersorten, Malzkaffee.

**Vorsicht bei folgenden Produkten –
sie könnten Gluten enthalten:**
Fertiggerichte, -suppen und –saucen, Cornflakes, Frühstücksflocken, Kartoffelfertig-Produkte, Wurstwaren, pflanzl. Brotaufstriche, Käse- und Schmelzkäsezubereitungen, Fleischextrakte, Brühwürfel, Salatsaucen, Schokolade, Pralinen, Müsliriegel.

Uneingeschränkt erlaubt sind glutenfreie Lebensmittel:
Milch und Milchprodukte, Eier, Fleisch, Fisch, Honig, Marmelade, Zucker, Pflanzenöle, Butter, Margarine, Gemüse, Kartoffeln, Obst, Nüsse, Samen, Reis, Mais, Buchweizen, Mais-, Kartoffel- und Reisstärke, Sojamehl.

Spezialprodukte
Es gibt im Handel glutenfreie Diätprodukte. Sie sind mit einer durchgestrichenen Weizenähre und den Aufdruck „glutenfrei" gekennzeichnet. Zu beziehen sind sie über Apotheken, Reformhäuser oder direkt vom Hersteller. Glutenfreie Säuglings- und Kleinkindnahrung gibt es auch im Lebensmittelhandel.

Und jetzt Sie!!!

1. Nennen Sie drei Vorsorgemaßnahmen, die geeignet sind, dem Entstehen einer Allergie im Kindesalter vorzubeugen.

2. Erläutern Sie an Beispielen
   a) Unterschied und
   b) Gemeinsamkeiten
   bei Allergien und Pseudoallergien.

3. Informieren Sie sich auf Seite 120 über Eigenschaften der Lactose und auf Seite 136 über die Käseherstellung. Erklären Sie dann, weswegen Käse nur sehr wenig Lactose enthält.

4. Erstellen Sie den Plan für ein lactosefreies Frühstück, das etwa 2000 kJ und ein Viertel des Tagesbedarfes (ca. 250 mg) an Calcium enthält.

5. Begründen Sie das Entstehen folgender Symptome bei Zöliakie:
   - Eisenmangelanämie
   - Verkrümmung der Wirbelsäule
   - erhöhter Fettgehalt im Stuhl
   - zu geringe Körpergröße bei Kindern.

6. Ein erwachsener Zöliakiekranker verzehrt folgendes Mittagessen:
   - Paniertes Schweineschnitzel
   - Salzkartoffeln
   - Pilzsahnesauce, mit Mehl gebunden
   - Kopfsalat mit Essig-Öl-Dressing
   - Vanillepudding mit Erdbeeren
   - 1/4 l Weißwein.

   Überprüfen Sie die einzelnen Komponenten dieser Mahlzeit daraufhin, ob sie bei einer Zöliakie empfehlenswert sind. Geben Sie, falls nötig, Verbesserungsvorschläge an.

6 Krebs und Ernährung

"Gedünstetes Fleisch, gesüßte Speisen, Ziegenmilch, reichlich frische Eier, wenig Gebratenes."

Diese Ernährungstipps stammen von einem Medicus aus dem 16. Jahrhundert und galten Patienten mit bösartigen Tumoren.

Bereits damals vermutete man einen Zusammenhang zwischen Ernährung und Krebs. Diese Einschätzung hat sich nicht nur bis heute gehalten, sondern konnte mittlerweile in vielen Punkten wissenschaftlich belegt werden.

6.1 Wie ein bösartiger Tumor entsteht

Die Entwicklung von Tumoren ist ein komplizierter Prozess, der in drei Hauptphasen verläuft.

1. Initiation
Während der ersten Phase kommt es zu einer kurzen Wechselwirkung zwischen dem krebsauslösenden Stoff (Kanzerogen) und einer Körperzelle. Unerfreuliches Ergebnis dieses Kontaktes: Die Erbsubstanz (DNS) ist geschädigt. Allerdings setzt sich der Körper gegen Kanzerogene zur Wehr. So mobilisiert er Antikanzerogene, um krebsauslösende Stoffe auszuschalten. Außerdem gibt es Reparaturmechanismen, die entstandene DNS-Schäden wieder beheben. Auch können Zellen mit geschädigter DNS gezielt zerstört werden.

2. Promotion
Schlagen alle Schutzmechanismen des Körpers fehl, folgt Phase zwei. Jetzt treten die Promotoren auf den Plan. Sie begünstigen das Wachstum der geschädigten Zellen. Bekannte Promotoren sind zum Beispiel freie Radikale, manche Hormone oder Alkohol. Auch sie haben Gegenspieler – so genannte Antipromotoren. Zu ihnen gehören körpereigene Schutzstoffe und Nahrungsbestandteile wie einige Vitamine, Mineralstoffe oder sekundäre Pflanzenstoffe.

3. Progression
Ob und wann ein Krebs ausbricht und dann in das Stadium des ungebremsten Wachstums eintritt, hängt von verschiedenen Faktoren ab. Entscheidend ist, wie ausgeglichen das Kräftespiel zwischen Kanzerogenen und Antikanzerogenen sowie Promotoren und Antipromotoren ist und wie gut der Körper seine übrigen Abwehrmechanismen aufrechterhält.

TAB. 1: NEUERKRANKUNGEN - DEUTSCHLAND 2011 (FRAUEN)

KREBSART	NEU ERKRANKTE
Brustdrüse	69.700
Darm	28.700
Lunge	17.600
Gebärmutterkörper	11.100
Eierstöcke	7.800
Magen	6.500
Leukämien	6.000

TAB. 2: NEUERKRANKUNGEN - DEUTSCHLAND 2011 (MÄNNER)

KREBSART	NEU ERKRANKTE
Prostata	64.500
Lunge	35.100
Darm	34.300
Harnblase	11.100
Magen	9.600
Nieren	9.000

(Quelle: Deutsche Krebsgesellschaft)

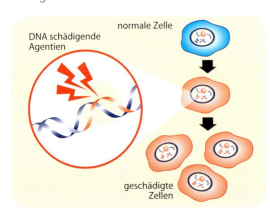

Bild 1: Gesunde und geschädigte Zellen

6.2 Die aktuelle Situation

Nach Schätzungen des Robert-Koch-Instituts in Berlin liegt die Zahl der Neuerkrankungen in Deutschland heute noch immer bei rund 340.000 pro Jahr und hat sich damit im Vergleich zu früher nur unwesentlich verringert.
Auch die Sterblichkeit ist – trotz hoch entwickelter Diagnose- und Therapieverfahren – noch immer sehr hoch. Mit rund 25 Prozent hat er nach den Kreislauferkrankungen den größten Anteil an den gesamten Todesfällen.
Ernährungswissenschaftler und Mediziner setzen daher zunehmend auf eine wirksame Prävention. Wenn es gilt, dem Krebs vorzubeugen, sollte vor allem der tägliche Speiseplan auf den Prüfstand.

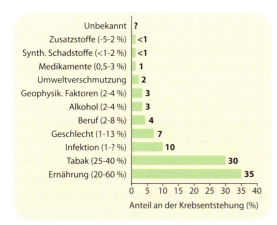

Bild 1: Einflussfaktoren der Krebsentstehung

TAB. 1: GESCHÄTZTER ANTEIL DER KREBSFÄLLE, DIE DURCH DIE EMPFOHLENE ERNÄHRUNGSWEISE VERMEIDBAR WÄREN

KREBSART	ANTEIL
Dickdarm	66 %
Magen	66 %
Brust	33 %
Mundhöhle, Rachen	33 %
Bauchspeicheldrüse	33 %
Niere	25 %
Lunge	20 %
Prostata	10 %

(Quelle: Krebsprävention durch Ernährung, Deutsches Institut für Ernährungsforschung – DIfE)

6.3 Ernährungsfaktoren in der Diskussion

Viele Nahrungsbestandteile haben Wirkungen, die mit der Krebsentstehung in Verbindung gebracht werden – entweder im Sinne eines Schutzes oder als erhöhtes Risiko.

Lebensmittelgruppen und Inhaltsstoffe
Nach bislang vorliegenden Forschungsergebnissen wird das Krebsrisiko wahrscheinlich weniger durch einzelne Inhaltsstoffe als durch das Ernährungsmuster bestimmt – also Auswahl der Nahrungsmittel, Nahrungszubereitung und Nahrungsmenge.

Gemüse und Obst
Pflanzliche Lebensmittel - insbesondere Gemüse und Obst – enthalten bioaktive Inhaltsstoffe, denen eine Schutzwirkung gegen Krebs zugeschrieben wird. Dazu gehören Vitamine, Mineralstoffe, Ballaststoffe und sekundäre Pflanzenstoffe.
Sie greifen auf unterschiedliche Weise in das Krebsgeschehen ein – sie fangen freie Radikale, machen krebserregende Stoffe unschädlich, beeinflussen die Zellteilung oder zerstören geschädigte Zellen.
Außerdem ist eine pflanzenbetonte Kost meist relativ fettarm. Das beugt Übergewicht und Adipositas vor und bedeutet dadurch ein geringeres Krebsrisiko.

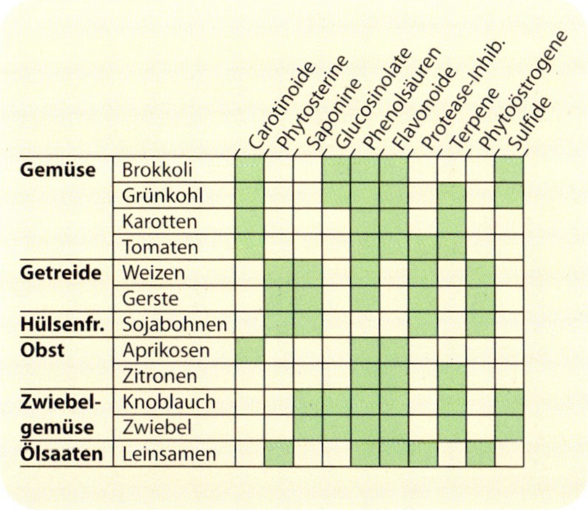

Bild 2: Lebensmittel mit krebshemmender Wirkung

Fleisch
Ob und wie ein hoher Fleischverzehr das Krebsrisiko beeinflusst, ist noch nicht endgültig geklärt. Wenn überhaupt, dann ist es wohl der in manchen Fleisch- und Wurstwaren erhebliche Fettgehalt, der in diesem Zusammenhang von Bedeutung sein könnte.
Diskutiert wird auch, ob das im roten Blutfarbstoff enthaltene Eisen zur vermehrten Bildung freier Radikale führt und damit möglicherweise das Krebsrisiko erhöht.
Fleisch wird bis auf wenige Ausnahmen vor dem Verzehr gegart. Bei starkem Erhitzen von Fleisch entstehen Stoffe, die im Tierversuch krebserregend sind.

Alkohol
Für Alkohol gibt es zahlreiche Hinweise auf krebsfördernde Effekte. Worauf sie beruhen, ist noch nicht endgültig geklärt. Man vermutet, dass dabei Acetaldehyd eine Rolle spielt – das Abbauprodukt von Alkohol.

Adipositas
Extremes Übergewicht führt zu Veränderungen im Körper, die auch auf das Krebsgeschehen Einfluss nehmen. Bei Frauen kann das zum Beispiel einen erhöhten Östrogenspiegel im Blut zur Folge haben. Das gilt als Risikofaktor für Brust- und Gebärmutterkrebs. Aber auch bei zahlreichen anderen Tumoren gibt es Zusammenhänge mit Übergewicht oder Adipositas.

Körperliche Bewegung
Körperliche Bewegung führt zu zahlreichen Veränderungen des Stoffwechsels und des Hormonhaushaltes.

- Bei Frauen nimmt die Konzentration an Östrogenen ab.
- Insulin- und Glucosespiegel sinken.
- Anzahl und Aktivität von Immunzellen, die für die Krebsabwehr wichtig sind, nehmen zu.

Zu weiteren positiven Einflüssen zählt der höhere Verbrauch von Energie. Das schützt vor Übergewicht. Darüber hinaus verkürzt sich die Verweildauer des Nahrungsbreis im Darm und eventuell enthaltene Kanzerogene können ihre Wirkung weniger entfalten.

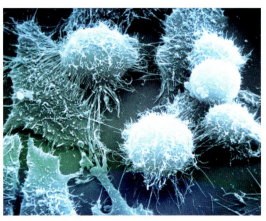
Bild 2: Makrophagen und Killerzellen greifen Krebszellen an

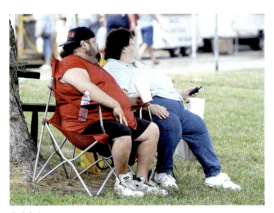
Bild 1:
Massives Übergewicht erhöht das Krebsrisiko

Info
▶ **ZUSATZSTOFFE UND RÜCKSTÄNDE**
Viele Verbraucher fürchten, dass sie mit den heutigen Lebensmitteln schädliche Mengen an Zusatzstoffen und Rückständen aufnehmen und sehen darin eine Krebsgefahr.
Tatsache ist jedoch: Diese Einschätzung lässt sich durch wissenschaftliche Erkenntnisse nicht stützen. Es gibt keinerlei Hinweise, dass solche Substanzen einen Einfluss auf die Krebshäufigkeit in Deutschland haben.

6 Krebs und Ernährung

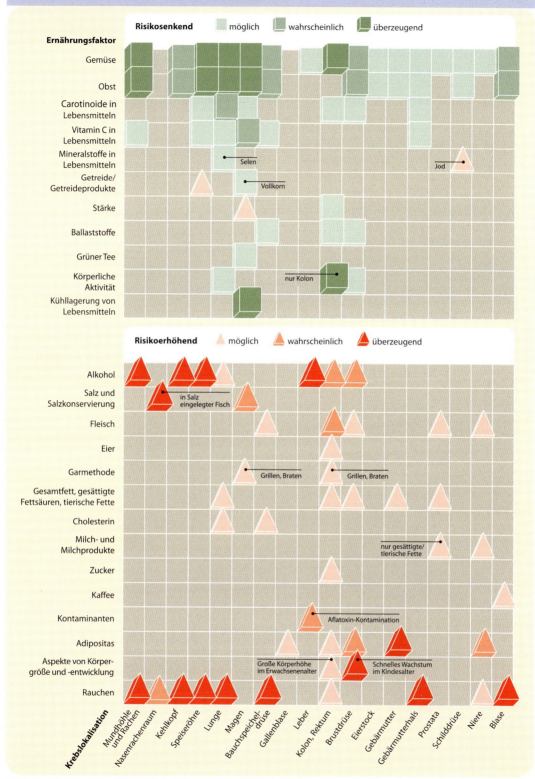

Bild 1: Gesamtüberblick über Risiko senkende und Risiko erhöhende Faktoren
(Quelle: Krebsprävention durch Ernährung, Deutsches Institut für Ernährungsforschung – DifE)

6.4 Mit Ernährung dem Krebs vorbeugen

Mit ausgewogener Ernährung lässt sich das Krebsrisiko auf ein Minimum reduzieren, vor allem, wenn man schon in jungen Jahren damit beginnt.

TIPPS FÜR ERNÄHRUNG UND LEBENSWEISE

- Pflanzenbetonte Kost bevorzugen: Pro Tag 400 bis 800 Gramm Obst und Gemüse.
- Pro Woche insgesamt 500 bis 600 Gramm Fleisch und Wurst – möglichst oft als Fisch und Geflügel.
- Pflanzliche Öle bevorzugen.
- Salz sparsam, Kräuter/Gewürze reichlich einsetzen.
- Alkoholkonsum einschränken.
- Angeschimmelte Lebensmittel wegwerfen.
- Verderbliche Produkte kühlen oder einfrieren.
- Über offenen Flammen gegrilltes Lebensmittel nur gelegentlich verzehren.
- Nicht rauchen.
- Pro Tag möglichst eine Stunde körperlich bewegen.

Und jetzt Sie!!!

1. **Erklären Sie mit jeweils einem Satz folgende Begriffe:**
   Initiation, Promotion, Progression.

2. **Begründen Sie folgende Aussage:**
   „Körperliche Bewegung senkt das Krebsrisiko".

3. **Erstellen Sie einen kurzen Informationstext, der mindestens fünf Tipps zur Krebsvorbeugung gibt. Bauen Sie folgende Begriffe ein:**
   1 Schachtel Zigaretten pro Tag, rohes Hackfleisch, BMI von 23,4 kg/m^2, 5 am Tag, 3 Marathonläufe im Jahr.

4. **Überprüfen Sie folgende Aussagen auf Ihre Richtigkeit. Begründen Sie richtige Aussagen. Korrigieren Sie falsche Aussagen.**
   - Adipositas erhöht das Krebsrisiko.
   - Richtige Ernährung beugt dem Krebs vor.
   - Ballaststoffe und Fett erhöhen das Krebsrisiko.
   - Zusatzstoffe in Lebensmitteln sind mit verantwortlich für die zahlreichen Krebserkrankungen.

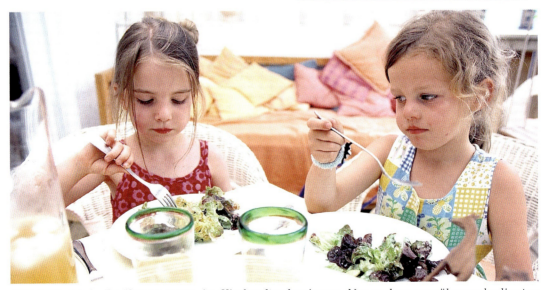

Bild 1: Gesunde Ernährung muss im Kindesalter beginnen. Nur so kann ernährungsbedingten Krankheiten vorgebeugt werden

7 Welternährung – Hunger auf breiter Front

Während in den Industrieländern der Tisch so reich gedeckt ist wie noch nie zuvor, ist in weniger glücklichen Ländern Hunger an der Tagesordnung. Etwa 24000 Menschen, drei viertel davon Kleinkinder, sterben täglich in Folge von Unterernährung oder dadurch bedingten Erkrankungen.

Was gilt als „Unterernährung"?
Nach UN-Definition ist ein Mensch unterernährt, wenn er „weniger zu essen hat, als er täglich braucht, um sein Körpergewicht zu erhalten und zugleich leichte Arbeit zu verrichten". Der erforderliche Energiebedarf liegt nach UN-Einschätzung bei durchschnittlich 1900 Kilokalorien pro Tag.

Geht man von dieser Definition aus, so sind weltweit etwa 800 Millionen Menschen unterernährt.

Nach Berechnungen der Weltbank liegt die erforderliche Energieaufnahme bei durchschnittlich 2200 Kilokalorien.

Nach dieser Einschätzung der Weltbank sind weltweit etwa 1,2 Milliarden Menschen unterernährt.

Mittlerweile leben auf der Erde über 7 Milliarden Menschen und ihre Zahl wächst weiter. Sie alle wollen ernährt werden.

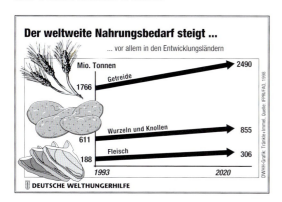

Bild 1: Der weltweite Nahrungsbedarf steigt

Dabei lassen sich kaum noch neue Anbauflächen erschließen und viele weitere Probleme, die die Versorgung mit Nahrung erschweren, bleiben nach wie vor ungelöst. Besonders die Entwicklungsländer sind von der Misere betroffen.

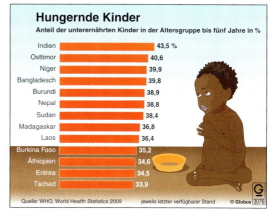

Bild 2: Drohende Hungerkatastrophe

Diese unbefriedigende Situation entsteht aus einem Wirrwarr von politischen, gesellschaftlichen und ökologischen Teufelskreisen.

7.1 Politische Aspekte

Die politischen Systeme der meisten Entwicklungsländer sind nicht gerade vorbildlich: die Verwaltungen arbeiten nicht effektiv, es gibt Fehlplanungen, Korruption und Misswirtschaft. Die Ernte, sofern eingebracht, kann nicht sachgemäß gelagert werden und verdirbt. Es fehlen das „Know-how" und geeignete Verkehrswege, um die Produkte zu vermarkten.

Sozialkonflikte, Kriege – auch Bürgerkriege – hindern die Menschen daran, Land zu bebauen. Die Vertreibung der Bevölkerung oder ihr Aushungern durch Zerstörung der Ernte hat schon so manchen Krieg entschieden.

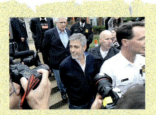

16.3.2012 Der amerikanische Schauspieler George Clooney wird verhaftet bei einer Protestveranstaltung vor der sudanesischen Botschaft in Washington. In einer Stellungnahme fordert er Präsident Umar Al Baschir auf, damit aufzuhören, „sein eigenes Volk umzubringen, zu vergewaltigen und auszuhungern."

Hintergrund: Im Juli 2011 erklärt sich der Südsudan unabhängig. Nach 23 Jahren Bürgerkrieg trennt nun eine rund 1800 km lange Grenze nicht nur die beiden Staaten Süd- und Nordsudan, sondern auch die christlichen Schwarzafrikaner im Süden von den islamischen Arabern im Norden.

Die Grenzregion Südkordofan ist reich an Mineralien, Gold und Öl, der Boden fruchtbar. Geografisch gehört das Gebiet zum Norden. Die schwarzafrikanischen Bewohner wurden jedoch von den Arabern im Norden immer benachteiligt und ausgenutzt.

Nach einer umstrittenen Gouverneurswahl erheben sich dort Rebellen gegen die nordsudanesische Regierung von Präsident Umar Al Baschir. Dieser entsendet seine Armee und überzieht das Gebiet mit Krieg. Vertreibung, Plünderung, Bombenterror, miserable Infrastruktur: 2,7 Millionen Menschen sind von Hunger bedroht. Hilfsorganisationen wird jedoch von Präsident Al Baschir den Zutritt in das Gebiet verwehrt.

Die breite Masse der Bevölkerung in den Entwicklungsländern ist weitgehend rechtlos, ohne politischen Einfluss und arm. Damit jeder an Lebensmittel kommt und sich ernähren kann, hält die Regierung die Preise für Agrarprodukte künstlich niedrig. Das geht einfach
- mithilfe billiger Nahrungsmittelimporte aus den Industrieländern,
- mit kostenloser Nahrungsmittelhilfe aus den Industrieländern und
- indem die einheimischen Bauern nur minimale Preise für ihre Produkte erhalten. Der Anreiz, zu produzieren, fällt für sie dann weg.

Diese Politik hat man auch die „Antiagrarpolitik" der Entwicklungsländer genannt.

Die Industrieländer können auf diese Weise ihre Nahrungsmittelüberschüsse „entsorgen".

Um Nahrungsmittel anzubauen, werden mindestens Land, Wasser und Saatgut benötigt. Der Zugang zu diesen Ressourcen ist jedoch sehr ungleich verteilt. In Südamerika zum Beispiel verfügen 7 % der Landbesitzer über mehr als 93 % der landwirtschaftlich nutzbaren Fläche. Was angebaut wird, bestimmt also meist die Oberschicht, und die erzielt durch Exportwirtschaft ungleich größere Gewinne als durch den Verkauf von Grundnahrungsmitteln an hungernde Landsleute.

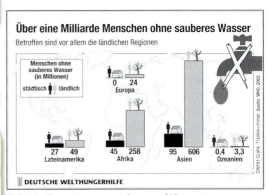

Bild 1: Zugang zu sauberem Wasser

Die Industrieländer mit ihrer hohen Kaufkraft konkurrieren mit den mittellosen Hungernden. Exportgüter werfen viel mehr Gewinn ab als Grundnahrungsmittel für die einheimische Bevölkerung.

7 Welternährung – Hunger auf breiter Front

Die Industrieländer suchen sich aus, was sie brauchen: Lebensmittel, die sie selber produzieren können oder wollen, belegen sie mit hohen Einfuhrzöllen. Sie bestimmen auch weitgehend die Preise.

7.2 Gesellschaftliche Aspekte

7.2.1 Epidemien wie Aids oder Ebola

In Afrika, südlich der Sahara, ist Aids die häufigste Todesursache. 28,1 Millionen Menschen sind dort infiziert. Betroffen ist vor allem die Bevölkerung zwischen fünfzehn und 49 Jahren, und damit die Leistungsträger der Gesellschaft. Das wirkt sich auch auf die Ernährungssituation aus:
- Traditionell versorgen erwachsene Kinder ihre alten Eltern. Sterben diese Kinder an Aids, so geraten die Eltern oft in einen Ernährungsengpass, da sie nun umgekehrt ihre Enkelkinder mit versorgen müssen.
- Bei Erkrankung eines Familienmitgliedes muss zusätzlich das Geld für die medizinische Behandlung aufgebracht werden. Um dies zu schaffen, wird ein Teil der Ernte oder sogar Land verkauft, wodurch die Familie noch weniger zu essen hat.

7.2.2 Ernährungsverhalten - Umdenken lohnt

- Die Hälfte der Weltbevölkerung verzehrt Reis als Grundnahrungsmittel. Problematisch wird es, wenn Reis das einzige Nahrungsmittel ist, das zur Verfügung steht. Reis enthält nämlich zu wenig Vitamin A. Weltweit erhalten etwa 130 Millionen Kinder zu wenig Vitamin A. Von ihnen erblindet etwa 1 Million pro Jahr, eine weitere Million stirbt aufgrund der verminderten Widerstandsfähigkeit. Gentechnisch veränderter Reis soll bei der Lösung des Problems helfen.

- Reis ist ein Lebensmittel, das während der Wachstumszeit sehr viel Wasser braucht. In China könnte der Umstieg vom Reisanbau auf Getreideanbau die Halbierung der benötigten Wassermenge zur Folge haben.

- 40 % der gesamten Getreideernte wird „veredelt", das heißt an Nutztiere verfüttert. In einer Fleischkalorie stecken je nach Tierart sieben bis zwölf pflanzliche Kalorien. Angesichts des Hungers in der Welt eine unverantwortliche Verschwendung.

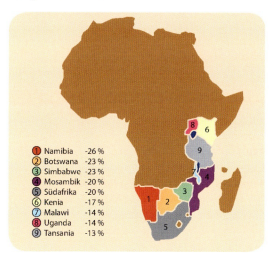

Bild 1: Voraussichtlicher Verlust an landwirtschaftlicher Arbeitskraft aufgrund von Aids in den neun am stärksten betroffenen Ländern Afrikas.

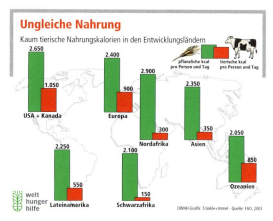

Bild 2: Ungleiche Nahrung

7.3 Ökologische Aspekte

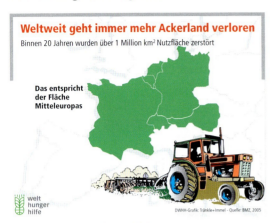

Bild 1: Ein Viertel der Erde ist von Bodenverlust bedroht

7.3.1 Ackerland
… vom Wasser weggeschwemmt – vom Wind verweht …

Das Abholzen der Wälder, etwa weil neues Ackerland erschlossen werden soll oder weil Brennholz gebraucht wird, führt zu Erosion: starke tropische Regenfälle schwemmen den fruchtbaren Boden weg. Dadurch können z. B. in den angrenzenden Tälern Überschwemmungskatastrophen auftreten.

> Lesotho, das Land mit der wohl stärksten Erosion weltweit. Es gibt kaum Wälder. Ziegen, Schafe und Kühe weiden die verbliebenen Gräser und Sträucher ab.
> In der Regenzeit stürzen die Niederschläge sintflutartig vom Himmel und schwemmen jährlich 40 Millionen Tonnen Erde nach Südafrika und von dort in den Atlantik.
> 60% der Bevölkerung Lesothos lebt von Ackerbau und Viehzucht, aber nur noch neun Prozent des Bodens ist landwirtschaftlich nutzbar. 1960 waren es noch 13 %.

… vom Salz bedroht …
Künstliche Bewässerung ohne Drainage (d. h. ohne Durchspülung) führt nach und nach zu einer Versumpfung und Versalzung der Böden. Künstlich bewässerte Gebiete sind hier besonders betroffen. Da gerade sie sehr ertragreich sind, hat ihr Verlust schwerwiegende Auswirkungen. Nach Schätzungen werden jährlich 1,5 bis 2,5 Millionen Hektar Land durch Versalzung unbrauchbar. Eine systematische Entwässerung der Gebiete würde helfen, ist aber aufwändig und teuer.

> **Info**
> In China ist die Hälfte, in Indien mehr als ein viertel, in Pakistan drei Viertel der landwirtschaftlich genutzten Fläche bewässert.

… von der Sonne ausgedörrt – von Menschen ausgebeutet …

Lange Dürreperioden, intensive Sonneneinstrahlung, unfruchtbarer Boden und eine nur spärliche Vegetation. Trockengebiete, wie z. B. die Sahelzone am südlichen Rand der Sahara, sind nur in geringem Maß für die Nahrungsproduktion nutzbar. Aber selbst diese Gebiete sind durch Überweidung, intensiven Landbau und Erosion geschädigt:

Die besten Böden werden von Großgrundbesitzern für den Anbau von Exportwaren (Cash crops) vereinnahmt. Weide- und Ackerland sowie Wanderungsmöglichkeiten für die dort lebenden Kleinbauern werden dadurch knapp. Es bleibt ihnen nur, den noch vorhandenen Boden umso intensiver zu nutzen. Für ausgleichende, die Qualität des Bodens erhaltende Maßnahmen aber fehlen Zeit, Geld und Wissen.

Industriestaaten nutzen den Boden in Entwicklungsländern für sich, mit Schnittblumen, Bananen, Kaffee und Rinderzucht. Die erforderlichen Monokulturen schädigen Böden und nehmen der einheimischen Bevölkerung Nahrung weg.

Städte wachsen unaufhaltsam. Von 25 Megastädten liegen 19 in Entwicklungsländern. In zehn Jahren wird etwa die Hälfte der Weltbevölkerung in Städten leben. So sind zum Beispiel in China zwischen 1987 und 1992 für Städtebau 932000 Hektar Land, das sind 0,7 % der Anbaufläche, verloren gegangen.

7.3.2 Wasser – kostbar und rar

Zwar besteht die Erde zu 70 % aus Wasser, aber nur ein winziger Bruchteil davon, weniger als 1 %, ist als Grundwasser, in Flüssen oder Seen tatsächlich nutzbar. Konnten diese Vorräte in früheren Jahrhunderten über Niederschläge und Verdunstung in etwa gleich gehalten werden, so hat sich die Situation in den letzten 100 Jahren dramatisch verschlechtert. Riesige Wassermengen werden von Landwirtschaft, Industrie und Haushalten dem natürlichen Kreislauf entnommen und nur wenig davon wird aufbereitet und zurückgeführt.

Etwa 1,2 Milliarden Menschen auf der Welt verfügen nicht über genügend sauberes Wasser.
Doppelt so viele haben keinen Zugang zu sanitären Anlagen.
5 Millionen Menschen sterben jährlich an den Folgen verunreinigten Trinkwassers.
Über 80 Länder haben keine ausreichenden Wasserreserven.

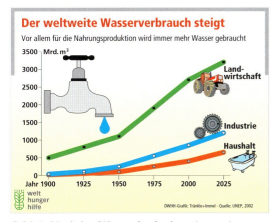

Bild 1: Und der Wasserbedarf steigt weiter

Der größte Wasserverbraucher weltweit ist die Landwirtschaft. Mehr als 40 % aller Nahrungsmittel werden mithilfe künstlicher Bewässerung produziert. Um den weiter steigenden Bedarf zu decken, ist es wichtig, möglichst sparsam mit dem kostbaren Nass umzugehen. So können z. B. Bewässerungssysteme eingesetzt werden, die nur die Pflanze, nicht aber die umgebende Erde wässern und somit effektiver arbeiten.

7.4 Die weiteren Aussichten

Weltweit tätige Hilfsorganisationen arbeiten durchaus erfolgreich an Einzelprojekten. So ist es z. B. in den letzten 20 Jahren gelungen, die Zahl der infolge von Unterernährung sterbenden Kinder fast zu halbieren.
Die Schwierigkeiten sind aber so vielfältig, die Probleme so festgefahren, dass eine schnelle Lösung nicht in Sicht ist.
Beim Welternährungsgipfel 1996 wurde das Ziel formuliert, die Zahl der Hungernden bis zum Jahre 2015 zu halbieren. Das ist bei weitem nicht gelungen. Nach Schätzungen der Welternährungsorganisation FAO im Jahr 2014 haben weltweit noch immer 805 Millionen Menschen, fast jeder Neunte, nicht genug zu essen.

Und jetzt Sie!!!

1. Vergleichen Sie die Definitionen für Unterernährung mit den Empfehlungen der DGE für gesunde Erwachsene.

2. Beurteilen Sie die Versorgungssituation der 400 Millionen Menschen, um die sich beide Definitionen unterscheiden.

3. Guter Ackerboden ist eine wichtige Voraussetzung für den Anbau von Nahrungsmitteln. Begründen Sie, dass immer weniger Ackerboden zur Verfügung steht.

4. Erläutern Sie die Rolle der Industrieländer im Zusammenhang mit dem Hunger in Entwicklungsländern.

5. Erklären Sie, weshalb die Immunschwäche Aids auch ein Ernährungsproblem ist. Informieren Sie sich im Internet über die gesellschaftliche Situation afrikanischer Frauen und finden Sie einen Zusammenhang zur Aidsausbreitung.

6. Stellen Sie Ursachen für das Welternährungsproblem übersichtlich auf einem Plakat dar.

NÄHRWERTTABELLE

LEBENSMITTEL	Der essbare Teil von 100 g bzw. 100 ml eingekaufter Ware enthält:				ENERGIE	
	PROTEIN	FETT	KOHLEN-HYDRATE	BALLAST-STOFFE	kJ	kcal
	g	g	g	g		
FLEISCH UND FLEISCHWAREN						
Schweinefleisch, Filet	22	2	-	-	448	106
Schweinefleisch, Oberschale, Schnitzelfleisch	22,2	1,9	-	-	448	106
Schweinefleisch, Kotelett, mit Knochen	21,6	5,2	-	-	560	133
Schweinefleisch, Hintereisbein, Hinterhaxe	19	12,2	-	-	774	186
Rindfleisch, Filet	21,2	4	-	-	508	121
Rindfleisch, Bug, Schulter	20,2	5,3	-	-	540	129
Rindfleisch, Lende, Roastbeef	22,5	4,5	-	-	549	131
Kalbfleisch, Filet	20,6	1,4	-	-	402	95
Lammfleisch, Muskelfleisch	20,8	3,7	-	-	491	117
Rinderherz	16,8	6	-	-	508	121
Kalbsleber	19,2	4,1	4,1	-	548	130
Rinderleber	19,5	3,4	5,3	-	547	130
Schweineleber	20,7	4,9	0,9	-	549	131
Kalbsniere	16,7	6,4	-	-	521	124
Schweineschinken, gekocht (Kochschinken)	22,5	3,7	-	-	529	125
Schweinespeck, durchwachsen, geräuchert	9,1	65	-	-	2560	621
Blutwurst (mit Speck)	12,1	29	-	-	1279	309
Bratwurst, polnische	21,2	24,4	-	-	1263	304
Fleischwurst	12,1	26	-	-	1168	282
Bierschinken	17,8	11,4	-	-	724	174
Fleischkäse (Leberkäse)	12,4	27,5	-	-	1228	297
Leberwurst, grob	15,9	29,2	-	-	1351	326
Mettwurst (Braunschweiger Mettwurst)	13,9	37,2	-	-	1613	390
Mortadella	12,4	32,8	-	-	1424	345
Salami, deutsche	21	33	-	-	1578	381
Cervelatwurst	20,3	34,8	-	-	1633	394
Dosenwürstchen (Brühwürste)	13	28,3	-	-	1268	307
Kassler (Schweinefleisch, gepökelt)	20,9	7,5	-	-	633	151
Huhn, Brathuhn, Durchschnitt	19,9	9,6	-	-	694	166

Nährwerttabelle

			MINERALSTOFFE					VITAMINE
NATRIUM	KALIUM	CALCIUM	EISEN	A	B1	B2	C	
mg	mg	mg	µg	µg	µg	µg	µg	mg
75	350	2	-	-	-	-	-	-
70	290	9	1700	-	800	190	-	
65	315	11	1800	9	820	200	-	
60	245	11	1500	-	320	190	-	
40	340	3	2300	-	100	130	-	
50	295	4	2300	3	90	190	-	
55	355	3	2000	15	90	160	-	
95	350	12	-	-	150	300	-	
65	290	3	1600	-	150	370	-	
110	230	7	4300	0-9	510	910	6	
85	315	9	7900	30	280	2600	35	
115	330	6	6900	18000	290	2900	30	
75	365	8	18000	35000	310	3200	25	
200	290	10	12000	210	370	2500	13	
965	270	15	2300	-	610	210	35	
1770	225	9	800	-	430	140	-	
Mineralstoffe: 2,5 g				-	75	130	-	
Mineralstoffe: 4 g				-	-	-	-	
Mineralstoffe: 2,4 g				-	-	-	-	
Mineralstoffe: 2,9 g				-	-	-	-	
Mineralstoffe: 2,6 g				-	50	150	-	
810	145	40	5300	8300	210	920	17	
1090	215	13	1600	-	200	150	30	
Mineralstoffe: 2,6 g				-	100	150	-	
2080	225	35	-	-	180	200	30	
1260	-	-	-	-	100	200	-	
710	-	10	2700	-	30	80	23	
960	325	6	2500	-	-	-	-	
85	260	13	730	40	85	160	2,5	

NÄHRWERTTABELLE

LEBENSMITTEL	Der essbare Teil von 100 g bzw. 100 ml eingekaufter Ware enthält:				ENERGIE	
	PROTEIN	FETT	KOHLEN-HYDRATE	BALLAST-STOFFE		
	g	g	g	g	kJ	kcal
Ente, Durchschnitt	18,1	17,2	-	-	944	227
Gans, Durchschnitt mit Haut	15,7	31	-	-	1414	342
Huhn, Schlegel mit Haut, ohne Knochen	18,2	11,2	-	-	724	174
Huhn, Brust (mit Haut)	22,2	6,2	-	-	607	145
Truthahn, Jungtier, Durchschnitt	22,4	6,8	-	-	632	151
FISCH UND FISCHWAREN						
Aal	15	24,5	-	-	1162	281
Aal, geräuchert	17,9	28,6	-	-	1363	329
Bückling	21,2	15,5	-	-	934	224
Forelle (Bachforelle, Regenbogenforelle)	19,5	2,7	-	-	431	102
Heilbutt, Weißer Heilbutt	20,1	1,7	-	-	405	96
Hering, mariniert, (Bismarckhering)	16,5	16	-	-	873	210
Kabeljau, (Dorsch)	17,7	0,6	-	-	323	76
Karpfen	18	4,8	-	-	484	115
Köhler ("Seelachs")	18,3	0,9	-	-	344	81
Lachs (Salm)	19,9	13,6	-	-	842	202
Matjeshering	16	22,6	-	-	1108	267
Ölsardine, abgetropft	24,1	13,9	-	-	924	222
Salzhering (Pökelhering)	19,8	15,4	-	-	906	218
Schellfisch	17,9	0,6	-	-	327	77
EIER						
Hühnerei, Gesamtinhalt	12,8	11,3	0,7	-	648	156
Hühnereigelb (Flüssigeigelb)	16,1	31,9	0,3	-	1459	353
Hühnereiweiß (Flüssigeiweiß)	11,1	0,03	0,7	-	202	47
MILCH UND MILCHERZEUGNISSE						
Vollmilch (mind. 3,5% Fett)	3,3	3,6	4,7	-	272	65
Milch, fettarm (mind. 1,5%, höchst. 1,8% Fett)	3,4	1,6	4,8	-	201	48
Magermilch (höchst. 0,3% Fett)	3,5	0,1	4,8	-	147	35
Buttermilch	3,5	0,5	4	-	156	37
Kondensmilch (mind. 7,5% Fett)	6,5	7,6	9,3	-	554	133

Nährwerttabelle

MINERALSTOFFE				VITAMINE			
NATRIUM	KALIUM	CALCIUM	EISEN	A	B1	B2	C
mg	mg	mg	µg	µg	µg	µg	mg
40	270	14	2500	-	300	200	-
85	420	12	1900	65	120	260	-
95	250	15	1800	-	100	240	-
65	265	14	1100	-	70	90	-
65	315	25	1500	-	80	140	-
65	260	17	865	980	180	320	1,8
500	245	19	670	940	190	370	-
690	345	35	1100	30	40	250	-
65	415	12	440	30	85	75	-
65	445	14	550	30	80	70	-
1090	75	40	-	35	50	210	-
70	350	25	320	7	55	45	-
30	385	65	700	45	70	55	1
80	375	14	1000	6	90	350	-
60	335	15	580	40	170	170	1
Mineralstoffe: 6,8 g				-	-	-	-
365	390	330	2700	50	40	300	-
5930	240	110	20000	50	35	290	-
115	300	18	610	17	50	170	-
145	145	55	2000	270	-	410	0
50	140	140	7200	885	290	400	0
170	155	11	200	0	20	320	0,2
45	140	120	60	30	35	180	1,7
45	155	120	45	14	35	180	1,7
55	150	125	-	2	40	170	1
55	145	110	100	9	35	160	0,6
100	320	240	95	55	65	370	2,1

Nährwerttabelle

NÄHRWERTTABELLE

LEBENSMITTEL	Der essbare Teil von 100 g bzw. 100 ml eingekaufter Ware enthält:				ENERGIE	
	PROTEIN	FETT	KOHLEN-HYDRATE	BALLAST-STOFFE		
	g	g	g	g	kJ	kcal
Sahne, sauer (Sauerrahm)	2,8	18	3,5	-	782	189
Sahne (Rahm), Schlagsahne, (mind. 30% Fett)	2,4	31,7	3,3	-	1270	308
Sahne (Rahm), Kaffeesahne, (mind. 10% Fett)	3,1	10,5	4,1	-	511	123
Kefir aus Vollmilch	3,3	3,5	3,6	-	270	65
Joghurt (mind. 3,5% Fett)	3,3	3,5	4,4	-	275	66
Fruchtjoghurt, vollfett	3,9	2,6	15,5	-	426	101
Joghurt, fettarm (mind. 1,5%, höchst. 1,8% Fett)	3,6	1,6	4,5	-	210	50
Fruchtjoghurt, fettarm	3,6	1,3	13,5	-	339	80
Joghurt, mager (höchst. 0,3% Fett)	3,5	0,1	4,9	-	158	37
Emmentaler (45% Fett)	28,9	31,2	-	-	1652	398
Parmesan	35,6	25,8	0,1	-	1561	375
Limburger (20% Fett i. Tr.)	26,4	8,6	-	-	771	184
Edamer (40% Fett i. Tr.)	26,1	23,4	-	-	1323	318
Hüttenkäse (Cottage, 20% Fett i. Tr.)	12,3	4,3	3,3	-	428	102
Frischkäse, Doppelrahmfrischkäse (mind. 60%, höchst. 85% Fett i. Tr.)	11,3	31,5	2,6	-	1407	340
Camembert (50% Fett i. Tr.)	20,5	25,7	0,1	-	1302	314
Schmelzkäse (45% Fett i. Tr.)	14,4	23,6	6,3	-	1225	295
Schmelzkäse (20% Fett i. Tr.)	17	10	-	-	787	188
Mozzarella, aus Kuhmilch	19,9	16,1	-	-	944	227
Speisequark (mager)	13,5	0,3	-	-	305	72
Speisequark (20% Fett i. Tr.)	12,5	5,1	2,7	-	456	109
Speisequark (40% Fett i. Tr.)	11,1	11,4	-	-	664	160
ÖLE UND FETTE (PFLANZLICHE UND TIERISCHE)						
Butter, Süß- u. Sauerrahmbutter	0,7	83,2	0,6	-	3101	754
Halbfettmargarine	0,5	40	0,4	-	1495	364
Kokosfett	0,8	99,8	-	-	3700	900
Maiskeimöl	-	99,8	-	-	3700	900
Pflanzenmargarine	0,2	80	0,4	-	2970	722

Nährwerttabelle

MINERALSTOFFE				VITAMINE			
NATRIUM	KALIUM	CALCIUM	EISEN	A	B1	B2	C
mg	mg	mg	µg	µg	µg	µg	mg
55	145	100	60	-	35	150	0,9
35	110	80	30	340	25	150	1
40	130	100	110	75	30	160	1
45	160	120	90	45	40	170	1
50	155	120	45	30	35	180	1
-	-	-	-	-	-	-	-
45	150	115	45	14	35	170	2
-	-	-	-	-	-	-	-
55	185	145	55	0,885	40	180	1,7
275	95	1030	345	290	50	300	0,5
705	130	1180	1000	360	20	620	-
710	145	610	350	165	60	400	-
510	105	795	270	240	50	370	-
230	90	95	300	25	30	250	-
375	95	80	550	325	45	230	0
670	95	510	130	415	45	570	-
1260	65	545	1000	300	35	380	-
-	-	-	-	-	-	-	-
500	100	630	200	240	30	270	-
Mineralstoffe: 0,9 g				-	-	-	-
35	85	85	370	45	35	270	0,6
Mineralstoffe: 0,8 g				-	-	-	-
5	16	13	25-200	655	5	20	0,2
390	7	12	30	585	-	-	-
-	-	-	-	-	-	-	-
-	-	-	-	-	-	-	-
100	-	-	-	610	-	-	-

Nährwerttabelle

NÄHRWERTTABELLE

LEBENSMITTEL	Der essbare Teil von 100 g bzw. 100 ml eingekaufter Ware enthält:				ENERGIE	
	PROTEIN	FETT	KOHLEN-HYDRATE	BALLAST-STOFFE		
	g	g	g	g	kJ	kcal
Olivenöl	-	99,6	-	-	3700	900
Schweineschmalz	-	99,8	-	-	3700	900
Sonnenblumenöl	-	99,7	-	-	3700	900
GETREIDEERZEUGNISSE/NÄHRMITTEL						
Mais-Frühstücksflocken (Corn-flakes)	7,2	0,6	79,6	4	1498	353
Eierteigwaren (Nudeln, Makkaroni, Spaghetti etc.)	12,3	2,8	69,9	3,4	1501	354
Grünkernmehl	9,7	2	76,7	-	1543	364
Haferflocken	12,5	7	58,7	10	1469	348
Mais, ganzes Korn	8,5	3,8	64,2	9,7	1377	325
Reis, Weißer Reis, poliert	6,8	0,6	77,8	1,4	1460	344
Reis, unpoliert, spelzfrei, Braun- oder Naturreis	7,2	2,2	74,1	2,2	1464	345
Roggenmehl, Type 1150	8,3	1,3	67,8	8	1342	316
Roggenschrot, Type 1800	10	1,5	58,8	13,9	1225	289
Weizengrieß	9,6	0,8	68,9	7,1	1364	321
Weizenkeime	26,6	9,2	30,6	17,7	1313	312
Weizenkleie, Speisekleie	14,9	4,7	17,3	45,4	721	171
Weizenmehl, Type 405	9,8	1	70,9	4	1409	332
Weizenmehl, Type 1050	11,2	1,8	67,2	5,2	1399	330
Brötchen (Semmel)	8,3	1,9	55,5	3	1155	272
Knäckebrot, aus Roggen	9,4	1,4	66,1	14,6	1335	315
Roggenmischbrot (Roggen mit Weizen, über 50% Roggen)	6,4	1,1	43,7	6,1	892	210
Pumpernickel	6,8	0,9	36,5	9,3	769	181
Roggenbrot	6,2	1	45,8	6,5	921	217
Roggenvollkornbrot	6,8	1,2	38,7	8,1	818	193
Weizentoastbrot	6,9	4,4	47,7	3,7	1091	258
Weizenvollkornbrot	7	0,9	40,7	7,4	844	199
Zwieback, eifrei	9,2	4,3	73,1	3,5	1558	368
KARTOFFELN						
Kartoffel	2	0,1	14,8	2,1	297	70
Kartoffel, ungeschält, gekocht	2	0,1	14,8	1,7	297	70
Pommes frites, verzehrs-fertig, ungesalzen	4,2	14,5	35,7	-	1215	290
Kartoffelscheiben, ölgeröstet, gesalzen (Kartoffelchips)	5,5	39,4	45,1	4,2	2318	557

Nährwerttabelle

MINERALSTOFFE				VITAMINE			
NATRIUM	KALIUM	CALCIUM	EISEN	A	B1	B2	C
mg	mg	mg	µg	µg	µg	µg	mg
-	-	-	-	-	-	-	-
-	-	-	-	-	-	-	-
-	-	-	-	-	-	-	-
940	120	13	2000	30	60	-	-
17	220	25	3000	65	170	75	-
3	350	20	-	-	-	-	-
7	375	50	5400	-	590	150	-
6	295	8	1500	185	360	200	-
4	100	6	845	-	60	30	-
10	240	16	3200	-	410	90	-
1	295	30	2100	-	220	100	-
2	490	30	3700	-	300	140	-
1	110	17	1000	-	120	40	-
5	995	50	8500	10	2000	720	-
2	1350	65	16	1	650	510	-
2	110	15	1500	-	60	30	-
2	205	25	2200	-	430	70	-
Mineralstoffe: 1,8 g				-	-	-	-
Mineralstoffe: 2,3 g				-	-	-	-
535	185	45	1300	-	170	80	-
Mineralstoffe: 1,3 g				-	-	-	-
525	245	30	2400	-	180	110	-
525	290	35	2000	-	180	150	-
Mineralstoffe: 1,9 g				-	-	-	-
450	220	30	2000	-	250	150	-
265	160	40	1500	-	-	-	-
3	420	6	435	0,875	110	45	17
Mineralstoffe: 1 g				-	-	-	-
Mineralstoffe: 2 g				-	-	-	-
Mineralstoffe: 3,5 g				-	-	-	-

Nährwerttabelle

NÄHRWERTTABELLE

LEBENSMITTEL	Der essbare Teil von 100 g bzw. 100 ml eingekaufter Ware enthält:					
	PROTEIN	FETT	KOHLEN-HYDRATE	BALLAST-STOFFE	ENERGIE	
	g	g	g	g	kJ	kcal
HÜLSENFRÜCHTE						
Bohne, Gartenbohne (Stangenbohne), Samen, weiß, trocken	21,1	1,6	34,7	23,2	1008	238
Erbse, Gartenerbse, Samen, trocken	22,9	1,4	41,2	16,6	1149	271
Linse, Samen, trocken	23,4	1,5	40,6	17	1144	270
Sojabohne, Samen, trocken	34,3	18,3	6,3	22	1367	327
Sojasprossen	5,5	1	4,7	2,4	210	50
SÜSSWAREN, ZUCKER						
Honig, Blütenhonig	0,4	0	75,1	-	1284	302
Kakaopulver, schwach entölt	19,8	24,5	10,8	30,4	1427	343
Erdbeerkonfitüre	0,3	0,2	62,6	0,8	1088	256
Nuss-Nougat-Creme	4,3	31,3	58,4	-	2224	533
Schokolade, Milchschokolade	9,2	31,5	54,1	-	2242	537
Zucker (Rohrzucker, Rübenzucker)	0	0	99,8	-	1697	399
GEMÜSE						
Artischocke	2,4	0,1	2,6	10,8	93	22
Aubergine	1,2	0,2	2,5	2,8	73	17
Avocado	1,9	23,5	0,4	6,3	909	221
Blumenkohl	2,5	0,3	2,3	2,9	95	23
Bohne, Gartenbohne (Schnittbohne), grün	2,4	0,2	5,1	1,9	138	32
Broccoli	3,5	0,2	2,7	3	117	28
Chicorée	1,3	0,2	2,4	1,3	70	17
Chinakohl	1,1	0,3	1,2	1,9	50	12
Endivie	1,8	0,2	1,2	1,2	58	14
Erbse, Gartenerbse, Samen, grün, frisch	6,6	0,5	12,3	4,3	344	81
Feldsalat (Rapunzel)	1,8	0,4	0,8	1,5	59	14
Fenchel, Knolle	1,4	0,2	3	2	82	19
Grünkohl (Braunkohl)	4,3	0,9	2,5	4,2	154	37
Gurke	0,6	0,2	1,8	0,5	52	12
Kohlrabi	1,9	0,2	3,7	1,4	105	25
Kohlrübe (Steckrübe)	1,2	0,2	5,6	2,9	123	29
Kopfsalat	1,2	0,2	1,1	1,4	48	11
Kürbis	1,1	0,1	4,6	2,2	103	24

Nährwerttabelle

MINERALSTOFFE				VITAMINE			
NATRIUM	KALIUM	CALCIUM	EISEN	A	B1	B2	C
mg	mg	mg	µg	µg	µg	µg	mg
4	1340	115	6200	65	500	175	3
25	940	50	5000	13	765	275	2
7	835	65	8000	17	480	260	7
5	1800	200	6600	65	1000	460	-
-	235	30	895	4	155	165	20
2	45	6	1300	-	3	50	2
17	1920	115	13000	-	130	400	0
-	60	10	-	-	10	-	6
Mineralstoffe: 0,9 g				-	-	-	-
60	465	245	1700	60	110	370	0
Mineralstoffe: 0,1 g				-	-	-	-
45	355	55	1500	17	140	12	8
4	205	12	370	7	40	45	5
5	485	12	495	12	80	150	13
13	295	20	545	2	90	90	65
2	240	60	770	60	75	110	20
20	280	60	855	145	100	180	100
4	195	25	740	570	60	35	9
19	145	40	600	70	30	40	25
45	330	55	1400	280	50	120	9
2	275	25	1700	70	300	160	25
4	420	35	2000	650	65	80	35
25	395	40	-	25	35	110	9
35	450	210	1900	860	100	250	105
3	160	16	225	60	18	30	8
20	320	65	475	35	50	45	65
10	225	50	450	17	50	60	35
8	180	20	350	185	60	80	13
3	305	20	800	130	45	65	12

NÄHRWERTTABELLE

LEBENSMITTEL	Der essbare Teil von 100 g bzw. 100 ml eingekaufter Ware enthält:				ENERGIE	
	PROTEIN	FETT	KOHLEN-HYDRATE	BALLAST-STOFFE		
	g	g	g	g	kJ	kcal
Porree (Lauch)	2,2	0,3	3,3	2,3	105	25
Zuckermais (Speisemais, Maiskörner), roh	3,3	1,2	15,7	-	369	87
Edelkastanie (Marone)	2,5	1,9	41,2	8,4	813	192
Meerrettich	2,8	0,3	11,7	-	267	63
Möhre (Karotte)	1	0,2	4,8	3,6	110	26
Paprikaschote, grün	1,1	0,2	2,9	3,6	79	19
Radieschen	1,1	0,1	2,1	1,6	59	14
Rettich	1,1	0,2	2,4	2,5	67	16
Rhabarber	0,6	0,1	1,4	3,2	56	13
Rosenkohl	4,5	0,3	3,3	4,4	152	36
Rote Rübe	1,5	0,1	8,4	2,5	175	41
Rotkohl (Rotkraut, Blaukraut)	1,5	0,2	3,5	2,5	92	22
Schwarzwurzel	1,4	0,4	2,1	18,3	74	18
Sellerieknolle	1,6	0,3	2,3	4,2	77	18
Spargel	1,9	0,2	2	1,3	76	18
Spinat	2,6	0,3	0,6	2,6	67	16
Tomate	1	0,2	2,6	1	74	17
Weißkohl (Weißkraut)	1,4	0,2	4,2	3	105	25
Wirsing	2,8	0,3	2,9	2,6	108	26
Zwiebel	1,2	0,3	4,9	1,8	117	28
Petersilienblatt	4,4	0,4	7,3	4,3	214	50
Schnittlauch	3,6	0,7	1,6	-	114	27
Erbsen, grün (in Dosen)	3,6	0,4	4,8	4,3	159	38
Schnittbohnen, grün (in Dosen)	1,2	0,1	1,6	1,5	53	12
Sauerkraut, abgetropft	1,5	0,3	0,8	2,1	71	17
NÜSSE UND SAMEN						
Erdnuss, ungesalzen, geröstet	25,6	49,4	9,4	11,4	2423	585
Haselnuss ohne Samenschale	12	61,6	10,5	8,2	2662	644
Mandel, süß ohne Samenschale	18,7	54,1	5,4	13,5	2411	583
Pistazie ohne Samenschale	17,6	51,6	11,6	10,6	2406	581
Sesam, Samen, trocken	17,7	50,4	10,2	11,2	2339	565
Sonnenblume, Samen, trocken	22,5	49	12,3	6,3	2405	580

Nährwerttabelle

MINERALSTOFFE				VITAMINE			
NATRIUM	KALIUM	CALCIUM	EISEN	A	B1	B2	C
mg	mg	mg	µg	µg	µg	µg	mg
4	265	65	810	125	85	70	25
0,3	300	2	405	10	150	120	12
2	705	35	1300	4	200	210	25
9	630	95	1300	3	140	110	115
60	320	35	385	1500	70	55	7
2	175	10	400	180	50	45	120
20	240	25	440	4	35	30	30
15	430	40	775	2	30	30	25
2	285	65	355	10	25	30	10
9	450	35	1000	80	125	135	110
60	405	17	910	2	20	40	10
11	250	35	440	3	65	45	55
5	320	55	3300	3	110	35	4
75	415	50	480	3	35	70	8
4	200	25	685	85	110	105	20
70	555	115	3800	795	90	200	50
3	240	9	330	95	55	35	19
12	255	45	410	12	45	45	50
9	235	65	550	8	60	65	50
3	160	20	230	1	35	20	7
35	810	180	3600	870	140	300	160
3	435	130	1900	50	140	150	45
220	150	20	1500	45	100	55	9
250	145	35	1300	35	70	40	4
355	290	50	600	3	25	50	20
6	775	65	2300	-	250	140	0
2	635	225	3800	5	390	210	3
2	835	250	4100	20	220	620	0,8-6,5
-	1020	135	7300	25	690	200	7
45	460	785	10000	-	790	250	-
2	725	100	6300	-	1900	140	0

NÄHRWERTTABELLE

LEBENSMITTEL	Der essbare Teil von 100 g bzw. 100 ml eingekaufter Ware enthält:				ENERGIE	
	PROTEIN	FETT	KOHLEN-HYDRATE	BALLAST-STOFFE		
	g	g	g	g	kJ	kcal
Walnuss ohne Samenschale	14,4	62,5	10,6	6,1	2738	663
OBST						
Apfel	0,3	0,6	11,4	2	228	54
Birne	0,5	0,3	12,4	3,3	234	55
Aprikose	0,9	0,1	8,5	1,5	182	43
Kirsche, süß	0,9	0,3	13,3	1,3	266	63
Pfirsich	0,8	0,1	8,9	1,9	176	42
Pflaume	0	0,2	10,2	1,6	208	49
Brombeere	1,2	1	6,2	3,2	185	44
Erdbeere	0,8	0,4	5,5	1,6	136	32
Heidelbeere (Blaubeere)	0,6	0,6	6,1	4,9	154	36
Himbeere	1,3	0,3	4,8	4,7	142	33
Johannisbeere, rot	1,1	0,2	4,8	3,5	139	33
Johannisbeere, schwarz	1,3	0,2	6,1	6,8	167	39
Stachelbeere	0,8	0,2	7,1	3	160	38
Weinbeere (Weintraube)	0,7	0,3	15,2	1,5	287	68
Ananas	0,5	0,2	12,4	1	236	56
Apfelsine (Orange)	1	0,2	8,3	1,6	180	42
Banane	1,2	0,2	20	1,8	376	88
Grapefruit (Pampelmuse)	0,6	0,2	7,4	1,6	163	38
Zuckermelone (Honigmelone)	0,9	0,1	12,4	0,7	231	54
Kiwi	1	0,6	9,1	2,1	213	50
Mandarine	0,7	0,3	10,1	1,7	195	46
Mango	0,6	0,5	12,5	1,7	245	58
Wassermelone	0,6	0,2	8,3	0,2	159	37
Zitrone	0,7	0,6	3,2	-	152	36
ALKOHOLFREIE GETRÄNKE						
Apfelsaft, Handelsware	0,1	0	11,1	-	204	48
Johannisbeernektar, rot, Handelsware	0,4	*	12,4	-	231	54
Johannisbeernektar, schwarz, Handelsware	0,4	*	12,5	-	237	56
Apfelsinensaft (Orangensaft), ungesüßt, Handelsware	0,7	0,2	8,7	0,4	180	42
Sanddornbeerensaft						
Traubensaft, Handelsware	0,2	-	16,6	-	297	70

Nährwerttabelle

MINERALSTOFFE				VITAMINE			
NATRIUM	KALIUM	CALCIUM	EISEN	A	B1	B2	C
mg	mg	mg	µg	µg	µg	µg	mg
2	545	85	2500	8	340	120	3
1	120	6	250	6	35	30	12
2	115	10	165	3	35	40	5
2	280	16	650	280	40	55	9
3	235	17	350	6	40	40	15
1	195	6	325	16	25	50	10
2	175	8	255	65	70	45	5
2	190	45	900	45	30	40	17
1	160	20	640	3	30	55	65
1	80	10	740	6	20	20	20
1	200	40	1000	4	25	50	25
2	255	30	910	4	40	30	35
2	305	45	1300	14	50	45	175
2	200	30	630	18	16	18	35
2	195	12	415	6	45	25	4
2	175	16	400	10	80	30	19
1	165	40	186	13	80	40	50
1	370	7	350	9	45	55	12
1	150	25	165	2	50	25	45
17	310	13	200	785	60	20	30
3	315	40	800	8	17	50	20-300
1	150	35	300	140	60	30	30
5	170	12	400	200	45	50	35
1	115	7	225	85	45	50	6
2	170	11	450	0,565	50	20	50
2	115	7	260	8	20	25	1
*	110	7	340	4	2	2	6
5	100	15	300	4	5	2	30
1	140	15	270	1	60	10	45
3	150	13	430	-	30	16	2

NÄHRWERTTABELLE

LEBENSMITTEL	Der essbare Teil von 100 g bzw. 100 ml eingekaufter Ware enthält:				ENERGIE	
	PROTEIN	FETT	KOHLEN-HYDRATE	BALLAST-STOFFE		
	g	g	g	g	kJ	kcal
Zitronensaft	0,4	0,1	2,4	-	114	26
Cola	-	-	10,9	-	184	43
Fruchtlimonaden, durchschnittlich	-	-	12	-	125-200	30-48
ALKOHOLHALTIGE GETRÄNKE						
Nährbier, Malzbier, alkoholarm (=Alkoholgehalt unter 1,5%)	0,5	-	10,9	-	229	54
Rotwein, Qualitätswein, trocken	0,2	-	2,4	-	279	67
Vollbier, Lagerbier, hell	0,5	-	2,9	-	162	39
Weißwein, Qualitätswein, trocken	0,2	-	2,6	-	297	71
Weißbier, Weizenvollbier, hefefrei	0,3	-	3	-	158	38

Quelle: Der kleine Souci, Fachmann, Kraut - Lebensmitteltabelle für die Praxis

Nährwerttabelle

MINERALSTOFFE				VITAMINE			
NATRIUM	KALIUM	CALCIUM	EISEN	A	B1	B2	C
mg	mg	mg	µg	µg	µg	µg	mg
-	-	-	-	-	-	-	-
-	-	-	-	-	-	-	-
-	-	-	-	-	-	-	-
7	50	2	75	-	5	30	-
3	90	9	850	-	*	*	2
5	40	4	40	-	4	30	-
2	80	9	600	-	*	10	-
4	20	2	-	-	-	-	-

Bildnachweis

NAME	SEITE/BILD-NR.
achtung! kommunikation GmbH, Hamburg	232/1
aid-infodienst, Bonn	45/4
Arbeitskreis Jodmangel, Groß-Gerau	208
Archiv Verlag Europa-Lehrmittel	45/1-3, 46/1-4, 47/1-2, 67/3, 69, 75/3, 76/1, 78/2-4, 84/1, 85, 87/1, 89, 94/1, 96/4, 105/1, 106/1+2;5+6, 108, 109, 113/1-3, 114/3-5, 120, 125, 136, 139/1-4, 140/1, 145/2-4, 150/1, 151, 152/2, 153/2, 154, 156, 158, 160, 162/2+3, 163, 172/1-3+5, 173/1-4, 174/1, 175, 176/1, 177, 178/1, 179, 181/1, 185, 186, 187/1, 188, 190, 192, 193/1, 206/1, 212, 214, 215, 217, 218/2, 234/2, 253, 254, 263, 264, 265, 266, 267, 275, 283, 286, 291/1, 300/2, 308, 311, 318, 319/2, 326/2, 358, 395, 402
Birkel Teigwaren GmbH, Waiblingen	75/2
Blickwinkel, Witten	173/5
Deutsche Brauwirtschaft e.V., Bonn	236/2, 237/1, 238
Deutsche Gesellschaft für Ernährung e.V., Bonn	31/1-4, 32/1-3, 361
Deutscher Kaffeeverband e. V., Hamburg	223/1, 224/1, 226/1
Deutscher Teeverband e. V., Hamburg	228/2, 229, 230, 231/1
Deutsche Welthungerhilfe e.V., Bonn	459, 460, 461/2, 462, 463
„Du darfst" Unilever Deutschland GmbH, Hamburg	155/3
Emmi Schweiz AG, CH-Luzern	119
Europäische Kommission, Brüssel	318/1
Fotolia.com, Berlin	22 © Artranq Stillende Mutter, 36 © Heinz Hanka, 40 © petrabarz, 43/1 © itestro, 49/1 © Richard Oechsner, 50/2 © lily/rolafoto, 52/2 © Siegi, 55/2 © dana061061, 56/5 © ExQuisine, 58/4 © Africa Studio, 59/1 © Andreas F., 60/1 © photocrew, 68/1 © ExQuisine, 70/1 © darknightsky, 71/1 © Printemps, 71/2 © digifood, 60312/Setie/72/1 © Viktor, 72/2 © brozova, 86/1 © Dušan Zidar, 87/2 © Lilyana Vynogradova, 88/1 © Viktor, 94/2 © Africa Studio, 95/1 © yamix, 107 © Pixelot, 113/4 © The Photos, 114/1 © tinlinx, 117/1 © lofik, 117/3 © Yuri Arcurs, 124/3 © womue, 135/1 © kristina rütten, 138/1 © graefin75, 140/2 © hjschneider, 145/1 © unpict, 149 © Stefan Merkle, 150/2 © st-fotograf, 155/2 © HLPhoto, 159/1 © FOOD-pictures, 159/2 © Lucky Dragon, 159/3 © photocrew, 180 © Lsantilli, 181/2 © Raffalo, 182/2 © Digitalpress, 182/3 © EloPaint, 182/4 © maho, 184/1 © ExQuisine, 193/2 © coco194, 194/1 © Markus Mainka, 202/1 © yamix, 206/2 © BeTa-Artworks, 216/1 © yamix, 21/7 © Darius Dzinnik, 45/2 © ExQuisine, 47/1 © ExQuisine, 81/1 © itestro, 85/1 © Richard Oechsner, 145/1 © Comugnero Silvana, 325/1 © tachjang
Fuchs Gewürze GmbH, Dissen	262, 268/1
Gartenmöbel H. Kozuschnik, Windsbach	82/1
Greenpeace e.V., Hamburg	301/1
Hecht-Sprung, Michael Hecht, Soltau	330

Bildnachweis

NAME	SEITE/BILD-NR.
Wolfgang Herzig, Essen	19/1+2, 38/1+2, 39, 44, 48/1, 53, 54, 55/1+3, 56/1+3+4, 57/3+4, 58/1-3, 61, 62, 64, 65, 67/1+2, 68/2, 70/2, 73/1, 74, 75/1, 78/1, 83/1-4, 87/3, 90/2, 93/2, 95/2, 96/1-3, 97, 99, 100, 102, 104, 105/2, 110/3, 115, 123, 124/1+2, 127, 128, 129, 131, 132, 137, 145/2, 152/1, 153/1, 164, 174/2, 176/2, 202/2, 223/1, 225/2, 226/1, 237/2, 242/1, 243/2, 244, 245, 251, 258, 259, 261, 276, 325, 333/2, 334/1, 348/1+2;4, 349, 350, 351, 352, 353, 354, 355/1, 356, 368/1, 381/1, 387/1-3, 399, 400, 403, 417, 421/2, 431/2, 441, 448, 454, 455, 457, 461/1
HOKOLO 3D, Horst Koldziejczyk, Hannover	420, 421/1
Info-Zentrum Schokolade, Leverkusen	234/1+3, 235, 236/1
„Knorr" Unilever Deutschland GmbH, Hamburg	Umschlag Titelbild, 112,157, 159/4, 211, 216/2
Mauritius-Images, Mittenwald	Umschlag Abb. 1-2 von oben, 355/2, 359, 375, 381/2, 383, 388, 392, 406, 414, 418, 423, 434/2, 447, 449/1, 456/1, 458
„Mazola" Unilever Deutschland GmbH, Hamburg	114/2, 155/1
Medicalpicture GmbH, Köln	57/1+2, 273/2, 431/1, 434/1, 437, 442, 446/1, 452/2, 456/2
MEV-Verlag GmbH, Augsburg	Umschlag 2. Abb. von unten, 20, 21/1, 22/1, 23/1-3, 24, 25/1+2, 28, 29, 37/2, 52/1, 56/2, 59/2, 73/2, 90/1, 110/1, 118, 162/1, 172/4, 182/1, 183/1, 184/2, 187/2, 199, 201, 205, 222, 224/2, 225/1, 227, 239, 240, 242/2, 243/1, 246, 247, 252, 269, 287, 291/2, 294, 297, 301, 303, 304, 305/1, 306/1, 310/1, 312/2, 316, 317, 324, 336/3, 337/2, 344, 346, 347, 348/8, 366/2, 374, 378, 380, 382, 384, 385, 390, 393, 426, 427, 430, 435, 443
„Mondamin" Unilever Deutschland GmbH, Hamburg	66
Murdoch Books, Sydney	398
Museum der Brotkultur, Ulm	37/1+3+4, 41/1+2, 45/5
Peter Leenders, Düsseldorf	116
Pfeifer & Langen Kommanditgesellschaft, Köln	134/1
Picture Alliance GmbH, Frankfurt	25/1, 106/3+4;7+8, 134/2, 333/1, 428, 460/1
Statistisches Bundesamt, Wiesbaden	387/1
StockFood GmbH, München	Umschlag 1. Abb. von unten, 42, 76/2, 77, 83/5, 143, 171, 178/2, 218/1, 219, 228/1, 255, 268/2+3, 271, 273/1, 278, 279, 282, 288, 293, 296, 312/1, 326/3, 331/1+3, 335/1, 364, 366/1, 386, 407, 409, 411, 446/2, 449/2, 452/1
Ullstein GmbH, Berlin	17, 18, 72/3, 80/2, 198, 249, 289, 300/1, 305/2, 306/2, 307, 310/2, 315
Zentralverband der Deutschen Geflügelwirtschaft e.V., Berlin	147/1 + 2, 148/1 + 2,

Sachwortverzeichnis

Symbole

ß-Carotin	192
α-Lipoproteine (HDL)	438
β-Lipoproteine (LDL)	438

A

Aal	172
Acrolein	308
Acrylamid	308
ADI-Wert	287
Aflatoxine	311
Aids	461
Alanin	122
Albumine	125
Aleuronschicht	38, 78
alkoholische Gärung	43
Alkoholische Getränke	236 ff.
Allergie	448 ff.
Alternative Kostformen	404 ff.
Aminosäuren	122, 356
Aminosäuren, essentielle	127, 130
Amylopektin	57
Amylose	57
Ananas	186
Anorexia nervosa	428
Anteigen	43
Anthroposophische Kost	404
Antiagrarpolitik	460
Antibiotika	305
Antikörper	448
Antioxidantien	94, 291
Äpfel	182
Aprikosen	183
Arachidonsäure	95
Arbeitsumsatz	22
Arteriosklerose	439, 441
Ascorbinsäure (Vitamin C)	196
Assimilation	53
ätherische Öle	216
Auberginen	215
Aufmerksamkeits-Defizit-Hyper-Aktivitäts-Syndrom	204
Ausmahlungsgrad	40
Avitaminosen	191

B

Blanchieren	275
Bachforelle	172
Backen	44, 114
Backpulver	66
Bakterien	273
Ballaststoffe	30, 34, 60, 97
Bananen	186
Baustoffe	28
Beerenobst	184
Benzoesäure	290
Bestrahlen	281
Bier	236 ff.
Bierwürze	238
Bindemittel	58
Bioaktive Stoffe	211 ff.
Biokatalysatoren	272
Biologische Wertigkeit	120, 127 f., 130, 146, 179
Biotin	196
Bioverfügbarkeit	203
Biphenyl	290
Bircher-Brenner-Kost	404
Birnen	182
Blattgemüse	216
Blattgrün	53
Blumenkohl	217
Blutfette	438 ff.
BMI	359, 419
Body Mass Index	359, 419
Bodenhaltung	148
Bohnen	177, 214
Botulinustoxin	312
Branntweine	242
Brauner Zucker	72
Braunzucker	70
Brokkoli	217
Brombeeren	184
Brot	37 ff., 43 ff.
Brotgetreide	38 ff.
Brotsorten	46 ff.
Brühwürste	168
BSE	161
Buchweizen	42
Bulimia nervosa	429
Butter	87 ff.
Buttermilch	87, 133
Buttersäure	91
Butterschmalz	88

C

Calciferol (Vitamin D)	192
Calcium (Ca)	20, 202
Caprinsäure	91
Capronsäure	91
Caprylsäure	91
Carotinoide	212
Casein	126
Cellulose	54, 57, 60
Chicorée	216
Chinakohl	217
Chinarestaurant-Syndrom	297
Chlorophyll	53
Chlor (Cl)	200
Cholesterin	97, 439
Chromoproteine	126
Chylomikronen	100, 438
Citratcyclus	62, 355
Citronensäurecyclus	62, 355
Clementinen	185
Cobalamin (Vitamin B12)	195
Convenience-Produkte	410 f.
Crème fraîche	134

D

DACH-Referenzwert	33
Denaturierung	124
Destillation	242
Dextrine	59
DFD-Fleisch	162

Sachwortverzeichnis

Diabetes mellitus	431 ff.	
Diäten	424 f.	
Diätmargarine	111	
Dinkel	42	
Dipeptide	122	
Disaccharidasen	61	
Disaccharide	54, 55, 62	
Dissimilation	53	
Distel- oder Safloröl	106	
Docosahexaensäure (DHA)	95, 174	
Dopamin	204	
Doppelzucker	55	
Düngemittel	302, 314	
Dunst	39, 75	
Dünsten	113	

E

Eicosapentaensäure	95
Eicosapentaensäure (EPA)	174
Eier	145 ff.
Eiernudeln	76
Einfachzucker	54
Einfrieren	276
Einmachzucker	69
Eisen (Fe)	205
Eiweiß	116 ff.
Eiweißstoffe	30
Eiweißstoffwechsel	129
Eiweißverdauung	129
Emulgatoren	92
Energiebedarf	22, 27
Eniergiedichte	362
Energy Drinks	255
Enzyme	272, 334, 348, 349
Erbsen	177, 214
Erdbeeren	184
Erdnüsse	187
Erdnussöl	106
Ergänzungswert	128
Ernährungsdefizite	16
Ernährungsgewohnheiten	19
Ernährungskreis	31–32, 361
Ess-Brechsucht	429
essenzielle Aminosäuren	127, 130
Essig	268, 269

F

Farbstoffe	292 f.
Fast Food	412 f.
Fehlernährung	415
Fehling'sche Lösung	65
Fehling'sche Probe	55
Feigen	186
Feingebäck	66
Feinmehl	39
Fett	86 ff.
Fettarme Milch	119
Fettaustauschstoffe	98
Fettbegleitstoffe	96
Fettersatzstoffe	98
Fettfische	174
Fetthydrierung	110
Fettreserven	94
Fettresorption	100
Fettsäuren	90, 91
Fettsäuren, essenzielle	95
Fettsäuren, ungesättigt	91
Fettspeicher	355
Fettstoffwechselstörungen	438 ff.
Fettverdauung	99
Fettverderb	93
Fisch	172 ff.
Fleisch	152 ff.
Fleischarten	154 ff.
Fleischextrakt	270
Fleischreifung	154
Fluor	20
Folsäure	20, 195
Forelle	172
Fotosynthese	53
Free-Flow-System	407
Freilandhaltung	148
Frischeinudeln	76
Frischkäse	136, 138
Frischkostsystem	409
Frittieren	108, 114
Frucht- und Samenschale	38
Fruchtgemüse	214
Fruchtgetränke	254
Fruchtnektar	255
Fruchtsaft	255
Fruchtsaftgetränke	255
Fruchtzucker	54
Fructose	54, 61
Functional Food	340, 342

G

Galactose	54, 61
Gallensäuren	99
Garmethoden	164
Garprobe	67
Gärung, alkoholische	43
Geflügel	170 ff.
Gefriertrocknung	280
Gelierzucker	69
Gemüse	214 ff.
Gemüse-Eier-Pfanne	151
Gemüsesäfte	255
Gentechnik	333 ff.
Gentechnisch hergestellte Lebensmittel	331 ff.
Genussmittel	29, 222
Gereifter Käse	136, 138
Gerste	42
Geschmacksstoffe	295
Geschmacksverstärker (Glutamat)	297
Getränke, alkoholische	236 ff.
Getreideerzeugnisse	41
Getreidekorn	38
Getreidesorten	42
Gewürzbrot	47
Gicht	442 ff.
Globuline	125
Glucose	54, 61
Glucosinolate	212
Gluten	125
Glycerin	90
Glycin	122
Glykogen	59, 62, 355
Glykolyse	354
Glykoproteine	126
Goldbarsch (Rotbarsch)	173
Grahambrot	47
Grapefruits	185
Grieß	39, 75
Grießnudeln	76
Grillen	113

Sachwortverzeichnis

Grundumsatz	22, 418			Kirschen	183
Grünkern	42	**I**		Kiwi	186
Grünkohl	217			Kleber	44
Gulasch	160	Initiation	454	Klebereiweiß	43
Gurken	215	Innereien	159	Kleingruppenhaltung	148
Güteklassen (Eier)	146 f.	Insulin	59, 431	Knäckebrot	47
Gütesiegel	318	Invertzucker	70, 74	Kochfleisch	155
GVO	331			Kochwürste	168
				Kohlendioxid	53
				Kohlenhydrate	36, 52 ff., 62
H		**J**		Kohlenhydratreiche Lebensmittel	36 ff.
HACCP-Konzept	327	Jod	20, 207	Kohlenhydratstoffwechsel	62, 355
HA-Nahrung	379	Jodsalz	208	Kohlenhydratverdauung	61
Hackbraten	166	Joghurt	133	Kohlgemüse	217
Hackfleisch	159	Johannisbeeren	184	Kohlrabi	217
Hafer	42	Joule	21	Kokosfett	108
Hagelzucker	69			Kokosnüsse	187
Halbfettmargarine	111			Kollagene	125
Hämoglobin	205	**K**		Kondensieren	118
Handelsklassen	170, 188			Konservierung	274
Handelsklassengesetz	327	Kabeljau	173	Konservierungsstoffe	288
Hartweizengrießnudeln	76	Kaffee	223 ff.	Konsummilch, standardisiert	119
Haselnüsse	187	Kaffeesahne	134	Kotelett	157
Haushaltszucker	56, 69	Kakao	234 ff.	Kräuter	263 ff.
Hay'sche Trennkost	404	Kaktusfeige	186	Krebs	454 ff.
HDL-Cholesterin	439	Kalbfleisch	158	Kreuzallergien	449 f.
Hefe	43	Kalium (K)	201	Kühlen	274 f.
Hefen	273	Kalträuchern	282	Kunsthonig	74
Heidelbeeren	184	Kandis	69		
Heißräuchern	282	Kanzerogen	454		
Hering	173	Karamell	72	**L**	
Herz	159	Karpfen	172		
Himbeeren	184	Kartoffelerzeugnisse	84		
Hirschhornsalz	67	Kartoffelgratin	85	L-Thyroxin	207
Hirse	42	Kartoffeln	80	L-Trijod-thyronin	207
Pestizid-Höchstmengenverordnung	300	Kartoffeln, Kochtypen	80	Lab	136
		Kartoffeln, mittelfrüh	80	Lachsforelle	172
Honig	73	Kartoffeln, mittelspät	80	Lacto-Vegetarier	396
Hülsenfrüchte	177	Käse	136 ff.	Lactose	56, 64
Hydrolyse	93	Käsesorten	137	Lactoseintoleranz	451
Hydroxylgruppe	64	Kefir	133	Lammfleisch	158
Hypervitaminosen	191	Keimling	38	Langkorn- oder Patnareis	79
Hypovitaminosen	191	Keratine	125	Laurinsäure	91
		Kernobst	182	LDL-Cholesterin	439
		Ketchup	270	Lebensmittel, kohlenhydratreich	36 ff.
		Kilojoule	21		
		Kinder	383 ff.	Lebensmittelallergie	448 ff.

Sachwortverzeichnis

Lebensmittelintoleranzen	451	
Lebensmittelinformations-		
verordnung (LMIV)	324	
Lebensmittelkreis	361	
Lebensmittelrecht	323 ff.	
Lebensmittelüberwachung	327	
Leber	159	
Lecithin	96	
Liköre	242	
Limonaden	255	
Linolensäure	91, 95	
Linolsäure	91, 95	
Linsen	177	
Lipide	90	
Lipoide	96	
Lipoproteine	126	

M

Magerfische	174
Magermilch	119
Magersucht	428
Magnesium (Mg)	204
Mahlerzeugnisse	39
Mais	42
Maischen	238
Maiskeimöl	106
Makrobiotik	403, 404
Maltose	55, 56
Malzzucker	56
Mandarinen	185
Mandeln	187
Mango	186
Margarine	109 ff.
Margarineproduktion	110
Margarinesorten	111
Marinieren	163
Medikamente	314
Megajoule	21
Mehl	43, 75
Mehlkörper	38
Mehltype	40
Mengenelemente	199, 210
Micelle	100
Mikropartikuläre	
Eiweißstoffe	98
Milch	117 ff.

Milch, fettarm	119
Milchgewinnung	117
Milchsorten	119, 121
Milchstreichfett	88
Milchzucker	56
Mindesthaltbarkeits-	
datum	317, 326
Mineralstoffe	20, 30, 34, 180, 199
Mineralwasser	254
Mischkostsystem	409
Mohrrüben	216
Monosaccharide	54, 62
Muskelfleisch	153
Muttermilch	378 f.
Myoglobin	205
Myristinsäure	91

N

Nahrungsfette	90 ff.
Nährstoffdichte	362
Nährwert	49, 170, 174
Nationale	
Verzehrsstudie (NVS)	19
Natrium (Na)	200
Nektarinen	183
Niacin	195
Nieren	159
Nitrat	302
Nitrosamine	303
No-effect-level (kurz: NEL)	287
Novel-Food-Verordnung	327
Novel Food	331 ff.
Novel Food Verordnung	331
Nudel	75 ff.
Nudelsorten	76
Nudelteig	76

O

Obst	181
Öko-Fleisch	162
Ökologische Haltung	148
Öle, kaltgeschlagen	105
Ölgewinnung	104
Oligosaccharide	54

Olivenöl	106
Ölsäure	91
Ölsorten	106
Omega-3-Fettsäuren	174
Orangen	185
Ortho-Phenylphenol	290
Osteoporose	445
Ovo-Lacto-Vegetarier	396
Ovo-lacto-Vegetarismus	404
Oxidationswasser	251

P

PAL-Wert	25
Palmitinsäure	91
Palmkernfett	108
Panieren	163
Pankreasamylase	61
Pantothensäure	196
Papaya	186
Paprika	215
Paranüsse	187
Parboiled-Reis	78
Parieren	163
Passionsfrucht	186
Pasteurisieren	118, 279
Pektine	60
Pellkartoffeln	83
Pestizide	301, 313
Pfirsiche	183
Pflanzenfette	104
Pflanzenmargarine	111
Pflanzenschutzmittel	300
Pflaumen	183
Phosphorproteine	126
Phosphor (P)	204
Phyllochinon (Vitamin K)	193
Phytoöstrogene	212
Phytosterine	212
Pökeln	282
Polycyclische	
Kohlenwasserstoffe	307
Polyphenole	212
Polysaccharide	54, 57, 59, 62
Pomeranzen	185
Porree	218
Pottasche	67

Sachwortverzeichnis

Prä-β-Lipoproteine (VLDL)	438
Prebiotika	135
Preiselbeeren	184
Presshonig	73
Primärstruktur	124
Probiotika	135
Progression	454
Promotion	454
Proteine	117 ff.
Provitamine	191
Prozessqualität	316
PSE-Fleisch	162
Pseudoallergien	451
Puderzucker	69, 72
Purine	443, 444
Pyridoxin (Vitamin B6)	195

Q

Qualitätskriterien	317
Qualitätsveränderungen	320
Quarkauflauf	143
Quartärstruktur	124
Quitten	182

R

Rachitis	192
Raffinade	68
Raffination	105
Raps- oder Rüböl	106
Räuchern	282
Regenbogenforelle	172
Reglerstoffe	28, 34
Reis	78 ff.
Reiskorn	78
Relaisküchensystem	409
Resorption	61, 351
Retinol (Vitamin A)	192
Riboflavin (Vitamin B2)	194
Rinderbraten	155
Rinderwahn (BSE)	161
Rindfleisch	154
Roggen	42
Roggenbrot	46
Roggenmischbrot	46
Rohköstler	396
Rohmilch	119
Rohr- oder Rübenzucker	56
Rohwürste	167
Rohzucker	68
Rosenkohl	217
Rosinenbrot	47
Rotbarsch (Goldbarsch)	173
Rotkohl	217
Rouladen	155
Rührteig	67
Rundkorn- oder Milchreis	79

S

Sahne	134 ff.
Saccharose	54, 56
Saccharosepolyester (SPE)	98
Saisonkalender Obst	188
Salat	216
Salmonellen	149, 311
Salzen	281
Saponine	212
Satsumas	185
Sauerkirschen	183
Sauermilch	133
Sauermilcherzeugnisse	132
Sauermilchkäse	140
Säuern	283
Sauerrahmbutter	88
Sauerteig	43, 44
Saure Sahne	134
Schadstoffe	299
Schalenfrüchte	187
Schaumwein	241
Scheiben- oder Wabenhonig	73
Schellfisch	173
Schilddrüse	207
Schimmelpilze	273
Schimmelpilzgifte (Aflatoxine)	311
Schinken	169
Schleimzucker	54
Schleuderhonig	73
Schlüterbrot	47
Schmelzkäse	140
Schmoren	113
Schnellkochender Reis	78
Schnitzel	157
Schnitzer-Normalkost	404
Schokolade	235 f.
Scholle	174
Schrot	39
Schutzstoffe	28
Schwangerschaft	373 ff.
Schweflige Säure	289
Schweinebraten	157
Schweinefleisch	156
Schweiß	392
Schwermetalle	304
Sechskornbrot	47
Seefische	173
Seelachs	173
sekundäre Pflanzenstoffe (SPS)	34, 211
Sekundärstruktur	124
Sellerie	216
Senf	269
Senioren	387 ff.
Sesamöl	106
Soft-Fette	108
Soja	178
Sojamehl	178
Sojamilch	178
Sojaöl	106
Sojasauce	270
Sonnenblumenöl	106
Sonnenenergie	53
Sorbinsäure	290
Spargel	218
Speisefrühkartoffeln	80
Speiseöle	104
Speisequark	138
Speisesalz	269
Spezialmehle	39
Spicken	163
Spinat	216
Spirituosen	242
Sprühtrocknung	280
Spurenelemente	199, 205, 209
Stachelbeeren	184
Stammwürze	238
Standardisierte Konsummilch	119

Sachwortverzeichnis

Stängelgemüse	218
Stärke	57, 64
Stärkesirup	70
Steaks	155
Stearinsäure	91
Steinmetzbrot	47
Steinobst	183
Sterilisieren	118, 277
Stillen	376, 378
Sulfide	212
Suppennudeln	77
Süßkirschen	183
Süßkraft	55
Süßmilchkäse	138
Süßrahmbutter	88
Süßstoffe	296 f.
Süßwasserfische	172
Synthetische Antioxidantien	292
Synthetische Farbstoffe	293

T

Tabascosauce	269
Tangerinen	185
Tee	227 ff.
Teegetränke	255
Teiglockerung	43
Teigruhe	43
Teigwaren	75 ff.
Tertiärstruktur	124
Thiamin (Vitamin B1)	194
Tiefgefrieren	275
Toastbrot	47
Tocopherol (Vitamin E)	193
Tofu	178
Tomaten	215
Traubenzucker	53, 54, 59
Triglyceride	90
Trinkwasser	253 ff.
Trockenmasse	137
Trocknen	279
Tropische Früchte	186

U

Übergewicht	417 ff.
Ultrahocherhitzen	118
Unterernährung	459

V

Vakuumverpacken	281
Veganer	396
Vegetarismus	395 ff.
Vegetarier	395, 396
vegetarische Pyramide	398
Veresterung	90
Verkehrsbezeichnung	317, 325
Vielfachzucker	57
Vitamine	190 ff.
Vitamine, fettlöslich	192 ff.
Vitamine, wasserlöslich	194 ff.
Vitamin A	192
Vitamin B1	194
Vitamin B12	195
Vitamin B2	194
Vitamin B6	195
Vitamin C	196, 292
Vitamin D	20, 192
Vitamin E	193, 291
Vitamin K	193
Vollkorn	48
Vollmilch	119
Vollreis	78
Vollwert-Ernährung	399 ff.
Vorratshaltung	285

W

Walnüsse	187
Walzentrocknung	280
Warmverpflegungssystem	409
Wasser	34, 249, 253 ff.
Wassermolekül	64
Wein	240 f.
Weißkohl	217
Weißreis	78
Weißzucker	68
Weizen	42
Weizenbrot	46
Weizenmischbrot	46
Wirsing	217
Worcestershire-Sauce	270
Würfelzucker	69
Wurst	167
Wurzelgemüse	216

Z

Zellstoffwechsel	352
Zitronen	185
Zitrusfrüchte	185
Zöliakie/Sprue	452 f.
Zucchini	215
Zucker	68
Zuckeraustauschstoffe	295 f.
Zuckerersatzstoffe	295
Zuckergewinnung	68
Zuckern	283
Zuckersorten	69
Zuckerverbrauch	70
Zunge	159
Zusatzstoff-Zulassungsverordnung	327
Zusatzstoffe	287, 324
Zutatenverzeichnis	327
Zwiebelgemüse	218
Zwiebeln	218

REZEPTREGISTER

Babybrei	381
Brot	49
Erdnussdip	220
Falscher Hase	166
Gemüse-Eier-Pfanne	151
Grüne Soße	265
Kartoffelgratin	85
Müsli	402
Nudeln	76
Puolarde auf d. Gemüsebett	171
Quarkauflauf	143
Rührteig	67
Vollwertrezepte	402